陈永灿　白　钰　马凤岐　主编

近代名家醫案選評

庚子八十九　鐵林城　題

全国百佳图书出版单位

中国中医药出版社

·北京·

图书在版编目（CIP）数据

浙江近代名家医案选评 / 陈永灿，白钰，马凤岐
主编 . —北京：中国中医药出版社，2022.3
ISBN 978-7-5132-7379-4

Ⅰ . ①浙…　Ⅱ . ①陈…　②白…　③马…　Ⅲ . ①医案—
汇编—浙江—近代　Ⅳ . ① R249.5

中国版本图书馆 CIP 数据核字（2022）第 013757 号

中国中医药出版社出版

北京经济技术开发区科创十三街 31 号院二区 8 号楼
邮政编码　100176
传真　010-64405721
三河市同力彩印有限公司印刷
各地新华书店经销

开本 710×1000　1/16　印张 31　字数 458 千字
2022 年 3 月第 1 版　2022 年 3 月第 1 次印刷
书号　ISBN 978 – 7 – 5132 – 7379 – 4

定价　98.00 元
网址　www.cptcm.com

服 务 热 线　010-64405510
购 书 热 线　010-89535836
维 权 打 假　010-64405753

微信服务号　zgzyycbs
微商城网址　https://kdt.im/LIdUGr
官 方 微 博　http://e.weibo.com/cptcm
天猫旗舰店网址　https://zgzyycbs.tmall.com

如有印装质量问题请与本社出版部联系（010-64405510）

　　中医医案是中医药学术传承独特而不可或缺的文献，是中医后学的入门捷径和指南金针，具有宣明往范、昭示来学的强大生命力。清代医家周学海说过"宋后医书唯案最好看，不似注释古书多穿凿也"。近代医家秦伯未强调"合病理治疗于一，而融会贯通，卓然成一家言，为后世法者，厥惟医案"。笔者以为名家医案最能体现中医药的临床实践功能，正如《褚氏遗书》所谓："博涉知病，多诊识脉，屡用达药。"

　　浙江地区人杰地灵，名医辈出，尤其在近代，中医名家众多，他们理论功底深厚，临床经验丰富，所撰医案著作，病种涵盖广泛，辨治思路清晰，处方章法有度，学术价值颇高。整理研究浙江省近代名家医案，有如跟随大师临证，能够从中发现其临证诊疗特色和独特理论观点，总结其学术思想，对当今临床有重要的借鉴和指导意义。有鉴于此，我们组织编撰《浙江近代名家医案选评》一书。

　　《浙江近代名家医案选评》收录浙江近代张千里、吴古年、张畹香、陈无咎、周兰若、魏长春6位医家的医案文献，予以全面整理研究。其中张千里虽属于清末，但其医案在近代广为流传；吴古年的生活时期与近代亦有交集，故将两者收录在册。每位医家的医案选评分为导读和医案两个板块：导读简要介绍名家生平、文献来源和学术影响，主要阐述名家医案的学术思想和临证经验；医案则是本书的主体，在充分尊崇原著的基础上对某些疾病进行重新归类，并精选部分诊病颇具特色，治疗思路巧妙，用药自出机杼的医案进行评议，力求彰显名家特色，活化临证思维，切合临床实用。

　　本书的编撰是浙江省陈永灿名老中医专家传承工作室成员通力合作的结果。本书的出版得到浙江省中医药（中西医结合）重点学科中医医案学建设项目的资助。浙江省文化厅原厅长、浙江省书法研究会会长钱法成先生为本书题写书名。本书的顺利面世，得益于先贤留下的宝贵资料，离不开同仁的努力和项目的支持，为此我感念在心。

陈永灿

2021 年 10 月

杭州竹溪书斋

目录

张千里
医案选评

张千里，名重，字千里、广文，号梦庐，祖籍嘉兴，后徙桐乡乌镇之后珠村。张千里生于乾隆四十九年（1784），卒于道光十九年（1839），享年56岁。先生儒而精医，善诗能文，尤擅书法，学术造诣甚深，时与越鬟上人、吴芹被誉为"西吴医林三杰""浙西三大家"，与孔广福、僧越鬟等共称为乌镇派。

张氏业儒为廪贡生，博学能文。因家贫以教馆为生，课徒之余兼攻医学。同村眉寿堂沈嗣龙世代业医，张氏馆于其家十四年，常与沈氏讲论医理。久之，深悟医理，遂弃馆行医于苏、浙、闽诸省，声名大振，并筑"珠村草堂"，聚书数万卷。张氏医术誉驰遐迩，医德高尚，仁心仁术。秦伯未曾评之曰："学富心灵，为同道所器重，与拘守一家言、执死方以治活病者，未可同日语也。"且张氏对行医始终保持着虚心务实的态度。曾谓"予之为医也，无侥获之心，无固求之志，不竞于人，不逐以物，沉静渊默，如钓之恭，夷犹澹荡，如钓之逸，故庐中之枇"。

张氏著有《珠村草堂医案》《四时感证制治》《外科医案》等专本流传，部分医案被选入秦伯未所编《清代名医医案精华》。《千里医案》为张千里所著，由吴兴凌咏录此稿邮呈予裘君吉生，书中按语由民国间姚景垣所加。裘吉生将其收辑在《三三医书》丛书。陆拯等又从《三三医书》中辑出，编入《近代中医珍本集·医案分册》。今对《千里医案》中个别病名归类作重新命名，如"咽喉"改为"咽喉疾病"，对部分医案做进一步评述阐发，定名为《张千里医案选评》。《千里医案》共载医案150余则，涉及中风、暑温、湿、火、燥五种外感病，咳嗽、血证、肿胀、痰饮、咽喉、痈疡等十四种内外科病症。笔者反复研读张千里医案，认为张氏论治经验丰富，见解独到，故对其临证经验进行浅析，以飨同道。

一、善治重症，兼顾标本

《千里医案》所载重症医案多达 50 余则，涉及中风、咳嗽、血证、水肿等诸多病症，或症见"昏沉如故，稍有谵语，齿燥耳聋，舌红苔黄，扬手掷足"，或"舌干齿燥，肉削肌羸，咳嗽痰气有音，饥不能食，便数溺少……此脏症之极重者"，或"心神不能自主，甚或晕仆搐搦"等重症之候。治则往往顾全大局，治病必求于本，顾正化邪，标本兼治。

如治"嘉兴陈"案，此案患者咳嗽吐血过多，首诊症见"舌光口燥，肉削神疲"已为重症之象，舌光干燥则胃之气阴两虚，津液耗伤；脉象沉细虚数则邪已入里，脾肾俱虚。然脾胃为气血生化之源，当先健脾益胃，养胃气以存津液，方用西洋参、生扁豆、炙甘草、麦冬、怀山药、女贞子等健脾益胃，滋阴润燥，加杏仁、川百合、榧子肉、川贝母等润肺止咳之品。二诊又见咳嗽肺络失血，消渴汗多兼脘腹痞胀，则肺胃湿热内蕴，头胀为肝阳上扰，方用西洋参、茯苓、小川连、陈皮、黄芩、杏仁、川贝母、蛤壳等肃肺清胃，化痰祛湿，白蒺藜、桑叶清肝平肝，牡丹皮、藕节清热凉血祛瘀。三诊清肺胃之火，凉血止血，勿使血症屡发。三诊之后患者已无病危之大碍，呈好转之趋。

张氏善治重症，尤重视兼顾标本。如治"杭州许"案，患者阳气久虚则阳气不能通达四肢，而见"手指冷"；失血日久伤阴，阴不制阳，肝阳上亢而致"懊恼呕吐或竟晕厥"。尔等症状，已为重症之候。治宜平肝降逆为标，通阳化阴为本。方用陈皮、旋覆花、苏子、沉香、小川连等平肝理气，降逆止呕，四君子汤合白芍、桂枝等健脾益气，通阳敛阴。又如治"桐乡曾"案，此案患者前曾寒热似疟，吐蛔特甚，病已深入厥阴，极重之症。时又感秋燥，症见"耳鸣汗出，剂颈而还""腹痛便瘀，溺色似血"，可知阴阳俱伤，治则顾正化邪，养胃存津为本，宣肺化燥为标。方用清燥救肺汤加减，合川贝母、麦冬、橘红、紫菀等清燥润肺止咳，茯苓、金石斛、牡丹皮等健脾益胃，滋阴增液。

二、天人相应，因时制宜

《灵枢·岁露论》："人与天地相参也，与日月相应也。"一年四季，春夏秋冬，昼夜晨昏，无不对人体的生长活动、病理变化产生影响。顺应四时气候，结合辨证论治，制订出相应的治则，此即"因时制宜"。自《黄帝内经》提出"天人相应"的观点后，"因时制宜"理论便在中医学术进程中得到了极大的发展。王冰谓："甲子中土运太宫，土气有余，其名曰敦阜。土行雨化，即岁中湿令过多，气伤肾，脏受病，久及膀胱。"朱丹溪指出"当顺时令而调阴阳"。李东垣在《脾胃论》中论述了诸病四时用药之法。而张氏在临证中也处处体现了天人相应、因时制宜的思想。

如治"嘉善杨。肢体热痒而疼，是血虚风燥所致，络脉如此，肠胃益可知矣。所以便难必越数日也……用清燥救肺方，绸缪未雨，稍参和络养胃法，冀其腑通，然后络和。西洋参二钱，麦冬一钱五分，火麻仁二钱，大生地三钱，蜜炙石膏一钱五分，杏仁二钱，炙草四分，桑叶一钱五分，驴皮胶二钱，陈皮一钱五分，米仁三钱，枇杷叶两片"。此案患者高年中风，中风后血液不充，易致血虚风燥，则肢体热痒而疼，内风搏于肺脏，传于大肠，津液干燥而致便难数日。时"未入秋而先形内燥"，秋季多燥，易耗气伤津，张氏因时制宜以清燥救肺方为主养阴清燥，加陈皮、薏苡仁等和络养胃。

又如张氏治"石门马。脾胃阳虚，易受难运，水谷酒醴半酿痰浊，循络旁行，则为臂麻或疼；溢冒上行，则为头眩；泛滥于中道，则为咳呕便溏；充斥乎营卫，则为汗泄、为肢清，此皆痰饮之为患也……今痰饮兼至，尚宜和阳之中，参以清热化湿，为时在湿土潮令，因时制宜之法也。云苓三钱，炙甘草四分，小川连三分，海石粉二钱，桂枝三分，法半夏一钱，蛤粉三钱，泽泻一钱五分，生冬术一钱五分，广陈皮一钱五分，生姜皮三分"。此案患者臂麻或疼，头眩，咳呕便溏，汗泄肢清皆为体内痰饮水湿蕴结之故，时在湿土潮令，且南方多湿热，因时因地制宜，方用二陈汤合苓桂术甘汤化裁，加小川连、海石粉、泽泻、蛤粉、生姜皮等清热化湿，和养阳明。

三、未病先防，既病防变

《素问·四气调神大论》"圣人不治已病治未病，不治已乱治未乱"，最早提出了中医"治未病"的思想。叶天士《外感温热篇》云："肾水素亏，病虽未及下焦，每多先自彷徨。此必验之于舌，如甘寒之中加入咸寒，务在先安未受邪之地，恐其陷入耳。"在此，叶天士提出了在温病治疗中"先安未受邪之地"这一重要理论。张仲景《金匮要略·脏腑经络先后病脉证》中指出"夫治未病者，见肝之病，知肝传脾，当先实脾"，成为临床"既病防变"的一大法则。这些都强调了"未病先防，既病防变"的重要性。张氏在临证时，同样深谙其道，按语中常见"犹恐络血复动""恐反滋梦泄淋滑之弊""深虑汗液过多，津气内夺，虚脱骤见，幸勿以小愈而忽之""不但虑其成痿，且虑其成肿，急宜疏通阳明腑络""此肺脾络伤瘀阻饮聚，防成内痈，慎勿轻视"等告诫。

"湖州王"案是一则经典案例，充分体现了张氏辨病细致入微，处方用药环环相扣，同时又能既病防变，防微杜渐。此案患者症见"面肿于身"，为风邪袭表，肺气闭塞，通调失职；"食减便泄"为脾胃虚弱，运化无权。而时已入秋，肿盛必喘哮，倚息不能卧，可预见水肿难退，喘哮将至。故告诫"急须消患于未萌，后图崇土御水之计"，方用猪苓汤化裁合广陈皮、薏苡仁、党参等培土制水，利水消肿，加蜜炙麻黄、五味子、生姜皮、杏仁、苏叶、芦根等宣肺理气，以防未形之喘。

又如治"马窑陈……今虽脉象静小，而咳引胸痛，便难口燥，多梦纷纭，尚属阳明气火上壅，未能通降，犹恐络血复动。急宜清肺疏腑，以化热安络为要。西洋参一钱五分，杏仁二钱，粉丹皮一钱五分，米仁三钱，鲜生地三钱，橘红一钱五分，参三七一钱，藕节两枚，犀角尖六分，苏子一钱五分，白芍一钱五分"。此案患者咳而吐血三日，为久咳体内肺阴不足，胃火上逆，血热扰动脉络所致。今虽"脉象静小"为血热渐安，但感"便难口燥"提示阳明胃火仍旺，煎灼津液；"多梦纷纭"提示肝火上扰清窍。且时为春季，春木暗动易扰阳络，恐络血复来。治宜清肃肺胃兼化热安络，以犀角地黄汤合参三七、藕节清热宁血，以防络血复动，加杏仁、薏苡仁、橘红、苏子等降气止咳。

四、重视养生，加意调护

中医的养生调护是中医治疗的一大特色，《黄帝内经》中就提出了法于阴阳、和于术数、饮食有节、起居有常、不妄作劳、精神内守等养生法则。张氏治病不仅辨证老到，用药灵动，而且特别重视养生将息，尤其对危急重症、易复难愈之病，加意调护尤为关键，在饮食、情志调护方面理解深刻，见解独到。

张氏在饮食调护方面认为，合理地选择饮食，对疾病的治疗和康复十分有利，如在"论姚伯昂学使病案"中记载了"普洱茶温中化滞"，可治疗胸腹痞满，头目眩胀；蔗浆、枇杷，除烦养胃最佳；梨、桃、黄瓜易滑泄，鳗、鳝壅滞，均当忌也。在治"王店张"案中，病属阳虚湿盛，勿恣啖生冷，切宜撙节饮食。又如"面论孙平叔宫保病案"中，嘱患者频进糜粥，取粥品能调胃气，生津液，易消化吸收之功。在情志调护方面，《素问·上古天真论》载："恬惔虚无，真气从之，精神内守，病安从来。"情志活动与人体的气血阴阳变化息息相关，保持心情舒畅，排除怒、思、喜、悲、忧、恐、惊等不良情绪，疾病自然能够早日痊愈，达到延年益寿的目的。张氏在按语中就常嘱患者"息心静养，节劳戒怒""宜节劳怒，慎起居""宜戒忧郁恚恼，缓为图治""舒郁却虑""若能屏弃一切，恬神静养，或尚有挽回之望"等，以促进康复和减少复发。

张氏多在江浙一带行医，江浙气候环境多湿热，病患多为阳虚、湿盛、气虚等体质，张氏临证时常根据患者体质不同，提出相应的调护建议：属阳虚之体，酷嗜茶酒且平日喜甘味者，应宜节饮节劳，常服甘药以和之；阳虚湿胜之体，兼起居饮食不能慎摄，应常服丸剂，缓以图之，且谨慎自爱；嗜酒者易阳虚湿盛，宜先戒酒而后论治；体虚病后之体，平时极宜小心，且不可躁急等。

五、博采众长，推陈出新

张氏熟读《黄帝内经》《金匮要略》《伤寒论》《难经》等经典，并深受张景岳、李东垣、吴鞠通等医家影响。理论知识扎实，临证时思维自然开拓。张氏论治内伤杂病，虽崇古但不泥古，师众而善于吸取前人所长，且有自己的独到见解。

如治"九里汇陆"案，患者症见"咽腭仍干，上及于鼻，瘀聚气秒，呼吸不利，两耳抽掣，心中时惕"，此因风燥之火上扰清窍，津液不能上承。张氏仿古人风以润之之义，方用西洋参、玄参、夏枯草、驴皮胶、鲜生地、川贝母、枇杷叶等生津润燥，加薄荷、茅根、辛夷、牛蒡子、防风等轻扬宣发之品上达可至病所。

又如"面论孙平叔宫保病案"案中，张氏运用古人糜粥充养之法，主张停药来使患者胃气得复，谓"伏望大人放下万缘，静养数口，返观内听，与病相忘，频进糜粥以养其胃，俟其胃中冲和之气稍稍来复，灌溉周身，濡养百脉，充满然后流动，将必有不期肿之退而自退，不期溲之利而自利者"。而这也是张氏临证注重顾护胃气的具体体现。

再如治"钱邱范。痰饮之聚，原由阳虚，高年脾胃运化力迟，水谷之湿酿为痰饮，每每有之。如古人三子养亲等方，虽为治标，亦有至理。今精气饮食已复，而脉弦有饮，亦当责诸脾胃运化之迟，时当湿土，宜参和胃益脾，以助谷气之运。潞党参三两，法半夏一两五钱，木香六钱，莱菔子二两，生冬术一两五钱，陈皮一两五钱，谷芽三两，归身一两五钱，云茯苓二两，炙草四钱，白芍一两五钱，砂仁一两五钱，苏子一两五钱"。此案患者脾胃虚弱，痰饮内聚，张氏仿古人三子养亲方予莱菔子、苏子等理气化痰以治标，六君子汤加木香、谷芽、归身、砂仁等健脾养胃，理气助运以治本，整体为观，标本兼顾。

六、经方时方，运用自如

经方多指张仲景《伤寒论》《金匮要略》中所载的方剂。时方则是相对于"经方"而言，多指后世医家所制的方剂，特别是明清医家治疗时病的方剂。张氏论治疾病时，选方用药既有经方，也有时方，活灵活用，有理有据，法药相当。

张氏运用经方时，持仲景之法，灵活加减。如治"海盐朱云樵。烦劳伤阳，阳虚则饮聚，先见口淡食减，继见短气，左胁下辘辘有声且兼见右腿麻、左臂痹。茯苓三钱，生冬术一钱五分，潞党参三钱，桂枝三分，炙甘草四分，白芍一钱五分，陈皮一钱五分，五味子干姜，一分同捣，十粒，大枣两枚。丸方：大熟地三两，怀山药二两，茯苓三两，丹皮一两五钱，山萸肉一两五钱，淡附子三钱，泽泻一两五钱，桂枝三钱。上共为末，炼蜜为丸。早晚两服，每服四钱，淡盐汤下。今有河车山药之丸或纂入钱许同服，至立春止"。《金匮要略·痰饮咳嗽病脉证并治》云："夫短气有微饮，当从小便去之，苓桂术甘汤主之；肾气丸亦主之。"此案患者所见症状皆为痰饮所致，方用苓桂术甘汤合潞党参、白芍、陈皮、五味子、干姜、大枣温阳健脾，化饮利湿，以去上中焦饮邪为主；以丸方肾气丸温肾纳气，利水化饮，以下焦为主。上中下三焦兼顾，饮邪自去。

张氏采用时方时，善于变通，以适病症。如治"西窑头陈妇。先觉便难，继以内热，经来仍然紫黑，自觉诸症皆动而忽悲忽笑不能自主……犀角尖七分，丹皮一钱五分，酒制大黄三钱，紫草一钱，鲜生地三钱，白芍一钱五分，桃仁泥一钱五分"。患者血分郁热，五志之火妄动，冲任失调，而见现症种种。方用犀角地黄汤加紫草、桃仁泥凉血止血，清热宁心，因有便难加酒制大黄润肠通便兼清热泻火。吴谦《医宗金鉴·删补名医方论》言犀角地黄汤时说："吐血之因有三，曰劳伤，曰努伤，曰热伤。劳伤以理损为主；努损以去瘀为主；热伤以清热为主。热伤阳络则吐衄；热伤阴络则下血，是汤治热伤也。故用犀角清心去火之本，生地凉血以生新血，白芍敛血止血妄行，丹皮破血以逐其瘀。"

七、结语

《千里医案》所载医案按语简洁明当，理法方药丝丝相扣，其蕴含的学术思想对临床具有指导意义。张氏临证时善治重症，治则兼顾标本，且收益颇丰；认为应尊崇天人相应，因时制宜，根据四时气候制订相应的治则治法；注意未病先防，既病防变，处方用药考虑务先安未受邪之地；注重养生，加意调护，在饮食、情志调护促进康复，防止复发方面，有自己独到的见解；临证时博采众长，善于吸收他人所长，并加以自己的理解，提高临床疗效；灵活运用经方时方，处方灵动，药味精悍，疗效显著。张千里乃近代儒医名家，医术高超，经验丰富，其学术思想值得我辈临床借鉴和学习。

主要参考文献

[1] 关新军，王娅玲.张千里医案赏析 [J].中华中医药学刊，2010，28（8）：1664-1665.

[2] 裘吉生辑.三三医书 [M].田思胜校.北京：中国中医药出版社，1998.

[3] 陆拯.近代中医珍本集：医案分册 [M].杭州：浙江科学技术出版社，2003.

医案

中风

嘉善杨。向多痰火，气逆易咳。晨圊痔必翻，非揉持不能收，甚或痔血大来，此足见肺、胃、大肠气血虚久矣。今卒然神思昏乱，并无晕仆，而右肢遽不能用，舌蹇语涩。便间旬日才行，干少溏多，溲频数而涩少且赤。嗽痰颇浓，息有音，少寐易烦，不昏瞀而间有错语。此属老年气血两虚，春夏之交不耐火气升泄，虚阳化风，夹痰火勃动于中，而外阻其络脉，内扰其神志也。据现证是中络兼腑，初时右肢不用，今渐能运动而肌肤痛痒无关，是不仁也。不仁为血虚，偏右则气亦虚矣。但舌苔白满而厚，是气虚津燥。脉虚而弦，两寸较大，是心肺两虚而又有痰。心主血、肺主气，虚则火易上升而气易下滞，所以有数圊易怒，多烦少寐等弊矣。此时欲益气而不滞痰，养血而不腻膈，庶乎虚实兼到。据述愚见，宗古人痰火内中者，先治其内，务使神明不为痰火所扰，心君泰然，则百体从令矣。即或肢体不仁未能遽复，不妨缓缓图治。况心主血脉，心既清，则血脉之流行自易。西洋参一钱五分，茯苓二钱，蜜炙甘草四分，川贝母去心二钱，桑叶二钱，炒山栀一钱五分，法半夏一钱五分，驴皮胶二钱，竹叶二钱，枳实五分，橘皮一钱五分，枣仁一钱五分，莲肉去心十粒。上方约服五六剂，若得寐渐长，舌白稍薄，喉间痰气不致有音，去枳实、半夏，加大生地四钱、杏仁二钱、火麻仁二钱。若大便复闭，慎勿遂与通利，必俟其急迫屡圊不来，不得已暂用搜风顺气丸。

又：舌苔已退而舌质胖，痰来轻薄气息舒，得大便畅行，溏而老黄者数次。今又七日不更衣，溲渐利而色未清，胃纳稍和，夜未酣睡，痔外翻而腐，续下痰物，或中有痔脓夹杂，亦未辨别。统观诸症，大都痰渐化而火未熄，阳明肠胃津液虚耗，遽难充和，所以寐少而便复闭，不独痔翻，尤昭著也。阳明外主肌肉，内主津液。津液虚，则无以灌输肌肉，而束筋骨利机关之权亦弛而不张，右肢之不仁，盖由于此，不仁则不能用矣。今欲求其不致成废，当先养阳明以存其津液，胃和则寐安，阳通则便调而痔收，治内正所以治外也。脉仍虚，两寸独大，大非心肺之有余，乃虚阳之上僭耳。故耳鸣舌胖，心烦易怒，毕露其机。缄时当大气升泄，宜柔静通养为主。久之，若得步履稍可躯曳，便能扶杖逍遥矣。西洋参一钱五分，麦门冬一钱五分，炒枣仁研二钱，茯神二钱，大生地四钱，蜜炙大有芪一钱五分，酒炒白芍一钱五分，陈皮一钱五分，驴皮胶二钱，金石斛三钱，甘草四分，柿饼煨半枚。

又：不仁为气血不通，先宜通养阳明，前案论之详矣。今右肢渐知痛痒，足见脉络渐有流通之意。但大便艰涩，脉象沉滞，耳鸣舌蹇，神气不振，欲望阳明肠胃之充和，以期气通血润尚远。然此症首重肠胃，必须穷究其所以难通之故。老年风闭，前贤多责诸血液之虚，想近年来痔血之去亦复不少，血虚则风动，欲肠胃之润，则养血正不可少，今胃气稍较醒，似可参入濡润养血之品矣。潞党参一钱五分，麦门冬一钱五分，杏仁三钱，柏子仁三钱，苏子炒研一钱五分，大生地四钱，驴皮胶二钱，川贝母二钱，酒炒归身二钱，火麻仁。

又：肢体热痒而疼，是血虚风燥所致，络脉如此，肠胃益可知矣。所以便难必越数日也。高年中风大都为血液不充，内风旋扰之故。前贤有侯氏黑散以内填空窍，以防风之复袭；有地黄饮子以内养血液，以杜风之内生，皆笃论也，而便难一症尤为血虚之证。所有风秘治法亦不一，然又须因时制宜。今未入秋而先形内燥，将来何以御秋燥正令？计从先为之图，用清燥救肺方，绸缪未雨，稍参和络养胃法，冀其腑通，然后络和。西洋参二钱，麦冬一钱五分，火麻仁二钱，大生地三钱，蜜炙石膏一钱五分，杏仁二钱，炙草四分，桑叶一钱五分，驴皮胶二钱，陈皮一钱五分，米仁三钱，枇杷叶两片。

〔光按〕前后四案议论殊佳扼，重在血虚生风，故一以养血息风为主。

湖州周妇。向有偏头风，痛甚则或有眩呕。今烦劳伤阳，阳虚风动，旋扰清空，络脉弛懈，陡觉右肢痛而左肢不用，是风中在左也。迄今五日，呕吐痰饮已止，右额微肿而痛，食少便结脉虚涩，此腑络兼中之症。痰为虚痰，风为内风，宜清养阳明，柔息厥阴，冀其渐愈。曾有便血，当此燥令，尤须远刚用柔。西洋参二钱，陈皮一钱五分，胡麻仁二钱，钩藤钩二钱，羚羊角一钱五分，茯苓二钱，杭茶菊二钱，霜桑叶一钱五分，驴皮胶二钱，丹皮一钱五分，稽豆衣三钱，丝瓜络三钱。

〔光按〕此方经清可法。

评议：肝风上扰清窍，右额微肿而痛；虽呕吐痰饮已止，而脾胃已虚，津液耗伤，见食少便结；脉虚涩则络脉不通日久。方用羚角钩藤汤化裁清热柔肝息风，加西洋参、陈皮、驴皮胶、牡丹皮、稽豆衣、胡麻仁、丝瓜络等清养阳明，滋阴增液，远刚用柔。

嘉兴张。七月下旬间疟四作，继以泄痢。此伏气晚发，未必清澈，遽因孙受病殇，劳忧悲伤动于中，风寒迫于外，遂感风燥作咳。凡忧悲伤肺，风燥亦伤肺，以致痰虽出而风燥之火迄未化，郁极而升，陡然舌蹇涎流，官骸俱不能自主。然现症多在身半以上，而足仍能行，知非风中肾厥，是痰火内扰之类中矣。况痰中亦有浅深、内外、虚实之别，此痰火乃外感风燥之火之痰，故舌蹇等症能暂退，亦能复盛。盖痰出即火熄，痰不出即火复炽，所以越五六日而诸症复作也。今身热有汗，面红齿燥，舌蹇涎流，右手指微强。自言口燥之极，脉得滑而右寸关尤甚。显属肺感风燥未清，痰火上扰脉络之类中也。宜滋肺气，存胃津，以化痰为主。痰出则火风自熄，邪去则类中亦平。西洋参一钱五分，蜜炙石膏一钱五分，橘红一钱五分，天竺黄二钱，驴皮胶二钱，杏仁二钱，丹皮一钱五分，霜桑叶一钱五分，川贝母二钱，羚羊角一钱五分，甘草四分，枇杷叶两片。

〔光按〕议论透澈，方亦妥贴易施，唯于治痰一面尚少力量。

暑温

论宋可斋之嫂胎前感温病案。令嫂怀孕感邪，据述病状当是风轻湿重之温。今既化热而舌苔焦黄，胸脘痞闷，其阳明尚少壅滞。从三焦施者，当从中上着手，甘平宣肺，少兼微辛微苦以疏降气腑。如燥渴引饮而便实者，用芩、栀、杏、橘，甚或稍加黄连、竹茹；如舌腻便溏，咳或兼呕，则用竹茹、佩兰，甚或稍加枳壳、苏子。精审详察必期能化邪而不致伤胎，斯为尽善。苟有疑似，宁轻剂缓化，慎勿孟浪。凡春夏之交，大都温必兼湿，而春温之气又每因营虚之体乘间窃发，故措手尤须慎重耳。至于宣肺存津以及凉血安营等法，谅能详悉，故不复赘，只论疏中一法备采。

潞仲朱媪。烦劳伤阳，肺卫疏豁，冬温风燥之邪实于肺卫。初起即见微寒而盛热，咳嗽错语。迄今旬日，燥热气急，呼吸有音，痰浓而少，嗽甚不爽，头痛虽罢，耳鸣颧红，唇燥舌干，苔白有裂，咳引胸胁隐痛，脉寸关俱滑数而促，此冬温客肺之重症也。八旬高年素有肠痔，津液久虚。今肺痹喘咳，邪无出路，最易劫津涸液。痰胶气喘益甚，头汗，最防骤脱，慎勿因小有郁怒滞气，抛荒主病。盖虽小有食滞，今已大便一次。腹右有块，不过肠滞未尽，肺与大肠表里也，润肺即可通畅。故此时以滋气化痰，急救肺以存津液为要着。西洋参一钱五分，橘红一钱五分，鲜生地四钱，川贝母二钱，米仁三钱，杏仁二钱，地骨皮一钱五分，桑白皮二钱，冬瓜子三钱，炙草四分，茅草根五钱，枇杷叶三片。

〔光按〕唇燥舌干，苔白有裂，此叶氏所谓气热烁津。用药恰好，唯鲜生地当易鲜石斛，茅根易芦根更妙。

王泾江陈。投清营宣气，存津透邪方药，脉象仅得濡缓弦虚，不致模糊难以寻按，濡缓为风、为冒，神虚则阳为湿遏，弦为湿酿痰浊。凡春夏之交感症，风为春之余气，湿为夏之王气，故现症每每如此。其昏昏如醉，蒸热，舌黄而灰，溺赤便闭，瘰疹隐隐现于肌腠，欲达不达，都属湿温二气熏蒸郁遏，似烟似雾，清明之气皆为蒙蔽。所谓肺气窒痹不能宣化，则周身之气皆痹，而化解不易耳。今虽未有大效，所幸安静，不致躁扰，舌边齿板稍有润泽之意，若得一意拯治，七八日工夫或有挽回之望。犀角八分，鲜生地三钱，连翘一钱五分，小川连三分，天竺黄一钱，石菖蒲三分，炒山栀一钱五分，丹皮一钱五分，陈胆星三分，橘红一钱五分，芦根八寸，竹叶十五片，至宝丹灯心汤熔化下，先服一粒。

〔光按〕舌灰而黄，溺赤便闭，可参用增液承气，大剂投之，以冀万一。

濮县吕。暑湿阻气，郁而为热，汗出不解，邪迫心包，目赤耳聋，神昏谵语，幸得咳嗽疹出，诸症渐退。迄今两月，稍得安寐纳谷。惟气火蒸腾，干咳未罢，目眦赤，脉象濡滞，是暑退而湿未化，宜甘平淡渗，以清气化湿。若小心调养，不致食复劳复，则愈期亦不至迁延也。西洋参一钱五分，川贝母二钱，鲜石斛三钱，飞滑石三钱，杏仁二钱，天竺黄二钱，米仁三钱，竹叶十五片，橘红一钱五分，炒山栀一钱五分，通草八分，芦根八寸。

又：感症后诸恙俱平，惟舌苔犹腻，耳目失清，背易恶寒，汗出即解。此皆阳虚湿胜，蒸郁气分，尚须平剂清化。西洋参一钱五分，泽泻一钱五分，川石斛三钱，半夏八分，丹皮一钱五分，茯苓二钱，广藿香一钱五分，荷梗尺许，橘皮一钱五分，米仁三钱，夏枯草一钱八分。

震泽孔。痎疟三年，近渐作止不常，大抵过劳辄发，已是劳疟景象。疟时溺数不禁，是阴不内守。烦渴引饮，是津不上腾。况兼痔漏复溃，脓水淋漓，气液之消亡甚矣。比复当春夏阳气升泄之时，陡然凝寒而热，渴呕痞攻，胁痛神烦，此属湿温之气乘虚袭入，兼郁于肺胃，少阳气络阻痹，游行三焦也。今热退食进，脉象弦数已平，惟见虚弱濡滞，病势似将退舍。然口干舌碎，苔白神衰，气夺汗多，食少，寐不能安。虚体感邪，邪既未化而正已告疲，深虑汗液过多，津气内夺，虚脱骤见，幸勿以小愈而忽之。西洋参一钱五分，甜杏仁二钱，茯苓二钱，蔗皮四钱，黄芪皮一钱五分，麦冬一钱五分，川贝母二钱，炙草四分，金石斛三钱，猪苓一钱五分，炒谷芽三钱，竹茹七分。

震泽陆。寒热咽痛，吐泻，肢节肿痛，紫斑隐见，迄今七日。昏沉如故，稍有谵语，齿燥耳聋，舌红苔黄，扬手掷足，喉间痰气有声，便下一次甚少，溲涩而胞痹，身热口渴，脉弦数。此风寒湿三气杂受，经腑表里皆痹，挽救大难。荆芥一钱五分，牛蒡二钱五分，石菖蒲三钱，厚朴八分，小川连三分，防风八分，猪苓一钱五分，丝瓜络三钱，连翘二钱，芦根八寸，山栀一钱五分，泽泻一钱五分，木防己一钱五分，枳壳八分。

〔光按〕此症乃外感风湿引动伏邪，已充斥表里三焦。荆、防尚嫌太燥，当用桑、菊、银、翘，参入化湿之品。如通草、滑石等，以辛凉解表为妙。

嘉兴陈。肿见于上，颈颌尤甚，鼻易壅塞，痰从上腭来，肌肤渐见青紫，似瘢非瘢，病经两月，脉涩。此风温上受，郁于肺分，与风水尚有小别。宜轻扬之剂，上者上治之法。蜜炙麻黄三分，炙甘草四分，蝉蜕一钱，西洋参一钱五分，杏仁二钱，鲜生地三钱，荆芥一钱五分，枇杷叶两片，煨石膏一钱五分，广橘红一钱五分，紫菀一钱五分。

〔光按〕肌肤青紫，似瘢非瘢，则邪不尽在气分，生地、荆芥颇与此症相关。

评议：肿见于上，鼻塞有痰可知风温上受，卫气被郁，邪在上焦。吴鞠通云："治上焦如羽，非轻不举。"方用越婢汤加杏仁疏风解表，宣肺利水，加蝉蜕、枇杷叶、紫菀、广橘红等轻扬宣透之品以治上焦。肌肤青紫，似瘢非瘢，脉涩可知邪渐入血分，故加生地、荆芥等凉血透表。

善连杨。前投清肺化邪、清心安神方，诸恙渐退，胃纳亦增。复因烦劳伤阳，风温乘隙而入，微寒而热，咳嗽又甚，痰多色黄，中夹粉红，气急头汗，溺黄舌白，脉濡数弦，明属复感，所以诸恙皆来。急宜清热化邪，毋使喘汗复盛。西洋参二钱，杏仁二钱，牛蒡子一钱五分，羚羊角一钱五分，川贝母二钱，丹皮一钱五分，桑白皮一钱五分，枇杷叶两片，天竺黄二钱，茅根四钱，地骨皮一钱五分。

又：肠腑已通，所下宿矢颇多，肠通则胃和而肺亦降。今寝食俱安，热退痰少，耳聪目明，舌边红，苔薄白，脉虚小和缓，症情已臻安善矣。而感症之后，食复、劳复最宜谨慎，治法不宜骤补。清养肺、胃、大肠，以通为补，俾寝食渐复其常，即是不补之补。西洋参二钱，陈皮一钱五分，鲜生地三钱，米仁三钱，金石斛三钱，茯苓二钱，丹皮一钱五分，炙草四分，川贝母二钱，枇杷叶两片。

湿

论姚伯昂学使病案。奉到钧谕，只悉种种。初时便干艰，跗微肿，茎皮微厚，溺色黄赤，驯至胃钝欲呕，是湿热之邪袭入手阳明大肠，上扰足阳明胃也。湿热内蒸则微渴，梨、蔗汁稍多即作泻。湿家本易泻，但不可多泻耳。食入欠运，是湿阻于中，则胃气不下行而反上逆，所以头亦为之眩胀也。普洱茶温中化滞，与建曲同，江、浙、闽、广初交湿令之神药也。凡遇胸腹痞满，头目眩胀，不论何病，随饮一二盏最妙。南方卑湿，地土浮薄溽淖，一遇天气阴晴蒸热，人易昏闷，亦几似瘴疬之病，所谓痧胀也。若觉神思不快，或痞满呕泻，或头胀肢麻，即以平安散搐鼻或点眼角，即解。重则用冷水点服二三厘，大可辟暑湿、痧秽、岚瘴不正之气。今奉上一缄，聊备左右不时之需，以小瓶贮之，勿使泄气，杭省精一堂合制者亦佳，购之甚便也。今跗肿未全退，小溲尚未清长，敬遵谕拟奉一方呈电。蔗浆、枇杷，除烦养胃最佳。梨、桃、黄瓜，皆易滑泄；鳗、鳝壅滞，均当忌也。此体气既小有违和，饮食亦不宜强进，且愿稍稍节劳为祝。

梅里张。肠风下血经年，至今冬才止，阳明腑络皆虚矣。初夏寒热发癍，亦是风湿为病，癍后风湿之邪似未清解。风动厥阴，则右侧腰胯痛、少腹攻胀；湿阻少阴，则右腿痹痛不能屈伸转侧；风湿相合，郁蒸为热，则身热恶寒，汗多溺黄，便反结闭，舌白不渴，胃钝食少矣。近复痰涩上壅，咳嗽不爽，亦是湿浊所化，脉虚而弦，总之皆外邪风湿未清之故。然风轻湿重，尤宜通阳化湿为主，必先退其郁蒸之热，务使汗敛便调，庶无虚脱之虑，至于痹痛不妨缓图。生冬术一钱五分，枳壳一钱，橘皮一钱五分，丝瓜络三钱，滑石三钱，米仁三钱，石膏二钱，芦根尺许，杏仁三钱，防己一钱五分，茯苓三钱。

又：蒸热渐止，热时仍有汗泄，稍寐便亦稍润，右胯疝阻与右髀痛相连，以致转侧屈伸不能皆适。舌白口腻，胃钝溺少而黄，脉又弦迟。总之湿蒸热郁，腑络皆痹。其痹之所以难通者，中有疝气横膈，升降之气皆为所阻，而厥阴既不调畅，阳明益加壅塞矣。疏厥阴以平疝气，通阳明以和腑络，幸冀缓缓向安。洋参一钱五分，橘皮一钱五分，米仁三钱，石膏煨一钱五分，豨莶草二钱，麦冬一钱五分，茯苓三钱，防己一钱五分，忍冬藤四钱，丝瓜络三钱，威灵仙三钱，川楝子两枚，酒青皮八分，川牛膝二钱。

乌镇杨。阳虚湿胜之体，兼之起居饮食不能慎摄，或胸闷，或便溏，或梦泄，面黄形瘦，舌白脉滞，反复无常。何以调理？计惟常服丸剂，缓以图之。若能谨慎自爱，庶有康复之期。资生丸，鲜藿香叶下三钱。

湖州杨。长夏右颧发疡，原属阳明湿火上蒸，不与降而与升，则非但阳明腑气不降，而厥阴之湿火亦因之上升，以致右足大趾痛，气逆由足及腹，上至脘胁膜胀，皮肤间蠡蠡如虫行。减食消渴，口苦舌黄，脉弦而数。显属胃不降而肝反升，宜通宜降，勿因高年遽投腻补。究宜凭脉症以去病，去病即所以顾正也。病属易治，虽纠缠已久，勿忧之。鲜生地五钱，云苓二钱，川楝子两枚，大腹皮二钱，白蒺藜二钱，小川连三分，米仁三钱，丝瓜络三钱，丹皮一钱五分，青皮八分，泽泻一钱五分，佛手柑两片。

〔光按〕案语去病即所以顾正，却是名言。

又：肝阳夹湿循络上行，由足大趾循腿入腹，犯胃过膈抵咽，甚或头面肩背都为气焰所及。肝经之循腹本有两路：一由中抵膈，一循阴器毛际，旁连少腹两胯也。汗多少寐，烦躁膜胀，舌黄口渴足冷，皆由肝气夹湿未能清化，以致易升而难降也。今脉之弦象稍有柔和之意，数象已退，大便渐有溏意，而尚欠通畅。此时总宜调肝化湿，主通主降。慎勿因寝食未和，体气倦怠，遽投填补。经月工夫，当必渐臻安吉。归须一钱五分，川楝子两枚，泽泻一钱五分，云茯苓三钱，米仁三钱，小茴香一钱，白蒺藜二钱，丝瓜络三钱，川连三分，青皮八分，橘核一钱五分。

又：叠投辛温苦渗，以通腑化滞，非但诸症不退而大便反加燥结者，良由时际秋深，当王之燥气必胜于长夏湿热之余气，以致肺、胃、大肠之结涩者益形虚燥，燥则津气皆涩而不行。凡肺、胃、大肠之主乎通降者，既不循职，肝脾之主乎升者益升矣。今脉得滑大弦搏，舌边黄燥而中心光，口燥胃钝，胁腹胀痛，宜滋养肺胃之津气，以通润大肠为主。肠通则胃和，胃和则痰湿驳杂之气，皆可顺流而降也。西洋参一钱五分，杏仁二钱，橘皮一钱五分，火麻仁二钱，旋覆花一钱五分，包苏子一钱五分，米仁二钱，柏子仁三钱，鲜石斛三钱，白蒺藜二钱，蛤壳三钱。

〔光按〕案语妙。

九里桥徐。寒热参差，原属秋深晚发，迄今月余。余热蒸蒸，汗多便溏，溺黄，脉小弦数，胸腹白疹续发未已。此湿热余邪尚未尽化，阻痹蒸郁。腑阳既未通降，则宿痞自然升逆。疏腑通阳，湿热渐化，则痞自渐和矣。西洋参一钱五分，杏仁三钱，稽豆衣三钱，泽泻一钱五分，广陈皮一钱五分，炒谷芽三钱，丹皮一钱五分，桑叶一钱五分，云茯苓三钱，白蒺藜二钱，左牡蛎三钱，芦根八寸。

〔光按〕简洁老当，方亦灵动。

杭州王。平居嗜酒，湿凝阳郁为病。去秋四肢疼痹，两足及左臂为甚，乃是湿蒸气滞，足太阴、阳明脉络不宣也。继则鼻衄，《难经》所谓阳络伤则血外溢，阴络伤则血内溢。热泄气通，自然络痹较衰矣。今春左乳结核，时咳痰稠，体疲脉濡舌黄，目昏耳钝，亦湿邪上蒙耳。然络病宜清，腑病宜通。时值夏令，收效难速，拟用和阳化湿，清气宣络缓图之。潞党参二钱，法半夏一钱，木防己一钱五分，赤豆衣三钱，竹茹七分，新会皮一钱五分，生冬术一钱，川黄柏一钱五分，粉丹皮一钱五分，云苓二钱，炙甘草四钱，米仁三钱，建泽泻一钱五分。

洞庭山蔡。阳虚嗜酒之体，屡为湿困，以致腰重不耐久坐，左肩臂痛，疮痹时发，不能尽泄。经隧之湿，由阳明深入厥阴，为便难肛痔，为囊风腿癣，滋蔓无已，皆湿病也。脉濡涩不宜用刚药燥劫，议养阳明以清厥阴，冀其缓效。大生地，归身，川断，米仁，制首乌，丹皮，杜仲，豨莶草，生冬术，萆薢，黄柏，忍冬藤。另服指迷茯苓丸三钱，酒下。

〔光按〕此症生地、首乌太觉腻滞，可加银花、丝瓜络、桑叶等，以靖厥阴之湿热。

比麻李。身热已退七八，大便逐日一度，干而尚顺，耳聪神清，食进溺淡黄，舌薄白，脉濡滑缓。论症情喜已退舍，此时宜清养阳明，冀其肠胃通和，则未尽之湿热便可渐次清化矣。西洋参一钱五分，陈皮一钱五分，米仁三钱，竹叶二十片，煨石膏三钱，赤苓四钱，通草七分，芦根八寸，益元散三钱，知母一钱五分，杏仁二钱。

〔光按〕南方地形卑下，入夏以来雨水较多，泛潮更甚，故湿病最多。往往胸痞纳呆，头额胀闷，身热凛寒，甚或壮热汗多，发为白㾦。治不得法，动辄经月，更有延误伤生者。此证最忌辛温发表，苦寒冰伏，要在清热不助湿，利湿不伤阴，方为妙手。

火

吴娑顾。两耳鸣，次第失聪，皆因外风内袭而来。据述胸腹气火上升，为鼻渊齿䶟，胸痹痰多，下迫为痔疡，便难或溏。今脉得细弦迟，全属少阳、阳明风火痰三者为病矣。潞党参，陈皮，枳壳，稽豆衣，法半夏，茯苓，胡麻炒，杭菊，麦门冬，丹皮，桑皮，竹茹。

〔光按〕此症磁朱丸亦可选用。

杭州裘。五内如焚，起灭无定时，易怒多疑，舌腻口甜，脉弦，左尤甚。肝热由于胆寒，脾瘅由于胃滞，所谓五志火动，神明内扰也。隆冬蛰藏之时，宜用育阴潜阳法。大熟地三钱，阿胶一钱五分，天冬一钱五分，茯神二钱，竹茹八分，牡丹皮一钱五分，牡蛎三钱，佩兰叶一钱，莲心十粒，白芍二钱，泽泻一钱五分，枣仁二钱，黑芝麻三钱。

另服朱砂安神丸、莲心糊丸。

〔光按〕此方与症丝丝入扣。

王泾江张女。病阅六年，初因气滞饮聚，久则络逆火升。两月来才得平卧血止，然饮沫上溢，日必碗许，咳呕眩悸，齿血牙疳，颈疬面浮，气阻络痹，辄觉郁痛。此皆由于气火之郁偏寒偏热，非调郁法也。缓图尚可少安，第难欲速耳。西洋参一钱五分，驴皮胶二钱，金石斛三钱，稆豆衣三钱，茯苓二钱，蛤壳三钱，石决明三钱，旱莲草二钱，川贝母二钱，海石粉三钱。

〔光按〕此方清平稳妥，颇足法则。

嘉善沈。忧愁过度，手足厥阴动而不静，以致疝聚于中，火升于上，精泄于下。脘右痞胀、妨食龈肿、目昏额痛、瞤惕痿软等症纷扰，数年不已，甚至心神不能自主。宜缓调手足厥阴，以安心胃。大熟地三钱，白芍一钱五分，稆豆衣三钱，龙骨二钱，荔枝两枚，紫石英三钱，枣仁二钱，胡麻仁二钱，池菊一钱五分，金樱子三钱，牡蛎三钱，建莲子十粒，芡实三钱。

〔光按〕柔育心肝似已周到，唯于痞胀妨食似未顾及，绿萼梅、砂仁亦可加入。

杭州裘。服育阴潜阳药以来，春时竟不梦遗，是可喜也。然晨易心悸，悸即易怒，多疑懊憹，此肝胆、包络尚有郁热。凡郁热之冲，原无定时，而心胃独当其冲。所以目泪鼻血，齿痛口干，舌黄便溺不能了了，脉弦实相因而来也。宜清肝之用，养肝之体，以调疏泄之职，则胆与包络皆和矣。西洋参一钱五分，白芍一钱五分，陈海蜇二钱，炒山栀一钱五分，霜桑叶一钱五分，大生地三钱，丹皮一钱五分，金石斛三钱，白蒺藜二钱，石决明三钱，荸荠两枚，火麻仁二钱，女贞子三钱。临卧仍用灯心汤下朱砂安神丸四五钱。

〔光按〕丹溪云，上升之气多自肝出。此方平肝清肝，一线穿成。

燥

桐乡曾。八月初寒热似疟，是新凉外迫，伏暑内动之感证。奈夹食夹怒而脘痛呕逆，吐蛔特甚。客反胜主，治法不免喧宾夺主矣。腑病宜通，得濡润而痛减，得溏泄而痛竟暂止。感症之流连肺胃者，每每如此。纠缠一月，病未了了，寒热又作，顿加咳嗽面浮，则又病中体虚复加一层秋燥之邪，肺气益痹，以致腹痛作而龈齿干燥也。脘痛连及胸背，动辄气逆，肺之膹郁极矣。耳鸣汗出，剂颈而还，则病邪伤阳也。腹痛便瘀，溺色似血，病邪伤阴也。体之阴阳虽皆受伤，而秋燥之邪大队尚聚在胸膈之间，脉右虚凝，左小弦数。顾正但须养胃存津，化邪但宜宣肺化燥，眼光但照大局，未可偏执一隅，枝枝节节为之矣。至于病机之危，何须再说。西洋参一钱五分，川贝母二钱，茯苓二钱，金石斛三钱，麦冬一钱五分，驴皮胶二钱，丹皮一钱五分，炙甘草四分，杏仁二钱，橘红一钱五分，紫菀一钱五分，霜桑叶一钱五分。

〔光按〕此乃喻氏清燥救肺汤加减。惟既有脘痛彻背，则辛润之品不可缺少。

评议：患者曾寒热似疟，吐蛔特甚，病已深入厥阴，极重之症。时又感秋燥，症见"耳鸣汗出，剂颈而还""腹痛便瘀，溺色似血"，可知阴阳俱伤，治则顾正化邪，养胃存津为本，宣肺化燥为标。方用清燥救肺汤加减合川贝母、麦冬、橘红、紫菀等清燥润肺止咳，茯苓、金石斛、牡丹皮等健脾益胃，滋阴增液。

九里汇陆。向有跗肿或大小足趾痛不能行，每发必纠缠累月。近因心境动扰，先觉脚痛，继以齿痛，延及左半头额颧颊，甚至身热，左耳流脓。

迄今两旬耳脓及额俱痛而彻夜不能成寐，烦躁益增，咽腭干燥，耳鸣口干，咯有凝血，食少便难，脉两关见弦。素体操劳忧郁，由来久矣。心脾营虚是其质，近来复感风燥之火上烁肺金，金不制木，肝阳化风化火，上扰清空，肺胃津液皆为消烁。是以现症种种虚实混淆。宜先用甘凉濡润，以存津液，以化虚燥。鲜生地三钱，知母一钱五分，胡麻仁二钱，夏枯草一钱五分，茅根四钱，驴皮胶二钱，麦冬一钱五分，杭黄菊二钱，西洋参二钱，桑叶一钱五分，石决明三钱，枣仁二钱，川芎七分，川贝母二钱。

又：连服甘凉濡润之剂，以存胃津、息肝风，咽腭之燥已减，血亦渐止，右额浮肿亦退，大便虽涩而日行，胃纳亦安，脉左静小而虚，右关稍有弦象。惟寐尚少，即寐亦未酣。适鼻气窒塞，盖燥为虚邪而言，以素虚之体易受燥邪也。其平素面跗庞然，两足易痛，原属阳明津虚，络脉久失濡润，故燥气加临，愈觉冲逆。今拟滋养肺胃，充润津液。肺金清肃，则肝木自平；胃气充和，则夜寐自安矣。至于节劳戒怒，则在自爱者留意焉。鲜生地二钱，麦冬一钱五分，西洋参二钱，蛤壳三钱，桑叶三钱，驴皮胶二钱，橘红一钱五分，丹皮一钱五分，枇杷叶两片，金石斛三钱，川贝二钱，胡麻仁二钱。

又：脉六部缓小，右关之滑形已退，大便稍润，渐能假寐。然咽腭仍干，上及于鼻，瘀聚气秽，呼吸不利，两耳抽掣，心中时惕。凡鼻息不得卧眠，阳明病也，显属风燥之火上伤天气，清窍窒塞，津液不能上承。叠投甘凉濡润，而迄今不能大效，计惟有仿古人风以润之之义，取其清阳上达可至病所，则存津滋液庶乎有裨。西洋参二钱，玄参一钱，驴皮胶二钱，夏枯草一钱五分，薄荷一钱五分，川贝母二钱，甘草四分，鲜生地三钱，枇杷叶两片，茅根三钱，犀角尖六分，辛夷一钱，牛蒡子二钱，防风八分。

西窑头陈妇。经来色黑久矣，渐致届期少腹必痛胀，似崩似淋而成紫黑，且有块兼之。去年至今便血半年，血分郁热之深可见。血燥则脏燥，故悲喜无端，似有鬼神。凡妇科血燥而郁热，则心营之有虚火不待言矣。心主易震，则肝胆相火安得不动，火焰于上，则肺受克而津气易酿痰浊，痰与瘀血为心火所引，则渐入手厥阴包络，故现症有如此之变幻庞杂也。

病之源流标本如此，从此用意自有治法。总而言之，此脏燥夹痰症也。鲜生地三钱，白薇一钱五分，五灵脂二钱，川百合二钱，淮小麦二钱，紫草一钱，黑芝麻二钱，羚羊角一钱五分，炙甘草四分，驴皮胶二钱，天竺黄二钱。

又：进治脏燥血郁方半月余，诸症皆退，体中颇适。近因经候之期，先觉便难，继以内热，经来仍然紫黑，自觉诸症皆动而忽悲忽笑不能自主。此其故总由血分尚有郁热，深伏于冲、任、血室之间，届期血动，则郁火亦动。心主血主火，君火动则五志之火一时焰发，故现症种种几乎无脏不动也。乘其血动之时，因势而内夺之，必得郁火清，则狂澜不沸，心君泰然矣。犀角尖七分，丹皮一钱五分，酒制大黄三钱，紫草一钱，鲜生地三钱，白芍一钱五分，桃仁泥一钱五分。

〔光按〕案语老练，方亦简洁。

又：脏躁渐减，秋冬之交竟有三月不大发。然稍劳怒辄觉火升鼻干，心神不能自主，而带重腰酸，左足易热，经来参差，腹痛气坠，色仍紫黑。此八脉郁火尚未清化，宜用静剂专清奇经。鲜生地三钱，归身一钱五分，白芍一钱五分，驴皮胶二钱，丹皮一钱五分，川贝母二钱，蒲黄三分，五灵脂二钱，白薇一钱五分，西洋参二钱。

〔光按〕此症与《金匮》之脏躁似是而非，此乃血结成燥，彼乃血虚脏躁，故用药亦不同。

武康钱。肌表微寒而热，似疟非疟，鼻干有血，胃钝少纳，脉浮弦数，阳部为甚，此燥火上薄肺金。自秋初至今，迄不肯已，反致便溏，是肺与大肠两金皆困，老年岂是轻症，况素有失血，则气血俱耗矣。西洋参一钱五分，麦冬一钱五分，川百合四钱，白粳米一撮，川贝母三钱，紫菀一钱五分，驴皮胶二钱，枇杷叶两片，款冬花一钱五分，炙草四分。

〔光按〕燥为次寒，复气为热，故秋令渐凉，则燥气大行，而其字则从火也。古来治内燥首推魏玉璜之集灵膏，治外燥允推喻西昌之清燥救肺汤。

咳嗽

嘉兴陈。初起寒热头痛，咳嗽汗泄，明属风伤肺卫为病。奈气体素虚，向有肝郁，今肺既不宣，肝必易逆，夹饮阻络，上干清阳，以致咳逆痰薄，左胁引痛，舌苔厚白，干而不渴，胸脘痞闷，不饥少食，溺黄而少，便干而坚。此饮阻络痹气，亦膹郁也。呃逆频出，咽左激痛，甚或气冲至巅，耳鸣头晕，此肝阳化风，郁而为热也。总而言之，始则外风引动内饮，继则外风引动内风，迄今八九日外风将化，而痰饮、肝风反扰攘不解。脉右寸及左三部皆近数，急须清金以制木，通阳以和饮，虚体不宜病魔久扰。西洋参一钱五分，九孔石决明三钱，陈皮一钱五分，海石粉二钱，川贝母三钱，茯苓二钱，白蒺藜二钱，竹茹七分，杏仁二钱，旋覆花一钱五分，蛤壳四钱，霜桑叶两片。

石门吴。烦劳阳虚之体，加以嗜酒积湿，湿浊酿痰，故素有善咳、脚气等症。今因新寒外袭，宿饮内动，初起恶寒，鼻塞清涕，喘咳不得卧，痰虽来而气仍逆上，痰气壅于中，湿热脚气动于下，加之阳素虚而血又动，安内攘外，何恃毋恐？姑拟定喘化痰，顺气和络法。潞党参二钱，驴皮胶分二次入一钱五分，冬瓜子三钱，川贝母二钱，芦根五钱，橘皮一钱五分，旋覆花一钱五分，炙甘草四分，丝瓜络三钱，云苓二钱，海石粉二钱，薏苡仁三钱，杏仁二钱。

又：诸恙皆退，胃纳已增，脉象静小，舌色润泽。惟寐后干咳，得汤饮即痰出而嗽已，卧时又须倚枕，足见风燥之火易劫津气。甘凉濡润以滋气存津，自是此症要旨。拟以前法中再参濡肺胃法。潞党参二钱，驴皮胶二钱，麦门冬一钱五分，炙甘草四分，橘皮一钱五分，川贝母二钱，鲜生地三钱，榧子肉冰糖拌炒七粒，茯苓二钱，杏仁二钱，金钗石斛二钱。

南浔钱。血后之咳，治之本难，不过蓄血与虚损之血稍有间耳。今进和补阳明法，神气渐旺，或可渐图恢复。然治咳正须时日，断难欲速也。

潞党参一钱，川贝母二钱，茯苓二钱，泽泻一钱五分，大熟地三钱，黄芪一钱五分，橘皮一钱五分，驴皮胶二钱，甜杏仁三钱，炙草四分。

评议：出血后本已伤及肺络，阴液耗伤，今发为咳，采培土生金之法，和补阳明，方用六君子汤化裁，加川贝母、泽泻、甜杏仁等宣肺止咳，熟地黄、黄芪、驴皮胶等补益气血，滋阴增液。

平望许。初则晨刻咳呕饮浊，久则哮嗽上气，夜不着枕，行艰报息，头汗舌腻，脉虚凝如毛，右部间露弦象。既经多年，除根不易。议和饮通阳、平逆定喘法，先为御寒之计。潞党参三钱，陈皮一钱五分，苏子一钱五分，五味子干姜一分同捣十粒，生冬术一钱五分，炙草四分，海石粉二钱，蜜炙麻黄三分，云茯苓三钱，杏仁二钱，白果三枚，生姜捣竹茹七分。

江宁席。易感善咳，咳逆痰清，此肺气损而卫外之阳弱也。既经多年，肺阴已虚，及致近年来音气易涩矣。脉虚濡，右手兼有小弦之象，宜滋肺气养肺阴，时时调理，毋使失血、失音之流弊。西洋参一钱五分，广橘红一钱五分，紫菀一钱五分，白蜜三分，杏仁二钱，驴皮胶二钱，牛蒡子一钱五分，糯米百粒，川贝母二钱，炙甘草四分，马兜铃一钱五分，枇杷叶两片。

塘栖毛。肺虚失降，肝郁易升，胃弱饮聚。饮踞于中，则外寒一引即动，是以咳逆至冬为甚也。消渴为肺热，今脉左偏弦，舌苔黄厚，调郁清肝，可望肺胃之阳和而热可平，饮可涤矣。潞党参二钱，法半夏一钱五分，旋覆花包一钱五分，沉香三分，陈皮一钱五分，小川连三分，代赭石二钱，白蒺藜二钱，云茯苓二钱，蛤壳三钱，苏子一钱五分。

新市郑。咳复作痰少不厚，时有肝气左升，腹痛得呕泄始平，脉体本弦长，今弦兼滑长兼洪，左尤甚。饮咳本宜甘温以和之，所谓饮家咳不治咳也。今既肺降不及，肝升有余，甚至痰滞凝血，宜似湿痰夹火之例矣。法半夏一钱五分，旋覆花包一钱五分，蛤壳三钱，竹茹七分，陈皮一钱五分，代赭石二钱，小川连三分，桑叶两张，茯苓二钱，海石粉二钱，炙草五分。

又：咳势较缓，痰之厚者仍少，脉弦，左仍带滑，不过洪滑较减耳。舌苔白，里半犹黄腻。咳既久夹湿，又兼肝气，当先为清肝化湿，以衰其助。况时届湿土，亦因时制宜之法。法半夏一钱五分，陈皮一钱五分，蛤壳三钱，海石粉二钱，生冬术一钱五分，茯苓二钱，丹皮一钱五分，小川连三分，白蒺藜二钱，茵陈草一钱五分，桑叶两片，竹茹一钱。

又：咳逆夜甚，晨则痰饮较多，近加喉糜，音欠爽亮，脉右较平，左仍弦滑，寸部尤甚。痰饮既未和，肺气失清，又夹时令之热而为喉糜。人迎脉盛必有外感，非必心阳上亢也，宜参金水化痰法。玄参一钱五分，马兜铃一钱五分，甘草四分，桑叶一钱五分，紫菀一钱五分，牛蒡子二钱，天竺黄二钱，竹茹七分，杏仁二钱，川贝母去心二钱，丹皮一钱五分。

石门陈。去夏之陡然吐血，当是湿热蒸伤阳络，络空则湿热乘虚而入，留酿为饮。饮咳至今，虽有盛衰，究未停息。饮之所聚，虽由血去络空，而饮之所生，实由阳虚湿胜，故夏秋胃纳虽和，而体乏无力，右腿时痛也。比因新寒引动宿饮，身热汗多，咳而兼呕，周身络痛而左胁为甚。且至气逆胃钝，卧偏着左，嗳气失气，便溏溺赤，口腻舌白。脉象沉弦，左手兼数，沉弦为饮，左数为肝胆虚热。大抵饮踞于胃，则右降不及，肝胆风木乘胃之虚，则左升有余矣。和胃以涤饮，平逆以清络，胃和则饮咳可缓而谷气可复，逆平则络痛可止而血不妄行。西洋参一钱五分，制半夏一钱，归须一钱五分，海石粉二钱，陈皮一钱五分，甜杏仁二钱，旋覆花包一钱五分，竹茹七分，云苓二钱，米仁二钱，冬瓜子三钱，芦根八寸。

杭州许。咳逆已久，的是肺分痰热未清，加以秋阳酷烈，肺气复伤，身热，舌干绛苔厚黄，形瘦脉弦，明属湿郁生热，热蒸成痰。既在肺家，只宜清化，表不合理，补亦壅邪也。西洋参一钱五分，橘红一钱五分，连翘二钱，桑白皮一钱五分，甜杏仁二钱，川贝母二钱，丹皮一钱五分，金石斛三钱，甘草四分，枇杷叶两片，桑叶一钱五分。因鼻衄去桑叶，加犀角尖八分。

又：胃知味而渐思食，食后亦和，脉小弦，大便未畅，小便又浑，自是湿热未曾净尽之症。非阳虚之体，补壅非宜，而湿热之邪又黏腻难化，静养缓调自可渐臻完善，欲速反有弊也。西洋参一钱五分，橘红一钱五分，炒谷芽三钱，霜桑叶一钱五分，甜杏仁一钱，茯苓二钱，粉丹皮一钱五分，荷叶一角，金石斛三钱，泽泻一钱五分，秫米二钱。此方服至便溏畅行，溲清热尽，始换后方。

又：养胃存津、清心补肺是此症善后之大法。西洋参一钱五分，茯苓二钱，白芍一钱五分，甘草四分，陈皮一钱五分，麦冬一钱五分，怀山药二钱，莲子十粒，金石斛三钱，枣仁二钱，稽豆衣三钱，南枣两枚。此方服至胃纳复旧之后，但有精神疲乏，可去洋参、茯苓、稽豆皮，加大生地三钱。服后妥适，可再加阿胶二钱。

又：秋仲伏气发病，迄今三月余犹然，身热畏风胃钝，舌刺苔黄口燥，脉弦溺黄，便溏不爽，总属湿酿为痰，痰气与肝气相搏，阻遏于胆胃之间，所以左膺结肿，按之觉有酸疼也。积欠不清，竟能成痈，宜清肝胆、化湿痰、理气络法。西洋参一钱五分，陈皮一钱五分，茵陈草一钱五分，泽泻一钱五分，炒山栀一钱五分，茯苓二钱，川贝母三钱，桑叶一钱五分，小川连四分，蛤壳三钱，白蒺藜二钱。

又：细参脉症，不但肝胆火升，痰气上阻，且有秋燥之邪乘虚而入。燥火劫金，痰气胶结愈甚，所以无形之病渐致有形。左膺之肿病异源同，前法五剂后即以此方濡润通和。西洋参一钱五分，驴皮胶二钱，郁金一钱五分，炙甘草四分，甜杏仁二钱，小生地三钱，白芍一钱五分，莲子十粒，川贝母二钱，白蒺藜二钱，丹皮一钱五分。

杭州张。肺胃阳虚，饮聚为咳，八九年来举发无时。去春至今竟无虚日，痰稠不爽，时或呕酸，口燥消渴，动则喘急，头晕耳鸣，心悸便急，脉右虚弦，左沉涩。精气既虚，肺咳难化，虽根株未易剪除，希冀作止有时。西洋参一钱五分，阿胶二钱，海石粉二钱，榧子肉冰糖拌炒七粒，甜杏仁二钱，桑白皮一钱五分，鲜生地三钱，川贝母二钱，款冬花一钱五分。

骥村严女。夏季痰中带血，血虽不多，而干咳至今不止。素有便溏呕酸，胃纳甚约，经行迟而腹痛，舌鲜无苔，脉数而大。此属脾胃素虚，气血少资生之本，木郁则乘土，火炎则烁金，久延最易成损，调复亦颇难速。西洋参一钱五分，陈皮一钱五分，驴皮胶二钱，川百合四钱，大麦冬一钱五分，茯苓二钱，川贝母二钱，白蒺藜二钱，怀山药二钱，炙草四分。

碛石马。自春至今咯血竟无虚月，秋仲大吐血，血去络空，胃脉逆上，遂至饮聚咳逆。迄今饮浊日以碗计，形寒食少便溏，上气不得卧，脉虚滞，右滑数。上损及中之候，调复极难，宜静养缓图之。潞党参二钱，麦冬一钱五分，款冬花一钱五分，茯苓二钱，法半夏一钱五分，海石粉三钱，怀山药二钱，蛤壳三钱，旋覆花包一钱五分。

又：血后咳逆至三月余，自然胃脉虚，易以逆举。今饮浊虽少而痰浓难出，咳逆不得卧，便溏，脉数而促。损症及中，本难挽回，姑拟静药养胃以阖阳明。潞党参三钱，茯苓二钱，大熟地三钱，莲心十粒，炒香扁豆三钱，川贝三钱，驴皮胶二钱，甜杏仁二钱，山药二钱，炙甘草四分。

杭州吴。春初咯血不多，越数日咳嗽即作，迄今不止。右胁背时痛蒸热，舌胖苔黄，脉濡左小弦数。此属肺胃湿热蒸郁，伤络则失血，阻气则作咳也。体固气血两虚，然兴利必先除害，宜急清养肺胃，以和络止嗽为先，毋使久嗽成损。西洋参一钱五分，陈皮一钱五分，杏仁二钱，冬瓜子三钱，川贝母二钱，茯苓二钱，米仁三钱，鲜生地三钱，桑白皮一钱五分，炙草四分，枇杷叶两片，芦根八寸。

血证

石门颜。自幼阳弱腠疏，易感善咳。去秋至今咳嗽不止，遂致失血屡发。血症初起，原为惊悸忧郁而来，至于咳久则阳络勃动，所以仲冬及仲秋两次所吐较多也。血屡去则阴亦虚，身热晡盛，口燥咽痛。侧左则胁痛，侧右则气逆，此肝升太过，肺降不及，自然之理也。凡失血家最忌咳，况咳久至半年有余耶？今脉象芤虚弦迟，尚无燥扰动数之弊，然气血两虚已有明证，惟宜耐心却虑，善自调养，期其缓缓热退嗽止，不致延成损性为幸。西洋参一钱五分，丹皮一钱五分，杏仁二钱，川贝二钱，炙草四分，驴皮胶二钱，地骨皮一钱五分，米仁三钱，冬瓜子三钱，茅根五钱，枇杷叶两片，鲜生地四钱，蜜炙紫菀一钱五分。

杭州周。嗜酒之体大便必溏，本无足虑，过投辛燥，热药动营壅腑，以致鼻血腹胀。因胀又进肾气丸百日，腹筒未敛，咳嗽反作，失血失音，脉象弦数，气血乖违，大失冲和矣。鲜生地四钱，茜草根二钱，蒸玄参一钱五分，川百合四钱，川贝母二钱，杏仁二钱，盐水泡橘红一钱五分，驴皮胶二钱，甘草四分，茅根八钱，藕节两枚。

平望吴。素有咳嗽失血，发作无时，去冬至今已愈两旬，痰清兼呕，时或带血，左眦赤，两额痛，不饥不食，食即呕逆，脉弦搏。肝阳郁勃化风化火，挠金侮土，急宜清息。羚羊角二钱，广郁金一钱五分，杏仁二钱，白蒺藜炒二钱，炒山栀一钱五分，九孔石决明盐水煅三钱，川贝二钱，竹茹姜汁炒一钱，粉丹皮一钱五分，杭黄菊一钱五分，蛤壳三钱，霜桑叶一钱五分。

〔光按〕既有咳呕，则此种脉症当用清镇，如旋覆、代赭等似不可少。

盛泽赵。去夏疟后用力，劳伤肝胆之络，络血上溢，因形瘦色苍，居平常有头晕。体本阴虚火盛，故肝胆易动若是。今交初秋，屡此复发，愈吐愈多，浓厚重著。将吐之时，必先脘下气聚有形，上冲干咳，头额觉胀，迨至血止气降，则嗳而矢气，显属肝胆郁勃之火过升无制，扰动阳络之血，遂沸腾而出也。膈中作痒，大便干艰，气逆不敢平卧，脉象六部皆弦。木火内燃，有升无降，此时自当以平逆镇肝、降气安络为要，毋使狂澜不靖致成虚损。旋覆花一钱五分，九孔石决明三钱，怀牛膝一钱五分，驴皮胶二钱，沉香三分，酒炒白芍一钱五分，郁金一钱五分，小川连三分，参三七一钱，稽豆衣三钱，胡麻三钱，荷叶一角。

〔光按〕此方之沉香不如易代赭为更稳妥。

又：血止后诸恙已平，惟脘有瘀，痞气逆辄咳，便溏不畅，舌鲜口燥，脉象虚弦。肝胃血虚而气易逆也，宜柔剂通养。西洋参一钱五分，驴皮胶二钱，蛤壳三钱，川贝母一钱五分，橘皮一钱五分，大生地三钱，白芍一钱五分，胡麻三钱，云苓二钱，九孔石决明<small>盐水煅</small>三钱。

安吉潘。去夏少寐多饮，酒热引动心胃之火，以致阳络血溢，秋冬屡发，愈发愈多。胃络既空，饮食水谷之精微不能游溢精气，留酿痰浊，阻遏升降冲和之气。脉濡如弦，弦为饮，濡为气虚，而失所附丽也。时当初夏，宜和阳治饮为先，偏寒偏热皆非治法。潞党参二钱，茯苓二钱，琥珀屑一钱，竹茹七分，制半夏一钱五分，陈皮一钱五分，稽豆衣三钱，莲子十粒，麦门冬一钱五分，蛤壳三钱，枣仁二钱。

〔光按〕案语则一线穿成，立方则丝丝入扣。

平望张。失血起于前年，原属因伤动络。去冬复发较多，今夏五且初咳嗽痰少，至秋初寒热似疟。是先受湿而后受暑，暑湿之邪纠缠至四阅月之久，自然络气不免震动而血复涌溢也。今身热舌黄，胸闷便溏，喉痒时咳，右胁之痛虽止，而脉象弦数，左甚于右，显属湿邪由气分伤及血分，肺胃失降则肝阳易升也。宜急为通络化瘀以清火邪，俟血止后再商止嗽要法。米仁三钱，小川连三分，鲜生地四钱，茅根五钱，杏仁二钱，郁金一钱五分，川贝母二钱，芦根八寸，冬瓜子三钱，茜草根一钱，藕节三个。

又：血止后咳势亦稀，稍觉喉痒则咳作而痰甚凝，夜寐安适，胃气亦和，惟潮热蒸蒸，面黄舌黄，溺色浑浊。脉右三部虚涩和静，左三部数象亦已退，小便未尽调畅，究属肝郁不调，夹内蕴之湿蒸为热，上熏则食少而咳逆也。此时咯血已将安静，可无翻复涌越之虞，但咳嗽已经四月之久，必须通腑清湿，调肝肃肺，务期渐渐热退咳减为要。米仁三钱，杏仁二钱，小川连三分，橘皮一钱五分，川贝母二钱，茯苓三钱，炒山栀一钱五分，桑叶一钱五分，鲜生地四钱，丹皮一钱五分，飞滑石三钱，芦根八寸。

又：投甘凉淡渗苦降之剂，以清养肺、胃、厥阴之气，以渗湿化热，已二旬余。虽热减食增，咳稀寐安，然舌苔后半犹有凝黄，小溲犹带黄色，阴囊甚至湿痒淋漓，频转矢气，蒸蒸凝热，易以汗泄，足见其湿热之郁蒸于肺胃者，非伊朝夕矣。今脉得左部迟濡，右关尺同，惟右寸尚见濡滑。晨刻痰咳尚较多且厚，喉痒，宜滋润肺、胃、三焦，以理气化存津气，务使湿热痰浊渐就清澈，则胃纳充而体气复。阳虚湿胜之体，不可遽进呆补。西洋参一钱五分，橘红一钱五分，泽泻一钱五分，丹皮一钱五分，芦根八寸，川贝母三钱，茯苓二钱，甜杏仁二钱，炒山栀一钱五分，枇杷叶两片，金石斛三钱，米仁三钱，鲜生地三钱，驴皮胶二钱。

〔光按〕舌黄溲黄，阴囊湿痒，则下焦之湿热正复不少，用药仍宜兼顾。

西鸡河沈。酒客吐血，每发必多，已经数年，血去既多，自然疲惫。今秋以来渐增咳逆，入夜着枕即咳，是胃脉上逆而阳不恋阴也。脉右细促数，左细弦数，论症颇非轻浅矣。大熟地四钱，天门冬一钱五分，川贝母二钱，紫石英三钱，麦门冬一钱五分，驴皮胶二钱，海石粉二钱，炙甘草四分，大生地三钱，甜杏仁二钱，茯苓二钱。

〔光按〕血后而咳，多致不治。盖血止络宁，不加咳呛，渐可复元。若咳呛不已，血络必致复裂，再呛再吐反复无常，不死不已。此等方亦不过尽人事耳，欲求有效，诚戛戛其难矣。

斜桥程。肺胃素有郁热，加以烟酒辛泄，耗气助热，是以咳久未止，又复咯血。血虽不多，而热势夜甚，脉右浮滑数，头晕舌黄。此属胃湿，因时而蒸动也。议清气络，以消痰化湿除热为先。米仁三钱，桑皮二钱，丹皮一钱五分，地骨皮一钱五分，杏仁二钱，瓜蒌二钱，川石斛三钱，通草七分，紫菀一钱五分，象贝三钱，茅根四钱，芦根八寸。

评议：本案患者脉右浮滑数，舌黄为肺胃湿热蕴盛；头晕为湿聚成痰，痰热上扰清窍；加之常服烟酒，烟酒易化火耗气，热伤血络而致咯血。方用薏苡仁、桑皮、杏仁、瓜蒌、紫菀、象贝、通草、茅根、芦根等清肺化痰，利水化湿，加丹皮、地骨皮、川石斛等滋阴清热。

双林穆妇。经行太早，阳明便属不充。去春咯血之后，或郁怒，或烦劳辄易举发。今年热咳时作，于今为甚，脉弦数，舌黄而刺，咳呕便溏，又属肝胆木火夹湿，上扰肺胃。宜先清气息热，莫作损症用补。桑白皮蜜炙一钱五分，西洋参一钱五分，橘红二钱五分，炒山栀一钱五分，地骨皮一钱五分，叭甜杏二钱，连翘二钱，黄芩一钱五分，粉丹皮一钱五分，川贝母二钱，桑叶一钱五分。

泗安赵。失血屡发已三四年，今夏独多。近更咳逆，痰稠带血，加以额胀耳鸣，头晕口渴，胸闷溺黄，脉象芤弦。此由肝郁而致胃热，血虚而复受凝暑也。先清暑化气以理其标，徐止其咳以治其本，舒郁却虑尤为静养之要图。西洋参一钱五分，橘红一钱五分，丹皮一钱五分，荷叶一角，甜杏仁二钱，金石斛三钱，茜草根一钱，益元散包三钱，川贝母二钱，鲜生地三钱，枇杷叶两片。

评议：患者失血日久最易致咳，本为气血两虚之体，时感暑邪，暑气耗气伤津而致口渴，胸闷溺黄。诊脉象芤弦，芤为血虚，弦为肝郁，耳鸣头晕亦可佐证。治咳止血为本，清暑益气为标，方用西洋参、橘红、牡丹皮、甜杏仁、茜草根、川贝母、鲜地黄、枇杷叶等清肺止咳，滋阴养血，加荷叶、益元散、金石斛等清暑化气，标本兼顾。

桐乡曹。吐血起于去夏，至今屡发而多，多为胃络之血，然不能左卧，咳而兼呕，且有滑泄，是胃兼肝矣。今胃钝舌白，脉右细弦，左反虚小而静。脉左静是血症之佳兆。然细弦是肝邪阴脉，今偏见于右，当是木乘中土，胃不降而肝过升，以致阳络之血上溢不止也。肝胃皆宜降，议以静药降之。大熟地三钱，白芍一钱五分，驴皮胶二钱，川百合四钱，紫石英三钱，紫菀一钱五分，潞党参三钱，沉香三分，怀山药二钱，蕲艾一钱五分，款冬花一钱五分，童便半盏。

又：血止后咳逆未罢，仍难左卧。畏寒是阳虚，胃弱偏卧是气竭肝伤。

脉微弱，神虚怯，根蒂未固，风浪难经。血之暂止不足恃，再发深为可忧，宜乘平时急为补养。照前方去款冬、紫菀、蕲艾、沉香、童便，加蜜炙黄芪一钱五分、川贝二钱、炙甘草四分。

〔光按〕此亦不治之症。

湖州杨颜。上年五月咯血不多，即有胁痛咳逆，迁延至今，内热脉数，咳既不止，左胁复痛，自然咯血动矣。若咳久不止，最易成损。急宜养阴滋气，先期热退胁和，然后力图咳止。大生地三钱，白芍一钱五分，驴皮胶二钱，石决明三钱，地骨皮一钱五分，丹皮一钱五分，泽泻一钱五分，怀山药二钱，川贝母二钱，茯苓三钱，炙甘草四分。

太湖杨。烦劳嗜酒，阳虚久矣。饮咳年余，冬夏两次失血，先伤气后动营，病势骎骎入里，今气息短促，脉象虚数，不免有成损之虑，非息心静养何能充复。西洋参一钱五分，杏仁二钱，款冬花一钱五分，榧子肉_{冰糖炒}四粒，川贝母二钱，蛤壳三钱，炙甘草四分，驴皮胶二钱，茯苓二钱，川百合三钱。

周渡曹。素有嗳气，原属肝郁，去冬劳冗伤肝，适当春木发动之初咯血，左膺痛止而复作，是肝阳未靖时冲其络。脉右虚而静，左弦而大，弦为肝阳勃动，大则为虚，宜柔静之剂育阴潜阳。大熟地三钱，白芍一钱五分，女贞子三钱，炙草四分，驴皮胶二钱，牡蛎二钱，旱莲草二钱，藕节两枚，紫石英三钱，枣仁二钱，稆豆衣三钱。

又：去秋咯血后微咳，下发脏毒，肺火下移大肠，咳势顿止。近复吐血，经旬所去过多，寒热盗汗，口腻舌滑，脉芤弦虚数。阳络空洞，痰涎蒸聚，阳明虚耗极矣。急宜充养阳明，以为峻补肝肾之先导。息心静养，节劳戒怒，毋使久延成损。潞党参二钱，陈皮一钱五分，怀山药二钱，稆豆衣三钱，大有芪一钱五分，茯苓二钱，川贝母二钱，甜杏仁二钱，大熟地三钱，丹皮一钱五分，泽泻一钱五分。

嘉兴陈。前年冬陡然咳嗽吐血过多，遂致两年来咳嗽竟不肯止，内热时寒，痰多食少，舌光口燥，肉削神疲，脉象沉细虚数，胃肾两虚，虚则成损。若能屏弃一切，恬神静养，或尚有挽回之望，然治法先宜养胃，不可紊也。西洋参一钱五分，杏仁二钱，生扁豆三钱，炙甘草四分，麦门冬一钱五分，川百合四钱，驴皮胶二钱，榍子肉_{冰糖炒}七粒，川贝母二钱，怀山药二钱，女贞子二钱。

又：去冬咳嗽而失血，血虽不多，屡发无已，迄今仍有凝血，痰薄头胀，消渴汗多，时或脘腹痞胀，脉弦右甚。此胃湿内蒸，肝阳上逆，因之肺不清肃，络血时动，宜清肝胃以理肺，务使喘止。西洋参一钱五分，茯苓二钱，小川连三分，丹皮一钱五分，陈皮一钱五分，杏仁二钱，白蒺藜二钱，桑叶一钱，川贝母二钱，蛤壳三钱，黄芩一钱五分，藕节两枚。

又：春间肺感身热，咳嗽胸痛，以致血症复发。嗣后竟似遇节必发者，肺络未为清养也。环唇赤瘰，亦属肺胃之火病，发则火内扰，故外反似退也。血症不宜屡发，宜先清上脘之膜胀，无虑也。大生地三钱，旱莲草二钱，川贝母二钱，丹皮一钱五分，驴皮胶二钱，西洋参一钱五分，白蒺藜二钱，藕节两枚，女贞子三钱，金石斛三钱，炙甘草四分。

评议：患者咳嗽吐血过多，首诊症见"舌光口燥，肉削神疲"已为重症之象，舌光口燥则胃之气阴两虚，津液耗伤；脉象沉细虚数则邪已入里，脾肾俱虚。然脾胃为气血生化之源，当先健脾益胃，养胃气以存津液，方用西洋参、生扁豆、炙甘草、麦门冬、怀山药、女贞子等健脾益胃，滋阴润燥，加杏仁、川百合、榍子肉、川贝母等润肺止咳之品。二诊又见咳嗽肺络失血，消渴汗多兼脘腹痞胀则肺胃湿热内蕴，头胀为肝阳上扰，方用西洋参、茯苓、小川连、陈皮、黄芩、杏仁、川贝母、蛤壳等肃肺清胃，化痰祛湿，白蒺藜、桑叶清肝平肝，牡丹皮、藕节清热凉血祛瘀。三诊清肺胃之火，凉血止血，勿使血证屡发。

吴江许。吐血发过两次，止后体无大异。今复发每日碗许，已旬余不止，微寒而不大热，胸闷能食，溺黄，脉苀弦虚迟。此暑湿蒸郁，胃脉逆上，络血随溢。急宜清胃理气化邪，以和络止血为先。犀角尖八分，白芍一钱五分，连翘二钱，茜草根二钱，益元散二钱，鲜生地三钱，丹皮一钱五分，杏仁二钱，川贝母二钱，紫菀一钱五分，藕节两枚，茅根四钱，西瓜翠衣一钱。

〔光按〕此似阳虚证而认为暑湿蒸郁者，其得窍在胸闷能食，溺黄。苦脉之乳弦虚迟，尚未足为凭也。

盛泽汪。烦劳多思虑，体本阳虚，当此酷暑，不耐大气之发泄，加以暑热外逼，肝阳内动，以致胃脉逆上，阳络之血骤然涌溢，连吐三次，去血颇多且易。此属胃血为多，与向有失血微有区别。迄今半月余咳逆渐止，夜寐尚和。其不便左卧及头晕耳鸣等状，皆失血肝虚，微有上扰耳。诊得脉虚濡而静，左手按之良久稍见弦象，舌苔滑腻口淡，便泻忽作忽止，溺尤短数，足见血后阳明空洞，厥阴风木易动难息，宜用血脱益气法，和胃息肝并进。潞党参二钱，陈皮一钱五分，炒香扁豆三钱，枣仁二钱，怀山药二钱，茯苓二钱，稽豆衣二钱，莲子十粒，川百合四钱，白芍一钱五分，驴皮胶二钱，藕节两枚。

评议：脾胃虚弱，运化失司，则见口淡，便泻忽作忽止，溺尤短数；气血亏虚，肝风内扰而见头晕耳鸣；胃热上逆，扰动血络，而见吐血。方用参苓白术散化裁益气养血，健脾和胃，加稽豆衣、川百合、驴皮胶、藕节等养血平肝，滋阴清热。

胥塘陈妇。数年来咳呕曾无虚日，逢节必吐血。其所以咳呕吐血者，皆属气逆之故。甚或不能平卧，食少内热，经候愆期，脉虚涩。此冲任不足，易致逆举，非仅肺胃为病。积年虚症，调复不易。大熟地三钱，归身二钱，驴皮胶二钱，怀山药二钱，枸杞子二钱，白芍一钱五分，左牡蛎二钱，炙甘草四分，紫石英三钱，川贝二钱。

余杭费。咳嗽三四年，时或失血。去秋以来更加便血，溏则不多，溺浑脉弦大。肺、胃、大肠湿热蒸郁，久而不化，阴阳之络皆伤矣。然治咳难而治血易，宜先戒酒。西洋参二钱，杏仁二钱，炒荆芥三钱，椿根白皮三钱，川贝母二钱，茯苓二钱，炒冬术一钱五分，柿饼半枚，驴皮胶二钱，炙草四分，荷叶一角。

杭州沈。肝阳遏郁，郁极上乘冲动大络，则右胁痞闷作痛，咳痰如胶，时或失血，得嗳气与矢气则稍快。素易梦泄，亦属肝肾之热。宜先和络化滞，以防血溢过多。归须二钱，旋覆花_包一钱五分，川郁金一钱五分，荸荠两枚，米仁三钱，海石粉二钱，漂青黛一钱，陈海蜇二钱，蛤壳三钱，川贝母二钱，橘红一钱五分。

临平钟。体肥阳明偏旺，幼即患头痛兼吐痰血。近年来酒热助胃，湿火痰浊益甚。今春来咳嗽痰血较去秋更剧，便难胃钝，气逆火升，脉弦滑数。此皆阳明失降，痰火内蕴，宜通降宜清养阳。已能戒酒，可望痊愈也。西洋参一钱五分，知母一钱五分，苏子一钱五分，枳椇二钱，煨石膏二钱，杏仁二钱，米仁三钱，枇杷叶两片，川贝母二钱，陈皮一钱五分，茅根四钱。

嘉善许。向有干咳气逆之症，每发必咳，甚不能平卧，向发于冬时为盛。此心火凌金之咳，既经多年，肺胃阳络受其冲击久矣。当此流火烁金之令，络血妄动，烦渴内炽，须进甘凉，所由至矣。今脉芤虚而静小，论症情尚可无碍，但肺金素虚，心火易炽，静养善调究不可忽。西洋参二钱，杏仁二钱，川贝母二钱，玄参一钱五分，鲜生地三钱，金石斛三钱，莲子十粒，枇杷叶两片，驴皮胶二钱，益元散三钱，藕节两枚。

桐乡孙。秋冬咳逆少痰匝月，复继以吐血，血后咳逆如故，反加胸次隐痛。此属阳虚痰饮内踞，久则胃络血涌。血去之后，烦劳不能静养，以致痰饮瘀血膹郁中宫。今喘咳短气，舌黄脉弦。凡胃脉逆上，血家大忌，论症颇非轻浅。潞党参二钱，陈皮一钱五分，沉香三分，驴皮胶二钱，旋覆花一钱五分，茯苓二钱，炙草四分，参三七一钱，炙大有芪一钱五分，苏子一钱五分，新绛一钱。

〔光按〕此不治之症，方却清灵可喜。

马窑陈。痰饮为咳，起于秋季，虽经屡次，失血甚少，至春又复稍来。是春木隐隐勃动，上扰阳络，故复连吐三日，血去过多。凡咳而兼呕，痰薄而稠，本属胃家痰饮为咳，咳久则胃脉逆上，血热沸涌，所以上越过多。今虽脉象静小，而咳引胸痛，便难口燥，多梦纷纭，尚属阳明气火上壅，未能通降，犹恐络血复动。急宜清肺疏腑，以化热安络为要。西洋参一钱五分，杏仁二钱，粉丹皮一钱五分，米仁三钱，鲜生地三钱，橘红一钱五分，参三七一钱，藕节两枚，犀角尖六分，苏子一钱五分，白芍一钱五分。

评议：咳而吐血三日，为久咳体内肺阴不足，胃火上逆，血热扰动脉络所致。今虽"脉象静小"为血热渐安，但感"便难口燥"提示阳明胃火仍旺，煎灼津液；"多梦纷纭"提示肝火上扰清窍。且时为春季，春木暗动易扰阳络，恐络血复来。治宜清肃肺胃兼化热安络，以犀角地黄汤养阴凉血，合参三七、藕节清热宁血，西洋参清补生津，以防络血复动，加杏仁、薏苡仁、橘红、紫苏子等降气止咳。

上柏李。上年夏秋寒热往来，继以吐血过多，痔疡，遂致咳嗽，右腹时痛。近进附桂等剂，咳逆益炽。咽痛皆发，脉数最防络血大来，深为可虑。小生地三钱，西洋参二钱，杏仁二钱，炙草四分，金石斛二钱，川贝母二钱，陈皮一钱五分，白芍一钱五分，青皮八分，延胡索一钱五分，荔子核两枚。

嘉兴缪。每日午后必觉脘痛，已十数年矣。去春咳嗽起，至今吐血后咳逆蒸热，舌白溺黄，胃钝脉虚。素来酒多谷少，中阳大虚，慎勿轻视。潞党参三钱，陈皮一钱五分，泽泻一钱五分，炒扁豆三钱，怀山药二钱，茯苓二钱，蛤壳三钱，榧子肉冰糖炒十粒，制半夏一钱，麦冬一钱五分，炙草四分，竹茹一钱。

屠镇朱。滑泄，舌心光苔腻，此属心胃虚热，湿火下注。冬来交节辄见咯血，蒸热溺黄，脉濡弦，亦属湿热蒸郁之象，未可遽进壅补，反助相火。西洋参二钱，陈皮一钱五分，粉丹皮一钱五分，莲子十粒，金石斛三钱，茯苓二钱，泽泻二钱，藕节四枚，驴皮胶二钱，米仁三钱，川贝母二钱，茅根四钱。

〔光按〕吐血之证，其因多端，不可一概施治。热者寒之，虚者补之，伤者理之，肝胃上逆者清之镇之，肺络咳伤者调养之，缪氏三诀颇能扼要。

肿胀

面论孙平叔宫保病案。大人体丰胃强，饮啖有兼人之量，加以节性提躬，诚为松柏贞固矣。两年来肿症屡发，其发也，肿自下起，由足及腹，上至头面手臂，甚则痰多食少，动辄气逆，不能平卧，茎囊俱肿，小溲淋漓。其退也，大都专科以草药为丸为醴，峻剂逐水，或从两足旁溢，或从大肠直泻。所用之药，虽秘不肯泄，然投剂少而见效速，其峻利可知矣。且尝其味辛涩刺喉，所尝仅似黍米，而味留舌本逾时不去，则其峻利又可知矣。自前年秋冬至今反复再三，其情状大略如斯。今诊得脉象右三部弦而虚，其弦见于浮中两候为多，左手因偏倚支撑，气滞益甚，皮肤肿厚，按之至骨，关位微细，寸尺尤甚。神色痿瘁，气机促逆，项以代头，尻以代踵，痰稠色黑，咳咳难出，溺少欠利，其色黄赤，日食不过四五盏而饭仅得其一。虽唇黑、缺盆平、脐突、足心漏、背平等恶候俱尚未见，且幸神色不衰，音吐洪亮，然亦疲惫矣。夫水肿之为病不一，而其为状亦不一。初则日积月盛，久必泛滥盈溢，来去聚散，莫可端倪，倏起倏灭，与身中之元气相为倚伏消长，屡攻屡退，屡退屡复。其复也，病者咎医者之治理未明，医者咎病者之调养失宜，不知水肿之为病本如是，其反复无常也。夫治水之逆行所无事耳，疏凿决排，堤防导引，皆宜就水之性以顺其流，源流既须明辨，次第尤当详察，稍不如法，鲜奏肤功。今承明问究厥指归，将正其名，则支饮为本，皮水为标，将究其流，则思虑伤脾，劳怒伤肝。盖脾不能为胃行其津液，则水谷、酒醴、肥甘不能输精布气，运中枢以达于四末，留酿淫溢皆为痰饮水浊，加以肝风鼓荡涌越，则所聚之阴浊，排驱壳，廓胸胁，遏经隧肤腠，以致便溺皆涩，寝食俱废，无所不至，害有难以尽言者。故愚谓蓄而聚者为饮，盈而溢者为水，饮为水之源，水为饮之流，非徒逐水可以奏功。又必究极其饮，非徒涤饮可以了事。又必探讨其所以聚饮之源，况此症又有风木之邪乘间窃发，或推或挽乎。况又贤劳如此，倚毗爱戴如此，以六旬之高年，困两载之积患，末学浅陋而欲借箸代筹，计出万全，不啻如鳌戴之重矣。竭思殚力以图报，称必将和肝脾、开鬼门、洁净府，三者虽有主客轻重，先后缓急，然可偏废乎。脾复其输运之职，肝复其疏泄之常，则泛滥者或可循途归壑，涌溢者庶几风息浪恬。今专科投剂逾旬，似获小效而克期又不迁旷，且窃观其用法亦似小有操纵者。敬遵钧谕，徐俟其成效，而乐与安澜之庆。再容退而静思，博攻医籍，以备万一驰驱之用，谨论列如下。

〔光按〕抑扬宛转，说理透而论治明，非大手笔不能。

次日又陈诸药皆停缘由。昨日晋谒，窃观大人色脉神气皆似惫不可支。肿既复盛，溺又渐少，而钧谕谆谆，与左右侍奉之人似皆以为舍利水之外，更无紧要之着。而不知水之为病，在肾为本，在肺为标，脾土既无堤防，肝风又加鼓荡，愈壅愈逐，愈逐愈壅，驯至中州陆沉，水泉下竭，犹复断除食味，屡进疏凿，天下岂有粮饷不继，转战无前，尚可望其收功末路者乎？此盖由于专科之医草泽无知，守一己之口传，图侥幸于万一，以治藜藿劳形之法概施之。君民倚赖之身，效则国之福也，不效则虽食其肉，犹可道乎，此愚之所以痛心疾首而进停药之说也。夫药犹兵也，不得已则用之，以去病耳。表散攻逐所以去病也，温清和解所以补偏救弊，以适于中也，然犹有补益培养之法在。即或病未尽去而正已先虚，尚有攻补兼施补泻间进等法参互错综，驯至于利而无弊从未有。病经两年，发已数次，不辨病之浅深，体之虚实，只以峻下一法为可屡投而屡效也。盖此症之起，由饮啖兼人，胃强脾弱，继则忧劳过度，气竭肝伤，饮食所入，脾不能为胃行其津液，上输于肺，下利膀胱，通调水道。流之壅由于源之塞，不探其本而徒逐其流，岂止邻国为壑哉！将必竭一身之津液，血气尽付沃宣，漏卮无当，涸可立待。故愚以为此时之肿，非水也，气也；此时之溲涩，非水道之不通，水泉之已竭也。若再守饮食之厉禁，进暴戾之劫剂，初何异剿寇用兵而无节制，则兵反为寇，济师无饷而专驱迫，则民尽为仇，大人何忍以千金之躯轻供孤注之一掷也。然专科之攻伐既不可用矣，而补养之剂何以又不亟进。盖草药悍烈之性留于中者，未必尽化，遽以补养接踵而进，不但虑其反兵为斗，且恐助其虐而滋其庆。夫藉寇兵资盗粮，诚不如安堵休兵，待时而动之，为万全也。扰攘之后，相与休息，古人有糜粥充养之法，伏望大人放下万缘，静养数日，返观内听，与病相忘，频进糜粥以养其胃，俟其胃中冲和之气稍稍来复，灌溉周身，濡养百脉，充满然后流动，将必有不期肿之退而自退，不期溲之利而自利者，苟或不然，然后审机度势，计出万全，大人之师定能贞吉。又或不然，则专科草药仍在也，更进而谋之，或不虑饥兵之噪矣。敬疏诸药皆停缘由，以答明问，惟鉴纳是幸。

〔光按〕停药以待胃气之来复，此等议论可发前人所未发。

评议：为了顾护脾胃，护住正气，张仲景在《伤寒论》中就提出了"糜粥自养"这一治法。张氏运用这一治法，嘱患者停药，采糜粥自养，糜粥具有健脾益胃、充养谷气的作用，胃气充则津液存，气血生化有源，百脉濡润，气机通畅，则可期小溲自利，水肿自退。

论杨拙园明经病案。胃纳稍增，大便较润，自是可喜，但旬日久病，仅投三剂，见效必不能多，腹胀何能遽减？即是右足之痹，原属湿邪阻络，湿是地之气，主阴，受于下者必升于上。自觉冷者，正属阴湿之邪未化。既云阴湿，何不用温热而反用苦燥乎？盖尊丈体多肝火，凡有肝火者，虽受阴湿亦易化热也。况病起颧颊阳明部，升胃气反致引动肝脾伏火，伏湿由足之络上行入腑，以致腹满气逆耳。湿以下趋为顺，脾胃皆以降为和，故前日拙方主乎通降腑络，以导湿下趋也。凡病机不一，有宜投剂辄效者，如伤寒、卒中暴疾是也；有宜缓为调剂者，如高年久病以及纠缠传变之类是也。不审病机之宜缓宜急，而专以急功欲速，鲜有不偾事者，务期耐心，多服至数十剂外，然后换方。

〔光按〕论用药之宜缓宜急，确是不磨之论。但近世人无恒心，一二剂不效早已易辙，欲求痊愈，诚非易事。故医者有定识已属难事，病者有坚忍心，更为难求矣。

湖州王。六月初肿自面起，渐及腹肢茎囊，渐致食减便泄，迄今两月，舌黄有刺，脉浮而濡。经谓肿自上起者，当开鬼门；肿盛于下者，当先治其上。盖言水肿之夹风者，必先发汗也。今面肿于身，是病之主症未退，而食减便泄，则脾胃之土德已薄，何以防堤泛滥？时已秋矣，肿盛必喘若咳逆，喉作水鸡声，倚息不能卧，则肺之通调水道，下输膀胱之权益弛。窃恐忧占灭顶。既形之肿固难退，退亦易复，而未形之喘必将至，至更难御。急须消患于未萌，后图崇土御水之汁。蜜炙麻黄三分，五味子十粒，广皮五钱，猪苓五钱，生姜皮三分，杏仁二钱，米仁三钱，党参一钱，泽泻五钱，炙草四钱，茯苓皮五钱，苏叶一钱，芦根八寸。

评议："面肿于身"为风邪袭表，肺气闭塞，通调失职；"食减便泄"为脾胃虚弱，运化无权。而时已入秋，肿盛必喘哮，倚息不能卧，可预见水肿难退，喘哮将至。方用猪苓汤化裁合广陈皮、薏苡仁、党参等培土制水，利水消肿，加蜜炙麻黄、五味子、生姜皮、杏仁、紫苏叶、芦根等宣肺理气，以防未形之喘。

泗安李。前年冬陡觉面浮气急，延至肢体皆肿，此因风水为病。奈体素湿胜，肺既上痹，腑亦下滞，以致迁延反复，迄今仍然偏体皆肿，便溺赤涩，不能平卧，舌光干燥，脉沉。郁欲疏腑，必先理气，欲理气必先宣肺，盖肿极最虑喘也。

蜜炙麻黄三分，杏仁二钱，甘遂末五分，茯苓皮四钱，煨石膏二钱五分，干姜捣五味子十粒，西洋参一钱五分，大枣两枚，炙甘草四分，甜葶苈四分。此方服至喷爽痰多，凝汗津津，渐能平卧，接服后方。西洋参二钱，蜜炙桑皮一钱五分，甘遂末五分，枇杷叶两片，橘皮一钱五分，猪苓一钱五分，商陆根五分，丝瓜络三钱，茯苓四钱，泽泻一钱五分，木防己一钱五分。

又：肿喘俱减七八，微咳便溏，气易上逆，脉右濡左弦大。凡水肿之症最易反复，暂效未足全恃。此时宜和阳调中为御水之本，息风养肝为因时之制，冀其无推波助澜之弊。潞党参二钱，陈皮一钱五分，驴皮胶二钱，赤豆皮三钱，生冬术一钱五分，茯苓三钱，穞豆皮三钱，桑叶一钱五分，干姜捣五味十粒，丹皮一钱五分，炙甘草四分，丝瓜络三钱。

〔光按〕案语谓水肿之症最易反复，实阅历有得之言。

德清沈。咳嗽音窒气逆，数年来易发难已，是肺气之虚痹久矣。虚痹则治节不行，而通调水道，下输膀胱之职弛而水气泛滥，中土卑湿不能枢运矣。况肿喘并盛，脉濡舌鲜，理宜先理中上，慎勿欲速，遽投温热、滋腻，有碍脾胃。潞党参二钱，甘草四分，大腹皮一钱五分，米仁三钱，蜜炙麻黄三分，陈皮一钱五分，桑白皮二钱，生姜皮三钱，杏仁二钱，茯苓皮四钱。

〔光按〕当加生石膏。

金家塥张。素体平弱，阳虚湿胜，营耗肝滞，左胁下旧有肝积，兼之便溏下血时作时止，自十余岁至今矣。其脾胃之不和如此，则上既无以资肺之气，下亦无以御肝之侮。故入春少寐盗汗，是脾阴不充也。春杪之能食不为肌肤，是脾阳之不用也。中枢无健运之权，无怪其当湿土之交而骤见腹满也。今脉象濡弱，舌干齿燥，肉削肌羸，咳嗽痰气有音，饥不能食，便数溺少，总之皆脾胃、肺气虚已极，健运之权弛而气化之机废，此臌症之极重者。若喘泻一见，便难措手，补既壅滞难胜，泻又虚羸不合，惟有从宣气疏腑一法，希冀万一。西洋参一钱五分，大腹皮二钱，麸炒枳壳八分，枇杷叶两张，茯苓皮四钱，川贝母二钱，炒谷芽三钱，芦根八寸，陈皮一钱五分，猪苓一钱五分，炙甘草四分。

〔光按〕此方太轻，当从肝脾着想。

石门赵。喘虽不盛，痰气尚逆，脉濡舌白，先咳而后肿，先治其肺。况肿势盛于下半，明属湿蒸腑痹，治腑以理气为先，故专理痰气之逆。西洋参一钱五分，橘皮一钱五分，丹皮一钱五分，枇杷叶两张，茯苓皮四钱，杏仁二钱，大腹皮二钱，芦根八寸，旋覆花一钱五分，桑皮一钱五分，川贝二钱。

南浔王妇。去年痎疟原属暑湿郁于气分，阻遏营卫运行之常，故时有闰余之疟参错其间。至春血阻而经不行，自气痹而肿，肿先于头面及至阴之地。至阴，厥阴也。厥阴为肝，肝本与胆为表里，此疟肿之所由迭起也。肝本为风脏，交春则风木内动，风鼓湿动则头面先肿也。迁延至今，湿热熏蒸于内，风阳鼓动于外，加以情志或有不调，饮食或有不节，则清阳升降之机益形窒滞，而肿及周身，胀至于废食也。顷喉间呼吸有音而颔下如垂，疟状反轻而微，时或便干而数圊，溺少而气秒，齿燥口干，舌质砂白，脉象左弦数而右沉弦数实，脐突背平，是又脾肺大失通降之权，而肝气益横逆矣。急须缓剂以理气平逆为先，必得喘汗不至，庶乎可望迁延而开生机之一线。旋覆花一钱五分，前胡一钱五分，云苓二钱，小川连三分，大腹皮一钱五分，沉香三分，紫菀一钱五分，生姜皮三分，五加皮二钱，橘皮一钱五分，桑皮一钱五分，丝瓜络三钱。

〔光按〕此症与疟迭起，仍当用越婢法加减。

关王庙吴。咳嗽四五月才止，春木司令，即两胁走注作痛，入秋渐增腹满足肿，筋见青色，食少腹胀，脉弦沉附骨，此属郁怒伤肝，痰阻气痹。中满已成，难许见效。西洋参一钱五分，陈皮一钱五分，蛤壳三钱，海石粉二钱，桑白皮一钱五分，茯苓三钱，米仁三钱，丝瓜络三钱，大腹皮二钱，苏子一钱五分，川贝二钱，枇杷叶两片。

又：上呕痰饮，下泻瘀血，阳明似有通运之机，虽饮食稍进，脉象稍起，而蕴蒸之湿外达为黄，内阻为胀满者，岂能易化，故论症仍在险途。西洋参一钱五分，小川连四分，川黄柏一钱五分，左牡蛎三钱，陈皮一钱五分，茵陈蒿一钱，鸡内金一钱五分，生谷芽二钱，茯苓四钱，炒山栀一钱五分，炒泽泻一钱五分。

〔光按〕此亦肝脾两伤之症。

菱湖李。幼有哮嗽，近虽不发，痰饮内聚，阻肺胃升降之气，加以肝郁不调，顺乘中土，以致入夜腹必攻胀，而汤饮香燥皆不能受，脉象小弦。宜用缓调，议通阳涤饮条肝法。潞党参二钱，陈皮一钱五分，生冬术一钱五分，枳实五分，制半夏一钱五分，茯苓二钱，炙甘草四分，白芍一钱五分，青皮一钱，泽泻一钱五分，制香附一钱五分。

平罗王。内有烟辛燥劫，外有疮疥浸淫，燥湿二气内外交迫，脾胃大失通和之序。八月初燥令大行，大肠燥金气膹，以致脘腹膨胀疼痛，泄利不爽。迄今三月，脉之关尺犹然弦坚而数，取效谅难欲速，议通养肠腑以阖阳明为主。潞党参二钱，陈皮一钱五分，枳壳八分，驴皮胶二钱，怀山药二钱，茯苓二钱，白芍一钱五分，炙甘草四分，黑荆芥三钱，桔梗三分，炒槐米一钱五分，柿饼半枚。

王店张。嗜酒烦劳，二者皆伤阳气，阳虚者湿必胜，况酒易酿湿乎？今夏湿土司令之时，胃纳骤钝，则中阳益虚，以致足跗先肿，湿盛于下也。浸假而至肿势日上，渐及腿髀、茎囊、腰腹，则肿盛于下者，当先治其下也。肿盛必喘，是湿浊上干清阳也。今溺少而黄，肤腠似瘢似瘰似痱，皆湿火内蕴之的据。况舌胖大而鲜赤，阳明亦有火矣。脉沉迟，宜专以扶阳化湿，宗古人病在躯壳经隧者，毋犯脏腑之训，缓以图功。生冬术一钱五分，陈皮一钱五分，大腹皮二钱，商陆根五分，木防己一钱五分，米仁三钱，五加皮二钱，潞党参二钱，赤苓皮四钱，甘遂末五分，桑皮一钱五分，丝瓜络三钱。

〔光按〕既曰阳虚湿胜，则商陆、甘遂总嫌太峻，且外见瘢疹形，则邪已入于肌腠，正可用越婢法，迎机导之，徒用攻下无益。

又：阳虚不复恣啖生冷，中阳受伤，上逆为呃，下壅为肿，汗多食减，舌鲜苔黄，便干溺涩少而赤，脉沉微迟涩。凡阳虚者湿必胜，此物理之自然，故水肿之反复，皆当责诸阳虚也，第此中有区别焉。今阳虽虚而湿又甚，一味补阳未免助湿，宜用通阳法以调中疏腑，冀其呃即止，肿缓退。切宜樽节饮食，毋使壅遏其式微之阳。潞党参，法半夏，米仁，大腹皮，生冬术，陈皮，泽泻，广藿香，茯苓皮，木防己，生姜皮，丝瓜络。

又：饮食不节，骤伤中阳，以致呃逆。人身之阳宜通运，不宜壅遏。既阳伤呃作，则不能敷布极矣，所以水肿旧恙复作。凡水肿多门，其源不外脾肺肾，其治法不外开鬼门、洁净府、实脾、温肾。今肿由下渐及于上，便涩溺少。舌鲜苔白，脉沉涩，喉间痰气有音，唆肥浓有味，而杳不思谷，其为肺失治节，胃不敷布显然。此时宜宣肺养胃，以调气化资谷气为要。俾不致水浊上僭，清阳日窒而遽增喘逆，则可缓冀肿退。蜜炙麻黄三分，杏仁二钱，干姜捣五味子十粒，西洋参一钱五分，蜜炙石膏一钱五分，米仁三钱，茯苓皮四钱，木防己一钱五分，炙甘草四分，陈皮一钱五分，枇杷叶两片，兰叶十片。

〔光按〕方论俱佳。

武康方晓帆。秋间泄痢时作时止，而脾胃蕴结之湿热究未清化。入冬燥邪搏肺，肺气不能清肃，则脾胃之承流宣化烈益滞，以致咳嗽肿满交作。今腹膨妨食，夜尤欠运，多坐则囊足即肿，溺浑便溏不爽，脉弦数右甚，急宜疏理痰气，以润其输运为先。苏子一钱五分，莱菔子二钱，五加皮二钱，茯苓皮四钱，杏仁一钱，白芥子一钱，大腹皮二钱，地骨皮一钱五分，生姜皮三分，米仁三钱，鸡内金一钱五分。

评议：燥邪犯肺，肺气失宣，通调水道失司，水液游溢肌肤，而致咳嗽、肿满；脾胃虚弱，湿热蕴结，脾失健运而见溺浑、便溏不爽。方用三子养亲汤合五皮饮化裁，降气化痰，健脾利水，润肺止咳。

痰饮

长兴俞。劳郁太过，阳淤肝横，顺侮所胜，久则饮食不能游溢精气，聚而为饮，举发无时。痛呕交作，已经多年，脘胁胸背皆为凌辐之所，驾轻就熟，理难骤止。舌淡白而黄，脉迟弦而虚，面黄筋掣，主客两虚矣。宜平时用丸以养肝和胃，发时用煎以温中御侮，旷日持久，有备无患，庶乎有济矣。潞党参二钱，小川连四分，枳实五分，桂枝三分，生冬术一钱五分，云茯二钱，炙草四分，干姜四钱，熟附子三分。又丸方：潞党参二两，大熟地三两，柏子仁三两，蛤壳三两，生冬术一两五钱，小茴香一两，川楝子二两，海石粉二两，云茯二两，泡吴萸三钱，白芍一两五钱，黑芝麻二两。上共为末，枣肉为丸。早晚二服，每次三钱，荔枝、橘饼汤下。

〔光按〕痰饮之症极多，此篇句句经验，当熟玩之。

大窑沈妇。体丰阳虚，饮聚气滞，由来久矣。交春木气司令，肝胆易动，顺乘阳明，逼动心营，以致脘腹攻胀，心悸头晕，耳鸣舌光，少寐多汗，火升足清，食减不饥。虽痰饮吐咯，究难清澈，痰火胶结，津气易夺，大气升泄之时尤虑气火妄动，汗液易泄也。今脉得寸关濡弦滑数，总属痰火二者交相为病。气即是火，平气即所以清火，汗多亡阳，敛汗即所以和阳，再加涤饮以和胃，胃和则唉食渐安，而心营自不至妄动，肝胆自不至僭扰也。西洋参一钱五分，制半夏一钱五分，炒枳实五分，蜜炙黄芪一钱五分，浮小麦三钱，麦冬一钱五分，煅牡蛎三钱，陈皮一钱五分，稽豆衣三钱，竹茹一钱，云茯苓二钱，旋覆花包一钱五分，蛤壳三钱，生白芍一钱五分。

新塍朱。进通阳饮方法，寒热之状已退，饮咳已减六七，然舌苔白腻，脉左浮弦，右胁隐痛，大便仅行一度，小便犹然短赤，尚属余饮未尽，留踞中州，以致便溺未能通行，肝阳不免易动，议仍通阳和饮为主，疏腑润肝为佐。潞党参二钱，陈皮一钱五分，米仁三钱，炒枳壳五分，生冬术一钱五分，茯苓三钱，蛤壳三钱，竹茹生姜一片同捣七分，宋半夏一钱五分，杏仁二钱，猪苓二钱，大枣两枚。

新市范。髀厌之痛，虽由劳伤，后因发癍而愈，是必有风寒外袭，比来肢体畏寒，晨起痰饮涌溢，食少便坚，脘中不和，脉来弦滑，犹属寒遏卫阳，饮踞中脘之象，拟和阳涤饮法以通中州。潞党参三钱，陈皮一钱五分，桂枝三分，生姜皮三分，制半夏八分，云苓二钱，白芍一钱五分，竹茹七分，生冬术一钱五分，炙草四分，苏子一钱五分。

钱邱范。痰饮之聚，原由阳虚，高年脾胃运化力迟，水谷之湿酿为痰饮，每每有之。如古人三子养亲等方，虽为治标，亦有至理。今精气饮食已复，而脉弦有饮，亦当责诸脾胃运化之迟，时当湿土，宜参和胃益脾，以助谷气之运。潞党参三两，法半夏一两五钱，木香六钱，莱菔子二两，生冬术一两五钱，陈皮一两五钱，谷芽三两，归身一两五钱，云茯苓二两，炙草四钱，白芍一两五钱，砂仁一两五钱，苏子一两五钱。水丸。晨服三钱，晚服四钱，莲子汤下。

〔光按〕此方通补中阳颇妙，丸服更当。

评议：脾胃虚弱，痰饮内聚，张氏仿三子养亲方予莱菔子、紫苏子等理气化痰以治标，香砂六君子汤加谷芽、归身、白芍等健脾养胃，理气助运以治本，整体考虑，标本兼顾。上述制成水丸，补益脾胃疗效更久。

石门马。脾胃阳虚，易受难运，水谷酒醴半酿痰浊，循络旁行，则为臂麻或疼；溢冒上行，则为头眩；泛滥于中道，则为咳呕便溏；充斥乎营卫，则为汗泄、为肢清，此皆痰饮之为患也。去痰饮之源在补脾和胃，节痰饮之流在节饮食。今痰饮兼至，尚宜和阳之中，参以清热化湿，为时在湿土潮令，因时制宜之法也。云苓三钱，炙甘草四分，小川连三分，海石粉二钱，桂枝三分，法半夏一钱，蛤粉三钱，泽泻一钱五分，生冬术一钱五分，广陈皮一钱五分，生姜皮三分。

又：新凉外束，宿饮内动，左臂大痛，痰饮不多，四五十日才得痰少痛缓，然身凝热，脉尚沉着，余邪与饮俱未尽化也。云苓三钱，桂枝三分，米仁三钱，木防己一钱五分，生冬术一钱五分，川乌三分，陈皮一钱五分，炙甘草四分，煨石膏二钱五分，猪苓一钱五分。或痛久而无效者，另服活络丹二分，陈酒下。

评议：患者臂麻或疼，头眩，咳呕便溏，汗泄肢清，皆为体内痰饮水湿蕴结之故，时在湿土潮令，且南方多湿热，因时因地制宜，方用二陈汤合苓桂术甘汤化裁，加小川连、海石粉、泽泻、蛤粉、生姜皮等清热化湿，和养阳明。二诊时痰饮与余热未俱去，兼左臂痛，治拟通阳化饮，清热通络，在前方的基础上加减，增木防己、川乌等通络止痛之品。

德清胡。夏末寒热咳嗽，右胁动即觉痛，时或带血，迄今胁和血止，而痰多脘痞，食少欠运，不能平卧，脉滑而坚，两关尤甚。支饮未和，肝阳又逆，肺胃益难通降矣。苏子一钱五分，蛤壳三钱，海石粉二钱，莱菔子二钱，西洋参一钱五分，陈皮一钱五分，白芥子一钱五分，茯苓二钱，杏仁二钱。

嘉兴王。向有失血频发，据述情状，自是胃络怒伤之血。今春外感，咳久肺伤，复致吐瘀。近来寒热咳嗽皆止，而动辄气逆，脉坚弦。弦为饮，坚为肝阴虚，阴虚则肝无以养，饮聚则气易上逆也。党参二钱，蛤壳三钱，旋覆花一钱五分，炙甘草四分，陈皮一钱五分，白芍一钱五分，驴皮胶二钱，茯苓二钱，泽泻一钱五分，左牡蛎二钱。

〔光按〕案语老练，方亦合拍。

海宁封。吐血成盆，是胃血也。胃本多气多血，往秋血症复发，胃脉逆举，血动则气亦动。凡胃中蕴结之痰饮湿浊，亦无不随气以动，痰饮湿浊皆阴之属也。故阳为郁而不敷布，则晨起恶风。病经半年余，所投无非温补腻滞，则阳益不能通运而痰益聚。右胁下漉漉有声，厥气上逆，或痞聚于中，或梗塞于内，或浮越于肌肉肤膜，则不耐起坐仰息。沃沫呕嗳食少，大便干溏泄泻不一，小便浑赤而少，身处重帏，畏风如虎，种种具在矣。阳虚胃弱则宜通和，湿浊内蒸则宜淡渗，痰饮内聚则宜涤逐。病机如此，然久病至此，才思振理，谅难速效也。西洋参一钱五分，陈皮一钱五分，猪苓一钱五分，白蒺藜二钱，旋覆花一钱五分，茯苓二钱，泽泻一钱五分，丝瓜络三钱，宋半夏一钱五分，蛤壳三钱，米仁二钱，姜汁炒竹茹一钱。

〔光按〕此症吐血复兼痰饮，温补柔腻，俱在禁例，须看其用药灵动处，所谓成如容易却艰辛。

匠人港王。瘰发数月才退，肤腠间尚有𥆧惕麻痹，痰饮黏腻，舌苔黄滑，脉象濡弦，右部兼滑。总之阳明水谷之湿易酿痰浊，以致脾肺之输运难速。宜清养肺胃之阴，以运脾气，远刚用柔，从秋令也。西洋参二钱，稽豆衣三钱，陈皮一钱五分，米仁三钱，驴皮胶二钱，怀山药二钱，云苓二钱，秫米二钱，川贝母二钱，霜桑叶一钱五分，丹皮一钱五分。

周渡曹妇。晨刻呕沫，头晕耳鸣，由来久矣。今年濡泻自春至秋才止，左胁痛渐及左背肋，舌苔或黄或灰，胃钝脉濡。此痰饮稽留于肝胆之络而为痛，前次之泻亦痰泻也，未可竟作血虚肝病论治。归须一钱五分，旋覆花一钱五分，郁金一钱五分，茯苓二钱，薏苡仁三钱，白蒺藜二钱，陈皮一钱五分，驴皮胶二钱，西洋参一钱五分，法半夏一钱，丝瓜络三钱。

海盐朱云樵。烦劳伤阳，阳虚则饮聚，现病种种都属痰饮为病。盖烦劳二字，原该劳心、劳力而言。伤阳二字亦不专指一脏一腑之阳。惟其阳虚，则水谷之入胃，不能游溢精气，上归于脾与肺，而通调水道，下输膀胱之常，皆乖其度。留酿饮浊，阻遏清阳，不能升降舒运，所以先见口淡食减。口淡，胃阳虚也；食减，胃气滞也。继见短气，《金匮》所云短气者，其人有微饮。微者言饮之不多而属于阳虚也。驯致左胁下漉漉有声，按摩之稍若通运，是饮聚肝胆部分而渐著其形也。加之右腿麻，是饮之聚于阳明大络也。左臂痹，是饮之聚于旁络也。惟其饮微，故无大创。惟其阳虚，故久不愈。然阳虚饮聚，原是一贯，至于营阴亦亏，是体之虚而又虚也。迄今经年，投剂已多而未见成效者，是徒知其虚而漫投补益，网络原野而不知从痰饮入想用补也。《金匮》明明有短气、有微饮者，苓桂术甘汤主之，肾气丸亦主之二条。既云苓桂术甘通其阳，何以又赘入复出肾气丸，以纳其阴中之阳乎？其云亦主之者，正示人以智慧无穷，而其理又平易切实。盖短气不独肺主出气不足，而肾之纳气亦无权矣。微饮妨阳，自宜宣通微饮。夹阴气而上逆，致呼吸不利，甚至吸气短，则即宜通九渊下蛰之阳，以期龙雷下潜而不致飞腾，不妨用奠定系维之法并行也。经旨昭明，正与此症吻合，肾气之纳下不可缓矣。其苓桂术甘之治上者，尚嫌其力微而功浅，且性纯阳易动，目下冬藏之时，固应如是。然冬至蛰将动，又宜稍以静药控制之。病之理，治之法，粗陈梗概如此。不过病之由来积渐，非伊朝夕，未能欲速也，宜节劳怒，慎起居，下数月静养功夫，自可渐期康复。

〔光按〕说明痰饮原委，阐明经旨纤悉靡遗，令人一读一击节。

茯苓三钱，生冬术一钱五分，潞党参三钱，桂枝三分，炙甘草四分，白芍一钱五分，陈皮一钱五分，五味子_{干姜一分同捣}十粒，大枣两枚。丸方：大熟地三两，怀山药二两，茯苓三两，丹皮一两五钱，山萸肉一两五钱，淡附子三钱，泽泻一两五钱，桂枝三钱。上共为末，炼蜜为丸。早晚两服，每服四钱，淡盐汤下。今有河车山药之丸或篡入钱许同服，至立春止。

又：来信知诸症渐有退意，第起坐仍觉短气，左胁下饮踞如故，则饮之根株尚未铲除。时届春令，虚阳不免易动，宜将肾气丸中之桂、附稍减。每晨用淡盐汤下三钱，每晚临卧用莲子汤下黑归脾丸四五钱，为春夏之交治法，其黑归脾丸料宜酌之。

评议：此案患者所见症状皆为痰饮所致，方用苓桂术甘汤合潞党参、白芍、陈皮、五味子、干姜、大枣温阳健脾，化饮利湿，以去上中焦饮邪为主；以丸方肾气丸温肾纳气，利水化饮，以下焦为主；加之河车山药之丸培补肾元，补益气血。上中下三焦兼顾，饮邪自去。二诊时为春令，虚阳易动，晨服肾气丸培肾气，促进阳气生发，晚服黑归脾丸益阴血，促进阴液化生，二者合之培本固元。

湖州金。本属阳虚之体，酷嗜茶酒，久而聚饮，时苦右胁痛，控引胸背，短气口干，反不渴饮，便溏溺涩，必吐涎沫，肠胃辘转有声，始得痛止。而凡酒家必易聚饮，况平时喜甘味，今脉亦沉弦，则阳虚饮踞无疑矣。宜节饮节劳，常服甘药以和之。茯苓三钱，生冬术一钱五分，法半夏一钱五分，竹茹_{生姜同捣}七分，桂枝三分，炙甘草四分，枳实五分，生姜皮三分，陈皮一钱五分，潞党参三钱，大枣两枚。

评议：中阳素虚，痰饮内聚，停于胸胁而见右胁痛引胸背，上凌心肺而见短气，饮聚于胃而见口干反不渴饮、吐涎沫、肠胃辘转有声，方用苓桂术甘汤合治中汤通阳化饮，健脾利湿；时苦且脉沉弦可知有胆郁痰扰，郁而化热之象，合温胆汤清热化痰，和胃利胆。

梳妆桥沈。身热不壮，经月不解，脘痞右逆有形，自觉汤饮入胃，皆痞滞不运。今耳聋舌绛虽退，便溏腰酸手足疼，问有错语，脉虚涩。此属嗜酒阳微之体，痰饮湿浊留踞中宫，则阳虚不得敷布及于四末。时渐秋深，深恐转痢，殊非轻候。潞党参，陈皮，法半夏，麦冬，桂枝木，茯苓，白芍，炙草，苏子，蛤壳，竹茹。

疝

轧村顾。两睾丸上控，自幼如此，则素有筋疝，筋疝必易举而善泄，力不能及远，宜结缡多年而未育也。脉得左弦且数，宜养肝以治疝。若乱投壮阳补肾，恐反滋梦泄淋滑之弊。且此时断难欲速，宜丸以缓调，并能节欲尤妙。大生地四两，金铃子二两，延胡索二两，山萸肉二两，归身二两，小茴香一两，橘核二两，怀山药二两，白芍一两五钱，粉丹皮一两五钱，杜仲二两，韭子一两。上药研末蜜丸。早晚各服三钱，白滚汤下。

嘉兴曹。腹痛无定时，亦无定所，攻鸣有声而无形，得暖与矢气则稍舒，经久不已，脉沉而涩，此属厥阴气郁而为冲疝也。宜柔养其体，疏调其用，久久自可渐愈。大熟地三钱，归身二钱，小茴香一钱，火麻仁二钱，紫石英三钱，白芍一钱五分，金铃子两枚，炙甘草四分，胡芦巴一钱，橘核二钱，青皮八分。

又：冲气自左上逆，倏扰于脘腹胸胁，或呕或痛，作止不常，已经年许，脉左弦舌黄。时有寒热者，即厥阴之为病，病苦寒热也。此属肝阳郁结，聚为冲疝，宜滋养肝阴以调其气。归须一钱五分，小茴香一钱五分，茯苓三钱，吴茱萸三分，韭白两枚，白芍一钱五分，延胡索一钱五分，青皮八分，荔枝核两枚，陈皮一钱五分，川楝子两枚，橘核二钱，海藻二钱。

洞庭山徐。幼患冲疝，发则睾丸控引入腹而痛。愈后越五六年，因疟致鼻衄，衄后脘痛屡发，发必由右而上，妨食便闭，必快吐便行而后渐平，此仍属疝之上逆。脉得弦而近数，仍宜从疝冲为病论治，丸以缓调。盖久病根深，非能速效耳。大熟地三两，归身二两，青皮八钱，吴茱萸三钱，荔枝核三两，川楝子二两，白芍一两五钱，海藻二两，延胡索二两，小茴香一两，橘核二两，木香六钱，茯苓二两。蜜丸，早晚每服二钱，陈米汤下。

徽州洪。狐疝偏右多年矣。疝为任脉之病，有所触忤，实则下连肝气，虚则内连冲逆。今年春初即发腹痛攻逆，是二者兼有之矣，然治法仍以疝为主。归身二钱，延胡索一钱五分，橘核三钱，小茴香二钱，白芍一钱五分，川楝子两枚，青皮一钱，荔枝核两枚，木香六分，吴茱萸三分，茯苓二钱。

上海杨。冬疝攻腹痛，此属劳倦伤阳，饮食阻腑，厥阴之气夹任脉逆行而为痛。冬底复感温邪，咳嗽咽干。今口渴舌鲜，脉濡弦，宜清养肺胃，兼调任脉法。西洋参二钱，杏仁二钱，小青皮八分，牛蒡子二钱，川贝母二钱，陈皮一钱五分，白芍一钱五分，炙甘草四分，川楝子二枚，苏子一钱五分，延胡索二钱，老韭白一钱。

〔光按〕疝症诸方俱妥贴易施。

寒疝宿饮

平望李。症情错杂，历久迭发不已，多属寒疝、宿饮二者为病。据述自幼有症，疝攻于下，必致饮聚于中。盖疝为厥阴之气，频扰于胃，则水谷皆易酿为痰浊，二者迭为宾主，冲逆于上，则眩晕耳鸣咳呕，络脉阻痹等症皆至矣。脉弦滑搏指，且曾失血，刚药难投，则取效不免难速。蛤壳，海石粉，陈皮，竹茹，枳实，白蒺藜，茯苓，荸荠，白芍，左牡蛎，米仁，海蜇。

湖州妇。肝阳郁勃，动必犯胃，久则胃气大伤，全失中和之用，以致肝之郁勃者聚而为疝；胃之停蓄者聚而为饮。疝动于下，则饮溢于中，所以居常胃气不振，时有厥气攻逆，自下而上，懊𢙐痞满，必呕吐酸绿之浊饮而后中通，便溺渐行，此所谓寒疝宿饮互为其病也。病经数年，宜缓以图之，若得怡神舒郁，或可渐愈也。茯苓三钱，生冬术一钱五分，吴萸三分，干姜三分，桂枝三分，小川连三分，枳实五分，生姜三分，白芍一钱五分，炙甘草四分，法半夏一钱，竹茹一钱。

〔光按〕此乃苓桂术甘及温胆汤、戊己丸合成，正如淮阴将兵，多多益善。

又：寒疝宿饮盘踞于中，久而不和，阳明大失中和之用。今阳渐通降，屡次所下黑黄干坚之矢，既多且畅，则肠腑之蓄积者得以渐去，肠通然后胃和，此真数年来病之大转机也。盖饮疝互扰皆在阳明，下流壅塞，则上流何能受盛传导？盆满必上溢，此理之易明者也。今宜专与养胃，以充复其受盛传导之职，机不可失，正在此时。至于痔瘘溺少，皆属阳明为病，可一贯也。党参三钱，宋半夏一钱，黑芝麻三钱，麦冬一钱五分，陈皮一钱五分，火麻仁二钱，刀豆子三钱，杏仁二钱，茯苓三钱，白蒺藜二钱，白粳米一合，柿饼半枚。

又：病缠三四年，至今秋才得肠腑通润，燥结渐来，继以溏润，然后胃脉不至上逆，呕吐止而饮食进，可见阳明之病以通为补也。今秋深燥令，痔必稍愈，仍宜柔阳明，以期渐渐充复。潞党参三钱，陈皮一钱五分，驴皮胶二钱，枣仁二钱，法半夏一钱，茯苓二钱，生甘草四分，柿饼半枚，金石斛三钱，麦冬一钱五分，秫米二钱，荷叶一角。

〔光按〕此二则亦见于《冷庐医话》中，称其首方效，三易方痊愈云云，统观三方用意，不外通阳涤饮。

诸痛

夹浦卢。脘痛先由绕脐而来，去秋至今不暂宁息，痛必在下，舌鲜而光，脉滑而数。初由肝木之侮，自脾及胃，痛既久而药剂过温，伤气及络，络伤便有动血之弊，不仅痰气凝滞已也。宜柔剂，急为辛温和络。酒归须二钱，海石粉二钱，九香虫一钱，陈皮一钱五分，薏苡仁三钱，蛤壳四钱，柏子仁三钱，云苓二钱，旋覆花_包一钱五分，韭白三枚。

南浔李妇。阳虚之体，素多痰湿，加以操劳悲郁，肝风失调，乘阳明夹化风，以致脘痛彻背，旁及胸胁，膜胀痞噫，作止不常。然肢面浮，脘腹肿，是饮溢于外也。耳鸣痉搐，心悬如饥，得食稍缓，是风动于中也。凡肝升太过，必致胃降不及，所以大便艰涩而脘痛数月不已也。今脉右虚滞，左弦数，舌苔白腻近燥，宜急急通阳涤饮，泄肝和胃。西洋参一钱五分，云茯苓二钱，旋覆花一钱五分，火麻仁二钱，法半夏一钱五分，陈皮一钱五分，苏子一钱五分，竹茹_{生姜一片同捣}七分，炒枳实五分，炙甘草四分，蛤壳三钱，桑叶两张。

〔光按〕此症瓜蒌、薤白亦可选用。

荻江吴妇。腰脊痛自下及于中椎，甚则转侧不便，肢体渐惰，舌黄口燥，胃钝心悸，头眩耳鸣，火升汗泄，患经半年余，脉象濡弦，右关沉滑。此属肝郁气滞夹痰阻络，由少阳渐及太阳、阳明，络病宜通，腻补益滞矣。旋覆花一钱五分，米仁三钱，木防己一钱五分，石决明三钱，归须一钱五分，白蒺藜二钱，茯苓二钱，丝瓜络三钱，白芥子三钱，陈皮一钱五分，蛤壳三钱。

荻江倪。胸背络痛，由夏秋外感发热而来，则为痰气阻络明矣。至今然后咳逆，是痰气郁极而欲达也，然气痹久则津燥，津燥则痰凝，痰凝则络益痛，舌白口干，脉沉，全属气机壅塞矣。西洋参一钱五分，旋覆花一钱五分，苡米三钱，海石粉二钱，小川连三分，瓜蒌皮二钱，苏子一钱五分，竹茹七分，杏仁二钱，橘红一钱五分，枳壳八分，芦根八寸。

钱家潭厉。当脐时痛，软而喜按，食难用饱，大便燥结，得噫与矢气则快然。痛起上春，前年屡经下血而音窒不扬，喉粗气促，脉右虚左弦。

肺胃、大肠津气大虚，加以木来乘之，宜用柔药通和，不可沾沾治痛。西洋参一钱五分，大麦冬一钱五分，白芍一钱五分，火麻仁三钱，柏子仁二钱，苏子一钱五分，大枣两枚，炙甘草五分，白蒺藜二钱，荔枝两枚。

〔光按〕此症乃虚中夹实，用药尚称得当。

王泾江陈妇。脘腹痞满不能纳食，食与动辄痛甚拒按，便溏脉沉，郁而虚涩。投以宣气通痹，未见大效，宜柔剂养肝和胃，仿塞因塞用法。西洋参一钱五分，橘皮一钱五分，大熟地三钱，柏子仁二钱，黑芝麻二钱，茯苓二钱，紫石英三钱，桃仁七粒，白蒺藜二钱，白芍一钱五分，石决明三钱。

〔光按〕此症当温运脾阳，以通凝阴。

新市范妇。气滞痰凝，肝胆脾胃失和久矣。迩来脘腹膨痛，寝食俱废，便结气逆，脘右癥瘕有形，痛作则疟止，是气扰于中也。今痛虽止而脉犹滞，舌白腻黄，溺未清澈，宜通调升降以和之。法半夏一钱五分，小川连三分，苏子一钱五分，白芍一钱五分，陈皮一钱五分，干姜四分，柴胡三分，云茯苓二钱，枳壳一钱，青皮一钱。

嘉兴莫。初因便坚下血，血燥生风，风阳内扰，左胁痛连肩背，数发不已。蒸痰酿浊，弥漫清空，堵塞隧络，是以有呕逆痞满，头重肢痹也。脉沉郁右甚，舌心黄。宜滋液息风，清气化痰法缓调久病，不可以峻剂劫之。归须一钱五分，海石粉二钱，白芍一钱五分，代赭石二钱，米仁三钱，胡麻仁二钱，旋覆花一钱五分，冬桑叶一钱五分，蛤壳三钱，制首乌二钱，丹皮一钱五分。另服指迷茯苓丸三钱，酒下。

南浔汪。少腹痛子后午前较甚，三月不止，加以咳嗽胃钝，舌黄少寐亦已月余，脉右沉小弦，左弦大坚。肝脾营虚气郁，故腹痛，宜以丸缓治；肺胃阳虚饮聚，故咳而寝食皆乖，宜以汤液和之。粉沙参一钱五分，杏仁二钱，宋半夏八分，枳实五分，炙甘草四分，云茯苓二钱，陈皮一钱五分，秫米二钱，炒谷芽二钱，生姜三分，姜竹茹八分。丸方：大生地三两，川芎七钱，小茴香一两，苍术_{米泔水浸}一两，归身一两五钱，吴萸三钱，延胡索二两，白芍一两五钱，炙草四钱，制香附一两五钱。

又：腹痛少减，咳倦如故，脉两手皆弦而左尤甚。右弦为饮，左弦为肝之郁。乘脾则环脐痛，痛甚于暮，是肝胆旺时也。肝阳扰肺则咳逆气急，胃不和则疲倦少食也。潞党参三钱，茯苓二钱，炒冬术一钱五分，枳壳八分，陈皮一钱五分，苏子一钱五分，炙甘草四分，蛤壳三钱，法半夏一钱五分，桔梗三分，沉香片三分。

杭州董。厥阴之气横逆既久，阳明水谷不能输化，留酿痰浊益加阻遏，善嗳矢气，舌黄口苦，左胁腹厥气刺痛无已，肠鸣便溏。宜用轻剂理痰气，愈补愈壅矣。仙半夏一钱五分，陈皮一钱五分，苏子一钱五分，小川连三分，旋覆花一钱五分，茯苓二钱，蛤壳三钱，刀豆壳三钱，海石粉三钱，川贝二钱，竹茹八分。

痔血

永泰姚。痔血多年，血液虚燥。去秋郁怒闪挫，气血交阻。吐瘀后右肋气滞如块，中夹痰也。手指时赤而麻，手厥阴虚火亦动也。调气和络固不可少，而病之主尤须以止痔血为先，血液充，则痰亦不致易滞。党参二钱，旋覆花一钱五分，炒荆芥一钱五分，乌梅一枚，陈皮一钱五分，薏苡仁三钱，地榆炭二钱，阿胶二钱，云苓二钱，白蒺藜二钱，炒槐米一钱五分，柿饼_煨半枚。

震泽严。鼻血、痔血，肺、胃、大肠虚燥之也。数年来虽有作止，然血既时去，气必易滞，眩晕昏瞀，疲软气乏便结，心精不足，阳道不旺，此皆阳明之为病。盖阳明虚，则水谷之精微不能灌输诸脏，且无以束筋骨而利机关也。兴利必先除弊，以清肺、胃、大肠为先。西洋参一钱五分，石决明三钱，知母一钱五分，霜桑叶两张，麦门冬一钱五分，稆豆衣三钱，槐米一钱五分，柿饼半枚，小生地三钱，炒丹皮一钱五分，黑芝麻三钱。

石门陈。起初便坚，后下血痔坠，原是阳明大肠金燥为病，此痔血也。迁延至三年余，竟无虚日，去血过度，阴络大伤，血无统摄，有似漏卮，肝脾肾三阴俱已枯燥。所谓上燥在气，下燥在血，气竭则肝伤，血竭则胃涸。水谷所入，不能敷布，粗者凝滞于上，酿为痰浊；精者渗泄于下，进迫大肠。其心悸气逆，近更咳逆，是痰将为喘也。其便溏日四五度，每圊必失血数升，脉右芤弦，左寸关牢急，面黄唇燥，舌白如腐，是津液气血皆已告匮矣。然痔血肠风究属阳明本病，此时惟宜急急存养津气，以养胃化痰，敛涩阴络以安营止血。西洋参一钱五分，橘皮一钱五分，驴皮胶二钱，大生地三钱，糯稻根须三钱，川贝母二钱，麦冬一钱五分，椿根白皮二钱，炙甘草四分，甜杏仁二钱，白芍一钱五分，炒黑地榆二钱，莲房三钱。

蒋娄吴。多痰多湿之体，湿热下迫大肠，痔血五年，肠枯血燥，大便艰涩异常。肠既传导失职，胃之受盛益滞，水谷精微半酿痰浊，以致中脘结块有形。凡中枢不运，则周身脉络气机皆阻。虽吐痰不少，而气逆足软，心荡肠鸣神疲等症皆作矣。今舌苔黄腻，脉右滑数，欲和胃化痰，必先润肠养血。取效虽难，耐心调之可也。西洋参一钱五分，蛤壳三钱，旋覆花包一钱五分，制半夏一钱，茯苓二钱，杏仁二钱，米仁三钱，火麻仁二钱，麦冬一钱，苏子一钱五分，柿饼半枚。晚另服清气痰丸三钱。

又：肠枯血燥，胃滞痰凝，以致阳明络脉皆为阻遏。今左膝肿痛，肩项肘背皆痹，急宜润燥化痰，通络宣痹，虽难速效，尚不致废。归须一钱五分，米仁三钱，木防己二钱，煨石膏三钱，竹沥姜汁和一茶匙，川牛膝二钱，防风八分，片姜黄五分，鲜生地三钱，豨莶草二钱，荆芥炒一钱五分。

便血 ～～～

王泾江王。素体肝阴不足，易郁多火，所谓木火之质，故平日喜进甘凉。九秋便溏，遽用姜辣、烧酒，矫枉过正，大反其常，则大肠既受其燥动，厥阴又助其郁火，以致肠血杂下，血色紫黯，粪色苍黄，腹中气聚，攻逆亘塞，嗳与矢气中仍不快，稍有郁怒则寝食皆乖，左眦倏红，唇燥口干，此皆肠血去多，风燥火炽之象也。凡肠风为病，前贤皆主燥论，况又夹肝经郁火而发于秋冬之交，其为大肠燥金之病明矣，不待论及便干、唇口燥而可决也。且木火偏旺之质，阳明肠胃津液易被消烁。今病几五旬，肠不润则胃亦虚，自然痰饮上溢，故口燥而恶汤饮，饮反喜温也。此属久病之兼症，又当分别观之。今脉得右虚小而静，左三部皆小弦见数，急当养阳明，以止血为要。血止则肝得养而不致横逆，胃不逆而渐就通和，庶乎不至纠缠。米炒洋参二钱，陈皮一钱五分，茯苓二钱，川贝母二钱，玫瑰花两朵，驴皮胶二钱，白芍一钱五分，荆芥炒三钱，椿根白皮炒三钱，粉丹皮一钱五分，炙草四分，白蒺藜二钱，柿饼半枚。

杭州许。烦劳饥饱，阳气久虚，便血百日，皆阴又耗，以致肝阳夹冲气上逆，手指冷，懊侬呕吐或竟晕厥。今诊得脉弦，关尺欠柔。议通阳平逆为主，酸甘化阴为佐。潞党参二钱，陈皮一钱五分，旋覆花一钱五分，苏子一钱五分，生冬术一钱五分，茯苓二钱，白芍一钱五分，沉香三分，炙甘草四分，桂枝三分，小川连三分。

评议：阳气久虚，则阳气不能通达四肢，而见"手指冷"；失血日久伤阴，阴不制阳，肝阳上亢而致"懊侬呕吐或竟晕厥"。治宜平肝降逆，通阳化阴，方用陈皮、旋覆花、紫苏子、沉香、小川连等平肝理气，降逆止呕，四君子汤合白芍、桂枝等健脾益气，通阳敛阴。

痫厥

海盐吴。惊气通于肝，肝热则胆寒而胃不和，痰涎沃胆，风木内震，以致心悸头眩耳鸣，心神不能自主，其或晕仆搐搦，此皆内风与痰涎搏击之故也。脉象弦小滑，宜温胆以息风，和胃以涤浊。病经多年，恐难痊愈。制半夏一钱五分，炒枳实五分，粉丹皮一钱五分，新会皮一钱五分，天竺黄二钱，石菖蒲三分，炙甘草四分，霜桑叶三片，稽豆衣三钱，云茯苓二钱，竹茹七分。

塘西劳妇。去冬猝发痫症，迄今月必数发，发在夜昏，痉口角血沫，必吐痰涎而后醒。居平经事不调，头晕耳鸣，心悸食少，脉右尢弦近数，此属肝郁生风，胆虚聚涎，猝犯胞络，神明遽蒙，宜戒忧郁恚恼，缓为图治。制半夏一钱，陈皮一钱五分，炙甘草四分，大生地三钱，竹茹七分，天竺黄二钱，茯苓三钱，西洋参二钱，稽豆衣三钱，桑叶一钱五分，石菖蒲三分，枳实五分，酸枣仁二钱，胡麻仁二钱。

〔光按〕此症当治在血分。

又：肝郁生风，胆寒聚液，夜寐每发痫状，痰涎潮流，昏不知人，甚或失溲。平时脉虚而静，头痛脊酸，耳鸣心悸，经事不调。前投息风化痰，未见大效，拟养血液以治其本。大生地四钱，归身二钱，玄参一钱五分，石菖蒲四分，驴皮胶二钱，白芍一钱五分，白薇一钱五分，枣仁二钱，稽豆衣三钱，丹参二钱，池菊一钱五分，桑叶一钱五分。

宫衖口宋。前年夏怒气伤肝，肝胆风木夹痰内扰，致发痫症。迄今二年余，其神呆喜怒，默处寡言，多吐干呕等症，虽皆减而未净尽。近月来神思困倦，饮食少进，大异常时，脉迟弱虚涩，惟右寸独大，舌苔滑白、边白胖、中心黑腻，微寒而热，干咳耳鸣，心虚少寐，手臂动即振掉。此又有风燥之火上刑肺金，中劫肠胃，宜暂进滋肺养胃，泄风化燥方法，以化客感。西洋参一钱五分，陈皮一钱五分，杏仁二钱，丹皮一钱五分，制半夏一钱五分，茯苓三钱，川贝二钱，枳实五分，池菊一钱五分，天竺黄二钱，桑叶一钱五分，竹叶七张。

善连孙。素有痰火，风发痫厥，居平眩悸耳鸣，消渴便难，肺胃津气既虚，则痰湿愈益凝聚。今湿令气蒸，胸次欠舒，知饥不运，足酸脉滑，干咳音涩，宜滋养肺胃津气，以化痰湿。西洋参二钱，杏仁二钱，驴皮胶二钱，赤茯苓三钱，川贝母二钱，橘红一钱五分，煨石膏三钱，霜桑叶两片，火麻仁二钱，米仁三钱，天竺黄二钱。

疟疾

双林冯。先觉寒热模糊，呕吐殊甚，继则疟状分明，先参差，后间日，总计已旬有余日。昨疟来寒战而热甚，竟日始平，汗多消渴，额胀胸闷，胁痞烦冤疲惫，大便越数日一更衣，坚硬色黑，小溲赤热而不多，舌质红而苔凝白，脉濡长而数。此属暑热之邪，由少阳直追阳明，阻痹三焦。幸得战汗畅达，虽痞闷烦冤而不致十分纠缠。宜辛凉清解阳明，可望渐愈也。西洋参一钱五分，知母一钱五分，半夏一钱五分，竹叶十五片，橘皮一钱五分，煨石膏一钱五分，白蔻仁五分，荷花露_{分二次冲一匙}，赤苓三钱，杏仁二钱，益元散_包三钱。

嘉兴宋。中年以后不免劳郁，则形气易虚。今秋因感作疟，所感者湿，故胃易钝、气易滞。舌黄脉濡，阳事不充，皆阳明湿困。宜先和阳明以祛弊，后商培补以复元。潞党参二钱，陈皮一钱五分，泽泻一钱五分，莲心十粒，大有芪一钱五分，茯苓一钱五分，黄柏一钱五分，鲜佛手一钱五分，广藿香一钱五分，米仁三钱。

归安吴伯埙。上年秋季发痎疟，纠缠至今。虽去年间有参差，然内蕴之湿迄不能解，甚至肿满，且发疮痍。盖阳虚之体，阳益虚则湿热益不能化。况疟为经邪留连，而暑湿之疟又属阳明多而少阳少。阳明属腑，每多经邪传腑，内阻气化，外遏肌肉隧络，浸淫漫衍，无处不到，为肿为胀，皆势力之必至也。今脉得虚涩似弦，舌质光红，不但阳为湿困，兼之津液亦渐消耗，急须存津液、和阳气，以为自强之本，佐以开太阳、阖阳明以止疟消肿。必得病魔渐退，不致拖延到长夏湿土之时，方可免陈陈困积之弊。潞党参二钱，生冬术一钱五分，茯苓二钱，桂枝三分，丝瓜络三钱，炙甘草四分，蜜炙石膏二钱五分，五味子_{干姜一分同捣}十粒，生姜皮三分，制半夏一钱五分，麦门冬一钱五分，猪苓一钱五分，泽泻一钱五分。

乌镇周。念九日竟得寒战而热，则暑邪已有外达之机。盖战则邪与正相持，而可毕达。况间日又作疟状，则暑当无不达矣。其热甚时之昏沉谵语，是暑中夹湿之浊邪碍清也。暑欲去，则湿亦不能独留，而其湿留连于肠胃之间者既久，且未免夹食夹痧。所以肠腑之气奔迫而下，夹溏、夹痰、夹血或多或少，腹痛滞下，且有干黑之宿垢亦渐错杂而来，则湿亦有下泄之机矣。暑湿之为疟为痢，皆三焦主病，脉得左迟濡，右较大而见流利，舌黄燥干而不渴，胸脘宽舒而纳食无味、甚少，频转矢气。论舌与脉，则大肠犹有宿垢留滞，宜疏腑化滞，专与理气，俾宿垢去而气化调，则胃当渐醒。杏仁二钱，黄芩一钱五分，建曲一钱五分，益元散_包三钱，陈皮一钱五分，枳壳七分，鲜石斛三钱，茯苓二钱，银花三钱，鲜佛手一钱五分。

又：昨日仍有疟状，神气尚为清净，大便连下黑溏数次、甚多，后虽似痢非痢，而腹痛后重亦微，稍能纳粥。脉得濡而微弦，非必疟邪在少阳之弦，非必乘上之弦，不过涩滞去而渐有流利之机也。然舌心苔犹老黄且厚，口渴溺少，上嗳下转矢气，显属肠腑宿滞与湿浊尚未净尽，阻其气机故耳。疏滞化湿，是为要图。建曲一钱五分，茯苓二钱，金石斛三钱，鲜藿香叶三张，枳壳八分，泽泻一钱五分，炒谷芽三钱，佛手片一钱五分，陈皮一钱五分，山栀一钱五分，益元散_包三钱，荷梗八寸。

三诊：感症初平，遽尔啜饮，衣单且思出房，未免欲速太甚。当此大气升泄、湿热蒸腾之际，即强壮无病，亦须加意调护，以防客气之侵，况体虚病后乎！五六日来忽寒忽热，热时烦冤呕恶，消渴喜凉，两额筋掣，耳鸣面赤，汗出涔涔，甚至神昏错语，热退则肢冷，引衣自覆，此皆湿热之邪郁蒸未化，阻遏气腑，充斥三焦，故唇燥齿干，舌苔或干或润，而黄苔究未肯退，嗳闷䐜胀，寝食俱废，脉得弦大而数。分观之，似乎肝胆肠胃都病，且似虚实混淆，其实三焦湿热为病如是耳。虚弱之体，平时极宜小心，既病不可躁急，则病不易受而重者轻矣。西洋参一钱五分，小川连三分，通草八分，橘皮一钱五分，粉丹皮一钱五分，石菖蒲三分，赤苓三钱，炒山栀一钱五分，佩兰叶七片，鲜石斛三钱，郁金一钱五分，芦根八寸。

归安徐。初起寒热不常而咳嗽较盛，继以间日疟状，四作寒热俱甚，呕逆汗多，便溏或泻，咳痰浓而黄，舌苔白腻粗厚，脉象弦滑之中反似有力。可见初起原是新凉引动伏饮，因素体多痰聚饮，蓄之既久，则出之必多，阻遏肺胃，则寒热交战，即所谓无痰不成疟也。今据脉象，痰饮之留于中者尚多，必须缓为清化，毋任逗留，致生他变。羚羊角，杏仁，川贝母，炒黄芩，天竺黄，橘红，西洋参，枇杷叶，姜炒山栀，云苓，宋半夏。

痿躄

双洋伍。初夏寒热，原属湿热为病，湿阻气络则足肿，湿酿痰浊则咳嗽，纠缠半年湿仍不化，足痿肉削，内热神疲，二便艰涩。湿病延至秋深，又兼燥气劫津，痿躄益深矣。西洋参一钱五分，麦冬一钱五分，米仁三钱，豨莶草二钱，小生地三钱，玉竹二钱，木瓜一钱五分，川柏片二钱，黑芝麻三钱，丹皮一钱五分，首乌二钱，忍冬藤四钱。

〔光按〕太少通络之药。

双林刘。阳虚积湿，体肥多痰，湿热内酿则大筋软短、小筋弛长而痿躄矣。其所由来，非伊朝夕，酒客便燥，即是见端。即须通养阳明，腑络并调。脉濡右滑，慎勿杂投热补、表散之剂。木防己一钱五分，桂枝三分，苡米三钱，制半夏一钱五分，生石膏二钱，橘皮一钱五分，归须一钱五分，川牛膝二钱，西洋参二钱，茯苓三钱，竹沥半匙，姜汁数点，丝瓜络三钱。

海盐杨。咳嗽半年余，冬至节，阳勃动，卒然腹痛，加以咽痛音哑，足跗肿痛，不能履地，此即肺虚极而子来救母，所谓肺热痿躄。脉小弦促数，急须养肺阴为要。驴皮胶二钱，炙草四分，知母一钱五分，大生地三钱，马兜铃一钱五分，杏仁二钱，米仁三钱，川黄柏二钱，牛蒡子二钱，川贝二钱，枇杷叶去毛两片。

〔光按〕此即《内经》肺热叶焦，发为痿躄之谓，亦即上损及肾之象。

用药虽中，已恐鞭长莫及矣。

吴楼于。素体阳虚湿胜，湿酿成痰，易汗畏风，又有肠痔，可见阳虚者阴亦不足也。今夏软脚而肿满，面赤便涩，湿当渗导，使之下趋。得温之运，得补之壅，则湿反随气蒸腾而上。脉症参看，不但虑其成痿，且虑其成肿，急宜疏通阳明腑络。于术一钱五分，米仁三钱，木防己一钱五分，煨石膏一钱五分，猪苓一钱五分，桂枝三分，大腹绒二钱，丝瓜络三钱，泽泻一钱五分，陈皮一钱五分，茯苓皮四钱。

〔光按〕此乃湿热壅滞将成痿象，与上痿症截然两途，比而观之，可益人智。

乌镇李。足肿而软，步履维艰，两手大指亦皆微痹，溺涩而黄，时有气逆，脉浮濡滑。此阳明湿痰蒸热，气络皆弛而为痿躄也。去夏曾发，今又三月矣。急清阳明以化通之。生冬术一钱五分，米仁三钱，川黄柏一钱五分，真茅术七分，木防己一钱五分，泽泻一钱五分，川萆薢二钱，豨莶草二钱，煨石膏二钱，秦艽一钱五分，赤茯苓三钱，丝瓜络三钱。

嘉兴汪。先觉左足中指斜外侧之筋酸疼，驯致两足皆痿，躲曳不良于行者已两年余，脉沉迟，便难，舌微白，此湿热郁于肺胃而成痿躄也。肺病则治节不行，故痰多而不耐右卧，胃病则大筋软短，小筋弛长，日久病深，难望痊愈。若得扶杖徐行，庶可逍遥晚岁矣。西洋参，米仁，木防己，煨石膏，驴皮胶，归须，豨莶草，川黄柏，川牛膝，木瓜，知母。

〔光按〕此乃筋痿，已成痼疾，只许带病延年。若穷治之，而用峻利之药，必致伤生，吾见实多。

痹

大河施谦山。痹痛起于长夏，愈而复作，今又月余。初起手足关节等痛而且肿，此固痹也。湿甚于风则兼肿。前贤谓风寒湿三气合而为痹，又有行、着、痛三痹之别，可知痹症中必当细辨也。今诸处皆愈，惟左膝犹肿，挛而难伸，腘外侧之筋时或掣痛，闻木声亦痛，此痹在阳明而兼少阳也。舌黄不渴，胃钝少纳，易汗，脉濡涩，湿盛于风显然矣。宜专治阳明以通络化湿，兼治少阳以养络息风，冀其速效，不致纠缠成疾。潞党参，川牛膝，威灵仙，酒炒归须，生冬术，木防己，秦艽，川黄柏，苡米，豨莶草，木瓜，丹皮，忍冬藤，桑寄生。

〔光按〕此等症近世多谓之风，杂用白花蛇、蜈蚣等毒药，益以烧针，致阴津劫尽，反成痼疾者，比比皆是。

塘栖伊。先腰脊痛，两腿侧廉，后复聚于右肩胛及右臂外侧上行部位，皆在阳经。且游行上下者为风，痛有作止，而闪挫震动辄甚者为痰，痰阻乎阳明、少阳之络，宜通络化痰为主，毋事多歧。病经半年，杂药乱投，虽有中窍之方，恐难速效耳。羚羊角一钱五分，丹皮一钱五分，钩藤三钱，片姜黄五分，当归须二钱，橘红一钱五分，枳实五分，天竺黄二钱，米仁三钱，桔梗三分，桑叶一钱五分，忍冬藤五钱。指迷茯苓丸每服五钱，早晚二次，陈酒送下。

〔光按〕此方用羚羊角、丹皮以清少阳，佐钩藤、桑叶以祛风，枳实、竹黄、橘红、米仁以通络蠲痰饮，以姜黄、忍冬、桔梗，复以茯苓丸以化肩臂之痰，面面俱到。

新市高。烦劳伤阳，阳虚气痹，升降不和，脉络滞痛，自左肩下至右腰及尻，且作止不常，呕逆头疼，舌黄便结，是病在气络矣。和阳平肝，通络化痰，未可专用太阳之药。茯苓，米仁，川连，姜竹茹，桂枝，旋覆花，陈皮，丝瓜络，生冬术，归须，独活。晨服清气化痰丸三钱，盐汤下。

新塍卜。湿热之邪混杂三阳，迄今旬日，虽壮热、神昏、身痛等症俱退，而邪势留经入腑，膀胱气痹，少腹高突拒按，小溲淋沥，大便闭结，所谓邪犯太阳之本，已成胞痹矣。脉来弦滑，宜急急宣通少腑，以防湿浊阴邪上逆喘脱。猪苓一钱五分，生冬术一钱五分，泽泻一钱五分，木防己一钱五分，茯苓一钱五分，小川连三分，桂枝三分，飞滑石三钱，木通一钱，车前子二钱。

〔光按〕此五苓加味，若势急，可先用葱白熨法及罨脐法，颇获捷效。

又：大小便虽俱通，然宿矢未尽，胞痹未平，舌黄，脉右弦实，仍宜通利，犹在险途。照前方去木通、滑石、车前，加煨大黄二钱、枳壳八分、桃仁十粒、薤白一钱。

评议：此为太阳表邪不解，循经入腑，导致膀胱气化失司，水饮停于下焦，故少腹高突拒按，小溲淋沥，大便闭结，方用五苓散加生冬术、木防己等利水渗湿，温阳化气。然湿热之邪未尽去，加小川连、木通、车前子清热利湿，通利小便。

嘉兴陆妇。左脘右膝痛肿甚于他处，痛属风，肿属湿属热，未可执定前贤风寒湿三至成痹论治也。体肥必多湿，必畏热，当此湿热郁蒸之时，稍感风邪则痹痛作矣。迄今两旬，投羌、桂辄作咽痛，而胃钝便溏，身动则痛剧，驯致头痛，肢体发热，口干舌燥有裂纹，苔黄气粗，惊惕少寐，兼有错语，自觉神思不清，脉右滑大而数，左弦数。其为阳明热痹，痹在脉络，不在筋骨明矣。痹既在络脉，则躯壳之病虽重无碍。今热灼阳明，内逼心胃，则高年岂可轻视？右滑大显属湿酿成痰，胃热及肺，急宜滋肺胃、养心营，以化热化痰为要。因症施治，不致痰热内蒙则吉。西洋参二钱，鲜生地三钱，米仁三钱，霜桑叶两片，木防己一钱五分，羚羊角一钱五分，丹皮一钱五分，芦根一尺，煨石膏二钱，天竺黄二钱，川贝一钱五分。

〔光按〕先贤论痹多谓风寒湿三气杂合，但近世所见者多风湿热，良以初手多用羌、独、桂枝，益以烧针，即有寒邪，亦已化热。

湖州汪。左臂痛止后，右手腕及左足肿痛，此名流火，乃湿热阻遏阳明之络，非伤科病也。湿热阻腑，所以舌黄、便干、胃钝。今脉弦数急，宜疏腑以化湿热。归须二钱，木防己一钱五分，赤苓四钱，片姜黄五分，米仁二钱，小川连三分，丹皮一钱五分，豨莶草五分，丝瓜络三钱，牛膝二钱，煨石膏三钱，五加皮二钱，忍冬藤四钱。

咽喉疾病

论裘哲文病案。顷奉来教，所述咽痛而肿，饮食皆妨，燥咳或呕，声哑痰黏，的是外感时行之邪郁遏太阴，上焦不得宣化，计必有蒸热恶风，烦躁发斑之类，书中言之未详。弟遵谕拟上一方，乞即进服，并再与省中精于时感者熟商之。此时病状断非吾兄旧恙所致，幸勿牵缠同论，必得喉之痛肿全退，而后诸症随解也。今春来杭、嘉、湖、苏、松数郡，此症偏多，的系时邪，俗名为喉风瘟疹，务须轻剂宣透清阳，苦辛凉散、温燥腻补，皆在禁例，务祈审慎。

吴家兜张。胃气稍醒，声音略爽，脉左部弦数，右部尺同而寸关皆见虚弱。前方通补脾胃肾，服之颇投，绝无饱胀腻膈之弊。惟药饮到咽辄觉刺痛，且咽痛左右不同，而隆冬不喜暖帽，卧喜着左，涎沫时溢，寐则口涎自流，身凝热，口燥便难，似乎津液之虚、燥火之炎，不独阳明，且多太阴症矣。合观脉象，则竟属秋燥之气劫为多，肺热痿躄固亦足虑也。议清燥救肺为主，养胃存津为佐，再图缓效。西洋参一钱五分，蜜炙石膏二钱五分，驴皮胶二钱，川贝母二钱，枇杷叶两片，火麻仁一钱五分，蜜炙黄芪二钱，大熟地三钱，炙甘草五分，麦冬一钱五分，杏仁二钱，淡秋石二钱，桑叶两片。

评议：本案症见咽痛、身热、口燥便难，为燥热伤肺，煎灼津液。时秋燥耗气，恐有肺热叶焦之忧。方用清燥救肺汤加川贝母、枇杷叶、熟地黄、麦冬、淡秋石等清燥润肺，养阴益气，益胃生津。

双林王。喉癣初发时原属太阴肺金，气燥津伤，迁延半年，肺既虚耗，子必救母，未免少阴之火上炎矣。痰涎涌溢，食物梗涩，吐纳大坚，饷道先绝，脉弦而数，势颇可忧。惟宜返视内听，屏除一切，再以静药滋养金水，希冀获效。大生地三钱，阿胶二钱，小川连三分，炙甘草四分，北洋参一钱五分，天冬一钱五分，淡秋石二钱，鸡子黄冲二钱，大麦冬一钱五分，紫菀一钱五分，川贝母二钱。

长兴周。喉癣紫筋牵络，蒂丁赤瘘，食后少腹胀，圊后溺孔有精，茎中掣痛，肾脏风脉搏数。阴液不足，肝肾虚火游行上下，有失血、溺血之虑，尚敢以火济火，急急加数月静养功夫以涵养之。玄参一钱五分，小生地三钱，川黄柏炒一钱五分，知母一钱五分，泽泻一钱五分，淡秋石二钱，龟版二钱，丹皮一钱五分，女贞子三钱，甘草梢六分。

神墩僧。先喉中介介，继以咳嗽音哑而痛，痰来日以碗许，近更吐血，喉间臭气喷溢，迄今年余，脉浮大数，右手为甚，此内喉痈也。病不在咽，故纳食无大碍，然高年肺气大耗，岂能无虑。鲜生地三钱，紫菀一钱五分，炙草四分，枇杷叶两片，驴皮胶三钱，玄参一钱五分，牛蒡二钱，茅草根二钱，马兜铃一钱五分，川贝二钱，杏仁二钱。

〔光按〕喉科之症，吹药第一，汤药次之。

痈疡

乌镇潘。初起恶寒，咳引左胁痛，痰薄。原是寒郁肺卫，气络阻痹，即是伤风重症，苇茎汤等可解也。奈邪郁不解而为肺痈，吐脓至今已经月余，犹然气秽色浊，周身汗泄，阵咳或呕，胃纳颇少，脉象虚小而弦。凡肺痈咳吐脓血，每症如是，犹不足怪，所虑者久不得寝，汗多食少耳。此时以咳嗽爽利为要，且须汗敛食增，庶乎无虑。西洋参一钱五分，米仁三钱，茯苓三钱，甘草节五分，橘红一钱五分，冬瓜子三钱，鲜生地四钱，茜草根一钱，杏仁二钱，川贝二钱，百合三钱，葶苈四分。

乌镇郑。肝胃郁火上扰，左上龈齿痛，数月不止，致成牙痈。溃逾两旬，肿痛虽减，脓从鼻腭来尚未尽，甚至颊车不舒，脉弦且劲，咽梗便燥。急当息虑戒怒，以静养肝胃法调之。大生地三钱，白芍一钱五分，麦冬一钱五分，骨碎补三钱，桑叶一钱五分，石决明三钱，丹皮一钱五分，池菊一钱五分，忍冬藤四钱，西洋参二钱，阿胶二钱，胡麻二钱，青盐三分。

泗安许。素来体肥多痰，上年春夏痰遽少，此非生痰之源遽清，乃气化之郁也。郁极则生火，所以季秋先觉咽痛，左耳前后痛，继见上腭肿，后且左颈颏亦肿。此必郁怒劳心之故，致少阴心、手少阳、足厥阴肝胆之火勃动于中，上炎清空，则内郁之痰亦因火之势上壅络脉，而致内外皆肿，至于此极也。迄今已阅四月，然正其名，则咽腭之肿是上腭痈也。蔓延于外，左侧颈颔之肿上至于额颅，右及腮颊，坚硬不痛，是马刀侠瘿也。病之源虽一，而症之象有二，此姑不俱论。但近来吞吐日艰，饮食日少，肿势日盛，精气日削。投治之要，首重饷道，议补议清，皆属迂图。然脉得小弦数而沉滑。夫小为气虚，气虚则痰益难化；数为血虚，血虚则火益难清；况弦为木火，沉滑为痰伏在里。故上腭色红，舌根肿强，舌苔滑白，清涎黏腻，咯之欠利，便结尿赤，都属无形之火与有形之痰胶固煎灼，如城狐社鼠之盘踞矣。症情既已如此，而斡旋之法，自必择其要且急者而先图之。其先则莫要于先通饷道，欲吞吐得利，则势不出乎上腭之溃脓或胶固之痰火出外，舍此二者，转机虽有，恐缓不及时耳。谨拟煎散并进法，庶几治痰不偏乎燥峻，清火不致乎腻滞，然恐铨才不能胜此艰钜。潞党参二钱，陈皮一钱五分，川贝母三钱，天竺黄二钱，犀角尖八分，茯苓二钱，驴皮胶二钱，羚羊角一钱五分，海石粉二钱，苏子一钱五分，夏枯草二钱。另：海藻、白矾二味等分，研细。临卧用白梅、食盐各少许泡汤，乘热调药末二三钱送下。

澉浦陈。初因痰气凝聚腹右，有块隐见不常，或微痛，阅半年余而竟溃脓似腹皮痈。迄今又复半年未敛，脉小弦近数。总之不治痰气，因循至此耳。小生地三钱，归身二钱，茯苓三钱，白芍一钱五分，潞党参三钱，丹皮一钱五分，米仁三钱，丝瓜络三钱，白蒺藜二钱，橘皮一钱五分，蛤壳三钱。

长兴朱。肝脾肾三阴皆亏之体，故居常有梦泄痰多，左膺跳痛等症，盖虚则痰火易生。近来颈疬串发，咽干，蒂丁下垂，脉濡弦数。宜清理浮游之痰火，以消颈疬为先。小生地三钱，玄参一钱，土贝母三钱，丹皮三钱，怀山药二钱，夏枯草一钱五分，昆布一钱，海藻一钱五分，橘红一钱五分。

评议：肝脾肾阴亏，虚火内动，痰毒蕴结而致颈疬、咽干、蒂丁（即悬雍垂）下垂；脉濡弦数，濡则湿盛阴虚，弦则肝郁，数则有热亦可佐证。治宜清火化痰，消疬散结，方用夏枯草、昆布、海藻、橘红等软坚散结，化痰消疬，生地黄、玄参、土贝母、牡丹皮、怀山药等清虚热，培补肝脾肾之阴。

徐家滨陈。体疲无力久矣。两旬来咳嗽，即继右胁肋痛而浮肿，气逆不能转侧，越数日必稠痰大出，胸闷臂肿面浮，不能纳食，大便五六日一更衣，颇干涩。今天鼻衄脉濡，此肺脾络伤，瘀阻饮聚，防成内痈，慎勿轻视。米仁三钱，川贝母二钱，紫菀一钱五分，甜葶苈四分，桃仁七粒，鲜生地三钱，桔梗三分，芦根八寸，橘红一钱五分，西洋参一钱五分，枳壳八分，丝瓜络三钱。

〔光按〕先生亦精外科，案中多经验之谈，故并录之，以资参考。

吴古年

医案选评

导读

　　吴古年，名芹，字瘦生，号古年，本姓姚，归安（今浙江湖州）人。生卒年不详，约生活在乾隆末至咸丰年间。初学儒，为诸生。后攻医学，久之医术日精，名噪遐迩，与张千里、越魝上人齐名，并称"西吴医林三杰""浙西三大家"。吴氏为人治病不管贫穷富贵，均一视同仁，诊病不计酬。遇贫者不受报，遇富贵人延之亦不锱铢计较。同时代的王孟英在其著作中也数次提及，对吴氏的学识、为人、医术都极为赞赏。

　　吴古年著有《相鹤堂医案》三卷、《本草分队发明》二卷，但未见刊行。今存《本草分队》《吴古年医案》（原名《吴古年太夫子医案》），俱为抄本，系弟子凌晓五校订和纂辑。《吴古年医案》手抄本由陆拯等点校整理后，辑入《近代中医珍本集·医案分册》流传于世。其中所载医案100余则，临证医案涉及内、妇、儿、五官诸科，尤擅内科杂病。《吴古年医案》所载医案理法清晰，方药灵动，乃近代医案中的上乘之作。今对《吴古年医案》中医案的病名在充分遵崇其原意的基础上适当归类，重新排序，并对部分医案进行评议阐发，定名为《吴古年医案选评》。笔者反复研读这100余则医案，认为吴氏在血证、咳嗽、温病论治方面经验丰富，见解独到，故对其学术思想及临证经验进行浅析，以飨同道。

一、治疗血证，保其津液为要

　　《灵枢·痈疽》云："中焦出气如露，上注溪谷，而渗孙脉，津液和调，变化而赤为血。"指出人体中津与血都是由水谷精微化生而来。津液渗注于脉中，即成为血；血中的津液渗出于脉外，即为津液。即所谓"津血同源""精血同源"。吴氏治疗失血证时，十分注意保存或不伤津液，重视滋阴之法的应用，以阴虚立论，用滋阴之法。血证按语中病机多提及"木火凌金，阴液受损""咳嗽缠久，近且失血，肺阴不足""咯血缠久，肺阴自虚"，论治或清补兼和，或滋补为法，或甘柔滋中，用药多取西洋参、川石斛、生米仁、麦冬等滋阴之品以顾护阴液。

如"失血"案，病机系"心营自虚，加以思虑郁结，肝脾受伤，肝藏血而脾统之，营阴不足，藏统失司"，症见"络中之血为之不守，屡次失血，总者寅卯时为多"，结合脉诊"左寸数而两关弦，弦为木侮之，数为心体虚而心用恣"，知肝脾阴虚，心血不足。治则清补兼和，方用西洋参、左牡蛎等滋肝脾之阴，使阴液充复，加高丽参、生米仁、茯神、酸枣仁、藕肉等健脾宁心。又治"先咳嗽，继失血"案，分析病机为肺阴不足，木火上炎，伤动肺络，且"脉郁数，左带微弦"，郁数则阴之虚，弦为肝火上炎。治宜清肃手太阴肺兼养阴。方用玄参、川石斛、地骨皮、粉丹皮、茜根炭、黑荆芥等清热养阴，凉血止血；杏仁、冬瓜子、川贝母、牛蒡子等化痰止咳。这也是吴氏临证重视养阴存津学术思想的具体运用。

二、治疗咳嗽，重视脾胃为本

咳嗽是临床常见的病症，根据其病机可分为外感和内伤，吴氏医案中论治咳嗽 20 余则，以内伤咳嗽为主。脾胃为后天之本，人体气血生化之源，脾旺而四季不受邪。咳嗽虽有脏腑之分，但从《素问·咳论》"此皆聚于胃，关于肺"、《医方类聚》"治嗽正当养脾，以土生金，则肺病自安矣"所论中可见脾胃与咳嗽关系十分密切。吴氏临证崇尚经典，深受李东垣、张景岳等医家影响，治病十分重视后天之本，往往强调从脾胃出发。

1. 健脾除湿

《素问·经脉别论》曰："饮入于胃，游溢精气，上输于脾，脾气散精，上归于肺，通调水道，下输膀胱，水精四布，五经并行。"若脾失健运，则湿聚为痰饮，痰湿阻于肺络，则肺气不利、宣肃失调而致咳嗽。吴氏治以健脾除湿，化痰止咳，多以二陈汤化裁。如"咳逆肿胀"案，症见"口渴不喜饮""咳逆喉有嘶音，及胸腹之肿胀"，皆因脾胃虚弱，脾失健运，胃失和降，津液输布失常，聚湿化痰饮。治疗以煎剂和丸剂并进，用二陈汤加西洋参、生米仁等健脾和胃化湿，川贝母、杏仁、枇杷叶、冬桑叶、通草、大腹皮、海石、蛤壳等肃肺利水止咳。因脾胃虚弱，另施以丸剂缓缓图之。又如"咳嗽泄泻"案中，病机系"湿热阻郁肺脾"，而治湿热咳嗽多从中焦出发，方用二陈汤合生米仁、杏仁、白蔻仁疏利上、中、下三焦之湿，畅顺气机而除湿，湿去热亦去；加炒谷芽、缩砂仁、大腹皮、冬瓜皮、煨葛根、茵陈等健脾除湿，利水止泻。诸药合用，脾湿得除，郁热得清，湿除痰消，故咳嗽自愈。

2. 益气健脾

脾胃是脏腑之气出入升降的枢纽，凡脾气亏虚，肺气不足而咳，或久咳耗伤肺气，延久不愈。吴氏临证多以四君子汤、小建中汤等益气健脾，肃肺止咳。如"咳嗽"案，其谓"咳嗽缠久，肺阴自虚，子虚则母亦虚"，脉诊为"脉嫌濡小"，益可佐证肺脾俱虚。当以益气健脾，培土生金。方用参须、怀山药、茯苓、炙甘草、炒薏苡仁、红枣等健脾益气，培补脾土，加野百合、杏仁、川贝母、款冬花、糯稻根须等养阴润肺、化痰止咳。又如"咳嗽寒热"案，病机系"营卫虚而脾胃不和"，症见"寒热作潮，一轻一重"，恐由外感表虚证发展而来；而"腹痛偏右"，痰少呛稀，中焦脾胃不足是其内因。方用小建中汤加减补益中气，其中又蕴含桂枝汤之意调和营卫；六君子汤加生米仁、炒谷芽益气健脾，化湿开胃，以杜生痰之源。脾土得以培育，而肺气得以充复。

3. 益胃滋阴

胃为水谷之海，气血之源，受纳腐熟水谷以化生津液。脾为肺之母，脾胃健则津液精微得化，上承于肺，肺气得以宣降有度。若脾胃虚弱，则肺气常不足，咳嗽难愈；咳嗽久治、失治、误治或他病之后易致肺阴不足，子病及母，耗伤脾胃之气，久则肺脾俱虚，肺胃之阴俱亏，治以益胃滋阴，润肺止咳。如"疟后咳嗽"案，"营阴虚而未和""肺胃之津液未能充复故也"为其病机，疟后肺胃阴亏而发咳嗽，治以"前法加以培补"，方用熟地黄、麦冬、二至丸、炙鳖甲、川贝母、杏仁、北沙参等滋阴益胃，润肺止咳；加生绵芪、茯神等健脾益气之品。另"咳嗽痰"案，虽肺胃津液渐有充复之机，然体力倦怠，元气自馁，先后天之本仍亏，治以"再宗前法，以大其制可也"。药用熟地黄、怀山药、茯神、肥玉竹、麦冬等滋补脾肾之阴，加东洋参、制女贞子、龟甲等健脾益肾，再加川贝母、海石、蛤壳、青铅等润肺下气止咳。

三、治疗温病，用药别具一格

吴氏多在江浙一带行医，当时温病学派已基本形成成熟的理论体系及实践经验，吴鞠通的《温病条辨》也已刊印并广为流传，吴氏临证也深受其影响，且吴氏善治温病，案中涉及春温、暑温、暑湿、风温、湿温等多种病症。吴氏论治温病，理法方药多尊崇吴鞠通、叶天士，但又有其独到的创新之处。特别是处方用药，别出心裁，特色独具，兹介绍如下。

1.善用轻剂

"轻可去实"最早出现于南北朝徐之才的《药对》，指麻黄、葛根等轻扬宣散，解表发汗之品。但随着历代医家的发展，"轻可去实"的内容有了更多的意义。到了清代，温病学家赋予"轻可去实"新的含义，用药以"轻清灵动"著称。叶天士指出："轻邪在上，必用轻清之药。"吴鞠通主张："治上焦如羽，非轻不举。"王孟英则善以轻剂来治疗疑难重证，提出了"重病有轻取之法"。吴古年在治疗温病时同样善用轻剂，笔者就此法在其临证时的运用进行浅析。

邪在上焦，轻宣为主。温邪袭表，卫气被郁，邪在上焦，以致发热恶寒、咳嗽、咽喉痛、脉浮数等肺卫表证，治宜辛凉解表，清透肺热。吴氏治疗此证时常用银翘散、桑菊饮等轻剂。如"时邪"案，"近增咽喉肿痛，又属肺胃火炽，兼夹客邪。脉仍濡小数，左稍带浮。新感先宜祛除"。药用金银花、甘菊花、炒黑荆芥、连翘、炒牛蒡子等轻扬宣透之品，加玄参、鲜石斛、鲜地黄、土贝母等清热养阴。又如"时感温邪"案，载"日来咳嗽时作，又微有时序温邪自肺袭入"。方用桑菊饮化裁，加西洋参、粉丹皮、水炒竹茹、川贝母、生薏苡仁、冬瓜仁等清热利水养阴。

邪入中焦，佐以轻宣。表邪未解，传入中焦，则可见胸脘痞闷、恶心欲呕、泄泻或便秘等脾胃之证。临证时，阳明燥热宜通腑泄热，太阴湿热宜清热化湿。然无论是中焦温热证，还是中焦湿热证，吴氏临证时常根据不同情况，佐以轻剂。如"湿温"案，症见"湿温化热，热无休时，潮来则热尤甚，神识亦蒙""大便泄泻即协热下痢之症"，湿热之邪侵袭脾胃，湿邪被遏，热邪不得透发，脾胃运化失常，而见大便泄泻等中焦之证，"脉缓小而时似软"可知痰阻而气机不利，治则清热化痰，条达气机，佐以轻可去实之品，如连翘、炒牛蒡子、大豆黄卷、经霜桑叶等。又如"暑湿"案，病机系"暑湿自太阴而扰及阳明……暑湿之邪虽已而未尽，肺胃之阴欲复而未能也"，症见"胸脘尚隐隐作痛""脉右数大，关为甚，左关弦，寸亦数，比右稍，缓，尺濡。舌苔微黄而腻"，治"议甘柔滋养为平，佐以轻可去实之法"。暑湿未尽，蕴而化热，煎灼津液，伤及肺胃之阴，治以滋阴清热为主，佐以银花露、鲜荷叶等轻宣之品。

2. 刚柔有别

在温病用药方面，吴氏论治温病属湿热者，用药喜刚；温病属温热者，用药喜柔。所谓"刚药"多指辛温、苦燥、苦寒、淡渗之品，如山栀、连翘、枳实、生米仁等；所谓"柔药"多指甘寒、咸寒、酸敛之味，如麦冬、生地黄、玄参、牡蛎等，以养阴补益药居多。如"风温神昏呃逆"案中，温邪化热，热蒸为痰，上干心营，症见神昏谵语、大便秘结之候，治疗以"扶正和中、滋养肝肾固为最要，而清营育液、运化痰浊之品亦直参酌其间"，用药喜柔，多用麦冬、生地黄、怀山药、霍山石斛等补益滋阴之品。又如"湿温"案，时令湿热之邪与体内之湿交阻，由太阴扰及阳明，而致身热憎寒，脘闷泄泻。治以清透为急。用药喜刚，多用苦寒淡渗之品，如连翘、牛蒡子、黑山栀等。然吴氏强调用药理当仔细，过用滋补则易腻而化湿，过用苦寒则燥易伤津。

3. 既病防变

叶天士《外感温热篇》云："肾水素亏，虽未及下焦，先自彷徨矣，必验之于舌，如甘寒之中加入咸寒，务在先安未受邪之地，恐其陷入易易耳。"在此，叶天士首次提出了"先安未受邪之地"的观点，既病防变，这也是中医"治未病"一个重要的方面。吴氏治疗温病时，同样深谙其道。如其在医案中多次提及"脉糊数，左三部更往来无韵。内闭已著，诚为险候""恐液耗风动，将有闭脱之忧""深恐邪入心，有神昏痉厥之变""耳渐钝，防发斑疹，致变神昏""深恐转入厥阴，致变痉厥""深恐痉厥踵至，勉拟玉女煎法，以尽人事"等，在病邪未成或未传变之时，于方中配伍用药以未雨绸缪，防微杜渐。

如"湿温"案，此案时令湿热之邪与体内之湿交阻，由太阴扰及阳明，而致"身热憎寒，脘闷泄泻，一时并作"，且见"脉郁数"，又"耳渐钝，防发斑疹，致变神昏"。阐述了病势深入，恐有化热入营，邪陷神昏之变。治用"轻可去实"法，以清透为急。药用大豆黄卷、绵茵陈、飞滑石、通草、赤苓等淡渗利湿，符合叶天士"或渗湿于热下，不与热相传，势必孤矣"治温病夹湿原则；取黑山栀、羚羊角、连翘、牛蒡子、粉丹皮，一可清营凉血祛邪，二是透热转气，防邪深入下焦血分，耗竭厥阴阴分之变。

又如"暑温"案，诊"脉滑数，左关带弦"，滑数为病有热，左关带弦则为肝之病。肝开窍于目，肝之液为泪，患者涕泪稀少，亦可说明暑热开始灼伤肝阴。邪热上扰心神，痰热蒙蔽心包则时懊憹不安，神形呆滞。故应清暑泄热、平肝泄木，为防痰热蒙蔽心包，则佐以芳香豁痰之品。方中连翘心、青蒿梗、金钗石斛、益元散、焦山栀皮、鲜荷叶等清暑泄热养阴；天竺黄、竹茹清痰热；川郁金、鲜石菖蒲根芳香豁痰；更用钩藤、羚羊角、白蒺藜、飞青黛平肝泄木，以防肝风痉厥之变。

四、结语

《吴古年医案》所载医案，大多疗效显著。吴氏论病详确明晰，论治环环相扣，处方用药平妥熨贴，且案中夹叙夹议，蕴含吴氏丰富的学术思想与辨证遣方用药特色。在血证辨治上，主张治疗血证保其津液，多以阴虚立论，用滋阴之法，处方用药多用西洋参、川石斛、麦冬等滋阴之品。在论治咳嗽上，吴氏重视后天脾胃，善从脾胃论治咳嗽，提出健脾除湿、益气健脾、益胃滋阴三种治法。以二陈汤等健脾除湿，以四君子汤、小建中汤等益气健脾，以麦冬、熟地黄等益胃滋阴。吴氏论治温病，在处方用药方面，一则吴氏善用轻剂，邪在上焦，多用银翘散、桑菊饮等轻剂，以轻宣为主；邪入中焦，临证时根据不同情况，佐以轻剂，如大豆黄卷、银花露、鲜荷叶等轻宣之品。二则温病属温热者用药喜柔，以麦冬、生地黄、玄参、牡蛎等养阴补益药居多；温病属湿热者用药喜刚，多用连翘、牛蒡子、黑山栀等苦寒淡渗之品。三则于方药配伍中体现了中医"治未病"的思想，既病防变，务必先安未受邪之地。综上所述，吴古年在血证、咳嗽、温病的论治上较有特色，值得临床借鉴。

主要参考文献

[1] 陆拯. 近代中医珍本集：医案分册 [M]. 杭州：浙江科学技术出版社，2003.

风温

春温时，邪自太阴而干及阳明，初起微憎寒，继即恶热，化火化痰，逆走包络，神思语言渐次昏昧，迄今月余。消烁肺胃之津液，又伤及厥阴，激动肝风，口噤肢搐，亦相因而见。脉糊数，左三部更往来无韵。内闭已著，诚为险候，勉拟清营育液，豁痰宣络，佐以芳香通神之品，去其痼热。就正高明。人参须一钱五分，辰砂茯神三钱，西黄一分，珍珠末二分，陈阿胶二钱，紫雪丹四分，胆星八分，川贝四钱，辰砂麦冬三钱，粉丹皮三钱，纯钩钩五钱，石菖蒲汁四茶匙，竹沥一两。

年逾七旬，正气自虚，因感温邪，初起憎寒，继则发热，兼且大便秘结，此邪自太阴而扰及阳明也。热蒸为痰，上干心营，故有神昏之候。迄今旬余，已得更衣四次，以阳明为顺也。身热既退，谷食少加，里邪渐去可知。其呃逆未能尽除，属元气中馁，阴阳清浊之升降未得自如。暮夜小有谵语，水溺频数而少，又属肝肾不足，而心阳亦欠收摄。脉得四至，按之濡细，似得六阴之本体。舌尖光红，中有腻白厚苔。扶正和中、滋养肝肾固为最要，而清营育液、运化痰浊之品亦直参酌其间。高丽参，生于术，连心麦冬，抱木茯神，海石拌生地，淡竹茹，粉丹皮，怀山药，霍山石斛，宋制半夏，青盐制陈皮，糯稻根须，枇杷叶，刀豆子。

身热口干，咳嗽脘闷，邪留肺胃可知。脉数偏右。深恐邪入心，有神昏痉厥之变。羚羊角一钱，连翘一钱五分，牛蒡子一钱五分，黑山栀一钱五分，白杏仁三钱，象贝二钱，鲜石斛四钱，小川连三分，粉丹皮一钱五分，飞滑石三钱，通草一钱，竹茹一钱五分，芦根尺许。

身热有潮，咳嗽不松，气粗。舌苔微黄，边带厚白。脉纹红紫，直指气部。所嫌者热甚，时四肢抽搐，目上视，头仰。由风温内袭，深恐传入厥阴，致变闭喘。姑拟疏解豁痰，佐以平木。纯钩钩，防风，荆芥穗，白蒺藜，羚羊角，连翘，牛蒡子，天竺黄，杏仁，瓜蒌皮，川楝子、皮，芦根，竹沥，鲜石斛。

春温

病起春温，迄今十有余日，犹然热蒸作潮，汗出不彻，咳逆痰稠，喉有嘶音，邪有余蕴、肺胃失降可知。神疲嗜卧，时或呻吟，经水又先期而至，营阴亦未免受伤。脉濡小，久按之则左关带弦，右寸关微兼滑数。虚实错杂，岂容轻视。高丽参，抱木茯神，地骨皮，生蛤壳，绿豆衣，粉丹皮，竹茹，冬瓜仁，金钗石斛，川贝，杏仁，枇杷叶。

此春温症也。虽已七日，犹然神识如蒙，便结不通，是邪化为热、热化为痰，自肺胃气分扰及心营也。顾肿右起赤斑，胸次亦隐约红疹，右手指微有掣搐，少阳亦受病矣。脉弦数滑相兼，左为甚。恐液耗风动，将有闭脱之忧。谨拟清营生津，佐以芳香通神之品，去其痼热，谅合病情。犀角尖，羚羊角，玄参心，鲜生地，连翘心，陈胆星，紫雪丹五分，天竺黄，纯钩钩，粉丹皮，赤茯神，川贝，辰砂拌灯心，竹沥一两，鲜石菖蒲汁银花露送下三茶匙。

评议：春温邪热郁于胸膈，中焦燥实已具，故便结不通，邪热入营，耗伤阴血，神识受扰；邪热灼伤血络，血溢脉外，故见赤斑、红疹；热初入营，肝风内动，故见掣搐。方用清营汤加减清营养津透热，加钩藤、羚羊角、粉丹皮清肝泄热；天竺黄、竹沥、胆星化痰开窍；紫雪丹、石菖蒲芳香通神。

双市港周左，年强仕有余。三月二十八日初诊：风温上受，风为阳，温化热，上焦近肺，肺络热伤遂致咳痰见血，身热口干。脉象数大。急拟清降主之。香犀尖四分，鲜生地六钱，银花三钱，粉丹皮一钱五分，朱茯神三钱，天花粉二钱，芦根，竹茹，鲜扁石斛四钱，杏仁二钱，带心连翘三钱，玄参三钱，黑山栀一钱五分，知母一钱五分，冬桑叶。

四月初二日二诊：杏仁三钱，玄参二钱，鲜扁石斛四钱，连翘壳二钱，川贝二钱，淡黄芩一钱，枇杷叶露一两，冬桑叶，鲜生地六钱，通草八分，银花三钱，全麦冬一钱五分，旋覆花一钱五分，益元散三钱，竹茹一钱五分。

初三日三诊：热烁津液，急以清润，仿喻氏法。鲜扁石斛三钱，全麦冬三钱，杏仁三钱，淡秋石一钱，真陈阿胶蛤粉炒成珠一钱五分，珠黄散先调服五厘，竹沥分冲一两，西洋参一钱五分，朱茯神三钱，川贝三钱，生蛤壳打四钱，鲜生地六钱，枇杷叶二张，甘草生、炙共五分。

初四日四诊：《素问·咳论》有言曰，肺咳之状，咳而喘息有音，甚则唾血。贵恙咳嗽痰中见红，喉有嘶音，明是温热灼伤肺络、传入营分所致。脉来仍数，舌苔前半干绛，根带白腻微黄。以脉参症，拙拟清营凉血，佐以润肺之品，不出嘉言范围。西洋参一钱五分，全麦冬一钱五分，杏仁三钱，炙、生甘草共五分，鲜石斛三钱，通草八分，鲜生地捣汁冲滓入煎七钱，小生地一钱五分，米糖水炒石膏三钱，真陈阿胶蛤粉拌炒成珠一钱五分，冬桑叶、枇杷叶、竹沥分冲一两。

日中五诊：双林闵梅生拟，春温证热伏少阴，发于少阳，肾肝之精血早伤，强阳无制，直从里发。盖肝为藏血之脏，所以初起热即入营，痰中带血，今唾粉红血水，乃血与津交迫而出。胸膈颈项红疹密布，而热仍不退。脉仍大而沉弦，此胃津亦耗可知。且舌苔左半色青，右半粉红。而颧色紫，气喘痰鸣，皆肾气上逆之候。深恐痉厥踵至，勉拟玉女煎法，以尽人事。生打石膏八钱，鲜生地一两，淮牛膝三钱，知母三钱，带心麦冬三钱。

灯下六诊：日逐潮热仍来，痰出气逆，骎骎乎有燎原莫遏之机象。再进清燥救肺，参入涤痰之品，以冀转机为幸。原株西洋参一钱五分，杏仁三钱，炙、生甘草共五分，生蛤壳打四钱，旋覆花一钱五分，竹沥分冲一两，鲜生地捣汁冲滓入煎七钱，川贝一钱五分，陈阿胶一钱蛤粉拌炒成珠，另炖冲五分，淡秋石一钱，枇杷叶二大片，小生地三钱，犀黄研细调服三厘。

初五日七诊：身热较减，而咳嗽咳痰仍不爽利，总由肺阴不足而痰热有余也。脉仍弦滑而数。再宗前法出入。西洋参一钱五分，小生地三钱，炙、生甘草共五分，鲜生地捣汁冲滓入煎七钱，真陈阿胶蛤粉拌炒成珠，另炖冲一钱五分，生白芍一钱五分，全麦冬一钱五分，杏仁三钱，旋覆花一钱五分，川贝一钱五分，地骨皮二钱，生蛤壳四钱，竹沥分冲一两，藕节三枚，犀黄研细调服二厘，枇杷叶刷毛二大片。

初六日八诊：诸恙皆减，惟痰中带血未除，此乃肺气不清，而营分有热故也。据脉参症，再以前法出入。西洋参一钱五分，金扁石斛三钱，真陈阿胶另炖冲一钱，鲜生地四钱，生白芍一钱五分，青黛拌打三分，全麦冬三钱，杏仁三钱，炙、生甘草共五分，旋覆花，小生地三钱，粉丹皮一钱五分，生蛤壳四钱，枇杷叶二张，藕汁分冲一两。

初九日九诊：咳稀痰减，脉亦渐和，症势有转机矣。所嫌咯血未止，纳谷未充旺耳。西洋参一钱五分，小生地三钱，丹皮一钱五分，川石斛三钱，生蛤壳，生谷芽三钱，麦冬三钱，杏仁二钱，茯苓三钱，地骨皮二钱，通草，藕汁分冲一两。

湿温

湿温化热，热无休时，潮来则热尤甚，神识亦蒙。邪自肺卫而扰及阳明也。大便泄泻即协热下痢之症。脉缓小而时似软，正是痰阻而气机不能流行之故。故始进清热化痰之品，以消息之。羚羊角，连翘，炒牛蒡子，黑山栀，大豆黄卷，金石斛，芦根，杏仁，川贝，绵茵陈，赤苓，淡竹茹，经霜桑叶。

时序湿温，由太阴而扰及阳明，身热憎寒，脘闷泄泻，一时并作。脉郁数。耳渐钝，防发斑疹，致变神昏。治以清透为急。羚羊角一钱五分，连翘三钱，牛蒡子二钱，粉丹皮二钱，黑山栀一钱五分，大豆黄卷三钱，绵茵陈二钱，飞滑石三钱，通草一钱，淡竹茹一钱五分，赤苓三钱。

评议：时令湿热之邪与体内之湿交阻，由太阴扰及阳明，而致身热憎寒，脘闷泄泻。且见"脉郁数，耳渐钝"，又"防发斑疹，致变神昏"。阐述了病势的深入，恐有化热入营，邪陷神昏之变。治用"轻可去实"法，以清透为急。方用大豆黄卷、绵茵陈、飞滑石、通草、淡竹茹、赤苓等淡渗利湿，符合叶氏"或渗湿于热下，不与热相传，势必孤矣"治温病夹湿原则；黑山栀、羚羊角、连翘、牛蒡子、粉丹皮一可清透表邪，二可防厥阴之变。

高年湿热之症后虚羸少气，口中腻滞，痰咳不清。脉两关软大。先宜扶胃，继进养肝，因甘缓腻物不可骤补耳。东洋参一钱，宋半夏一钱，稽豆衣一钱五分，麦冬二钱，广橘皮一钱二分，生米仁二钱，云苓一钱五分，钗石斛二钱，滁菊五分。

暑湿

脾运不及，暑湿尚有余蕴，脘闷食钝。治宜和养阳明，兼佐清暑祛湿。茯苓三钱，新会皮一钱二分，宋制半夏一钱二分，川石斛三钱，绵茵陈二钱，青蒿梗一钱五分，佩兰叶一钱五分，通草一钱，鲜荷叶一钱，生谷芽四钱。

评议：暑湿阻滞，脾运不及，气机失和，症见脘闷食钝。吴氏主张和养阳明，兼佐清暑祛湿。药用茯苓、新陈皮、宋制半夏、生谷芽等健脾和中，佐以石菖蒲、绵茵陈、青蒿梗、佩兰叶、通草、鲜荷叶等清暑祛湿。处方简洁，用药中契，主次分明，处处顾护胃气。

初起胁痛，属肝体不足、肝用有余，继以寒热作潮，兼且呕恶，又必有暑湿自太阴而扰及阳明，迄今十三日。干呕既平，潮热亦减，惟胸脘尚隐隐作痛，此暑湿之邪虽已而未尽，肺胃之阴欲复而未能也。脉右数大，关为甚，左关弦，寸亦数，比右稍缓，尺濡。舌苔微黄而腻。议甘柔滋养为平，佐以轻可去实之法。西洋参二钱，麦门冬二钱，抱木茯神三钱，金钗石斛五钱，粉丹皮一钱五分，陈青蒿梗一钱，绿豆衣三钱，通草八分，淡竹茹一钱，芦根尺许，银花露一两，鲜荷叶一角。

再诊：暑邪渐去，潮热得减，其胁痛虽减而不除，犹是厥阴肝木未能遂其曲直之性也。三日来大便溏泄，是脾运不及，亦湿有余蕴使然。脉左濡小，右欠敛静。和养中气，兼顾肝阴，便可望其渐次安善矣。东洋参一钱五分，茯苓三钱，生苡米六钱，芡实三钱，青盐制陈皮一钱五分，金铃子衣一钱，绵茵陈一钱五分，生白芍一钱五分，怀山药二钱，生谷芽四钱，玫瑰花一钱，红枣四枚，莲子十粒。

体素怯弱，值长夏吸受暑湿，清气与浊气混淆于中州，上为呕逆，下为泄泻，俱相因而见。夜寐欠安，口时作渴，邪已化热，胃津亦受其耗。身热神疲，四肢觉凉，脾元之真阳式微又可知矣。脉濡小兼弦数，舌苔黄腻。大旨络属正气虚邪实，拟扶正清热为主。参须，纯钩钩，金石斛，车前子，青蒿子，广藿香，川连，六曲，赤苓皮，生米仁，川草薢，鲜莲子，鲜扁豆衣。

再诊：病久真阴不足，遗湿未清，所以种种病情反复无常。日有寒热似疟，均属脾胃虚而夹邪，营卫失和所致。脉濡缓，右带弦数。宜以和解之中，佐以渗湿。生米仁，绵茵陈，茯苓，银柴胡，海参，地骨皮，半夏曲，金钗石斛，纯钩钩，天竺黄，金铃子衣，冬瓜子、皮，红枣。

暑必夹湿，留恋阳明，先则微热憎寒，继则肢痛自肢体走移，兼且腹痛泄泻亦相因而见。其汗溢津津，所谓暑当汗出弗止是也。迄今十余日，诸恙渐平，惟神力疲软，饮食尚钝，邪有余而正亦不足。标本兼顾为宜。脉濡小，右带微数。西潞党参三钱，茯苓三钱，生米仁六钱，陈青蒿梗一钱，金石斛四钱，佩兰叶一钱五分，鲜佛手三片，新会皮一钱五分，木瓜一钱，半夏曲一钱五分，生谷芽三钱，通草一钱，车前草二株，荷蒂四枚，荷梗尺许。

再诊：湿胜则濡泄，平后而身微夹热，中脘闷，湿有余蕴，胃未复也。脉右欠调达。宜和中宣气为急。生米仁六钱，绵茵陈一钱五分，茯苓三钱，青盐制陈皮一钱五分，宋制半夏一钱五分，川萆薢一钱五分，生谷芽四钱，金铃子衣一钱五分，木瓜一钱，通草一钱，水炒竹茹一钱，鲜荷叶一角。

三诊：中气不足，遗湿内留，身微觉热，寐亦欠安，脉兼软小。宜和补脾胃为主。党参三钱，茯神三钱，枣仁二钱，粉丹皮一钱五分，红枣四枚，莲子七粒，宋制半夏一钱五分，酒炒白芍一钱五分，生谷芽三钱，炒米仁六钱，川石斛三钱。

暑温

脉滑数，左关带弦，舌苔白腻。潮热渴饮，呕恶，有时懊忱不安，神形呆滞，涕泪稀少，此暑邪扰及肺胃。深恐转入厥阴，致变痉厥。宜清暑泄木，佐以芳香豁痰之品。纯钩钩，羚羊角，天竺黄，杏仁，白蒺藜，连翘心，青蒿梗，金钗石斛，飞青黛，益元散，焦山栀皮，川郁金，鲜石菖蒲根，竹茹，鲜荷叶。

评议：脉滑数为病有热，左关带弦则为肝之病。肝开窍于目，肝之液为泪，患者涕泪稀少亦可说明其肝阴之虚。邪热上扰心神，痰热蒙蔽心包则时懊忱不安，神形呆滞。故应清暑泄热、平肝泄木，为防痰热蒙蔽心包，则佐以芳香豁痰之品。方中连翘心、青蒿梗、金钗石斛、益元散、杏仁、焦山栀皮、鲜荷叶等清暑泄热；钩藤、羚羊角、白蒺藜、飞青黛平肝泄木，以防痉厥之变；天竺黄、竹茹清痰热；川郁金、鲜石菖蒲根芳香豁痰。

时邪

屡进滋清之剂，憎寒恶热俱减，近增咽喉肿痛，又属肺胃火炽，兼夹客邪。脉仍濡小数，左稍带浮。新感先宜祛除。玄参三钱，炒黑荆芥一钱，连翘二钱，炒牛蒡子一钱五分，鲜石斛四钱，鲜生地四钱，银花三钱，甘菊花一钱五分，土贝母二钱，夏枯草一钱，竹叶二十张。

评议：屡进滋清之剂，憎寒恶热俱减，体内正气尚能耐攻。近风温侵袭，邪郁肺卫，热蕴成毒致咽喉肿痛，故应先祛邪。方用银翘散加减辛凉解表，清肺胃热。脉濡小数则阴虚有热，加生地黄、玄参、石斛清热滋阴，加甘菊花、土贝母、夏枯草增强清热之效。

感风辄觉头痛，血虚可知。寒热似疟，作止无定，营卫虚而欠和也。日来咳嗽时作，又微有时序温邪自肺袭入。兼顾为宜。脉初持濡小，久按则左关带弦，右寸关微带滑数。拟方候正。西洋参一钱五分，连翘一钱五分，牛蒡子一钱五分，黑荆芥一钱五分，粉丹皮一钱五分，北杏仁三钱，水炒竹茹一钱五分，纯钩钩三钱，川贝母二钱，生米仁六钱，胡麻仁三钱，杭菊花一钱五分，经霜桑叶一钱五分，冬瓜仁三钱，枇杷叶三张。

痧疹

痛经旬余，痧回太早。肺胃蕴蓄之遗邪蒸而为痰。自阳明气分而扰及心营，又激动肝胆郁火。五日来，神识语言乍明乍昧，甚且瘛疭无定，有不能自主之候。自觉冷者，非真寒也，亦营阴暗耗，触动冲气使然。干咳少痰，大便四日不更衣，肺热又下移大肠。脉得六至，左寸较数，关双弦，右兼洪滑，两尺欠静。舌苔微黄，中稍带灰浊。拟清营育液，平木涤痰，佐以芳香通神之品，去其蕴热。鲜生地，金石斛，赤茯神，粉丹皮，川贝母，陈胆星，紫雪丹，黑山栀，瓜蒌皮，川郁金，纯钩钩，辰砂拌灯心，石菖蒲，竹沥。复方：去柴胡、灯心，加连翘、石膏。

咳嗽

肝阴素本不足，木火上冲，肺失顺降，去冬迄今，小有咳嗽。肺开窍于鼻，肺之络又会于耳中，窍与络均失清肃，自有鼻息不宣、耳时作鸣之候。日来目糊多眵，亦木火凌金使然。脉左濡小近弦，右寸关滑中带数。脾胃中又必有稠痰湿浊，宜兼顾之。西洋参，青黛拌蛤壳，茯苓，橘红，宋制半夏，经霜桑叶，生米仁，制女贞子，粉丹皮，石决明，冬瓜仁，杏仁，枇杷叶露。

评议：肝阴不足，木火上冲，而目糊多眵，脉左濡小近弦。木火凌金，肺失顺降，则发为咳嗽，有鼻息不宣、耳时作鸣之候。右寸关滑中带数，则脾胃中有稠痰湿浊。故治疗宜兼顾之。方中制女贞子、西洋参、青黛拌蛤壳、粉丹皮、霜桑叶、石决明滋肝阴泄肝火；经霜桑叶、冬瓜仁、杏仁、枇杷叶露等肃肺化痰止咳；茯苓、橘红、宋制半夏、生薏苡仁等健脾化湿和中。

热减咳缓，肝肺有平降之机，所嫌者脉沉细而数，阴未充复耳。西洋参一钱五分，麦冬二钱，茯苓三钱，地骨皮三钱，制女贞子三钱，旱莲子三钱，川贝二钱，刮白淡鳖甲三钱，杏仁三钱，粉丹皮二钱，川石斛四钱，冬桑叶三钱，生蛤壳五钱，藕肉一两。

咳嗽缠久，肺阴自虚，子虚则母亦虚，自有此候。脉嫌濡小，再以培土生金法治之。参须五分，怀山药二钱，茯苓三钱，炙甘草五分，炒薏苡仁六钱，青盐制陈皮一钱五分，野百合一两，杏仁三钱，川贝母二钱，款冬花一钱五分，红枣四枚，糯稻根须五钱。

评议：脾胃是脏腑之气出入升降的枢纽，脾肺母子相生、经络相关。脾为土，肺为金，脾为肺之母，肺气是否充足，赖于脾之生化功能是否正常。从脾肺二脏的经络关系看，《灵枢·经脉》曰："肺手太阴之脉，起于中焦，下络大肠。"肺之经气亦来源于脾。咳嗽缠久，肺脾俱虚，故应用培土生金法，补益脾土来使脾的功能恢复正常，来治疗肺脏亏虚之证。方用参苓白术散化裁，加野百合、杏仁、川贝母、款冬花养阴润肺、化痰止咳，糯稻根须养阴益胃。

脾弱不能散津上输，口渴却不喜饮，又胃中所纳之水谷不生津液，最易化痰饮化湿。咳逆喉有嘶音，及胸腹之肿胀，一时未得遽减，皆本乎此。脉右关之弦稍缓，余俱如昨，拟煎丸分进，缓以平之。西洋参，生米仁，茯苓，宋制半夏，川贝，通草，大腹皮，海石，蛤壳，川石斛，杏仁，青盐制陈皮，冬桑叶，枇杷叶。丸方：茯苓，陈皮，制半夏，生米仁，制香附，西洋参，鸡内金，血余胶，蚶子壳。

湿留脾经，肢节作痛，继以去秋燥邪传及肺阴，咳嗽缠绵，音出欠亮，脉郁。治脾碍肺，治肺碍脾，殊为棘手。生薏苡仁，冬瓜子，大豆黄卷，川贝，杏仁，经霜桑叶，生蛤壳，马兜铃，通草，蝉衣，青黛，枇杷叶。

失血缠久，又兼咳嗽不已、失音，肝肾自虚，虚而夹痰阻其络，左胁亦作痛。脉细数，左带弦。虚损已成，难治奚疑。西潞党参三钱，海石粉拌大熟地四钱，粉丹皮二钱，旱莲草三钱，杏仁三钱，川贝二钱，生米仁六钱，玄参三钱，青黛五分，蛤壳五钱，蝉蜕一钱五分，冬桑叶三钱，藕肉一两，败叶子五只。

评议：失血缠久，阴亏火炎，上刑于肺，必耗肺阴，肺为肾之母，肺病则肾水无以生，肝肾俱虚。肝气横逆犯脾，脾失健运，痰湿内生，肝络痰凝，左胁作痛。该病总属木火刑金，金破不鸣。方用海石粉拌熟地黄、旱莲草、藕肉、杏仁、川贝母、玄参、蛤壳、蝉蜕、冬桑叶清肝养阴，润肺止咳，党参益气养阴，健脾摄血；粉丹皮、败叶子凉血止血。

症起去冬，呕吐清水，间杂谷食，明是肝木太盛，扰动胃中伏饮所致。继以咳嗽失血，音出不扬，又属木火凌金，阴液受伤矣。脉濡滑带弦。治饮宜温，治咳宜清，用药最易触忤。胖大海去砂肠，燕窝屑，旋覆花，蛤壳，枇杷叶，海石，川贝母，北杏仁，经霜桑叶，蝉衣，糯稻根须，藕节。

春分节前，咳嗽加甚，当时阳升扰肺，肺失顺降所致。心如散而时或惊恐，又属营阴暗耗，兼以胆汁不足也。气逆不得寐，胁中隐痛，肝肾亦少摄纳，脉濡小，右寸关微弦而带数，痰火又夹杂于中。宜以清补并进。大熟地，高丽参，连心麦门冬，猪心血拌丹参，抱木茯神，猪胆汁拌炒枣仁，海石粉，生蛤壳，杜苏子，金沸草，沉香末。

阴虚夹湿，咳嗽面浮，咽痛，寒热作潮，纠缠不已。脉虚数。久延有虚损之虑。北沙参二钱，生米仁六钱，川石斛四钱，白杏仁三钱，川贝一钱五分，茯苓三钱，生蛤壳三钱，淡秋石五分，绵茵陈二钱，经霜桑叶一钱五分，海石三钱。

卫虚则增寒，营虚则发热，咳嗽近又加甚，痰为之阻，脾胃亦困于湿也，湿邪夹心火下注，故水溺亦黄赤。脉濡数，左稍带弦，右寸关兼滑。补益中佐以祛湿清营，未识应否。西潞党参三钱，生绵芪二钱，茯神三钱，连心麦冬一钱五分，杏仁三钱，川贝母一钱五分，淡鳖甲三钱，生米仁六钱，绵茵陈二钱，粉丹皮一钱五分，淡竹叶一钱五分，莲子六粒，红枣四枚。

痰少呛稀，脉弦亦减，病有退机矣。其寒热作潮，一轻一重，腹痛偏右，饮食欠醒，营卫虚而脾胃不和也。前法加以补益。东洋参一钱五分，茯苓五钱，真茅术一钱五分，新会皮一钱五分，制半夏一钱五分，桂木四分，饴糖三钱，白芍一钱五分，炙甘草五分，生米仁六钱，炒谷芽四钱，煨姜二片，红枣四枚。

评议：本病属营卫虚而脾胃不和，寒热作潮，恐由外感表虚证发展而来。腹痛偏右，痰少呛稀，乃中焦不健。方用小建中汤加减补益中气，其又蕴含桂枝汤之意调和营卫；六君子汤加生薏苡仁、炒谷芽益气健脾，化湿开胃，以杜生痰之源。

痰气阻郁，干咳，呼吸不利，诊时手指掣搐，脉来沉涩。病非轻浅，诸宜谨慎。杏仁三钱，川贝二钱，苏子二钱，旋覆花一钱五分，海石二钱，蛤壳五钱，茯苓三钱，橘红一钱，通草一钱，瓜蒌皮、子各二钱，竹茹一钱五分。

　　干咳少痰，属肝火冲肺。感风头辄觉痛，是外风引动内风也。手足心热，时或汗溢，又为心肾不足，以肾主五液、入心为汗故也。脉初持左关独弦，右寸濡于诸部，久按则右濡于左，舌中光绛。治以滋清。海石粉拌大生地四钱一钱五分，杜煎驴皮胶一钱五分，黑豆衣三钱，杏仁三钱，川贝二钱，茯神三钱，青黛拌蛤壳五钱五分，炒黑滁菊一钱五分，粉丹皮一钱五分，冬桑叶三钱，连心莲子二十粒，枇杷叶三片。

　　痰阻肺气，咳逆欲呕，身潮热而时或憎寒，肺气不肃故也。脉濡滑。取效极不易。苏子二钱，杏仁二钱，川贝二钱，旋覆花一钱五分，海石三钱，蛤壳五钱，川石斛四钱，地骨皮三钱，橘红一钱，茯苓三钱，生米仁六钱，冬瓜子三钱，经霜桑叶一钱五分。

　　肝肾素本不足，加以操用神机，则心火上升尤易。因感冬温，肺失清肃，引动脾胃中素蕴之痰湿，又兼肝木内扰、脾土受伤。初起憎寒，继胸不舒快，腹胀且坚，便溺不爽，甚且咳逆上气，喉间作鼾齁之声，近则夜寐欠安，时复烦躁。烦出于心，躁出于肾，致呼吸急促，肾气亦不能收摄。经云心肺有病而鼻为之不利，即此候也。脉初持两手皆细，得六至之数，中候关双弦又带滑，重按更劲而少韵，尺左弱于右。考细数为阴虚阳浮，左关之弦为肝木自旺于本宫，右关亦弦则木强土弱已极，兼滑象者，以胃聚痰聚故也。左尺比右较软，阴津亏损无疑。据脉合症，五脏皆虚，又夹痰湿，用药殊属掣肘。议用摄补肝肾法，佐以培脾救肺，而运化痰湿之品亦不可少。蛤粉拌炒陈阿胶二钱，枸杞子三钱，潼蒺藜三钱，抱木茯神三钱，生米仁六钱，杏仁二钱，紫衣胡桃肉四钱，青盐制陈皮一钱五分，宋制半夏一钱五分，怀牛膝二钱，怀山药三钱，海石三钱，经霜桑叶二钱，枇杷叶二片。

　　二诊：昨连次咳逆，夜不得寐，良由阴沉阳浮，痰阻其气，以致金水不相承抱，脉两手依然细数虚弦，今仿都气法，再加重以镇邪之品。沉香末拌大熟地四钱四分，茯神三钱，枸杞子四钱，蛤壳四钱，杏仁二钱，海石三钱，胡桃肉四钱，怀山药三钱，川贝粉拌阿胶二钱，怀牛膝二钱，盐水炒五味子七粒，枇杷叶三片，青铅六钱。

三诊：昨进都气法，兼重以镇邪之品，咳逆稍稀，齁鮔声亦略减，腹胀亦不加甚，似有退机，但脉象未能遽减，阴虚难复信然。仍步前法以大其制。沉香末拌原熟地六钱四分，川贝粉拌炒阿胶二钱，炒黄怀山药四钱，枸杞子四钱，五味子三分，枇杷叶三片，盐水炒怀牛膝二钱，青铅六钱，茯神三钱，北沙参三钱，海石三钱，蛤壳一两，杏仁三钱，紫衣胡桃肉四钱。

四诊：脉得五至有余，两关弦劲似少柔缓，三候皆然，症则痰少咳稍，烦躁亦平，呼吸亦渐接续。金水有承挹之机，所嫌腹仍坚满，不能着枕。仍用前法增损。沉香末拌熟地四分，茯神，怀山药，北沙参，五味子，枸杞子，青铅，枇杷叶，制女贞子，怀牛膝，左顾牡蛎，蛤壳，川贝粉拌阿胶，杏仁，紫衣胡桃肉。

五诊：脉象弦数似较昨又稍柔缓，但重按久按更软而少力。连日咳逆虽稀，反添神疲嗜卧，寐中呓语，是元气与营气俱虚。加意摄补以复其元，以安其营，佐以顺降痰气之品。大熟地海石粉一钱五分、沉香末四分拌捣匀八钱，北沙参六钱，连心麦冬二钱，盐水炒五味子五分，枣仁三钱，蛤壳一两，炒黄怀山药四钱，粉丹皮一钱五分，川贝粉拌阿胶二钱，枸杞子四钱，怀牛膝二钱，青铅六钱，连心莲子三钱，茯神四钱。

六诊：脉得五至，惟右寸稍数于诸部，两关重按见弦，浮中二候往来皆柔，右寸渐有神韵，尺亦渐敛，是退机也。咳呛既稀，呼吸得续，寐亦安贴，而口腻及喉间痰滞亦阴津未复之证。守服甘柔摄补，辅以顺气利痰，谅于病机有裨。大熟地沉香末三分、海石粉一钱五分拌捣匀八钱，北沙参六钱，连心麦冬二钱，五味子五分，茯神四钱，枣仁三钱，怀山药四钱，青铅六钱，怀牛膝二钱，枸杞子四钱，左顾牡蛎五钱，陈阿胶二钱，冬瓜子三钱，枇杷叶四钱，蛤壳煎汤代水一两。

七诊：脉得五至有余，较前稍细，左关弦出寸口，沉候更觉少神，右寸濡弱中微带滑，右关按近劲直，两尺软于寸关，左更少藏。痰嗽既稀，而喉间呼吸时减时增。总由金不生水，以致肺失降、肾少纳。土为金母，子虚则母亦虚，大便自有不实之候，脾弱不能散津上输，故口中觉干。元气中馁，卫少外护，故轰热自汗。心营与肾阴日虚，未得收摄，以肾主五液，入心为汁故也。腹胀渐软，左尚板滞，木欠调达可知。议用摄补肝肾，培养脾肺，兼滋心营为主，而重质镇怯、介类潜阳之品亦宜参用。大熟地<small>青盐少许、海石一钱拌捣</small>一两，连心麦冬四钱，炒黄怀山药二钱，人参条<small>淡秋石水拌，另炖冲</small>八分，茯神四钱，盐水炒五味子五分，九肋淡鳖甲四钱，盐水煮左顾牡蛎五钱，酒炒白芍一钱五分，枸杞子四钱，灵磁石三钱，怀牛膝二钱，黑豆衣三钱，枇杷叶四钱，蛤壳一两，青铅<small>三味煎汤代水</small>四钱，小蛤蚧尾<small>重酒拌炒</small>一对五六分。

八诊：脉细软如昨，一呼一吸依然，五至有余，左关弦出寸口，未得敛戢，右寸滑，右关劲直似略平减。症则热退汗稀，喉间鼓扇亦缓，所嫌左右不得侧卧，少腹板滞偏左，是金水既少承揽，肝木亦欠调达，还恐蕴蓄之湿痰阻痹气络，宜补养中兼顾之。熟地<small>青盐少许、海石粉拌捣匀</small>一两，茯苓四钱，枸杞子四钱，怀山药四钱，麦冬二钱，五味子五分，小蛤蚧尾一对，淡鳖甲三钱，白芍一钱五分，橘络一钱，怀牛膝二钱，左顾牡蛎五钱，淡秋石水拌参条，枇杷叶，丝瓜络，蛤壳<small>三味煎汤代水</small>，磁石三钱。

九诊：金不生水，水不涵木，肝阳少降多升，金弱不能制木，势必反侮。昨四鼓身热微躁，气逆急促，以寅卯正肝阳用事之时耳。咽喉较口更干燥，是肺津胃液为木火消烁，以肾主水，无以上伏心火故也。脉数略退，左关弦象稍柔，右关劲直亦和，惟右寸仍滑，两尺尚欠收藏。前法加以苦降咸寒，以苦能坚肾，又热淫于内治以咸寒之意。熟地<small>海石粉一钱五分，川贝粉拌捣</small>一两，怀山药四钱，麦门冬二钱，五味子五分，茯神五钱，秋石八分，天门冬二钱，枸杞子四钱，刮白玄武版四钱，川柏八分，灵磁石三钱，北杏仁三钱，条参一钱，冬桑叶三钱，蛤蚧尾一对，枇杷叶四钱，黛蛤散<small>煎汤代水</small>一两。

十诊：下焦肾虚，上焦气冲，屡进补益之品而上气总不见缓相，有郁结之肝火扰动于中，其身热自汗按时而至，亦属厥阴之见症。昨晚至今反觉腹欠调达，连次更衣，深恐土惫木乘，减纳加肿，险状蜂起矣。脉细软滑数依然，左关又弦出寸口。变法改用参连阿胶汤以消息之，应否未可知也。参条一钱，盐水炒川连四分，蛤粉炒阿胶二钱，茯神四钱，九孔石决明五钱，生杭白芍一钱五分，炒黄怀山药四钱，川贝三钱，青盐制陈皮一钱，淡陈海蜇五钱，大地栗三个。

十一诊：昨进参连阿胶汤法，汗止热稀，气逆略缓，似尚投合。但食少神疲，咽干喉痛，是土为木侮，脾胃日虚，肾水少上承之用使然。脉数颇退，仍见弦滑，重按更形软弱。拟异功合五福煎意，再参前法。人参，抱木茯神，炙甘草，新会皮，川贝海石粉拌熟地，冬术，蛤粉拌阿胶，川连，炒黄怀山药，白芍，糯稻根须煎汤代水一两，或用长须生秈谷芽一两代之亦可。

此症起自冬温，服枳壳、厚朴而寒热退，旋即腹胀气急，痰滞随之。历服肃金平木无及；服桂心、益智热品，忽气往上逆，喘声如雷；又易服葶苈寒品，水失而元气大亏，气喘时重时轻，加以息热及守服滋肾摄补十数剂，喘逆稍安，烦热反多，出汗虚象大著；加服参条，亦未见平。愚意痰火气喘月余，当因喘而虚，非因虚而喘，久则举动气海，胃火亦不潜伏，至热非实火，恐是肝家郁热，因滋肾水之药力远不救近，故先热而后喘，喘因肝阳而发，或亦有之。况冬脉虚数虚弦尚有渐缓渐退，独左关弦出寸口，毫无缓象。则治本须用参地，治标似用凉肝泻肝以抒郁热，或亦近是。惟气急平全，其保全信大菩萨之救援也。此春舫先生笔。

十二诊：脉得五至，左关弦象初见柔缓，右寸关滑亦略减。潮热气急渐平，肿亦安贴，似属退机。小有咳嗽，鼻偶见红，当是阴未充复，肝经郁热循清道而上泄所致。原方加以凉肝滋肺。人参一钱，台冬术一钱五分，茯神三钱，炙甘草五分，新会皮七分，大熟地海石粉一钱五分、川贝粉一钱五分拌捣一两，小川连三分，连心麦冬三钱，怀山药四钱，盐水炒白芍一钱五分，炒丹皮二钱，长须生谷芽一两，蛤粉拌阿胶二钱，藕节一两。

十三诊：六脉不数，左弦右滑又略缓，尺亦渐敛，重按尚软而少力。潮热气急两减，惟左右尚不得眠。经云：左右者，阴阳往来之道路也。以肝之气络为痰热所郁，而曲直之性未能顺遂故也。泄肝之实，补脾之虚，滋养肺胃之阴津，大约不外乎此。竹沥拌人参，熟台术，茯神，小青皮汁，熟地海石粉一钱五分、川贝粉一钱五分拌捣一两，蛤粉拌阿胶，麦冬，白芍，川连，炙甘草，粉丹皮，陈皮，长须生秈谷芽，怀山药，藕节_{煎汤代水一两}。

十四诊：潮热减而不除，阴未充旺也。左右不得眠，手指、右腿稍浮，以肝位居左而气行于右，柔金反受其侮，亦肺之肌表之症。非脾欠运，亦不致缠绵若斯之甚。脉弦滑又减，尺渐敛。前法略为损益。竹沥_{拌纯人参一钱}一瓢，熟台术二钱，茯神五钱，陈橘皮七分，熟地_{川贝、海石粉拌打}一两，阿胶_{蛤粉拌炒成珠}，麦冬_{冬米拌炒黄}一钱，怀山药五钱，白芍二钱，川连_{元水炒黑}三分，粉丹皮_炒一钱五分，生谷芽五钱，小青皮汁三分，炙甘草五分，生米仁、左顾牡蛎煎汤代水。

十五诊：昨夜先气急，继身热，病在肝、逆在肺也。肺主气又主卫，木火夹心阳升扰，故烦热如潮，汗亦有时外溢。便下黏腻似痰，是脾虚失运、湿渗肠胃，非积滞之比。舌中微有灰苔，亦由于此。脉左弦如昨，右滑又略退，六部俱近软弱。议于补中外，稍佐疏达，以宣气机。人参一钱，蒸台术二钱，带皮赤苓五钱，炙甘草五分，原熟地_{海石粉一钱五分拌匀}一两，米炒枣仁一钱五分，生谷芽三钱，阿胶_{蛤粉拌炒成珠}二钱，生白芍一钱五分，炒丹皮一钱五分，青蒿梗一钱，炒怀山药四钱，制香附一钱五分，生米仁_{煎汤代水}三钱。

十六诊：昨进培补少佐疏达之品，交寅卯时小有烦热，气急亦缓，肝阳虽未平，亦脾之信也。脾受肝侮，最畏木气来侵，非尽关脾虚，而微兼脾困。所谓节近春令，若藉木气以抒畅之，或可渐臻佳境。脉滑既减，弦亦渐柔。今拟一方守服三四剂，如无他变，即以后方接起。是否，请小坡先生酌定。人参，茯苓，熟台术，炙甘草，怀山药，粉丹皮，青蒿梗，连心麦冬，生白芍，熟地_{福橘半只去皮核捣匀}一两，制香附，蛤粉拌阿胶，冬桑叶，生谷芽，枇杷叶，生米仁_{煎汤代水}一两。接起方：人参一钱，蒸台术二钱，茯苓五钱，炙甘草五分，熟地_{川贝粉一钱五分拌捣匀}一两，蛤粉拌阿胶二钱，青蒿梗，盐水炒山萸肉，粉丹皮，沙苑蒺藜，米炒麦冬，怀山药，青盐制陈皮，枇杷叶，燕根_{煎汤代水}一两。

　　肺阴不足，肺热有余，时作咳嗽，其口干过甚，是阳明蕴热，津液少于上承是也。脉数略缓。前法加以滋清。西潞党参三钱，海石二钱，茯苓三钱，杏仁三钱，川贝二钱，川石斛四钱，蛤壳五钱，橘红一钱，地骨皮三钱，生米仁六钱，绵茵陈二钱，天花粉一钱五分，冬桑叶一钱五分，枇杷叶三张。

湿热阻郁肺脾，咳嗽泄泻纠缠不已，脉得濡小数，难治之症。茯苓三钱，生米仁六钱，绵茵陈二钱，新会皮一钱五分，制半夏一钱五分，杏仁三钱，大腹皮二钱，煨葛根一钱，炒谷芽四钱，白蔻仁七分，冬瓜皮三钱，缩砂仁二粒。

肺胀

右不得卧为肺胀，由木火凌金所致。日来音出不亮，又属痰阻其气。脉濡小涩，右带弦劲。右又层起瘰疬，病非一端，治已极不易。空沙参二钱，杏仁三钱，川贝二钱，青黛五分，蛤壳五钱，粉丹皮一钱五分，海石二钱，生米仁五钱，胡麻仁三钱，冬桑叶三钱，枇杷叶三片，旋覆花一钱五分。

哮喘

痰阻肺气，宿哮时发，脉濡小，近数近滑。虚人患此，不能除根。杜苏子一钱，北杏仁三钱，旋覆花一钱五分，海石二钱，川贝二钱，茯苓三钱，银杏子肉二十粒，生米仁六钱，冬桑叶三钱，生蛤壳四钱，广橘红一钱，紫菀一钱。

肺主气，宜清肃。木火夹湿热而阻郁清气，哮症之所由成也。每遇喘急则声如曳锯，痰出日以碗计。脉左濡小弦，右偏滑数。数是有郁火，滑主痰，弦为肝体不足、肝用有余，濡小则阴之虚也。拟以顺降痰气，佐以养肝体、和肝用之法。杏仁三钱，川贝二钱，旋覆花一钱五分，海石二钱，青黛五分，蛤壳五钱，白蒺藜三钱，粉丹皮一钱五分，白芍一钱五分，金铃子一钱五分，生米仁六钱，冬桑叶二钱，枇杷叶三片。

嗜酒多湿，湿郁蒸热，热酿为痰，三者阻痹肺气，咳逆时作，纠缠中年之久，肺阴肺气皆受其伤，哮症成矣。哮作而时或谵语梦遗，心体虚而心用恣可知。脉沉小涩，左寸数于诸部。病非一端，不能除根。珠儿参一钱五分，橘红一钱，宋制半夏一钱五分，茯苓五钱，旋覆花一钱五分，海石二钱，生蛤壳一两，北杏仁三钱，川贝二钱，生米仁六钱，车前子三钱，水炒淡竹茹一钱。

呼吸不接

呼吸少续，总由中气益虚，肺失顺降，肾失摄纳所致。腿浮时犹作酸，又属湿热，湿邪羁留阳明委中穴也。脉未得有力。煎丸分进，庶可奏效。西潞党参三钱，土炒冬术一钱五分，茯苓，炙甘草五分，陈皮一钱五分，制半夏一钱五分，杜仲，枸杞子，川草薢，灵磁石，紫衣胡桃肉。晨服金匮肾气丸四钱，用淡盐汤送下。

评议：中气亏则气机升降悖逆。肺主一身之气，肺气亏虚，气失所主，而肾的精气不足，摄纳无权，肾不纳气，则呼吸少续。肾虚水泛，中焦湿热蕴留，水运不行，而致腿浮作酸。本病总由肺肾气虚，治宜补肾纳气，健脾燥湿。方用六君子汤、金匮肾气丸，加杜仲、枸杞子、紫衣胡桃肉增强补肾之功，川草薢利湿浊，磁石入肺肾经，除风湿止痹痛。

痰饮

肝胆气火激动，痰饮湿热，胸次时有觉痛，脉未得敛静。拟以滋养营血中，佐以理痰通络之品。丹参三钱，茯神三钱，枣仁二钱，远志肉一钱，川贝二钱，白蒺藜三钱，青黛五分，生蛤壳五钱，石菖蒲七分，辰砂竹茹一钱五分，橘红一钱。

痰饮减去，风亦渐息，脘痛呕吐得缓，痉厥亦止，惟夜寐不安，营虚而胃不和也。脉弦减，仍濡小。加意和养厥太阴，兼顾阳明可也。高丽参一钱五分，茯神三钱，枣仁三钱，沙苑蒺藜三钱，青盐制陈皮一钱，宋制半夏一钱五分，杭白芍一钱五分，宣木瓜一钱五分，秫米四钱，金铃子衣一钱五分，左顾牡蛎三钱，红枣四枚，莲子四粒。

再诊：脉初持濡小，久按则微带弦滑。滑是有痰，弦为肝风不息，濡小则阴之虚也。养肝体，和肝用，佐以运化痰饮，庶几得法。西潞党参三钱，茯神三钱，枣仁三钱，左顾牡蛎三钱，青盐制陈皮一钱五分，白芍一钱五分，宋制半夏一钱五分，紫石英三钱，纯钩钩四钱，宣木瓜一钱五分，白蒺藜三钱，淡竹茹一钱五分。

评议：肝郁化火生风，肝风夹痰，横窜经络，气血不能濡养机体，则见痉厥；肝木不舒，克脾土而见呕吐。《素问·逆调论》云："胃不和则卧不安。"肝胃两经受病，痰饮停聚于中焦，致夜寐不安。方用二陈汤合半夏秫米汤加减，和中安神，运化痰饮，引阳入阴，加木瓜、蒺藜、金铃子衣、牡蛎等平肝止痉，加高丽参、红枣、莲子加强补气健脾之功。二诊沿用前方，加紫石英、钩藤养肝和肝。

脾虚不能健运胃中之湿浊，痰饮互相结聚，加以肝木未得顺，遂扰动于中。去冬至今，经水不行，上则脘闷若窒，饮食递减，闻谷即呕，甚且一身及面目皆肿，并瘕自左右走移，或攻逆作痛，艰于转侧屈伸，便溺亦欠爽利。脉右得五至有余，气口弦滑相兼，左关沉候见弦，左寸及两尺俱小。舌质光红，中有微白腻苔。据脉验症，是肝木乘侮脾胃之候。肝藏血而脾统之。思虑郁结，伤及厥太阴，藏统失司，经水通而复闭，经水隶于冲任，系于阳明，阳明亦能致胸膈痞闷、月事不下也。所吐浊水，自觉味酸而咸，又属水不涵木，木火升扰所致。水曰润下，润下作咸，木曰曲直，曲直作酸，是其明证。喻嘉言所谓能变胃而不为胃变，亦可知矣。时将近夏，深虑其元虚湿胜，清不升，浊不降，有喘急之变。桂木五分，茯苓五钱，真茅术一钱，枸杞子三钱，新会皮一钱五分，制半夏一钱五分，绵茵陈二钱，制香附三钱，生白芍二钱，沉香末冲二分，旋覆花一钱五分，代赭石三钱，红枣七枚，荷蒂三个。

评议：脾虚不能健运，痰饮互结，肝木不疏，故上则脘闷呕逆，下则经水不行，便溺亦欠爽利。夫胃喜甘而恶酸也。今吐浊水酸而咸，故欲反酸咸为甘，但有用刚药一法，以气味俱雄之药，能变胃而不受胃变也。方用苦寒旋覆花、代赭石重镇降逆；沉香、桂木性芳香，入肝、胃经，行气止呕；枸杞、茯苓、白芍、红枣补益脾气；陈皮、苍术理气健脾；香附、茵陈疏肝清热；荷蒂升清降浊。

中虚夹痰由来已久，加以肝阳化风，扰及阳明，头晕耳鸣，体瘦，肢节麻木，一时并作。日来惊悸多梦，夜寐不安神，心阳亦欠收摄。脉左关独弦，寸尺濡小近数，右三部欠调达。治宜兼补兼和。高丽参，制何首乌，茯神，枣仁，青盐制陈皮，宋半夏，杭白芍，左顾牡蛎，沙苑蒺藜，甘菊，桑叶，生术。

胃有痰饮，脾不能运，兼以肝木扰动，呕恶甚且涌吐。据述经阻已阅三月，又兼气聚成瘕，肝体不足，肝用有余，亦可知矣。脉濡小，按之近数。岂是轻易调治之候。真茅术八分，淡干姜五分，白芍二钱，茯苓五钱，陈皮一钱五分，宋制半夏一钱五分，白蒺藜三钱，金铃子衣一钱五分，九香虫一钱五分，玫瑰花四朵，藕节六枚，制香附一钱五分。

评议：肝失疏泄，脾失健运，横逆犯胃，胃中积聚痰饮，致呕恶甚且涌吐。肝阴血不足，肝失疏泄，升散无制，致经阻兼气聚成瘕。脉濡小则阴虚，数则有热。方用二陈汤健脾燥湿化痰；白蒺藜、金铃子衣、九香虫、玫瑰花、香附、白芍疏肝行气止痛；半夏、干姜散降逆止呕；藕节收敛止血化瘀。

寒热往来，时复呕恶，总属痰饮泛动，以致肺胃欠和。脉濡小且柔。岂是轻易调治之候。柴胡三分，生鳖甲二钱，淡干姜五分，赤苓五钱，青盐制陈皮一钱五分，宋制半夏一钱五分，旋覆花一钱，代赭石二钱，金铃子一钱五分，炒黄秫米三钱，水炒竹茹一钱，红枣四枚。

痰火

肝主谋虑，胆主决断，谋虑不决则郁生，郁久而化火，火蒸而生痰，二者留恋肝胆之络间，多疑多虑多梦，有不能自主之状，脉右弦滑数，不易奏效。茯神五钱，猪胆汁炒枣仁二钱，黑山栀二钱，粉丹皮三钱，石决明一两，天竺黄一钱五分，陈胆星五分，川贝三钱，竹沥六钱，辰砂拌灯心四分，鲜九节石菖蒲汁五茶匙。

君相二火夹痰浊上扰，故清神时蒙，又有不能自主之候。脉右滑，左弦数。一应滋腻之品从缓为宜。茯苓五钱，丹皮二钱，川贝一钱，石决明五钱，天竺黄一钱五分，辰砂拌灯心五分，枣仁二钱，橘红一钱，黑山栀一钱五分，纯钩钩三钱，竹茹一钱五分，石菖蒲八分。

失血

劳神过度，心营自虚，加以思虑郁结，肝脾受伤，肝藏血而脾统之，营阴不足，藏统失司，络中之血为之不守，屡次失血，总者寅卯时为多，则肝体不足，肝用有余之故。血色有黑而如油者，当是脾欠健运，厥阴木火郁蒸阳明也。食纳留中艰化，前曾牙龈肿痛，同是一源之恙。脉本六阳，今诊左寸数而两关弦，弦为木侮之，数为心体虚而心用恣。议用清补兼和，庶与病机有神。高丽参，西洋参，丹参，茯神，枣仁，青盐制陈皮，生米仁，左牡蛎，血余炭，藕肉，丹皮，糯稻根须。

咳嗽缠久，近且失血，肺阴不足，肺热有余可知。脉濡小数。防成虚损。粉丹皮一钱五分，杏仁三钱，川贝二钱，川石斛四钱，青黛五分，蛤壳五钱，茜根炭一钱五分，粉沙参一钱五分，旱莲草三钱，生米仁六钱，藕肉二两，冬瓜子三钱，冬桑叶三钱。

先咳嗽，继失血，因伤动肺络所致。近来寒热交作无定，属肺气之不肃，非营卫两虚之比。脉郁数，左带微弦。宜清肃手太阴。玄参二钱，川石斛三钱，杏仁三钱，地骨皮三钱，冬瓜子三钱，牛蒡子一钱五分，茜根炭一钱五分，黑荆芥一钱五分，粉丹皮二钱，生甘草五分，怀小麦四钱，川贝二钱。

评议：本病为肺阴不足，木火上炎，扰动肺金，而致寒热交作，咳嗽失血。脉郁数，左带微弦，郁数则阴之虚，弦为肝火上炎。治宜清肃手太阴肺兼养阴。方用地骨皮、粉丹皮清肺热兼凉血；杏仁、冬瓜子、川贝母、牛蒡子化痰止咳；茜根炭、黑荆芥止血，加玄参、川石斛顾护津液；怀小麦一药在《长沙药解》中云"入足太阴脾，足阳明胃，手太阴肺经，润辛金之枯竭"，放在此方中养阴润肺，顾护脾胃，实属用药之妙。

客夏因暑热受伤，先失血，自春以来食少脘闷，小便黄赤，脾胃中尚有蕴热。脉郁数。宜清泄为先。茯苓三钱，生米仁六钱，绵茵陈二钱，金石斛三钱，杏仁三钱，通草一钱，经霜桑叶一钱五分，茜根炭一钱五分，竹二青一钱五分，飞滑石三钱。

屡进滋补方法，咳既稀，痰亦少，血亦不来，已渐次收效矣。脉微嫌濡小，阴未充复，加意滋补可也。西洋参一钱五分，麦冬二钱，海石粉^{拌熟}地四钱一钱五分，炙黑甘草五分，炒黑粉丹皮一钱五分，燕窝屑四钱，蛤粉炒阿胶二钱，川贝二钱，茯神三钱，金石斛三钱，北杏仁三钱，胡麻仁二钱，湘莲子二十粒。

土运不及，湿留脾肺，肢体皆肿，咳痰带血，右肋隐隐作痛。脉弦小数。病非轻浅。茯苓，生米仁，绵茵陈，粉丹皮，川贝，杏仁，冬瓜子，茜根炭，旋覆花，海石，通草，忍冬藤，冬桑叶，藕肉。

咯血

咯血缠久，肺阴自虚，虚则金不平木，木反凌金，咳嗽亦相因而起。

去血过多，营亦受伤，胸次嘈杂自有此候，脉初持濡小，久按则右关微弦，右寸微数。拟甘柔滋中，参以清肝平肺之法。西洋参一钱五分，陈阿胶二钱，茯神三钱，北杏仁三钱，川贝二钱，制女贞子三钱，黑豆衣三钱，粉丹皮一钱五分，冬桑叶一钱五分，枇杷叶两张，藕肉一两，旱莲草三钱。

吐血

肝阴素本不足，加以木火凌金，每逢四立、二分、二至节后，则络血上溢，其寒热作潮，亦营阴虚乏、肝阳激动卫气也。脉左濡弦，右稍带数。治之兼养兼和。西洋参一钱五分，淡鳖甲三钱，女贞子三钱，丹皮二钱，金钗石斛三钱，旱莲草二钱，血余胶一钱五分，川贝二钱，杏仁三钱，冬桑叶一钱五分，藕肉捣汁冲一两。

疟疾

疟后脾运不及，湿有余蕴。脉右未得敛静。先宜和养阳明。北沙参三钱，川石斛四钱，生米仁六钱，茯苓三钱，陈皮一钱五分，红枣四枚，宋半夏一钱五分，范志曲一钱五分，生谷芽四钱，绵茵陈二钱。

营阴虚而未和，时犹寒热往来，咳嗽亦作止无定。肺胃之津液未能充复故也。脉嫌濡小。前法加以培补。大熟地四钱，麦冬二钱，制女贞子一钱五分，生绵芪二钱，茯神三钱，炙鳖甲三钱，粉丹皮一钱五分，川贝二钱，杏仁三钱，北沙参三钱，旱莲草三钱，莲子十粒。

久疟伤脾，大便溏泄，脉左关尚弦。所以疟疾未能遽愈。左寸细软，心气不足；右关重按少力韵，脾气虚馁；两尺大而无力，阴分亦亏。服纯阴药则疟难除，服温燥药则津益涸。议用黑归脾加减，勿因补而生疑忌也。嫩绵芪二钱，干熟地砂仁末拌炒三钱，蒸冬术一钱，怀山药二钱，炙黑甘草四分，上党参三钱，归身一钱五分，茯神二钱，枣仁二钱，新会皮一钱，煨姜三片，大枣三枚。如腹胀去陈皮，加木香四分。疟发于阴分，热重者加生鳖甲三钱。

正虚留湿，前曾寒热如疟，平后而体力觉疲，饮食尚钝，脾胃虚而未和也。脉未得有神，左稍带弦。扶补正气，稍佐渗湿之味。西潞党参，茯苓，陈皮，制半夏，海石，生米仁，生冬术，炙甘草，白芍，旋覆花，秫米，绵茵陈。

痫

烦劳则阳升，激动胃中之湿痰。宿病痫厥昨又举发，逾时而甦。脉左弦，右沉滑。拟参沥通络汤加味，以为标本并顾之法。高丽参，竹沥_{姜汁冲}，橘红，仙露半夏，杏仁，丹皮，千张纸，纯钩钩，甘菊，白蒺藜，石决明，茯神，经霜桑叶。

营阴素本不足，加以稠痰浊火阻郁肝胆胞络之间，猝然晕厥，致成痫症。脉初持郁数，久按则弦。不易除根。纯钩钩三钱，川贝二钱，煅龙齿一钱五分，粉丹皮一钱五分，天竺黄八分，茯神三钱，刮白淡龟甲三钱，青黛五分，生蛤壳五钱，竹沥小半杯，陈胆星五分。

湿热湿痰兼夹郁火阻痹肝胆胞络之间，致成痫症。脉郁数，左带弦。病绪絭如，难求速效。小川连四分，黑山栀二钱，粉丹皮二钱，瓜蒌仁五钱，陈胆星五分，石决明四钱，川贝一钱，竹茹一钱五分，赤茯神五钱，辰砂拌灯心五分。

类中

此景岳所谓非风症是也。由营阴素本不足，加以操用神机，木火二气相为煽动，是以风木动摇，有不能自持之候。脉濡小弦，弦为木强，濡小则营阴之虚也。甘柔滋养，兼以介属潜阳，谅合病情。猪心血拌丹参三钱，辰砂拌茯神三钱，大生地四钱，切片金箔拌匀两张，杭菊花一钱五分，生白芍一钱五分，左顾牡蛎五钱，盐水炙玄武版五钱，粉丹皮一钱五分，枣仁三钱，连心麦冬二钱，鸭血炒丝瓜络三钱，淡竹沥一瓢，经霜桑叶三钱。

眩晕

肝气激动痰饮，头时眩晕，身体又复疼麻，交夏则发，明是脾虚夹湿，以脾主肌肉故也。颈左起瘰疬，属肝阴不足兼痰注经络所致。脉濡小，两关微带弦数。统治厥太阴，兼和阳明，谅对此症。茯苓三钱，青盐制陈皮一钱五分，宋制半夏一钱五分，生米仁六钱，绵茵陈二钱，川贝二钱，甘菊一钱五分，粉丹皮二钱，白蒺藜三钱，白芍一钱，海石、藻各一钱五分，冬桑叶一钱五分。

健忘

胃虚阳微，又兼木郁之中。脘痛嗳气减而不除，眠食亦未得安适，体疲、善忘，心脾之营亦虚。脉弦象稍减，重按神力亦少振。前法加意养营。潞党参四钱，土炒于术二钱，抱木茯神三钱，炙甘草五分，陈橘红一钱二分，制半夏一钱二分，龙眼肉三枚，白芍二钱，枣仁三钱，远志肉一钱，益智仁一钱，枸杞子四钱，秫米四钱，制附子七分，大枣三枚。

评议：脾藏意，在志为思，思出于心，而脾应之。今脾虚阳微，心阳虚损，意含不清，心神不宁，使人健忘。《素问·玉机真脏论》云："春脉太过与不及，其病皆何如？岐伯曰，太过则令人善忘，忽忽眩冒而巅疾。"可见肝气上逆亦令人健忘，脉弦则肝之病。方用六君子汤、归脾汤、半夏秫米汤加减理心脾，和营卫，附子温脾阳，益智仁增强益智安神之功，枸杞补益肝脾，白芍走肝脾经，平肝止脘痛。

惊悸

心营素本不足，骤加惊恐，肝亦受伤。肝善升而肺胃少降，痰亦因之而动，其清神时或似蒙，肝火激动痰浊扰及心脾也。脉沉弦郁数，右部更觉不柔。宜兼养兼清，以涤其痰，以安其神。猪心血拌丹参三钱，抱木茯神三钱，猪胆汁炒枣仁二钱，煅龙齿二钱，粉丹皮二钱，石菖蒲汁冲竹沥二钱，真青黛五分，生蛤壳五钱，川贝母三钱，陈九制胆星五分，九孔石决明五钱。

怔忡

心怔营血少也，身微夹热又属肝阴不充。脉细静。宜加意滋养。东洋参一钱五分，制何首乌三钱，茯神三钱，枣仁二钱，归身一钱五分，红枣四枚，青盐制陈皮一钱，宋制半夏一钱五分，远志肉八分，丹参三钱，白芍一钱五分，莲子十粒。

痢疾

湿胜则濡泄，起于去夏，由脾不健，气滞于下而湿又迫之，故纠缠不已也。邪自气分扰及血分，糟粕中夹杂赤积而为痢，已五旬余。脉右滞碍不舒，属肝气郁结。食少纳，属胃阳不升。其口微觉干，明系脾弱不能散津上输。少有咳嗽，肺阴肺气亦被湿蒸蕴伤。脉双弦，右更不柔，且兼有滑大之象，右寸尺近数，左寸尺缓小，久按左三部比右较软。舌质光红，上则散布白苔，有似雪色。据脉验症，是湿内留而阴气亦虚，防成休息。台参须五分，炒黄秫米四钱，赤、白茯苓各三钱，绵茵陈二钱，金铃子一钱五分，焦神曲三钱，酒炒白芍二钱，新会皮一钱五分，宋制半夏一钱五分，黑地榆二钱，粉丹皮一钱五分，干荷蒂四个，红枣四枚，红扁豆花二十朵。

脾运不健，湿阻阳明，症起赤痢，时又濡泄，自去秋迄今。时又腹痛作鸣，里急后重，积多垢少，一昼夜尚痢十余次。此中气大伤，脏阴虚损，又加肝木扰动，故迁延不已也。日来小便不利，尿管觉痛，究属脾胃中湿有余蕴成虚，而下注厥阴。脉初持小，久按则左关带弦，右关郁数。舌苔白中浮厚而腻。培中养肝在所必需，而淡以渗湿，苦以泄热之品亦宜参用。潞党参三钱，生米仁六钱，白芍二钱，茯苓三钱，铃子茵陈二钱，煨木香一钱，茅术炭一钱，川萆薢二钱，粉丹皮一钱五分，血余胶一钱五分，金铃子一钱五分，川柏一钱五分，泽泻一钱五分，藕梢一两，荷梗尺余。

再诊：经云：中气不足，溲便为之变。赤痢休作无定时，犹里急后重，水溺未得分利，尿管仍隐隐觉痛。总由脾胃中有余未尽之湿下注厥阴，所以纠缠不已也。脉两关弦数稍柔，左尺寸软濡小，右寸微欠调达，尺稍起泛。加意和补气血，统治厥太阴、阳明。潞党参三钱，大生地陈酒浸一日，用砂仁末五分拌炒四钱，茯苓三钱，藕梢一两，甘草梢一钱，苍术炭一钱，陈橘皮一钱五分，酒炒白芍二钱，驴皮胶蛤粉拌炒成珠一钱，粉丹皮一钱五分，炒焦槐米一钱，银花炭一钱五分，柿饼炭一钱五分，焦锅滞煎汤代水。

吸受暑湿，留而不去，自少阳而扰及太阴阳明，逐日寒热呕恶泻利，兼有赤痢，诊时适有潮热。脉左弦数，右微兼濡小。舌尖光红带干。清化暑湿中必须顾虑其阴，拟方候正。西洋参一钱五分，钗石斛三钱，六一散三钱，小川连三分，赤苓三钱，青蒿子一钱五分，净银花四钱，白通草八分，鲜荷叶一角，鲜扁豆花二十朵，焦神曲二钱。

暑湿郁热，初起赤痢，邪留阳明，气机不宣，近则寒热往来，又腹痛溏泄。脉小右微数。宜化邪宣气为急。赤苓三钱，绵茵陈二钱，青蒿梗一钱五分，陈橘皮一钱五分，木香五分，六神曲三钱，黑山栀一钱五分，通草一钱，金铃子衣一钱五分，左金丸五分，鲜白扁豆叶二十张，车前草三枚。

痢后脾运不及，湿阻阳明，肢体皆肿，脉弦小涩，谨防成臌。制小朴一钱，茯苓三钱，绵茵陈二钱，制茅术一钱五分，大腹皮三钱，新会皮一钱五分，生米仁六钱，白蔻仁四分，川草薢二钱，砂仁_{研冲}三粒。

呕吐

迩来呕吐稍缓，胸腹时有痛胀，谷食亦复少纳，肝胃升降未得循其正也。脉弦减，仍濡小。大势终属非顺。西潞党参，土炒冬术，炙甘草，陈皮，制半夏，酒炒白芍，木瓜片，枸杞子，炒黄秫米，红枣，荷蒂，生谷芽。

脾虚失运，湿热痰饮阻闭阳明，呕恶时作，又兼食纳留中作胀，大便干结，肠胃血液亦虚。脉双弦，右欠调达。防成噎膈，极宜谨慎。潞党参三钱，茯苓五钱，陈橘皮一钱五分，制半夏一钱五分，淡干姜五分，小川连三分，八月札一钱五分，旋覆花一钱五分，海石三钱，柏子仁二十粒，黑芝麻三钱，桂木拌白芍_{一钱五分}三分，水炒竹茹一钱五分，枇杷叶二张。

评议：脉弦则肝之病，肝失疏泄，横逆犯胃，胃失和降，又兼湿热痰饮阻滞中焦，故见呕恶。食滞胃脘，津液亏虚，大便干结。故用黄连温胆汤合理中汤加减燥湿化痰，降逆止呕，小川连、八月札利湿，竹茹、海石清肺化痰，干姜、枇杷叶、旋覆花降逆止呕，柏子仁、黑芝麻润肠通便。

呃逆

呃平而胸脘作痛，当是痰饮内留、肝胃未和，延久恐成关格。茯苓五钱，橘红一钱，宋制半夏一钱五分，海石二钱，杏仁二钱，瓜蒌皮二钱，白蔻仁五分，川石斛二钱，苏子一钱五分，通草一钱，竹茹一钱五分，枇杷叶三片。

口甘

口甘为脾瘅，由湿热郁蒸所致。近增咽痛，肺胃亦被湿伤，其面有浮气，饮食减少，脾胃弱而运化迟也。脉濡小，按欠调达。前法略为增减，毋事更张。西潞党参三钱，生米仁六钱，茯苓三钱，绵茵陈二钱，新会皮一钱五分，半夏曲一钱五分，红枣四枚，金钗石斛三钱，绿豆衣三钱，杏仁三钱，生谷芽四钱，经霜桑叶一钱五分，佩兰叶一钱五分。

评议：脾瘅病机多属脾虚郁遏内热，脾不升清，胃不降浊，胸脘必痞，饮食减少，口舌必腻。应用健运清化之法，使中焦之气调达。当宗六君子汤加减。方中一味佩兰叶，《素问·奇病论》云："治之以兰，除陈气也。"兰即佩兰叶，其味辛，足以散结；其气清，足以化浊。除陈解郁，利水和营；薏苡仁、杏仁、茵陈、绿豆清利湿热；桑叶疏风止咽痛；红枣、石斛、谷芽等健脾和中。

胃痛

脉两关独弦，余部皆涩。弦为肝病，肝动则必犯胃，木克土也。胃不通降，而木邪攻击，势必痛极发厥，甚则吐逆。今痛缓而右胁板滞，掣疼上延额，盖缘肝木左升太过，右降不及，络脉瘀滞致然。症因由于操用神机，七情郁结，若不怡情悦性，恐变出肿胀、中风等重症，难以调治矣。今拟肝胃两调之法。纯钩钩三钱，化州陈皮八分，炒延胡索八分，宣木瓜八分，白蒺藜鸡子黄拌炒三钱，瓦楞子一钱五分，新绛一钱五分，经霜桑叶三片，左金丸三分，云茯苓一钱五分，归须八分。

评议：操用神机，七情郁结，思则气结，怒则气乱，损伤肝脾，肝失疏泄，横逆犯胃，脾失健运，胃气阻滞，致胃失和降，而发胃痛。肝木升降失常，络脉瘀滞，则出现右胁掣疼。治宜疏肝和胃。方用钩藤、白蒺藜拌鸡子黄、左金丸、桑叶疏肝行气；炒延胡索、归须、瓦楞子活血行气止痛；宣木瓜、新绛通经脉；云茯苓、陈气理气健脾。

素有肝气胃痛，今久不举发而体力疲倦，脉右濡，左弦。用补肝法。西潞党参二钱，砂仁末拌熟地三钱，归身一钱五分，甘枸杞子二钱，化州陈皮二钱，三角胡麻一钱五分，炙甘草三分，川石斛三钱，冬桑叶一钱。

上升之气自肝而出，扰及阳明则胸脘作痛，语言难出，有不能自持之候。脉濡小，两关微带弦数。和中养肝，缓缓图之。茯苓三钱，青盐制陈皮一钱，制半夏一钱五分，炙鳖甲三钱，枸杞子三钱，左顾牡蛎三钱，白芍一钱五分，白蒺藜三钱，制香附二钱，金铃子衣一钱五分，荔枝核四枚。

胁痛

水不涵木，肝气升扰，初则攻胁为痛，今则过胁犯肺为咳，所谓木叩金鸣是也。久延防致见红。脉左仅弦数，右尚平。急当清金平木。麦门冬一钱五分，苏子_{生研捣，调水取汁用}一钱五分，金钗石斛二钱，青黛炒驴皮胶二钱，川贝一钱半，纯钩钩三钱，枇杷叶一钱五分，甜水梨皮一钱五分，北沙参三钱。

再诊：前以清金平木颇效，咳嗽亦稀，左关渐和。细生地三钱，麦冬一钱五分，陈清阿胶二钱，北沙参三钱，川石斛一钱五分，川贝一钱五分，青黛五分，苏子汁一钱五分，钩钩三钱，枇杷叶三片。

评议：肝郁化火，上逆侮肺，则见胁痛咳嗽，脉左弦数亦可知，治宜清肺泄肝，顺气降火，方用紫苏子、川贝母、枇杷叶、甜水梨皮清肺化痰止咳；麦冬、石斛、驴皮胶、北沙参养阴生津敛肺；钩藤、青黛清肝火。再诊时继以前方清金平木之法，加生地滋阴润肺。

腹痛

上升之气自肝而出，气有余便是火。肝火肝气之有余，实肝血肝阴之不足。宿病腹痛举发，甚且呕吐，是木来侮之，兼湿扰阳明也。其精关不禁，虽属心肾不交，亦湿热下注使然。脉左濡小弦，右郁数。宜标本两顾，庶几近之。生米仁六钱，川萆薢二钱，茯神三钱，青盐制陈皮一钱，宋制半夏一钱，黄秫米四钱，粉丹皮一钱五分，金铃子衣一钱五分，刮白鳖甲三钱，左顾牡蛎四钱，桑螵蛸一钱，莲须一钱，橘核三钱。

蓄血腹胀

积血渐去，腹坚得软，肝喜疏泄，脾亦能运可知。脉比前较流利。加意和养肝脾，自有效验。茯苓三钱，生米仁三钱，金铃子衣一钱五分，铃子茵陈二钱，小青皮一钱，酒炒白芍一钱五分，小茴香一钱，制香附二钱，鸡脏胫一钱，瓦楞子五钱，炒麦芽三钱，车前子二钱，荔核四枚。晨服资生丸三钱，砂仁汤送下。

便秘

热留阳明，仍复不食不便，肠胃血液受伤，亦能致腑气秘结。脉右左浮数，舌苔垢腻。宜意滋清，以存阴去热。西洋参一钱五分，生首乌三钱，鲜石斛三钱，黑山栀一钱五分，瓜蒌皮一钱五分，杏仁三钱，川贝二钱，肥知母一钱五分，飞滑石三钱，竹茹一钱五分，松子肉十粒，芦根汤代水。

瘕

肝木乘脾气聚成瘕，攻逆则高突痛胀，又似臌状，脉双弦，难治何疑。茯苓三钱，大腹皮一钱五分，川郁金一钱五分，绵茵陈二钱，蚆子壳五钱，小茴香一钱，生米仁六钱，金铃子一钱五分，制香附二钱，制苍术一钱，橘核一钱五分，椒目一钱。

屡进和养足三阴、兼顾阳明之剂，瘕得减而滞碍作胀，仍自大小腹走移，近增泄泻，是肠胃湿有遗蕴，亦脾土虚而肝木乘之也。脉未柔缓，按之仍细而少力。通补兼施，未知应否？潞党参三钱，生于术一钱五分，怀山药二钱，茯苓三钱，菟丝子三钱，沙苑蒺藜二钱，白芍一钱五分，制香附二钱，小青皮八分，小茴香一钱，荔枝核四枚。

瘕小利稀，谷食加纳，厥阴肝、太阴脾、阳明胃渐有充复之机。脉较调达。前方宜加意和养。赤苓三钱，生米仁六钱，制香附二钱，橘核一钱五分，小茴香一钱，金铃子衣一钱五分，小青皮一钱，鸡肫皮一钱五分，蚶子壳五钱，荔核四枚，酒炒白芍一钱五分。

痰少咳稀，谷食加纳，肺胃津液渐有充复之机，体力倦怠，元气自馁，瘕聚时犹攻逆，亦木少水涵使然。脉数减，仍濡小。再宗前法，以大其制可也。东洋参二钱，大熟地二钱，怀山药四钱，茯神三钱，制女贞子二钱，玄武版四钱，肥玉竹二钱，麦门冬二钱，海石二钱，青盐制陈皮一钱，蛤壳三钱，青铅三钱，川贝三钱。

臌

脾为湿困，加以肝木乘之，腹胀且痛，已至脐突筋露，脉沉小涩。臌症已成，难治奚疑。生米仁六钱，制香附二钱，绵茵陈二钱，茯苓皮五钱，陈皮一钱五分，大腹绒二钱，白蔻仁六分，广皮二钱，鸡内金一钱，缩砂仁二粒，制小朴一钱五分。

肿胀

脾运不及，湿留阳明，肢肿亦未全消，腹中时或漉漉作鸣，其小便赤短，泄泻作止无定，此中气不足，溲便为之变是也。气虚夹湿，津液不生，自有口干体瘦之候。脉仍濡小，右关较诸部稍数。前法加以培中。茯苓三钱，生米仁六钱，绵茵陈二钱，川草薢二钱，大腹皮二钱，新会皮一钱五分，冬瓜皮三钱，车前子二钱，生野术二钱，细石斛三钱，红枣四枚，糯稻根须五钱。

脾不健运，胃中留伏痰饮，兼以肝木扰动，由来已久。去年时序，郁蒸之湿引动胃中水谷之湿，乘中气之失和，而下注足三阴，肿自足起，上行腿臁。自春徂夏，肝木自旺，又值湿之用事，甚且肿及胸腹，几满缺盆。湿郁既久，必蒸而为热，自气分扰及血分，月事曾不以时下，兼且崩漏缠绵。交秋来，经水虽按期而至，漏亦不作，而经行前后腹中尚隐隐作痛，或觉胀。犹是肝脾不和，阳明失阖，兼肝气内扰使然。以肝藏血而脾统之，又经水隶于冲任，冲任隶于阳明也。上见咳嗽，痰有嘶音，肺气素本不肃亦可知矣。今诊脉初持五至，久按则两关带弦，左欠调达，右更不柔，寸近滑数，只濡小，舌苔微白。据述带黄。合脉与症，虚实错杂，木又侮之。宜和中渗湿，佐以平木，更须慎起居，节饮食，戒嗔怒，否则恐有中满成臌之虑。茯苓三钱，青盐制陈皮一钱五分，宋制半夏一钱五分，生米仁六钱，制香附二钱，海石三钱，大腹皮绒三钱，旋覆花一钱五分，白芍二钱，金铃子衣一钱五分，玫瑰花一钱，藕肉一两。

进和中渗湿平木之剂，两手脉之弦滑数及濡小，与昨相仿。舌中微陷，属心体不足，心用有余，左寸脉数应之。苔带微黄，是有湿中之热，郁蒸阳明，右关比左较弦可证。据述颈右作痛，常自巅顶走移，显是肝阳化风，兼夹湿痰上扰清空。腹左气满成痏，时或攻逆脘中，所谓厥阴肝木顺乘阳明，即此候也。昨法略为损益，无事更张。茯苓，青盐制陈皮，白芍，金铃子衣，白蒺藜，丝瓜络，海石，纯钩钩，宋制半夏，生米仁，制香附，大腹皮绒，藕肉，冬桑叶，九香虫。

关格

自秋迄今，营阴日虚，肝火时犹易升，消烁肺胃之津液，体力懈怠，口舌及咽喉干燥过甚，兼之痰稠带灰、咳不易出，其全不纳谷，亦由稠痰浊火阻菀气机。以清阳之位而为痰火上据，未免贻累心营，所以夜不成寐。

胃不和则卧亦不安，胃与大肠同属阳明，阳明血液虚燥，大便五六日更衣，且解时亦殊觉艰难。左胁下肋中部位隐痛作止无定，又属肝血暗耗，气失疏泄。动辄气急之由，由于肾少收摄，以肾主纳气故也。肾又主二便，肾虚则大便坚涩，水溺亦短少黄赤。脉轻举满手皆濡，重按则左关弦劲，右寸关滑数相兼，左寸往来欠匀，左尺比右更少韵。据脉验症，是阳结于上，阴枯于下，又兼痰火错杂于中，渐成关格。岂是轻易调治之候。谨拟喻西昌清燥救肺汤加减，亦佐曤仙琼玉膏，未知应否。人参须，陈清阿胶，米炒麦冬，炙甘草，金钗石斛，茯神人乳拌蒸，川贝，叭咀杏仁，胡麻仁，经霜桑叶，糯稻根须，枇杷叶，梨汁，蔗浆，燕根汤代水。曤仙琼玉膏，用冬瓜子汤送下。令祖尊恙关格已成。按关格自《金匮》以下唐宋诸书皆谓不治之症，勉拟煎膏二方，虽竭尽心力，亦不过循理按法，未必见效。愚见恐交大雪节，还防加剧，尤当加意。

再诊：黏腻之痰略见减少，似属药症投合。其口干不寐、大便艰滞，犹是津液不生、肺胃未清之故。左足微肿，又属脾失健运、阳明郁蒸之湿，疏注足三阴也。脉左如昨，右寸关滑数略缓。原方谨为加减，试观后效何如。参须，陈阿胶，炙甘草，连心麦冬，人乳拌茯神，胡麻仁，柏子仁，杏仁，生米仁，冬瓜子，经霜桑叶，枇杷叶，糯稻根须，梨汁，霍山石斛，蔗浆，川贝。燕根汤代水煎服。

三诊：脉左关弦而不劲，右寸关滑数稍减，似属退机。但重按久按六部俱软而少力，舌上扪之较干，是元气与津液日虚，大势仍非顺境。其小便频数又短涩欠利，是心火下移小肠，亦金不生水之验。动辄气急，明系肾少摄纳也。黏腻之痰既少，滋阴纳气之品正可进商。参须，淡天门冬，川贝，淡肉苁蓉，连心麦冬，人乳拌茯神，建莲子，枸杞子，柏子仁，枣仁，阿胶，炙枇杷叶，龙眼肉，金钗石斛。燕根汤代水。

四诊：津液不足即是虚，生津液即是补。三日来宗喻氏清燥法，昨又加以纳气法，其口舌干燥、痰稠艰出、动即气喘及手足浮肿、眠食不安诸症，一时未能遽减。总由元气中馁，津液不生，肝过升而肺胃少降，肾少摄纳，故屡治无功也。脉左关仍弦，右寸关尚微带滑数，六部软而无力，亦与昨相仿。脉症参详，总在险途。参须，陈阿胶，盐水炒枣仁，川贝，枸杞子，连心麦冬，枇杷叶，莲子，人乳拌茯神，知母，整玉竹，淡肉苁蓉，左顾牡蛎，制女贞子，龙眼肉，金钗石斛。燕根汤代水。

五诊：脉左比昨较细，右寸促数，右关劲直无韵，而尺更软弱，是精气神三者已离之象。舌敛缩，扪之较干，呼吸亦急促少续，津液亏极。虽痰火渐去，无如本实先拨，求其枝叶未有害也，难矣。高丽参，茯神，淡天冬，左顾牡蛎，川贝，潼蒺藜，南枣，莲子，阿胶，整玉竹，麦冬，枣仁，枸杞子，女贞子，龙眼，金钗石斛。燕根屑汤代水。

六诊：两手脉浮中沉三候，左部之细与昨相仿，右寸仍促数，右关仍劲直无韵，尺之软弱亦未能稍振。舌复敛缩而干，明是元气不复，津液不生化源机竭之候。年逾六旬，患此难为力矣。谨拟扶元滋阴，兼以充养津液，佐以清痰火，勉应台命。高丽参，玄参，阿胶，麦冬，人乳拌茯神，北沙参，南枣，龙眼，枣仁，川贝，枸杞子，整玉竹，左顾牡蛎，制女贞子，莲子，金石斛。燕根汤代水。

淋浊

脾胃之湿夹心火而流注肝肾，又下移小肠，小便频数而欠利，腹中自觉有一团热气扰动于中，兼且溺管作痛，时或淋浊。脉左关弦而不柔，右关大于诸部，左寸及两尺俱濡数。以年高而患少年之症，难治可疑。拟参连饮合导赤散加减。高丽参，小川连，根生地，赤茯神，淡竹叶，连心莲子，甘草梢，制女贞子，金石斛，粉丹皮，辰砂拌灯心，川柏秋石拌。

遗泄

遗泄缠久，心肾自虚，加以脾运不及，湿郁蒸热，夹君火下注厥阴，亦能致精关不固，腹左按之板滞，亦肝木之曲直未能遂其理也。脉欠调达，左寸数于诸部。只宜缓图，难期速效。丹参三钱，抱木茯神三钱，猪胆汁炒枣仁二钱，远志肉八分，川郁金一钱五分，生薏苡仁六钱，茵陈草二钱，川黄柏一钱，连心莲子十五粒。刘松石猪肚丸每晨服三钱，淡盐汤送下。

再诊：遗泄伤阴，阴虚则木失所养，腹左滞碍欠和，精关仍复不禁，是不仅厥少阴发病，而阳明肠胃亦必有湿热郁蒸。脉左关微带弦数，右欠流利。仍宗前法，以大其制可也。猪心血拌丹参三钱，抱木茯神三钱，盐水炒枣仁三钱，大生地四钱，连心麦冬二钱，白芍二钱，刮白玄武版四钱，川石斛三钱，川柏一钱五分，左顾牡蛎四钱，铃子茵陈一钱五分，连心莲子二十粒。

结核

脾虚运迟，湿留阳明，热蒸作潮，时或憎寒，及颈左结核，皆因卫气疏而不固，营阴虚而不和，又兼痰阻其络，是以纠缠。若此脉大而偏右，按之又近弦，病非轻浅，极宜加意谨慎。潞党参三钱，九制何首乌三钱，生于术一钱五分，清炙甘草五分，青盐制陈皮一钱五分，绵茵陈二钱，白芍一钱五分，川贝母二钱，云苓三钱，冬瓜仁三钱，生米仁五钱，海藻一钱，红枣四枚。十剂后，转方去茵陈，加沙苑蒺藜、粉丹皮二味，于术加五分。

乳核

乳核缠绵，由肝阴不足，阳明暗耗，兼痰阻气络所致。颞颥微肿，手指颤振，轰风耳鸣，亦属阴未充复，阳未潜藏。脉濡小近数，左带微弦。议益阴和阳，中佐以利痰降气。东洋参一钱五分，九制何首乌三钱，鳖甲胶一钱五分，茯神三钱，白芍二钱，左顾牡蛎，缠藤四钱，丹皮二钱，川贝二钱，昆布一钱，海藻一钱五分，夏枯草一钱五分，橘核一钱五分，丝瓜络二钱，青橘叶十张。

瘰疬

营阴暗耗，痰阻气络，兼以肝脾郁结，肢体层起瘰疬。脉来濡数带弦。

不易奏效。生地三钱，茯神三钱，枣仁三钱，川贝三钱，白蒺藜三钱，白芍二钱，忍冬藤三钱，昆布二钱，海藻二钱，鳖甲胶二钱，夏枯草一钱五分，橘红一钱五分，丹皮二钱，丝瓜络二钱。

瘰疬由胆汁不足又兼夹痰所致。暮夜发热，腹侧瘕聚攻痛，阴虚血燥，气亦不舒。木强则土弱，谷食少纳，肢末微肿，自有此候。脉濡数近弦，左更不柔。先宜养肝之体，以和其用。真沙苑蒺藜三钱，酒炒白芍二钱，鳖甲胶三钱，粉丹皮一钱五分，左顾牡蛎五钱，茯神三钱，橘红一钱五分，三角胡麻一钱五分，川贝母二钱，生米仁六钱，海藻一钱五分，荔核四枚。

经阻

肝藏血而脾统之。思虑郁结，伤及肝脾，藏统失司，月事不以时下，少寐溏泄，营虚夹湿，木侮之也。脉濡小，按之又不甚调达。仿归脾意，丸以缓调可也。西潞党参，冬术，茯神，炙甘草，归身，白芍，远志肉，枣仁，制香附，粉丹皮，茜根炭，牛膝，白薇，血余炭。上制末，量加炼蜜和丸。每晨用淡盐汤送下四钱。

肝脾虚滞，经水仍不至，近增脘闷恶心，是阳明亦受病矣。前法加意和养，毋事过期速效也。丹参三钱，归身一钱五分，茯苓三钱，制香附二钱，楂炭一钱五分，茜根炭一钱五分，牛膝炭一钱，粉丹皮一钱五分，茅术炭一钱，川郁金一钱五分，藕梢一两。

评议：肝失疏泄，脾失健运，冲任失和，经水不至。肝气横逆，胃失和降致脘闷恶心，此方用楂炭、茜根炭、牛膝炭、茅术炭，取其去性存用之意，通经活血，又不让其尽力而为，收放自如；丹参、川郁金、藕梢、归身、香附加强活血行气通经之功；茯苓健脾和中。

脾运不及，湿留阳明，经水仍阻，脉亦未得调达，再以前法参用。丹参三钱，粉丹皮二钱，归身二钱，白芍三钱，制香附二钱，山楂炭一钱五分，川郁金一钱五分，茵陈草二钱，茺蔚子三钱，藕节四枚，茜根炭二钱。

月事超前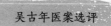

月事素准，近则间或超前，藏血不足而热有余也。脉右关独见弦数，余部俱细静。其血由脾胃蕴热中而来，亦可知矣。议煎丸分进，缓缓调治。生地炭四钱，血余胶一钱五分，丹参二钱，四制香附二钱，白芍一钱五分，粉丹皮一钱五分，铃子茵陈二钱，藕肉一两，川萆薢二钱，归身一钱五分，茯苓三钱。丸方：西潞党参，大熟地，归身，白芍，茯神，怀山药，枣仁，土炒冬术，清炙甘草，枸杞子，四制香附，粉丹皮。上制末，量加炼蜜，同熟地捣匀和丸。每晨服四钱，砂仁汤送下。

胎前咳逆

咳逆欲呕，痰出不爽，属肝火冲肺，胎前至今不已，阴已受伤，诚为重候。北沙参三钱，杏仁三钱，川贝二钱，炙甘草五分，旋覆花一钱五分，海石二钱，蛤壳五钱，茯苓三钱，橘红一钱，生米仁六钱，冬桑叶三钱，枇杷叶三张。

漏胎

据述妊娠已有三月，经水按月而至，较平时减半，似是漏胎，但脉近数，按欠调达，似又属血虚气滞。用药之法养血和血，兼以调气，亦保护胎元之意。炒松生地四钱，陈阿胶二钱，归身二钱，白芍二钱，川断二钱，桑寄生三钱，大腹皮一钱五分，藿香梗一钱。

产后感邪

产后咳嗽寒热，胃痛，肢节酸楚，皆由血虚夹邪。脉形细数。防成怯弱。丹参三钱，黑荆芥一钱，归身一钱五分，生米仁五钱，杏仁三钱，苏梗一钱，白蒺藜三钱，云茯苓三钱，冬桑叶一钱五分，粉丹皮二钱，川贝二钱。

耳鸣耳聋

肾开窍于耳，肺之络亦会耳中。肺受风火，久而不清，则窍为之闭，耳鸣失聪当由于此。其遗泄休作无定，又属心肾失交，兼肝阳不得潜藏。脉左濡小弦，右郁数。滋水养肝，即所以上制心火，而清上宣络之品亦不可缺。水煮熟地四钱，怀山药二钱，玄武版四钱，茯神三钱，石菖蒲六分，龙齿二钱，左顾牡蛎四钱，粉丹皮二钱，冬桑叶二钱，丝瓜络三钱，苍耳子一钱五分，蝉衣七分。丸方：大熟地六两，茯神四两，怀山药四两，枣仁三两，陈萸肉一两，菟丝子三两，金樱子三两，沙苑蒺藜四两，粉丹皮二两，莲须三两，莲子四两。上制极细末，鲨鱼肚一具煮烂，量加炼蜜，同熟地捣匀和丸。每晨淡盐汤送下四钱。

肝阴不足，木火有余，耳鸣失聪，咳嗽鼻塞，纠缠不已。脉稍和。前法加意养阴。西洋参一钱五分，麦冬二钱，杏仁三钱，象贝二钱，茯神三钱，制女贞子三钱，鳖甲三钱，石决明四钱，川石斛四钱，石菖蒲八分，粉丹皮一钱五分，冬桑叶一钱五分，通草一钱。

肾开窍于耳，肺之络亦会于耳中，肺受风火，久而不清，清窍与络俱为之闭，兼以稠痰湿浊扰动于中，故耳钝且鸣日加甚也。脉弦滑两减，按之濡小，右带微数。前法宜加意滋清。粉丹皮，夏枯草，蝉蜕，白蒺藜，石决明，杏仁，川贝，青黛拌蛤壳五分，通草，经霜桑叶，鲜荷叶，生苡米。

鼻渊

三疟之后，上鼻渊，下淋浊，皆由湿热郁蒸所致。脉来近涩。取效极不易。生米仁六钱，绵茵陈二钱，赤茯苓三钱，川萆薢二钱，海金砂一钱五分，川柏一钱，苍耳子一钱五分，淡竹叶一钱五分，粉丹皮一钱五分，冬瓜子二钱，灯草梢一握，通草一钱。

喉痹

喉痹缠久，总属阴虚阳浮。脾运不及，湿郁蒸热，上干肺胃，亦能致咽干脘痛，蒂丁下垂。兼顾为宜。脉濡小，左寸关微带弦数。舌中后有腻白薄苔。复原诚非难事。西洋参三钱，麦冬一钱五分，茯神三钱，制女贞子三钱，淡秋石五分，川黄柏一钱五分，粉丹皮二钱，绵茵陈二钱，醋炙玄武版三钱，连心莲子七粒。

素患喉痹，阴分自虚，加以木火凌金上扰，音出不亮，已三月余矣。脉小数。蒂丁下垂。治法极不易。玄参，海石粉拌生地，青黛，川贝母，杏仁，经霜桑叶，马勃，蝉衣，天门冬，蛤壳，马兜铃，淡秋石，射干。

失音

金实则无声，兼以阳明胃热上蒸于肺，咽痛咳嗽仍复如前，脉未得敛静，拟以甘露饮加减。生地四钱，熟地四钱，天冬一钱五分，麦冬一钱五分，淡黄芩一钱五分，绵茵陈二钱，玄参二钱，杏仁三钱，川贝二钱，生米仁六钱，川柏一钱，经霜桑叶一钱五分，川石斛四钱，枇杷叶三张。

咳嗽缠久，肺阴自虚，虚而夹痰则音出不亮，其蒂丁下垂，咽喉碍痛，阳亦不潜。脉濡小近数，左带微弦。不宜轻视。空沙参三钱，杏仁三钱，蝉蜕八分，马兜铃一钱五分，煅蛤壳五钱，淡秋石八分，杜煎驴皮胶三钱，冬虫夏草三钱，冬桑叶三钱。

痹

病后湿热遗行，乘气血之不充而阻痹气络，腿酸足软，艰以行步。脉濡小，按之又欠达。难期速效。西潞党参三钱，茯苓三钱，生冬术一钱五分，白芍一钱五分，丝瓜络三钱，杜仲三钱，新会皮一钱五分，生米仁六钱，木瓜一钱五分，忍冬藤三钱，归身二钱，桑寄生三钱，川萆薢二钱，左顾牡蛎三钱，沙苑蒺藜三钱。

再诊：气血不充，湿阻经络，足跟尚不任地。脉未得流利。前法略为加减，不必更张可也。西潞党参三钱，茯神三钱，生冬术一钱五分，归身二钱，杭白芍二钱，川柏一钱五分，木防己一钱五分，川牛膝二钱，宣木瓜一钱五分，川萆薢二钱，忍冬藤三钱，丝瓜络三钱，铃茵陈二钱，晚蚕沙三钱。

湿热湿痰阻闭经络，痛自肢体走移，近则颈亦不和，艰于转侧俯仰。脉仍小涩。不易断根。生米仁六钱，川萆薢二钱，大豆黄卷三钱，纯钩钩三钱，宣木瓜一钱五分，白蒺藜三钱，忍冬藤四钱，橘络一钱，制天虫八分，油松节三钱。

肝肾不足，湿热阻痹气络，痛自腿膝走移，脉濡数，病非轻浅。归身，白芍，宣木瓜，茯苓木，生薏苡仁，大豆黄卷，川萆薢，丝瓜络，忍冬藤，苍耳子，野嫩桑枝。

痹痿

阳明脉虚，不能约束筋骨以流利机关，兼之湿气痰留著足三阴经隧，右环跳已肿稍平，而足跟仍不能任地，艰乎步履，并督脉之右侧亦渐高突出。去秋曾咯血，由湿热伤脾胃而致。脾统血，伤则失守，故血自胃中上溢。近来上腭觉干，时或呕水，腹中漉漉作鸣，明是脾弱不能散津上输胃中，又留伏饮邪故也。脉右三部弦滑数相兼，左微带弦数，比右稍濡小。舌苔微黄，中后腻。和补足三阴，兼清养阳明，中必佐以血肉有情之品，庶不离痹经宗旨。大原地，人参，白芍，沙苑蒺藜，薏米，宣木瓜，金石斛，橘络，鳖甲胶，忍冬藤，丝瓜络，白麻骨，猪脊筋。

肿痛两减，汗亦渐敛，余湿又去，足三阴、阳明渐有充复之机矣。其足不任地，起坐尚不能自主，肩臂犹滞碍作痛，是气血不旺，亦筋络未和也。脉弦数大较缓，按之尚未得有力。补养气血，宣通经络，大旨不外此矣。潞党参七钱，大熟地<small>竹沥一瓢拌捣极烂</small>八钱，生于术三钱，归身三钱，白芍三钱，川柏一钱五分，新绛一钱五分，嫩绵芪五钱，金毛狗脊二钱，茯苓木五钱，苍耳子二钱，左顾牡蛎五钱，丝瓜络二钱，鸡血藤胶三钱。

络痛

身热既退，络痛亦缓，肝亦渐敛，厥阴、阳明有充复之机。脉弦数两减，按之仍濡。加意滋养可也。西洋参一钱五分，麦冬一钱五分，茯神三钱，枣仁三钱，制首乌三钱，制女贞子三钱，丹皮二钱，左顾牡蛎五钱，刮白鳖甲三钱，酒炒白芍一钱五分，川石斛四钱，黑豆衣三钱，莲肉十枚。

肩臂痛

脾运不健，遗湿内留，左肩臂仍痹痛，转侧未能自如。按脉稍柔，右尚近滑。湿化热，热蒸为痰，痰阻经隧，亦能致肢节不仁，宜兼顾之。西潞党参三钱，生于术一钱五分，茯苓五钱，陈橘皮一钱五分，制半夏一钱五分，白芍二钱，生米仁六钱，绵茵陈一钱五分，川萆薢二钱，宣木瓜一钱五分，白蒺藜三钱，丝瓜络四钱，忍冬藤四钱，野桑枝六钱。

再诊：气血不足，湿热湿痰羁留阳明，肩臂尚运掉欠灵。脉右濡缓，左带微弦。和补气血为本，佐以和络宣通。西潞党参二钱，生于术一钱五分，茯苓三钱，陈皮一钱五分，宋半夏一钱五分，白芍二钱，鸡血藤膏二钱，生米仁六钱，川断三钱，杜仲三钱，归身二钱，宣木瓜一钱五分，桑寄生三钱，丝瓜络三钱。

肘损伤

又肘损伤方：桃仁四钱，泽兰二钱，归尾三钱，红花一钱五分，赤芍三钱，广木香一钱，乳香一钱五分，没药一钱五分，上瑶桂六分，葱白二枚，野桑枝一尺。

又方：桃仁四钱，泽兰二钱，桂木一钱，红花一钱五分，广木香一钱五分，川断二钱，延胡索二钱，当归四钱，葱白二枚，赤芍三钱，野桑枝一尺。

又方：当归四钱，川芎一钱五分，杜红花二钱，申姜一钱五分，制香附三钱，川断二钱，刘寄奴二钱，赤芍二钱，延胡索一钱五分，桂木一钱五分，野桑枝一尺。

又方：酒炒原地五钱，鹿角胶一钱五分，生香附一钱五分，丹参三钱，川断二钱，骨碎补二钱，桑寄生三钱，上桂心五分，川芎一钱，片子姜黄八分，胡桃肉三钱。

又方：归身，泽兰，广木香，片子姜黄，自然铜，丹参，纯钩钩，野桑枝，麻皮，炒甲片。

腿足痛

气血不充，兼夹风湿，由来已久。近因跌而伤挫其络，痛自右腿足走移，艰于运动。脉近弦滑数。治在足三阴，兼顾阳明。茯苓木即油松节也五钱，大豆黄卷三钱，生米仁六钱，川萆薢二钱，新绛一钱五分，丝瓜络二钱，制香附二钱，川牛膝一钱五分，川断二钱，宣木瓜一钱五分，纯钩钩三钱，忍冬藤三钱，归身二钱，野桑枝八钱。

张畹香
医案选评

张畹香先生，浙江绍兴人，家住绍城洗马池，大约生活于清朝嘉庆、道光、咸丰、同治年间（1801—1871）。张畹香为清代绍派伤寒名家，学术思想独到，临证医术精湛，故曹炳章先生高度评价张氏乃"古越治伤寒温暑之前辈，于医学富有经验"。张氏一生忙于诊务，其著作颇多然已散失，未能刊行于世，此乃学术界憾事！考现存遗著，仅存《温暑医旨》（下简称《医旨》）一卷，《医病简要》（下简称《简要》）一册及其附案《张畹香医案》两卷可见，屈指可数。此外，秦伯未著《清代名医医话精华》，有幸可获些许张氏医话部分。

《简要》（成于1861年间）为裘吉生得之于包越瑚，现收录于裘氏《三三医书》。包越瑚系张氏世交，与张氏子嗣张朴山、张晴岩亦有往来，《简要》及附案《张畹香医案》两卷即从张晴岩处得来。此后，《医旨》（刊于1874年间）于张氏弟子邵纪康处得到。究其内容，《简要》系张氏一生行医经验之精要，《医旨》乃张氏临证辨治温暑之心得。包氏言其大同小异（《简要》叙伤寒、温邪、风温、热入血室、痢疾、疟疾、伏暑等；《医旨》载舌苔辨、伤寒、温邪、风温、热入血室、痢疾、疟疾、暑湿、伏暑、瘄疹等）。而《张畹香医案》为《简要》附篇（刊于1874年间），原系山阴（绍兴）陈吉庭手抄本，后曹炳章先生旅绍期间偶得之，将其收入《中国医学大成》。

纵览全书，《张畹香医案》分上下两卷，多为内科杂病、时症治验，且兼具妇科。根据《中国医籍大辞典》《中国中医药学术语集成》记载，上卷录方剂90首，下卷录方剂110首。笔者研读后发现，该书总体字数不多，载医案近200则，涉及病种广泛，如风温、泄泻、痢疾、腹痛、咳嗽、崩漏等。该书病案记录虽寥寥数语，记述简要，却少有繁芜，字字珠玑，实为启迪后学之榜样。外候、病名、证机、拟法、古方、取药，层层紧扣，次第分明，跃然纸上。

张氏一生医事，就仅存文献记载极少，却仍可从包越瑚所述隐约可见。清朝名医众多，而"吾绍伤寒有专科，名曰绍派"。绍派伤寒滥觞于清中之际，盛行于清末民初，人才济济，著述盈车，张氏即为其中代表之一。张畹香原遵儒家，喜习儒学。壮时读书即爱好医学，博览群书，勤奋好学，天资聪颖。迨中年之时，前来求诊百姓已络绎不绝，近及亲朋好友，远达陌路百姓，著手成春，求诊辄效，一时脍炙人口。晚年，须发如雪、须长盈尺、大面红颜、声如洪钟。业医方面，张氏主张"多读书，多看各家书籍，自然腹中渊博，胸有准绳"的治学理念，至今仍被后学传颂为学医为医的至理名言，不愧曹炳章大赞其"不独医人，还可医医"。张氏时刻秉承绍派特色，既遵仲景，又广泛涉猎各家之学。纵观其案，其所治验，皆贯仲景、河间、景岳、石顽、柯琴、喻昌、又可、天士、麟效诸家，尤其得力于叶氏学术精髓，凡案中提及甘寒、辛凉、通络之法，俱为基于叶氏稍做变化而成。尤于滋补托邪调治法最有心得。通过虚心学习他家，研究他人长处，弥补自己不足，不断躬身实践，辨证独具匠心，用药不拘一格，临证经验丰富，医疗效果提高，医名逐渐卓著，遂成江南一带名医。其子嗣张朴山薪传其学，虽不及先生，亦善病后调理。

张氏毕生致力于时症研究，对内科各类疑难杂病的诊治也颇有建树，且对妇人经带胎产及五官科亦有独到经验。其案因机证治、理法方药各有侧重描绘，深得每案机要。如四诊上，望闻问切皆有体现，症状采集详尽细致，尤重察舌验苔，且针对重症往往以脉鉴别诊断并测其预后；辨证上，参诸家学说，慧眼独具，遵古而不泥古，心中自有一套心得法门；治法上，基础理论扎实，采众家之所长，案中诸如"拟清金平木法""甘寒法""当祛余风热"此类明晰呈现，实则体现先生案案心中有数与其宽大无比的学术包容性，尤重"畅气机，存津液"要旨；择方上，经方、时方、自拟方皆有，只要取效，皆可为我所用；用药上，字里行间处处绽放绍派寒温一统特色，而又重视江南气候地域自然特点，善治温病，纵使伤寒亦不用麻桂辛温燥烈，而以薄荷、淡豆豉等辛凉之辈蜻蜓点水，用药清轻灵动。

我们现以《张畹香医案》两卷为底本进行整理，结合《医旨》《简要》参合。因原案未列病名，更无归类，今参阅现行中医药高等院校通行本教材，谨遵张氏本意，将疾病重新分类。其中，参照《中医内科学》分类编排内科杂病医案；参照《温病学》等分类编排时症医案；参照《中医妇科学》等分类编排妇科医案及其他医案。并对部分典型医案予以评议解析，命名为《张畹香医案选评》，旨在精进张氏辨治时症内科心法，以指导当下临床实践。

张氏业医数十年，医理多有发微，临证每有效验，堪谓学验俱丰。在内科杂病方面，先生诊治咳嗽、肺胀、泄泻、胁痛等近二十类病症；在外感时症方面，先生诊治感冒、少阳病、风温、温暑、湿温、瘖疹、疟疾等亦有近十类病症医案留存；再者，还可见少量月经、带下、产后验案，以及目、耳、牙、鼻科等部分。研读这些医案，可以寻得张氏临证诊病疗疾思路，总结其实践经验。兹以上述三类诸多病种中最具代表性疟疾、泄泻、温暑、月经病为例，窥探张氏的学术思想和临证经验。

一、疟疾证治经验

疟疾，是感受疟邪引起的以寒战、壮热、头痛、汗出，并休作有时为主要特点的急性外感热病。早在甲骨文中就有"疟"的记载，《黄帝内经》《金匮要略》还有"疟论""刺疟""疟病"等专篇。本病包括了西医学各类疟疾及由疟疾引起的肝脾肿大。纵观张氏治疟医案，发现其谨遵《素问》之疟疾分类法，对常见的瘅疟、温疟、湿疟、疟母及间日疟等皆有涉猎。现将其治法经验分述于下，以资借鉴。

1. 瘅疟当属肺分从肺治，以白虎勿以柴胡引贼

所谓瘅疟，即疟疾中但热无寒者，又称瘅热，唐代王冰等皆以热释瘅。张氏治疗瘅疟，皆以白虎清气分大热为共性特征。就单纯瘅热而言，张氏常以白虎加连翘、知母等清肺胃分热，微有寒者可佐桂枝。就瘅热兼夹暑湿痰邪而论，多以六一、三仁之辈湿热并治。如痰湿较重者加二陈，且其

治痰湿多遵叶天士"治湿不利小便，非其治也"，喜用栀子、通草、竹叶等利尿通淋给邪出路。张氏以为，瘅疟在肺分，病属清浅，故提倡以薄荷叶、紫苏梗、荷叶、桔梗、冬桑叶、丝瓜叶、杏仁、白芥子、白蔻壳等清轻宣透之品，驱疟邪从近路而走。张氏以其临床历练，提醒后学切不可以小柴胡汤常规治此种疟疾，否则引贼入室；更不可以补药补之，恐将内陷生变。如载一案："日发热出汗，稍觉有冷，而病者不觉，总当以肺热论。至发作有时，热后出汗身凉，是寒热分明，当从疟治，第日发舌薄，即疟亦在肺分，不必用柴胡少阳法也。惟纯热无寒，谓之瘅疟，当用白虎汤。若稍有寒，则桂枝白虎。兹姑减一等法，仍拟肺法，以蔻壳、白芥子易桂枝可耳。杏仁三钱，连翘三钱，生薏仁五钱，知母三钱，六一散三钱，白芥子一钱半，白蔻壳一钱，象贝三钱，通草一钱半，焦山栀三钱，竹叶三十片。"

2. 湿热瘀血搏结为疟母，搜邪通络全面理血分

疟母为病最重，属癥瘕为患，故《张氏医通》言"疟母者，顽痰夹血食而结为癥瘕"，乃湿热之邪与余血相搏结肺分而成。张氏谨遵薛生白治湿热之意，认为湿热日久成疟母，气钝血滞，邪入厥阴，络脉瘀阻，灵机不运已。因此，其一方面善用鳖甲、龟甲、牡蛎、软柴胡梢以入络搜邪。而以青葱管通络止痛的经验，在叶氏通络法上有所发挥，为张氏独有。另一方面，养血、凉血、活血，全面针对血分，祛瘀散结。如载有一案："厥阴大疟自愈后，左肋生有疟母且多，咳嗽痰少，诊脉右手已调，右关弦数。大凡疟母，久则必失红，且块形日增痛，今已患有咳嗽，岂已愈之事，故用薛氏法八剂未效。鄙见仍须进之，药足其疟母自消。炙鳖甲六钱，当归三钱，小青皮一钱半，旋覆花包煎三钱，炙龟板四钱，生牡蛎六钱，柏子仁四钱，青葱管二支，生地五钱，软柴胡梢一钱半，冬桑叶一钱。"

3. 厥阴大疟多以虚损辨，滋补固本亦透邪散邪

厥阴为疟，张氏总以肝血虚或肝肾阴虚或气血两虚言，以肝亏虚为主。多以何首乌、当归、白芍滋补精血以固本，以银柴胡、地骨皮、秦艽、青蒿、鳖甲、牡蛎之辈养阴透疟邪为其特色，并增冬桑叶、荷叶清轻散疟邪。如载一案："寒热往来，出汗已有四个月，脉弦细，此属肝虚。当用清骨散。青蒿梗三钱，炙鳖甲五钱，生地六钱，当归三钱，地骨皮四钱，银胡一钱半，秦艽一钱半，生牡蛎五钱，川石斛三钱，新会皮八分。"

4. 湿疟多为脾阳被湿困，通阳化湿燥湿用温法

所谓湿疟，乃疟邪夹湿，而脾为湿土，同气相召，故太阴脾经感受痰湿成疟。张氏治湿，考虑细致入微，具备以下四个特点：脾阳被困，应以通阳；脾胃湿象，当以化湿；此为浊邪，当以苦燥；佐以行气，以助湿行。如温补脾阳多用白术、人参、干姜、老姜、大枣等；化湿以苍术、藿香；燥湿以陈皮、桂枝、白芥子、草果、厚朴、半夏等，内蕴吴又可"达原饮"及吴鞠通"厚朴草果汤"，为辨治湿疟主体。而木香、砂仁拌陈皮、厚朴，为张氏行气助湿走常用药。张氏概括其治湿疟大法为通阳法、温燥法及温劫湿邪法。如载一案："湿疟用温燥脾经已效，第疟症虽口渴，亦当用温，况舌黄而滑，脉未滑利，据理仍当温燥中焦，兼以通阳。东洋参一钱半，焦冬术三钱，当归三钱，陈皮八分，厚朴一钱，矾半夏三钱，桂枝一钱，炮姜炭一钱，炒谷芽五钱，阳春砂_{同煎}八分，广木香八分，生姜二片，红枣五枚。"

5. 间日疟总以补虚为要，桂枝调和并温养肝胆

间日疟，即隔日一发或隔二日、三日而发疟者，此乃劳复必虚，可以古之"劳疟"辨。张氏治此型疟疾，类似厥阴疟，补养扶正是必不可少的，如首乌、当归、白芍，其独树一帜运用桂枝汤汗法助疟邪去，且不忘陈皮、半夏、杏仁等理气之品，使表之经络气血畅达。如载一案："八月间初发疟，属间日至，今仍间日，盗汗，诊脉左手弦大，右手弦，是久疟必虚。又汗多者，求无汗而愈，当遵柯氏法。制首乌六钱，炙鳖甲五钱，文元党三钱，炮姜炭一钱，蜜炙桂枝一钱半，炒白芍三钱，清炙甘草一钱半，当归三钱，矾半夏二钱，陈皮八分，杏仁三钱，红枣七枚。"

二、泄泻证治经验

泄泻，亦称腹泻，俗称拉肚子，是以大便次数增多，粪质稀薄，甚至泻出如水样为临床特征的一种脾胃肠病症。《黄帝内经》称本病证为"鹜溏""飧泄""濡泄""洞泄""注下""后泄"等，从外感和内伤两类分治。从《张畹香医案》中，其泄泻医案多内伤为患，且偏虚实夹杂。现将其证治经验择录如下。

1. 湿困脾胃，祛湿兼顾健脾

湿邪困脾易致虚实夹杂泄泻，此类患者多系痰湿素体，所谓"邪之所凑，其气必虚"，故张氏驱邪为主，扶正为辅，主次分明。如载一案："舌白体肥，胃不甚开，大便易溏，或时作嘈，诊脉短涩。在抵脾胃多湿痰，拟祛痰益脾。焦冬术三钱，茯苓三钱，制半夏三钱，陈皮八皮，生益智仁一钱半，炒谷芽五钱，炒苡仁六钱，广木香一钱，焦栀子三钱，连翘三钱，干荷叶一角。"以二陈祛痰，栀子、连翘、荷叶利湿，益智、谷芽、苡仁健脾开胃，少佐行气之木香。

2. 脾虚久泻，补脾第一要义

作泻已久，易成虚泻，所谓"脾不伤不泻，肾不伤不久泻"，脾虚是虚泻作病的基础病理因素，故补脾当为最先。张氏深知脾强则运，运则泻止之理，故常以香砂六君为主治疗。如载一案："作泻已久，用运脾已效，再当香砂法。文党参三钱，焦冬术三钱，茯苓三钱，清炙甘草一钱半，半夏曲二钱，陈皮八分，广木香一钱，阳春砂_{同煎}八分，煨益智仁一钱半，炮姜炭八分，红枣七枚。"

3. 食积泄泻，消食和胃为先

饮食积滞亦可导致急性泄泻，《景岳全书·泄泻》载："若饮食失节，起居不时，以致脾胃受伤，则水反为湿，谷反为滞，精华之气不能输化，乃致合污下降而泻痢作矣。"张氏多以麦芽、谷芽、神曲等消食积，合清利湿热、理气之品，助湿邪从小便去。如载一案："舌黄，胃不开，脉滞，因食面而作泻，南面善助湿热，且动肝气。拟除面积，兼以调胃。炒麦芽_{要焦}五钱，建曲二钱，半夏曲二钱，陈皮八分，广木香八分，泽泻二钱，焦栀子三钱，生白芍三钱，茯苓三钱，阳春砂_冲六分，荷叶一角。"

4. 情志致泻，风木之法调肝

情志失调可因烦恼郁怒、肝气不舒而横逆克脾，也可因忧郁思虑，脾气不运，土虚木乘。故《景岳全书·泄泻》曰："凡遇怒气便作泄泻者，必先以怒时夹食，致伤脾胃，故但有所犯，即随触而发，此肝脾二脏之病也。盖以肝木克土，脾气受伤而然。"张氏曾遇一肝郁克土泄患者："腹痛响作泻，以风木法，泻已止，而痛尚未去，舌净，诊脉左关当起，是肝气之未净也。当归三钱，炒白芍三钱，川楝子三钱，酒元胡一钱半，制香附三钱，阳春砂_{同煎}八分，泽泻二钱，焦山栀三钱，丹参四钱，炒丹皮三钱，冬桑叶一钱。"张氏知其本在肝不在脾，故以专注调肝而治。如以当归、白芍、丹参柔肝，泽泻、栀子、牡丹皮、桑叶清肝，川楝子、元胡、香附、砂仁疏肝。上述皆为其治肝常用药。

三、温暑证治经验

前述张氏所著《医旨》一书，以温暑代言温病，其中温证、暑证，皆作广义温病，包括湿邪、瘄疹、风温等。现言其温暑证治，仅就其狭义温暑探讨，特定发于夏季的温暑。张氏遵叶氏"夏暑发自阳明"辨治温暑，遵其"暑必兼湿"辨治暑湿，其证治思路分述如下。

1. 夏暑首发来自阳明，大热急需清泄气分

暑为火热，为夏季独有，具有严格季节性，所谓"后夏至日为病暑"，仲景称之为"中暍"，为热之极，由于"阳明乃多气多血之府"，故温暑可逾越卫分，直达阳明气分。此时，张氏认为当急除清气分大热，如用连翘、生地黄、麦冬清热保津，也可用白虎清泄阳明暑热。

2. 温暑最易耗气伤津，甘寒益阴一以贯之

《素问》曰"炅则气泄"，暑热灼津，气随津脱，重则气津两竭，此为温病共性，然于温暑中最能体现此特点。张氏时刻不忘"存津液"，一以贯之用甘寒之品滋阴，或佐益气，如麦冬、当归、生地黄、白芍、炙甘草、山药等，总以吴鞠通加减复脉汤以养阴复脉，此为张氏治疗温暑最显著特点。如载一案："暑邪二十二日，舌上已有雪花，六脉弦大，是属病久阴亏，断无下攻之理，乃以制军伤其脾分，据书速须救阴，今且呃逆，是肝气亦起，病属棘予之至。姑拟救法，合否乞高明裁之。生地炭六钱，炒白芍三钱，生苡仁五钱，清炙甘草三钱，炒麦冬一钱半，炒怀药五钱，阳春砂_{同煎}八分，陈皮八分，地骨皮四钱，旋覆花_{包煎}三钱。此复脉加减是救法。"

3. 温暑多致闭窍生风，动血当从血分而泄

所谓"心者，通于夏气""诸热瞀瘛，皆属于火""诸禁鼓栗，如丧神守，皆属于火""诸躁狂越，皆属于火"等，暑热伤人最速，易引动肝风，易闭窍神昏，易动血耗血，治当清泄血热，开窍息风。如载一案："暑邪五天，舌已黄，晚间作热育汗，热甚则言，脉左手尚数，右手已缓。适逢期至，当用热从血泄法。益元散四钱，连翘_{不去心}三钱，川郁金一钱半，石菖蒲_{九节首}八分，丹参五钱，当归三钱，炒丹皮三钱，赤芍二钱，茺蔚子三钱，麦冬_{不心去}三钱，陈皮八分，竹叶二十四片。"张氏遵叶氏治疗温病血分证"入血就恐耗血动血，直须凉血散血"，主张以赤芍、牡丹皮、丹参等清热凉血，以菖蒲郁金汤清心开窍，使血从营分走，此种凉血透营的思路值得学习，由内而外，驱邪外出。

4. 温暑每多兼夹湿邪，利溲清暑至关重要

所谓"暑多夹湿""暑必兼湿"，暑湿夹杂，张氏不仅清暑利湿，且利尿通溲法为其关键。遵叶氏"通阳不在温，而在利小便"，又以利小便为其治温暑夹湿类大法。如栀子、益元散、连翘、竹叶、薏苡仁的使用，在《医旨》中亦有薄荷、白蔻壳、淡豆豉、通草、六一散、苍术、石膏、知母等，清暑利湿。

5. 温暑证治底以复脉，大黄攻下定致灾祸

在《张畹香医案》中可以看到多次告诫，如治疗温暑"断无下攻之理，乃以制军伤其脾分"；"昨日又以制军，致舌苔雪花呃逆"；"暑湿误下，致舌雪花，口燥甚"，可见以大黄攻下泻热以治温暑是误治法，下之更易暑邪内陷，易伤津，切记不可用。张氏仍以加减复脉养阴为法善后救急。如载一案："暑湿误下，致舌雪花，口燥甚，大便已止，呃已去，出冷汗，脉左手已小，右手尚大，再以前法。真大生地六钱，生白芍五钱，麦冬五钱，清炙甘_{勿少}二钱，地骨皮四钱，陈皮一钱半，阳春砂_{同煎}八分，炙龟板四钱，黑稽豆皮五钱，生牡蛎五钱，泽泻三钱。"

四、月经病证治经验

妇人月经病，通过月经的经色、经质、经量、周期、经期等辨证论治。张氏擅长治疗女科，始终不忘"女子以肝为先天"要义，经带胎产杂一统调肝为主。其治疗月经病特色，研习其案，具有以下特点。

1. 月经病外感，当疏风散热

行经期间，血室正开，妇人体虚，易为外邪侵袭，风热与经血搏结，发为经行外感。此时，不仅要辛凉解表，而且张氏注重顾护血虚之体，其言："此皆肝血虚，风热上升之象。"如载一案："屡次崩后，致变化不已，今已失红，复历用肝法，乃头眩不差，而两太阳与齿作痛。又且腹作溏，舌黄，左手尤弦数。此皆肝血虚，风热上升之象。"多以生地黄、当归、白芍补肝血，蒺藜、桑叶、薄荷、菊花、荷叶等清轻透达风热，从表而解。

2. 经停辨体质，多为肝阴虚

经停，即月经不来，《妇人大全良方》称其为"月水不通"。张氏临证每遇月事长期不来患者，多从体质辨识入手，寻找突破点以溯源求本。如载一案："经停三个月，曾经患暑邪十五日。今邪净胃开，而六脉弦大，稍有数意，是素属阴虚有热之体，若以孕论，脉欠静缓。大凡孕脉，初时喜静小也，过于有力，每服不稳。兹尚未确，宜以凉滋肝分。大生地六钱，归身三钱，川续断三钱，阳春砂冲八分，川石斛三钱，新会皮八分，生白芍三钱，麦冬三钱，女贞子三钱，怀山药四钱，荷叶一角。"张氏辨其体为肝阴虚体，故以一派滋阴之品以补肝体，从而间接助力肝用以恢复月事来潮。

3. 经淡前多崩，热虚为两端

月经提前、月经色淡、经期过多甚至崩漏之月经病，张氏多从气血虚与经血热两端来辨治，虚则统摄无权，热则经血妄行。如载一案："期早而多又延，色淡，仍诸筋骨痛，少寐多淋，是当益凉兼涩。大生地八钱，归身三钱，炒丹皮三钱，生牡蛎五钱，炒怀药四钱，炒沙苑子四钱，川续断三钱，茯神三钱，石苇四钱，炒枣仁勿研三钱，陈皮八分。"又治一案："肝痛已瘥，左脉尚弦数，述患经一年，曾经期至如崩，现尚早而如崩，腹中痛而胀，口渴，是可知其血之热而不摄。当归三钱，川楝子三钱，酒元胡一钱半，生牡蛎六钱，炒丹皮三钱，生白芍三钱，阳春砂同煎八分，泽泻三钱，茺蔚子五钱，焦栀子三钱，乌贼骨三钱。"张氏以山药、当归、白芍补益，以川楝子、赤芍、蒺藜、桑叶、栀子、桑叶、菊花等清肝为主要内容，清热凉血合补益气血，亦不忘收敛固涩，则月经自平。

综上，张氏辨治月经病，以肝为中心，并施以调肝之法。其补肝阴以实肝体，如当归、白芍、女贞子等；疏肝郁以助肝用，如香附、砂仁、陈皮、小茴香；若有动风之嫌，可以蒺藜潜阳；清肝之热，如用桑叶、菊花、川楝子、赤芍等物，以防经血妄行。张氏喜用续断，乃调经要药，常用乌贼骨、牡蛎、沙苑子等收敛固涩，以治崩漏或经量过多。

以上仅大概介绍了张氏辨治四种常见病的理法方药路径，然其大量学术精华与用药思想皆体现于其每案字里行间。如其对于病后调治，以滋补托邪为独有特色，其他诸如各类温病、肺疾等，皆可为当代临床提供一定参考，颇具借鉴价值，值得后世学习研究。

主要参考文献

[1] 中国中医研究院中国医史文献研究所.中医人物词典 [M].上海：上海辞书出版社，1988.

[2] 裘沛然.中国医籍大辞典 [M].上海：上海科学技术出版社，2002.

[3] 陈荣，熊墨年，何晓晖.中国中医药学术语集成：中医文献 [M].北京：中医古籍出版社，2007.

[4] 曹炳章辑.中国医学大成（八）：医案医话分册 [M].北京：中国中医药出版社，1997.

[5] 裘诗庭.珍本医书提要 [M].北京：中医古籍出版社，2010.

医
案

感冒

伤风，脉弦滞去而稍数，舌仍黄，耳响聋。咳嗽与痰尚有，再当前法。北沙参六钱，麦冬三钱，象贝五钱，冬桑叶一钱半，石菖蒲一钱，桔梗二钱，生甘草一钱半，滑石三钱，薄荷梗二钱，生苡仁六钱，竹肉一丸。

伤风后带起阴虚，当用甘寒，兼息肝风。杏仁三钱，根生地六钱，麦冬三钱，生牡蛎五钱，阳春砂同煎八分，续断三钱，象贝三钱，桔梗二钱，冬桑叶一钱半，生甘草一钱半，羚羊角先煎一钱半，竹肉一丸。

外感后，诸恙皆去，胃亦开，再益其阴。大生地六钱，归身三钱，续断三钱，川石斛三钱，甘杞子三钱，新会皮八分，炒白芍三钱，丹参三钱，茯苓三钱，制狗脊三钱。

评议：张氏学术造诣颇深，其中之一便是其"调"。宗旨是外感热病后期，初愈胃开，却仍不忘温病"存津液"要旨。生地黄、当归、白芍、石斛、枸杞子为张氏滋阴养血常用药，加陈皮和茯苓行气健脾以防滋腻碍胃之弊。而续断、狗脊或因外感疼痛临证多见。丹参画龙点睛，清热、养阴、活血、安神，诸症兼顾。故热病康复期调法，遵张氏益阴以存津液为要的思路，值得借鉴。

肺气感冒，三日是半经，业经大汗，据理应凉净，若未净，当再三日，然亦无大苦，有汗者，不应再汗，况头眩足滞痛皆瘥，脉数已流利，拟再清肺。苦杏仁三钱，连翘三钱，桔梗一钱半，生苡仁八钱，矾半夏二钱，陈皮八分，茯苓三钱，生甘草八分，冬桑叶一钱，焦栀子三钱，竹叶三十片，荷叶一角。

肺风感冒，身已凉，舌已净，脉小数，口渴少寐，头眩痛瘥，指木腰痛，呼吸腰间痛，是筋中病，大便不解已有四日，是夹有劳乏。北沙参六钱，麦冬三钱，根生地五钱，象贝三钱，生石决明三钱，生谷芽五钱，新会皮八分，川石斛三钱，茯苓三钱，生玉竹四钱，竹叶三十片。

身凉后，尚舌黄厚，大便不解，口渴咳痰，再当泄其风热。羚羊角_{先煎}二钱，杏仁三钱，枳壳一钱半，瓜蒌仁八钱，象贝三钱，陈皮八分，桔梗二钱，川郁金一钱半，冬桑叶一钱半，焦山栀三钱，竹肉一丸。

咳嗽

干咳五十余日，连少腹右有块震痛，气急，咳时有汗，胃不开，口燥，诊左手弦大，右手弦数，舌右边黄，是属肺燥之夹肝风者。杏仁三钱，象贝三钱，桔梗二钱，生甘草一钱半，陈皮八分，麦冬三钱，冬桑叶一钱半，生牡蛎五钱，阳春砂_{同煎}八分，根生地五钱，竹叶三十片。

十八龄咳嗽失红，已有两年，寒热已有十月，舌黄，咽中曾经艾灸，肋痛腹中痛泻，诊脉浮弦小数。大抵五月间起病，初时由于暑风湿热，久则传入厥阴，清金平木法。杏仁三钱，桔梗三钱，象贝三钱，生牡蛎五钱，阳春砂_冲八分，青蒿梗三钱，炙鳖甲五钱，六一散四钱，冬桑叶一钱半，生苡仁五钱，通草一钱半，竹叶三十片。

身热七八日，咳嗽有痰，水泻腹痛，有昏语，口大渴，舌鲜红，诊脉弦小数，是邪在心肺之间，当用上焦法。其泻在肺，与大肠相表里也，上焦以邪入心包为重症。羚羊角_{先煎}二钱，根生地六钱，麦冬_{不去心}三钱，连翘_{不去心}三钱，生苡仁六钱，茯苓三钱，象贝三钱，橘红八分，川郁金一钱半，川石菖蒲一钱半，冬桑叶一钱半，竹叶四十片。

身已凉，大便已解而不畅，惟咳嗽与痰气急，咳时肋尚痛，舌苔尚黄厚，口燥而不渴，六脉弦小数，多梦话，再当凉肝息风。根生地五钱，生白芍三钱，羚羊角_{先煎}二钱，冬桑叶一钱半，生牡蛎五钱，炙鳖甲五钱，当归三钱，象贝三钱，陈皮八分，阳春砂_{同煎}八分，柏子仁四钱，竹肉一丸。

身热三日，出冷汗，咳嗽有痰，胃不开，口燥头眩，诊脉弦，当用甘寒。根生地六钱，麦冬三钱，地骨四钱，生谷芽四钱，象贝三钱，桔梗二钱，生甘草一钱，生石决明五钱，冬桑叶一钱半，新会皮八分，续断三钱，竹叶二十四片。

风邪解后，尚有余热，诊脉稍弦滞，舌黄，干咳作空呕，出汗。拟用甘寒以解余邪。北沙参六钱，麦冬三钱，根生地六钱，生甘草一钱半，桔梗一钱半，象贝三钱，地骨皮三钱，橘红八分，生谷芽四钱，元参三钱，竹肉一丸。

表寒已解，咳嗽愈多，痰不易出，当用甘寒。杏仁三钱，麦冬三钱，生甘草一钱半，象贝三钱，桔梗二钱，羚羊角_{先煎}一钱半，陈皮八分，冬桑叶一钱，半，枳壳一钱半，栀子三钱，竹叶三十片。

身已凉，而右肋尚痛，咳嗽痰红，今日当治肺阴。根生地六钱，元参五钱，麦冬三钱，山茶花三钱，象贝三钱，炒丹皮三钱，冬桑叶一钱半，羚羊角_{先煎}二钱，桔梗二钱，侧柏叶三钱，陈皮八分，竹叶四十片。

风温身热退，昏语去，泻止，惟尚咳嗽有痰，脉尚弦，胃口不开，当用甘寒。

根生地六钱，麦冬三钱，生甘草一钱半，桔梗二钱，象贝三钱，橘红八分，生谷芽四钱，冬桑叶一钱半，地骨皮三钱，川石斛三钱，竹叶三十片。

气冲咳嗽吐痰，逢酒烟则甚，总属肝肾之虚气上冲也。熟地炭八钱，当归三钱，淡附片一钱半，炮姜炭一钱，紫石英三钱，五味子捣碎二钱，清炙草一钱半，煅磁石三钱，甘杞子三钱，炒补骨脂三钱，核桃肉二枚。

久咳痰臭气急，口味甜，小溲红，诊脉弦大，当属肺分风热。羚羊角先煎二钱，苦杏仁三钱，象贝三钱，桔梗一钱半，橘红八分，冬桑叶一钱半，连翘三钱，焦山栀三钱，瓜蒌皮三钱，苏薄荷叶一钱半，竹叶三十片。

久嗽，用药臭痰已瘥，口味尚甜，脉尚弦而已小，再以甘寒。羚羊角先煎二钱，元参五钱，根生地六钱，桔梗三钱，麦冬三钱，生甘草一钱半，冬桑叶一钱半，象贝三钱，枳壳一钱半，焦山栀三钱，竹肉一丸。

久嗽夹有肝气，今又外感，舌黄胃不开，怕冷，气塞，再以金木法。杏仁三钱，麦冬三钱，生甘草一钱半，桔梗二钱，白蔻壳一钱，冬桑叶一钱，生牡蛎五钱，羚羊角先煎一钱半，阳春砂同煎八分，生谷芽四钱，半夏曲二钱，陈皮八分。

久嗽舌黄，脉弦数，气急发热，当属伤风带起肝气，又有重感。薄荷叶一钱半，白蔻壳一钱，杏仁三钱，瓜皮三钱，连翘三钱，象贝三钱，生甘草一钱，桔梗三钱，冬桑叶一钱半，刺蒺藜炒三钱，陈皮八分，竹肉一丸。

久嗽声哑，痰臭脉大，当用甘寒。羚羊角先煎二钱，杏仁三钱，麦冬三钱，生甘草一钱半，桔梗二钱，象贝三钱，冬桑叶一钱半，陈皮八分，金银花三钱，连翘三钱，竹叶三十片。

久有咳嗽，已五六年，现在又伤风带起，是夹有外感，当先祛之。苏薄荷叶一钱半，杏仁三钱，瓜蒌皮三钱，桔梗二钱，象贝三钱，冬桑叶二钱，酒黄芩三钱，白蔻壳一钱，连翘三钱，生甘草一钱半，陈皮八分，竹叶三十片。

肝风射肺，既经嗽血，又复痛泻，脉弦细，再当用土中拔木法。生地炭六钱，当归三钱，生白芍四钱，桂枝一钱半，清炙甘草一钱半，冬桑叶一钱半，川续断三钱，宣木瓜三钱，生牡蛎五钱，茯苓三钱。

两太阳与腰痛，稍有咳嗽喉哑痛，脉左关反大，而舌苔燥，当用从症不从脉法。杏仁三钱，苏薄荷净叶二钱半，冬桑叶二钱半，象贝母三钱，桔梗二钱，生甘草一钱半，射干一钱半，麦冬三钱，连翘三钱，酒黄芩一钱半，枳壳一钱半，竹叶二十四片。

哮病

伤风日久，痰黏喉中有声，脉弦，当用甘寒法。杏仁三钱，马兜铃三钱，象贝三钱，桔梗二钱，生甘草一钱半，麦冬三钱，陈皮八分，冬桑叶一钱半，连翘三钱，根生地六钱，竹叶三十片。

喘病

气急是老病，今伤风半个月，自然气愈急，咳嗽无痰，脉左手大，右手弱，尚身热头痛。拟清金平木法。苏薄荷一钱半，杏仁三钱，连翘三钱，生甘草一钱半，杏梗三钱，象贝三钱，冬桑叶一钱半，生牡蛎五钱，阳春砂同煎八分，麦冬三钱，陈皮八分，竹叶三十片。

风木乘脾，口燥背冷腹痛，气急咳嗽，总属肝也。当归三钱，生白芍五钱，桂枝一钱半，清炙甘一钱半，冬桑叶一钱半，生牡蛎五钱，泽泻三钱，阳春砂_{同煎}八分，生茅术一钱半，制香附三钱，陈皮八分，干荷叶一角。

气急咳嗽无痰，汗甚多，诸筋抽痛，饭不得下，诊脉浮弦，口渴，小便热，是属肝喘。降真香一钱半，炒苏子_{后煎}二钱，杏仁三钱，当归三钱，川续断三钱，半夏曲三钱，陈皮八分，生香附一钱半，川楝子三钱，酒元胡一钱半，生牡蛎五钱。

动则气喘，属肾虚，烟气亦咳喘，属肺分气冲，脉弦细是肝冲。大抵肝肾之气冲肺，而肺气亦虚。文元党四钱，焦冬术三钱，矾半夏三钱，陈皮八分，酒炒熟地六钱，紫石英三钱，当归三钱，煅牡蛎四钱，炮姜八分，五北味_{捣碎}一钱。

肺胀

咳嗽背冷，身上觉胀，脉弦浮，舌净，当属肺胀，用上焦法。薄荷叶一钱半，杏仁三钱，瓜蒌皮五钱，白蔻壳一钱，枳壳二钱，桔梗三钱，象贝三钱，冬桑叶一钱半，连翘三钱，陈皮一钱，竹叶三十片。

上焦肺胀，用药已效，再以上焦法，第患经一年，为最难愈之事，必忌口为要。瓜蒌皮八钱，枳壳三钱，桔梗三钱，象贝三钱，冬桑叶一钱半，生苡仁六钱，茯苓皮五钱，羚羊角_{先煎}三钱，淡黄芩三钱，焦栀子三钱，陈皮一钱半，竹叶四十片。

头胀，背间怕冷，腰肋咳时作痛，胸膈塞闷作呕，诊脉浮微，右手中部稍数而涩，舌净，当属肺邪。苏薄荷叶五钱半，白蔻仁_{研冲}一分，冬桑叶一钱半，象贝三钱，杏仁三钱，桔梗二钱，枳壳一钱半，瓜蒌皮三钱，连翘三钱，陈皮八分，竹叶二十四片。

上焦肺胀，已有一年，咳嗽痰少，口渴，舌黄，大便痛泻，小溲少，脉弦细，当治上焦。瓜蒌皮八钱，枳壳一钱半，桔梗三钱，象贝三钱，陈皮八分，冬桑叶一钱半，生苡仁六钱，茯苓皮六钱，连翘三钱，淡黄芩三钱，薄荷叶一钱半，竹叶三十片。

上焦肺胀，已有一年，是为最难愈之症。今已治有效验，而复然如前，必有误食油腻之故。瓜蒌皮八钱，枳壳二钱，桔梗三钱，象贝三钱，淡黄芩三钱，冬桑叶一钱半，杏仁三钱，苏薄荷叶一钱半，陈皮八分，连翘三钱，竹叶三十片。

胸痛

寒热十三日，胸胃塞痛，脉弦细，当用逍遥散。软柴胡一钱半，薄荷一钱半，当归三钱，川楝子三钱，酒元胡一钱半，炒白芍二钱，川郁金一钱半，半夏曲二钱，陈皮八分，生香附一钱半，荷叶一角。

评议：本案恶寒、发热、脉弦细，弦主肝病，细主血虚不足，而胸痛、胃痛或痞满乃肝木克脾土，影响脾胃纳化之功。故张氏用逍遥散作底以疏肝解郁，养血健脾。以川楝子和元胡组成金铃子散，止胸胃塞痛。而香附、郁金皆为气中血药，气血同调，可增全方行气解郁、活血之功。肝木克脾土，导致脾土郁滞，用半夏曲、陈皮理气健脾，燥湿化痰，恢复脾运化气血的功能，使营血生化有源。此类疼痛为现代临床常见，肝脾同调之法不可不学。

胸中痛，胃下开，脉弦数，当用河间法。当归三钱，川楝子三钱，桂枝尖一钱，酒延胡一钱半，炒白芍二钱，柏子仁三钱，远志炭八分，白蔻壳一钱，矾半夏二钱，陈皮八分，荷叶一角。

眩晕

外感后带起肝风，虚头晕。生地六钱，当归三钱，炒白芍三钱，怀山药三钱，生石决明五钱，煨天麻一钱半，冬桑叶一钱半，半夏曲一钱半，陈皮八分，续断三钱，荷叶一角。

评议：本案主症为眩晕，张氏自诉患者外感后因肝风致晕，即头晕由肝风所致，所谓"诸风掉眩，皆属于肝"，属肝阴虚风动，可用滋阴息风之法。故以生地黄、当归、白芍、山药、续断滋肝之阴血以治本。而"头旋眼花，非天麻、半夏不除是也"，故用陈皮、半夏、天麻燥湿化痰行气，而止头晕。且冬桑叶解痉疏风，石决明镇肝息风，荷叶升脾之清阳上达头目，亦为头痛眩晕常用之品。由此可明了张氏治晕之法，总以肝风论，集养肝阴、疏肝气、息肝风于一，天麻、半夏历来为止晕要药，如《医学心悟》《脾胃论》等诸多古籍所述半夏白术天麻汤为治疗眩晕专方，效如桴鼓。而荷叶升阳而清利头目，其用甚妙！

胃痛

胃中痛先流涎，呕清水味酸，每发如此。现尚不发，惟嗳气，舌白燥，胃不开，诊脉沉涩，法当滋肝舒气。生地炭六钱，当归三钱，制香附三钱，广木香一钱，炮姜炭一钱，清炙甘一钱半，怀牛膝三钱，炒半夏曲三钱，陈皮八分，甘杞子炭三钱，生姜二片，红枣七枚。

评议：本案胃痛、流涎、呕吐、吞酸、嗳气、纳差，皆为中焦为病；再察舌验脉，舌白燥而脉沉涩，遂张氏诊断为肝木克土，所谓"土得木而达"。《血证论》云："木之性，主于疏泄，食气入胃，全赖肝木之气以疏泄之，而水谷乃化。"故肝胃同治。以生地黄、当归、牛膝、枸杞子滋肝之阴血，加香附、木香、半夏、陈皮疏肝之气郁，二姜并用散胃寒、温中焦，再加草枣调和诸药。此乃暖肝温胃之良附丸、柔肝养阴之一贯煎及疏肝和胃之柴胡疏肝散合方化裁。可见张氏集众家之所长，善于汲取前辈经验为己所用。

痞满 ⌒

胃中梗塞，或酸或苦，无物不呕，已有三月，舌黄厚，脉弦细，当属肝阳犯胃。炒川连一钱，杏仁二钱，陈皮八分，降真香一钱，炒干姜三钱，姜半夏二钱，当归三钱，川郁金一钱半，枳壳一钱半，广木香一钱，生白芍三钱，荷叶一角。

评议：本案患者痞满、吞酸、口苦，皆为脾胃之疾，《景岳全书》载"痞者，痞塞不开之谓"，故为痞证。"凡有邪有滞而痞者，实痞也；无物无滞而痞者，虚痞也"，张氏遵景岳之义，鉴别诊断，其人见"无物不呕"，故此为虚痞。而舌黄厚，脉弦细，提示肝阳犯胃，细即血虚。故本案乃虚实皆具。脾胃同居中焦，痞则中焦气机不利，脾不升，胃不降。遵仲景"辛开苦降"之旨，张氏以干姜合半夏辛开，黄连合杏仁苦降。而痞满本为血虚痞，以当归、白芍补血。其症胀痛难耐总为气滞于中，故郁金、陈皮、枳壳、木香等行气之品不可少。而荷叶升发清阳可助脾升，降香理气可助胃降，故《本草再新》言其"和脾胃"，治疗心胃气痛。

纳差 ⌒

外感夹肝，身已凉，胃不开，甘寒法。杏仁三钱，麦冬三钱，生甘草一钱半，桔梗二钱，生谷芽四钱，阳春砂^{同煎}八分，生牡蛎五钱，象贝三钱，陈皮八分，冬桑叶一钱半，干荷叶一角。

风温后，邪已净，惟胃不开，稍有咳痰，两脉甚虚。北沙参五钱，麦冬三钱，生地五钱，生白芍三钱，象贝三钱，新会皮八分，生谷芽四钱，茯神三钱，冬桑叶一钱半，清炙甘草一钱，干荷叶一角。

胃口稍减，由于饭时淘气，且致左肋下作胀，转矢，气不畅，诊脉稍数，舌苔右黄，当以香砂法加减。半夏曲三钱，陈皮八分，阳春砂_冲八分，广木香八分，当归三钱，炒白芍二钱，生牡蛎五钱，泽泻三钱，柏子霜三钱，炒丹皮三钱，焦栀子三钱，荷叶一角。

评议：本案为小儿纳差患者，诱因乃进食淘气致左肋胀、矢气，此为肝郁气滞；其脉稍数，其舌右黄，为肝郁化火。故以香砂六君为底，该方以党参、白术、茯苓、半夏、陈皮、广木香、砂仁、炙甘草组成。此儿现在主要为肝郁肝火之实证，故去党参、白术、茯苓、甘草等益气之辈；如此以疏肝理气，牡蛎平肝助疏肝之力；牡丹皮、栀子、荷叶、泽泻可清肝泻火；白芍柔肝止痛治疗左肋胀；柏子霜即柏子仁，合当归可润肠为转矢不畅而设。

腹痛

腹痛响泻或呕，胃不开，舌黄，头面肿，当属肝分之风热。大生地五钱，当归三钱，生白芍三钱，桂枝一钱，炙甘草一钱半，炒半夏曲三钱，生牡蛎五钱，陈皮八分，泽泻三钱。

今日右手颇有收敛之象，而关脉颇滑利有神，左关较前亦当收小，是属震象矣。兹惟有时腹中痛，且胃胀，再拟调肝保元法。大生地六钱，当归三钱，阳春砂_冲八分，生牡蛎八钱，川续断五钱，炒白芍三钱，制香附二钱，新会皮一钱，建石斛三钱，盐水炒条芩二钱，干荷叶一角。

痛泻已去，寒热亦减，舌净，脉仍弦，再当调肝，述腹中有块梗痛，胃不开。

当归三钱，炒白芍三钱，生牡蛎五钱，阳春砂_{同煎}八分，半夏曲三钱，新会皮八分，泽泻一钱半，青蒿梗一钱半，炙鳖甲四钱，川石斛三钱，干荷叶一角。

肚痛

患肚痛后致弱，所以脉虚小之至，嗣后逢吃力，必咳嗽失血，又腰足骨酸，是可知肝肾阴分至虚。熟地六钱，炙龟板四钱，当归三钱，续断三钱，北五味_{捣碎}一钱，炒杜仲三钱，炮姜炭一钱，建石斛三钱，新会皮八分，制狗脊三钱。

便秘

大便以增液而解，可知其沸阴之热，精液得滋润，必不以苦寒而燥之也。诊脉左手已细软，右关已大去而尚有数象，舌苔尚黑燥。然有脱象，喉舌尚燥，再当遵《条辨》法，养其肺阴，用清燥汤。北沙参八钱，麦冬五钱，根生地六钱，生白芍三钱，陈皮一钱，知母三钱，天花粉三钱，象贝母五钱，生谷芽五钱，羚羊角_{先煎}三钱，元参三钱，冬桑叶一钱半。

评议：通过舌脉之象可知，此为燥热伤阴之证。张氏另辟蹊径，认为肺为水之上源，大肠主液，二者互为表里，取"提壶揭盖""增液行舟"之旨，麦冬、生地黄、知母、玄参四者为清燥汤主药，加沙参、白芍滋上焦肺阴，陈皮行肺脏滞气，天花粉、羚羊角、桑叶清上焦肺热，贝母祛肺窍之痰。集滋阴、行气、清热、化痰于一体，全面针对肺体之损，可见张氏考虑周到，用药精妙，不以苦寒以甘凉，可为后世调肺治肠之典范。

诊右手调，左手浮大，关尺虚，解大便时心腹痛，大便难，少寐，气急，是属肝热，当用更衣丸法。丹参四钱，当归三钱，柏子仁四钱，芦荟三钱，漂辰砂_冲八分，生地五钱，丹皮三钱，栀子三钱，生白芍三钱，灯心三十寸。

评议：本案大便难、少寐、气急，左脉浮大而虚，此属肝热所犯而致便秘。故以清肝通便之更衣丸为底方，该方出自《先醒斋医学广笔记》，主治肝火上炎之肠热便秘证，用到此处，方证相应。芦荟苦寒，泻下通便，兼清肝火，朱砂甘寒生津，宁心安神。合用而有泻火、通便、安神之功。古人入厕必更衣，故名"更衣丸"。而丹参、栀子、牡丹皮助芦荟清热凉肝，当归、柏子仁助朱砂养心安神，润肠通便，佐以灯心草利尿泄热引导心火下降，取"实则泻其子"义。

痛瘕，大便已解，诊右寸起徐弱，再以前法。熟地、当归各三钱，甘杞子三钱，淡附子一钱半，桂枝一钱半，生白芍三钱，续断三钱，制香附三钱，阳春砂冲八分，怀牛膝三钱，桂圆肉十四枚。

评议：本案概为便结，腹痛之证，其本为脾肾亏而阳虚致秘，张氏经辨脉论治，右寸弱乃肺与大肠仍虚，故以前法温补脾肾。方用附子、桂枝、续断、牛膝补益肾阳，以熟地黄、当归、枸杞子、白芍、桂圆养血滋阴，充分践行张景岳"善补阳者，必于阴中求阳，则阳得阴助而生化无穷"之精神，佐砂仁温健脾运，引五脏六腑之精归藏于肾。

泄泻

作泻已有四个月，舌黄，口微渴，腹响，诊脉平，小溲如常，是当调其脾胃。生冬术三钱，茯苓三钱，广木香一钱，半夏曲三钱，陈皮八分，清炙甘一钱半，泽泻三钱，阳春砂冲八分，焦栀子三钱，生苡仁五钱，荷叶一角。

舌白体肥，胃不甚开，大便易溏，或时作嘈，诊脉短涩。在抵脾胃多湿痰，拟祛痰益脾。焦冬术三钱，茯苓三钱，制半夏三钱，陈皮八皮，生益智仁一钱半，炒谷芽五钱，炒苡仁六钱，广木香一钱，焦栀子三钱，连翘三钱，干荷叶一角。

评议：本案舌白体肥，常言"胖人多痰湿"，故素来本为痰湿之体。脉诊短涩，由痰湿阻滞气机所致，症见便溏、纳差、嘈杂等胃肠病表现，皆为痰湿阻滞中焦，中焦气机不利所致。所谓"湿胜则濡泻""无湿不成泄"，故用二陈（冬术、茯苓、半夏、陈皮）加木香燥湿化痰，理气和中；湿邪郁久易化热，用栀子、连翘、荷叶清三焦湿热，使湿有出路。此外，此处益智、谷芽、苡仁用法精妙，皆为果实种子类取药，薏苡仁利水渗湿，健脾止泻，益智仁温脾暖肾，亦可止泻，谷芽健脾开胃，三药皆为健脾止泻之良药。综上，张氏以化痰健脾、理气清利为此案止泻要诀。

久泻舌净，腹中响，间有作痛之时。诊脉弦数，是必在肝脾。然响较多痛少，泻如水，是脾虚甚，再拟疏肝扶土法。当归三钱，生白芍三钱，清炙甘草三钱，炒怀山药六钱，草决明三钱，焦茅术二钱，生地炭五钱，北五味子十四粒，冬桑叶一钱，茯苓三钱，制香附二钱。

舌黄，胃不开，脉滞，因食面而作泻，南面善助湿热，且动肝气。拟除面积，兼以调胃。炒麦芽要焦五钱，建曲二钱，半夏曲二钱，陈皮八分，广木香八分，泽泻二钱，焦栀子三钱，生白芍三钱，茯苓三钱，阳春砂冲六分，荷叶一角。

评议：本案泄泻患者，以脉论治，其脉滞，张氏认为：或为气滞，或为血瘀，或为食积。然其人胃不开，因食面而致泄泻，故可辨为饮食积滞主因。《素问·太阴阳明论》指出："饮食不节，起居不时者，阴受之……阴受之则入五脏……下为飧泄。"故以麦芽为君，乃长于帮助淀粉类的饮食积滞的消化要药。又加神曲增消食之力。而食积则易助湿生热，故见舌黄且泻，以清利湿热合调理脾胃相结合才可使泻止。故以荷叶、泽泻、栀子使湿热从小便而去，尤其荷叶，乃"治湿热泄泻良药"。佐二陈、木香、砂仁燥湿行气，气行则食积化，气行则湿热去。而白芍此处合甘草，乃芍药甘草汤，疏肝和胃，缓急止痛也。

作泻已久，用运脾已效，再当香砂法。文党参三钱，焦冬术三钱，茯苓三钱，清炙甘草一钱半，半夏曲二钱，陈皮八分，广木香一钱，阳春砂同煎八分，煨益智仁一钱半，炮姜炭八分，红枣七枚。

评议：对比上案，同为泄泻。上案因食积湿邪困脾致实邪，故以消食祛湿为主兼健脾；而本案乃脾虚久泻之虚泻，故以补脾为第一要义。所谓

"脾不伤不泻"。《素问·脏气法时论》曰："脾病者……虚则腹满肠鸣，飧泄食不化。"作泻乃脾虚失运，不得运化水湿而成，张氏一以贯之采用运脾之法向愈转机，遂用香砂六君子汤温补脾胃，健脾止泻。该方源自《古今名医方论》，乃以六君子汤补益脾气为主，又以木香、砂仁行气之品运脾，气行则水行。方中加益智仁益脾胃、暖脾肾、止泄泻；炮姜温中散寒，以为脾虚泄泻所用。诸药皆为脾虚而设，可见张氏疗泻目标明确，祛湿为主还是补脾为主，主要矛盾把握得当。临证若虚实辨错，则完全颠倒乾坤。

腹痛响作泻，以风木法，泻已止，而痛尚未去，舌净，诊脉左关当起，是肝气之未净也。当归三钱，炒白芍三钱，川楝子三钱，酒元胡一钱半，制香附三钱，阳春砂_{同煎}八分，泽泻二钱，焦山栀三钱，丹参四钱，炒丹皮三钱，冬桑叶一钱。

评议：本案腹泻、腹痛、肠鸣，为肝郁脾虚致，故采用风木之法使泻止。然泻止痛未去，此时又察舌按脉，辨脉论治，其人脉左关起，故知病本仍在肝，乃肝之余邪未尽，治肝即可不必健脾。张氏调肝，独具心法。其以当归、白芍、丹参柔肝，泽泻、栀子、牡丹皮、桑叶清肝，川楝子、元胡、香附、砂仁疏肝，乃化肝煎、逍遥散合方加减而成。其中含有金铃子散可止腹痛，缓当下之急。

寒势往来，已有半年，头痛，冷汗，咳嗽，腹作痛泻，六脉弦小细数，无汗者用逍遥散。有汗者当以清骨散。青蒿梗三钱，炙鳖甲五钱，当归三钱，炒白芍三钱，茯苓三钱，焦冬术一钱半，清炙甘草一钱半，阳春砂_{同煎}八分，冬桑叶一钱半，牡蛎五钱，新会皮八分，荷叶一角。

诊脉沉弦，五更腹痛作溏，当用建中加减。当归三钱，清炙甘草一钱半，生牡蛎五钱，制香附三钱，生白芍五钱，南天烛六钱，阳春砂_冲八分，川续断三钱，桂枝一钱半，炒丹皮三钱，陈皮一钱。

痢疾

休息痢已有四年，用药痛尚在，而已少解，脉尚弦，舌尚黄，再当前法。当归三钱，炒白芍三钱，淡黄芩三钱，清炙甘草一钱半，广木香一钱半，炒川连一钱，青皮一钱，川楝子三钱，酒延胡一钱半，制香附三钱。

评议：本案患者痢疾已四年之久，已久成虚痢，现仍腹痛、脉弦、舌黄，故大肠湿热疫毒邪气仍未去除。张氏取河间经验，以芍药汤为底加减，不仅以当归、白芍补久虚，且以二黄清热燥湿、清热解毒（尤其黄连自《神农本草经》起即为治痢专药，现代还提取出黄连素）。《素问病机气宜保命集》载"行气则后重除，活血则脓便愈"，故以木香、香附、青皮行气，归芍活血。其中，香连丸为治痢常用简易名方。本案患者目前以痛为主，故加金铃子散止痛。

休息痢已有四年，尚腹痛，胸腹与足皆肿，解出如墨水，脉弦细，当属痢在厥阴。两剂已效。当归三钱，炒白芍三钱，淡黄芩三钱，清炙甘草一钱半，广木香一钱半，炒川连一钱，小青皮一钱半，陈皮八分，阳春砂_{同煎}八分，制香附三钱。

胸腹痛响，作泻如痢，舌黄，背冷，两手皆弦细小数，当属风木之乘脾。当归三钱，生白芍五钱，桂枝一钱半，清炙甘草一钱半，川楝子三钱，酒延胡一钱半，广木香一钱，炒丹皮三钱，阳春砂_{同煎}八分，陈皮八分。

五月先肝气作痛，后即咳嗽失红，且腹痛作泻，或如痢，或水泻，舌黄脉弦，少有寒热，鄙见总当用清肝法。当归三钱，生白芍五钱，桂枝一钱半，清炙甘草一钱半，冬桑叶一钱半，生牡蛎六钱，广木香一钱，炒川连一钱，泽泻三钱，陈皮一钱半。

胁痛

两肋与肋及腰背，皆胀满塞闷，胃亦不开，每至午则痛，诊右手弱，是素属六阴，而左关独起，是必属肝气之走络。拟通其络。当归四钱，炒白芍三钱，生牡蛎五钱，泽泻三钱，阳春砂_{同煎}八分，炙鳖甲五钱，旋覆花_{包煎}三钱，片子姜黄三钱，半夏曲三钱，陈皮八分，青葱管两支。

评议：通络法是叶氏创立的用于络病的基本方法，张氏借此以治腰背胃疼痛诸症乃明智之举。叶氏遵仲景之旋覆花汤"肝着"思想与河间"玄府气液说"，定其基本病机为邪滞于络、阴血亏虚致肝络郁滞。故创辛润通络法，在甘补滋润的基础上少佐辛温。张氏为我所用，以当归、白芍滋补肝血，牡蛎、鳖甲等虫药专门搜络，旋覆花汤去茜草，用青葱管易葱白（近代名家张寿颐认为葱叶可"疏通肝络之郁窒"），以行气活血，通行肝络。加辛温之陈皮、砂仁、片姜黄等助行气活血之力。加半夏、泽泻恐稍有痰瘀互结。

肝痛在心络，痛发则牵及背肋，用柔补络分，稍差而不通除根。大熟地六钱，当归三钱，桂枝一钱半，柏子仁三钱，生白芍三钱，清炙甘草一钱半，炒甘杞子三钱，远志炭一钱，制香附三钱，淡附子一钱半。

十三龄室女，去冬患下焦肝痛，六脉弦数，当用张石顽先生法。当归三钱，川楝子三钱，炒小茴一钱半，酒延胡一钱半，生白芍三钱，生牡蛎五钱，降真香一钱，生香附一钱半，冬桑叶一钱半，地骨皮三钱。

肝痛在胃，已有月一余，舌苔，脉弦数，怕冷，当用河间法。当归一钱，川楝子三钱，桂枝一钱，酒炒延胡一钱半，阳春砂_炒八分，炒白芍二钱，矾半夏二钱，陈皮八分，枳壳一钱半，川郁金一钱半。

肝痛已用补剂，其胸中块在，须久药可平，至现在食稍减，舌苔，右手滞，当进通胃。大生地八钱，归身三钱，甘杞子三钱，柏子仁四钱，生牡蛎五钱，炙鳖甲五钱，冬桑叶一钱半，炒丹皮三钱，制香附三钱，制半夏二钱，陈皮八分。

咳嗽舌黄，已有十日，下午作热，脉弦细，两肋痛，当属肝风之妨肺。青蒿梗三钱，炙鳖甲五钱，当归三钱，生白芍三钱，地骨皮四钱，冬桑叶一钱半，生牡蛎五钱，软柴胡梢一钱半，半夏曲二钱，陈皮八分，竹叶三十片。

石顽曰：凡痛自上至下，须用温剂，阅病原，病在肝肾，肝主筋，筋病治肝，二便属肾，便病治肾，皆有古训，拟温通与补益兼施。熟地炭要透六钱，当归三钱，柏子仁四钱，甘杞子淡盐水炒三钱，制香附三钱，桂枝一钱半，炒怀山药六钱，炒菟丝饼三钱，煅牡蛎五钱，川续断三钱，真桑寄生三钱。

右边肋间穿痛，且痛时作嘈，必欲食之，诊脉弦细，舌中黄，是属络中肝痛，而夹有胃热与痰。生地炭、炙鳖甲、制半夏、冬桑叶、当归、煅牡蛎、陈皮、川续断、柏子仁各三钱，软柴胡梢一钱，炒丹皮三钱。

外感去后，带起肝痛作呕，口渴，脉弦数。归须三钱，炒川连一钱，杏仁三钱，炒白芍三钱，川楝子三钱，半夏曲三钱，降真香一钱，鲜生地泡二片，酒元胡一钱半，陈皮八分，生香附一钱半。两剂痛呕皆去。

汗证

感风在肝，业经出汗，且有冷汗。然六脉弦数，舌黄燥，是肺分之热邪未净也。小溲有时黄，大便亦有时溏，今年秋暑太酷，未必不夹有湿邪也。羚羊角先煎二钱，六一散三钱，生苡仁五钱，大豆卷五钱，桔梗二钱，连翘三钱，通草一钱半，陈皮八分，茯苓三钱，麦冬三钱，竹叶三十片。

夜多盗汗，舌黄滑，大便溏，胃亦不开，诊脉弦小数，当益阴调土。地骨皮三钱，炙鳖甲四钱，当归三钱，炒白芍二钱，矾半夏三钱，陈皮八分，广木香一钱，黑稆豆衣四钱，生牡蛎五钱，清炙甘草八分，荷叶一角。

汗不止，仍当益阴上收汗。有汗者，以无汗而愈也。至经至，无论何病，当从经治。胸中满，仍当舒木。胃不知饥，再拟肝胃法，兼以收汗。地骨皮四钱，根生地六钱，当归三钱，阳春砂同煎八分，天花粉三钱，炒丹皮三钱，丹参三钱，新会皮八分，川石斛四钱，宣木瓜三钱，荷叶一角。

血证

大流鼻衄，甚至成桶，今已止而面色㿠白，耳响，两太阳痛，腰痠，舌黄，脉弦细，当用甘寒肺金。根生地八钱，元参五钱，麦冬三钱，象贝三钱，炒丹皮三钱，山茶花三钱，生甘草一钱半，桔梗二钱，北沙参五钱，生谷芽四钱，竹叶二十片。

大流鼻衄，止后而有涕赤色，耳响头痛。北沙参五钱，麦冬三钱，根生地六钱，山茶花三钱，冬桑叶一钱半，苏薄荷叶一钱半，杏仁三钱，炒丹皮三钱，桔梗二钱，羚羊角先煎一钱半，生甘草一钱半，竹叶三十片。

去年三月间，忽然失红，至今则有咳嗽，昨日寒热，咳嗽而不失血，右胁痛，当用清金平木法。杏仁三钱，象贝三钱，白蔻壳一钱，桔梗二钱，冬桑叶一钱半，生牡蛎五钱，阳春砂同煎八分，麦冬三钱，生玉竹三钱，陈皮八分，竹叶二十四片。

寒热出冷汗，咳嗽痰红，腹痛响泻，两腕腰痛，自正月至今，当属肝风之射肺失红。青蒿梗三钱，炙鳖甲五钱，当归三钱，炒白芍三钱，地骨皮四钱，炙甘草一钱半，桂枝八分，生牡蛎六钱，冬桑叶一钱半，生地五钱，续断三钱。

久经失红，咳嗽右肋痛，总怕失红复起，少寐即血分之虚，脉弦细，再当清金润肺。大抵劳力持重之体，未有不虚者。生玉竹五钱，大生地八钱，生白芍三钱，冬桑叶一钱半，象贝三钱，陈皮八分，炒丹皮三钱，麦冬三钱，生牡蛎五钱，软柴胡梢一钱半。

高年素有咳血，兹又发作，肋背抽痛，痰中带血，脉弦细，舌白，有寒热，当用肝风射肺法。青蒿梗三钱，炙鳖甲五钱，生地五钱，当归三钱，川续断三钱，冬桑叶一钱半，生牡蛎五钱，橘红八分，生白芍三钱，象贝三钱。

失红右肋下痛，舌黄，大小溲均热，诊脉右手弦，左关独起，是必由于热伤肝络。降真香一钱半，制香附三钱，根生地三钱，生白芍一钱半，川郁金三钱，炒丹皮三钱，生牡蛎五钱，焦栀子三钱，炒苏子后煎三钱，冬桑叶一钱，软柴胡一钱半，竹肉一丸。

因跌胸痛，业经呕出瘀血多，多乃不当必泛作呕，或痰或饮，诊脉弦细，是当调其肝胃。矾半夏三钱，陈皮八分，炒川连八分，炮姜炭八分，当归三钱，炒白芍三钱，广郁金一钱半，杏仁三钱，阳春砂同煎八分，制香附三钱。

虚劳

诸筋骨痛，咳嗽，无味，脉涩，当滋血息风。大生地六钱，当归三钱，丹参四钱，川续断三钱，甘杞子三钱，冬桑叶一钱半，炒白芍二钱，生牡蛎五钱，阳春砂同煎八分，陈皮八分。

痛瘥而作泻，胃不开，舌尚黄，脉左手关尚弦，再以肝法、建中汤法。当归三钱，川楝子三钱，桂枝一钱半，酒元胡一钱半，炒白芍四钱，清炙甘一钱半，川续断三钱，制香附三钱，川石斛三钱，陈皮八分，矾半夏三钱，荷叶一角。

评议：本案体现筋骨疼痛辨治心法。张氏察其人脉涩、无味、咳嗽，皆为由阴血亏虚导致血虚郁滞，风邪侵袭，气机不通，经脉阻塞，所谓"不通则痛，不荣则痛"。故筋骨痛，当以生地黄、当归、白芍、甘枸杞子补益气血，牡蛎、桑叶息风共同治本，以补肝肾、强筋骨、续绝伤、补不足、理腰肾之要药，续断标本兼治，以砂仁、陈皮、丹参理滞气、活瘀血治标。肝主风主筋，故张氏疗肝风虚性筋痛，以不忘血虚生风为基本特色。复诊：上案痛愈，张氏察舌按脉，其人左关尚弦，舌仍黄，此为前肝证尚在，继之又克脾土，故食欲减退并作泻。故以建中法，取当归建中汤加减和血止痛，金铃子散合香附清肝理气，加川续断健筋骨，合半夏、陈皮燥湿理气健脾。肝脾同调，疏木运土。

身凉后，尚舌黄，口渴，小溲短，气急，是余邪化火。惟诸筋作痛，是属辛劳之业，病后血虚，故而致作痛。羚羊角_{先煎}二钱，杏仁三钱，象贝三钱，桔梗三钱，续断三钱，根生地五钱，陈皮八分，冬桑叶一钱半，生甘草一钱半，瓜蒌皮三钱，生谷芽四钱，竹肉一丸。

评议：此案舌黄，口渴，小溲短，气急，一派热象呈现，却感身凉疼痛。张氏学风严谨，追求本真，询问病史，得知诱因乃辛劳疾病导致血虚之证而作痛，此为真虚假实。所谓"劳则气耗""肺主气"，肺属金所胜为肝木，肺有邪热则克肝木以致肝血不足。故不同前案，本案治肺同治肝。故以羚羊角平息肝风，杏仁、象贝、陈皮、桑叶、生地黄泄肺之余邪，用桔梗、瓜蒌、杏仁开宣肺气，竹肉即竹笋，补肺气、润肺阴，佐生谷芽恢复肝脏调达之性，从而虚实并治，肺治则肝虚补而疼痛自除。

所云刀谱中一方，其用玉竹、黄芪、龙眼肉熬膏，代蜜为丸，为壮筋骨补气血之用。观药品和平，大抵黄芪补表气，龙眼肉补肝血，以玉竹为君者，玉竹有黄老之名，久服可仙，本草称其益气生津，功能不减人参，惟须多多益善耳。于足下体质，洵属有益之至，惟鄙见欲其速效，若再加入熟地一斤，当归一斤，川续断一斤，于筋骨更有裨益，合否乞酌之。

今日诊两手，皆较前大而有力，右滑利，惟左手尚涩，左手属血，涩属血虚，再拟肝肾血分叶。大生地八钱，当归三钱，甘杞子三钱，炒枣仁三钱，茯神三钱，炒杜仲三钱，川续断三钱，制狗脊三钱，怀山药五钱，茯苓三钱，陈皮一钱半。

诊脉惟右关已起，各脉欠有精长之象，大抵病后不复元，虽冬令脉宜静小，第总由血不应脉，再拟两益肝脾。人参八分，茯苓三钱，炒枣仁三钱，生地炭六钱，当归三钱，陈皮八分，广木香一钱，清炙甘草一钱半，远志炭八分，焦冬术三钱，桂圆肉十四颗，生姜二片，红枣七枚。

评议：本案乃张氏以脉论病，揭示出大病后元气不复之各脉虚弱之象，唯有右关脉起，即脾气稍充，而多脉静小为血虚。此乃张氏以脉断生死之例，可见其丰厚的学术经验与临证思维。在大病、久病之后，凭脉辨证当为第一法，由此该案脾气肝血大亏可见一斑。故张氏用两益肝脾的方法，调节气血，以恢复正气。人参、生地黄、甘草补脾益气以生血，使气旺而血生，当归、桂圆肉甘温补血养心，茯苓、酸枣仁、远志宁心安神，木香理气醒脾，防止大量益气补血滋腻碍胃，使补而不滞，滋而不腻。

病久属虚，逢劳则发，谓之劳复，古用补法，今脉虽数，而沉虚作冷，因乎坐久，责之阳虚，第筋骨作酸，总属血事，再拟归脾汤加减。东洋参一钱半，焦冬术三钱，清炙绵芪三钱，炒枣仁三钱，茯神三钱，广木香一钱，当归三钱，陈皮八分，清炙甘草一钱，远志炭八分，熟地炭五钱，生姜二片，红枣七枚，桂圆肉十四枚。

评议：久病为虚，遇劳则发，此为劳复，张仲景称之为"差后劳复病"，即大病初愈之后，因正气较虚，或余邪未尽，往往因调摄不当，或劳力过甚，或饮食过多，皆可能导致病症复发，名为劳复。虚则补之为常法，张氏诊患者之脉却数，兼见怕冷为阳虚，筋骨酸痛为血虚不容筋脉所致，而久坐伤肉，脾主肌肉，故此处不论阳虚血虚皆以脾来论，以归脾汤健脾益气，补血养心，气血并治。归脾汤出自《严氏济生方》，该方以人参、黄芪、白术、甘草温补气健脾；当归、龙眼肉补血养心，酸枣仁、茯苓、远志宁心安神；更以木香理气醒脾，以防补益气血药腻滞碍胃。加陈皮助行脾气，熟地黄助补精血。

诊脉涩且大，左手尤涩，涩属血虚，当益血分。大生地八钱，当归三钱，炒白芍二钱，川续断三钱，炒杜仲三钱，怀山药四钱，制狗脊三钱，甘杞子三钱，炙龟板四钱，麦冬三钱。

右脉已滑，有力有神，左寸亦然，惟左关尚涩，是总由肝血之虚，再当补其肝血，兼以养络。熟地八钱，当归三钱，陈龟胶烊冲三钱，真驴胶烊冲三钱，怀山药四钱，川续断三钱，炒杜仲三钱，柏子仁三钱，制狗脊三钱，建石斛三钱，新会皮八分。

今日诊脉皆起，惟欠长，且有数意，总属血分之虚。张氏书以脉洪大者可重用地黄，惟脉小者不能，以脉小为不能载重药也。再拟前法。大熟地六钱，当归三钱，真驴皮胶烊冲三钱，甘杞子三钱，炒杜仲三钱，川续断三钱，蕲艾绒一钱，建石斛三钱，陈皮八分，炮姜炭三分，红枣七枚。

诸筋抽痛，足底作痒，头风作痛，右寸大，余均虚，当属肝血虚风。大生地六钱，归身三钱，川续断三钱，炒刺蒺藜三钱，冬桑叶一钱半，炒旱莲草一钱半，茯苓三钱，怀山药三钱，炒白芍二钱，麦冬三钱，生牡蛎五钱。

评议：前贤云"诸风掉眩，皆属于肝""高巅之上，唯风可到"，故诸筋抽痛，足底作痒，头风作痛，右寸大，皆为肝血虚风。故张氏补肝血，息肝风，滋肝阴。生地黄、当归、白芍、麦冬、旱莲草滋阴养血，加茯苓、山药益气，气血双补，加续断活血通经。所谓"治风先治血，血行风自灭"，此案本为肝血不足，但补力微，故加益气活血，方可增息风疗肝之力。又蒺藜平肝祛风，桑叶疏风散热，牡蛎潜阳息风，肝风去则疼痛止。

昨日又劳，今日又有寒热，舌黄口渴脉数。凡寒热，有出于肺与少阳胆者，有出于肝者，有出地募原者，有出营卫之和者，今逢劳则发，当责营之卫不和，出汗大便溏，卫病也。干呕或有清水，肝病也。今日先拟调和营卫法。东洋参一钱半，陈皮八分，炒白芍三钱，阳春砂^冲六分，生冬术三钱，矾半夏三钱，炮姜炭八分，生姜二片，当归三钱，桂枝一钱，茯苓三钱，红枣七枚。

积聚

外感后，余邪总当凉解，况肺热怕反伤也。身凉后尚咳痰，左肋素有块，今自觉痰从此起，查左肋下是肝位，此块当属向来做工夫之故。然无形状，非真有瘀也，不过络中之气郁耳。古人云清金可以平木，则但清其肺，而肝自可耳。

生玉竹四钱，桔梗二钱，象贝三钱，麦冬三钱，地骨皮三钱，根生地六钱，橘红八分，冬桑叶一钱半，炒丹皮一钱半，煅牡蛎五钱，阳春砂^{同煎}八分。

少阳病

背冷气急，腰痛舌黄，口燥，有汗，脉浮弦大，当属少阳经感风。苏薄荷^{净叶}一钱半，羌活一钱半，黄酒芩二钱，杏仁三钱，桂枝一钱，清炙甘一钱，姜半夏二钱，陈皮八分，连翘三钱，焦山栀三钱，荷叶一角。

初时喉痛，作冷作热，已有十日，欲呕胸肋痛，咳嗽，尚无汗出，脉弦细，舌黄，是少阳经感风热，当用逍遥散。薄荷叶一钱半，柴胡一钱半，归须三钱，赤芍二钱，桂枝八分，冬桑叶一钱半，杏仁三钱，川郁金一钱半，生香附一钱半，降香一钱，荷叶一角。

少阳症，身已凉，舌黄，口渴，咳嗽，痰厚，诸筋尚痛，脉平，当祛余风热。

羚羊角_{先煎}一钱半，天花粉三钱，生白芍三钱，生谷芽四钱，陈皮八分，象贝三钱，冬桑叶一钱半，续断三钱，杏仁三钱，阳春砂_{同煎}八分，荷叶一角。

胸中痛兼及腰间，作呕黄水作苦，已有一月，诊脉弦细，咳嗽寒热，此属少阳厥阴之合病。当归三钱，川楝子三钱，酒元胡一钱半，桂枝一钱半，炒川连八分，半夏曲三钱，陈皮八分，真降香一钱，生香附一钱半，杏仁三钱，冬桑叶一钱半，生姜二片。

又外感，脉弦细，仍属少阳症，已有三日。柴胡一钱半，酒黄芩三钱，杏仁三钱，半夏曲二钱，陈皮八分，冬桑叶一钱半，炒川连八分，川郁金一钱半，生香附一钱半，枳壳一钱半，连翘三钱，荷叶一角。

寒热往来，头痛，胸肋痛，咳嗽气急，舌黄，已有五日，脉弦细，口苦欲呕，当属少阳受风之症。软柴胡一钱半，苏薄荷叶一钱半，酒炒黄芩三钱，冬桑叶一钱半，矾半夏二钱，陈皮八分，川郁金一钱半，瓜蒌皮三钱，苦杏仁三钱，生牡蛎五钱，竹肉一丸。

评议：《伤寒论》96条载："伤寒五六日，中风，往来寒热，胸胁苦满，嘿嘿不欲饮食、心烦喜呕，或胸中烦而不呕，或渴，或腹中痛，或胁下痞硬，或心下悸、小便不利，或不渴、身有微热，或咳者，小柴胡汤主之。"263条载："少阳之为病，口苦，咽干，目眩也。"显然，本案为少阳病，少阳经腑同时受邪，即张氏所言少阳受风。以小柴胡汤之柴胡、黄芩、半夏为主药，本案患者欲呕未呕故去姜；张氏治疗少阳感风，其特色即行气透邪大队的应用，以上薄荷叶、桑叶、陈皮、郁金、瓜蒌皮、苦杏仁皆为气郁而设，因少阳本主疏泄。牡蛎入少阳经，《海药本草》载其"去烦热，治伤寒热痰"，合竹肉清热化痰以防少阳受风进一步化火生痰之变。

风温

冬温十四日，身似凉，脉仍大有数意，而久按无力，是属邪减退，舌亦滑润，尚灰，两边黄，面红，目白红色，口舌自觉燥，仍属肝肺之余热未净也。查温病，古有葳蕤汤，其意首存津液也。此症病中经，至未经通走，故致肝热而作惊多怒，汤中有白薇，能定惊凉血，拟以治此。生玉竹三钱，北沙参三钱，炒麦冬三钱，白薇三钱，炒丹皮二钱，象贝母三钱，陈皮一钱，焦山栀三钱，茯苓四钱，连翘三钱，冬桑叶二钱，金银花二钱，竹肉一丸。如时昏时清，当去白薇，加砂壳一钱半，以运湿疏肝，以素体有湿多郁也。

评议：本案所患为冬温，此乃冬季新感之风温。系感受风热病邪所引起，相继呈现肺卫表热证、邪热壅肺证及肺胃阴伤证传变的一种急性外感热病。张氏辨治外感热病独具心法，经验颇丰。其人脉数却大而无力，舌红黄滑润但灰，目红口舌反觉燥，遂张氏判断此乃冬温后期，余热伤阴之本虚标实之证。实为肝肺实热，虚为热伤阴液。故以清热益阴为大法，取基本方葳蕤汤。该方乃孙思邈《备急千金要方》治疗风温病主方，方中葳蕤清补为君，合白薇、牡丹皮、象贝、栀子、连翘、银花以清余热，并沙参、麦冬等以滋阴液。上述皆为滋阴清热而设，以达"清热不伤阴，滋阴不留邪"之妙。尤其张氏对白薇的应用独具一格，清肝、凉血、定惊，是其运用的重要方面。

初起身热，至今八日，面红头痛，口渴，舌黄滑，小便赤短，解时大便如水随出，诊脉左手数大，右亦然，而脾尤觉大，当属冬温，冬温用三焦法。至左胁与背筋掣，与左边头尤痛，是素有肝气，此时由外感带起。又温病往往有大便作泻，乃肺移热于大肠，由湿体之故，并非夹热下利。薄荷一钱半，杏仁三钱，白蔻仁冲八分，象贝五钱，瓜蒌皮三钱，桔梗一钱半，酒黄芩三钱，厚朴一钱，连翘三钱，茯苓四钱，陈皮八分，桑叶一钱半。

评议：冬温属特殊风温，张氏在《医旨》给出治风温大法，当从三焦辨。其言："风温分三焦治，葳蕤汤、苇茎汤、银翘散、白虎汤，治上焦药也。黄芩汤，提少阳邪，并肺而祛之，亦上焦也；至宝丹、紫雪、牛黄丸，芳香开窍，心肺同属上焦也；凉膈散由上焦至中焦，下药也。舌黄滑厚，痰多，多用象贝母、蔻仁，为贝蔻下肺汤或葶苈大枣汤，皆肺分下药也。"本案概为上中二焦风温，症见发热、面红、口渴、舌黄滑、小便赤短，脉数大，皆为风热为患；其中左头痛、左胁与背筋掣，其亦以为乃风热导致肝郁；水样泻乃风热下移大肠；皆为风热之邪所致温病，故张氏辨为风温。故以薄荷、杏仁、桔梗、蔻仁、桑叶疏上焦肺风，黄芩、连翘清上焦肺热，合治风热；张氏提及患者素体有湿，故加陈皮、茯苓、厚朴、象贝、瓜蒌皮以祛痰清热，关照本体。从处方看，银翘散、黄芩汤、凉膈散无不蕴含其中。

冬温十二日，舌中间灰色，两边白滑是湿体故滑，大便作泻，喉痛，述口舌燥，是仍在肺阴，怕热而不寒，可用甘寒法。手牵动，足筋痛，易于发怒，是仍属肝风之动，舌尖红，是心经之虚热。最怕作蒙，查清金可以制木，而肺与心同为上焦，再拟生津去热，复入利水之药，小溲清长，其病自愈矣。又脉沉大而滞，是湿体之象，数属化热，而大属阳脉，于病不悖，若小溲一长，其从无汗泄者，即可得汗而解。北沙参六钱，麦冬三钱，羚羊角_{先煎}二钱，连翘三钱，炒丹皮三钱，焦栀子三钱，茯苓四钱，生苡仁四钱，象贝五钱，陈皮八分，冬桑叶一钱半，灯心一丸。

冬温恶寒去，皮肤有凉时，而仍有热时，口能渴，舌渐化燥，大便泻，小便有，是移热已解，而肺阴余热未除，再当遵叶氏甘寒法矣。惟太阳经与两手腕牵掣，且呕酸绿水，是仍属夹有肝气，法当复入肝药，而避去甘味，以呕家忌甘也。

苦杏仁三钱，象贝五钱，生白芍二钱，焦栀子三钱，瓜蒌皮三钱，陈皮八分，冬桑叶二钱，天花粉三钱，苦桔梗一钱半，黄芩三钱，连翘三钱，生姜二片。此姜所以除呕也，平肝也。丹溪有生姜栀子汤，用以通肝热，祈勿泥。

冬温后，尚有余热作燥，脉细数，右关少带滞象，舌黑苔已浮起，两边黄去而微白滑，喉燥喜饮，面色红，左太阳与目牵痛，耳孔痛。吴氏以温邪治肺，余热由于肺阴之虚，故曰根生地，可以除血中之热。此症由于病中经至，血分更虚，所以从无汗出，法当滋其肺阴。阴分一滋，则表里皆辍矣。至目牵耳痛，总属夹有肝风与火，再拟滋肺阴，息肝风火。北沙参五钱，根生地三钱，麦冬六钱，生白芍三钱，羚羊角先煎一钱半，丹皮三钱，元参三钱，焦栀子三钱，冬桑叶二钱，象贝五钱，陈皮八分，砂壳一钱半。

病经月余，舌白，腹痛作溏，气急，咳嗽痰多，夜汗，此属冬温失治致此，诊脉弦小，当用外寒内热之法。苏薄荷叶一钱半，杏仁三钱，象贝三钱，桔梗一钱半，冬桑叶一钱，生甘草一钱半，连翘三钱，生苡仁五钱，茯苓三钱，白蔻壳一钱，酒黄芩三钱，竹叶二十片。

正月二十六日起，寒热咳嗽痰红，脉弦细，舌白，口渴，气急。此属风温失红三月初一日。元参五钱，根生地六钱，麦冬三钱，羚羊角先煎一钱半，山茶花三钱，象贝三钱，桔梗三钱，冬桑叶一钱半，橘红八分，连翘三钱，薄荷一钱半，竹叶三十片。

咳嗽失红，虽从去年发作，然昨诊六脉弦数，决其出于肺脏。今日述胃不开，逢食即吐，不能起床，势必夹有风温。拟再用风温失红例治。元参五钱，根生地六钱，麦冬三钱，山茶花三钱，冬桑叶三钱，炙甘草一钱半，丝瓜络三钱。

二月上旬身热，今已凉，咳嗽多痰，冷汗，舌黄口燥，大便溏，气急，诊脉弦数，当属风温，久则化火之候。根生地六钱，麦冬三钱，瓜蒌皮三钱，生苡仁五钱，枳壳一钱半，冬桑叶一钱半，象贝三钱，生甘草一钱半，橘红八分，桔梗三钱，焦山栀三钱，竹肉一丸。

重风温已有六日，咳嗽气急，口渴舌黄，背冷自汗，诊脉弦大，当用辛凉。

苏薄荷叶一钱半，酒黄芩三钱，羚羊角_{先煎}二钱，桔梗三钱，生甘草一钱半，瓜蒌皮三钱，苦杏仁三钱，象贝三钱，冬桑叶一钱，橘红八分，连翘三钱，竹叶四十片。

伏邪论每至下午，或纯热，或纯寒，或寒热相间，日日如是。今身热三日，凉后第六日又热，第七日出汗身凉，诊脉已缓，舌白燥，小溲赤短，是汗后。书以汗多者禁利小便，口味淡，胃火未净，口气亦然，鄙见仍属肺分受风化火之候，头不胀，胸不闷，脉虽滞，腰腿虽酸，总非伏邪。再拟清凉肺胃法。羚羊角_{先煎}二钱，连翘_{不去心}三钱，焦栀子三钱，苦杏仁三钱，鲜生地八钱，麦冬_{不去心}三钱，陈皮八分，茯苓三钱，桔梗一钱半，象贝三钱，竹叶三十片。

感风肌热已久，今已有汗，而舌黄口燥，咳嗽痰如水，喉痒，诊脉弦数。据书风温日久，表里均热，当用甘寒。苦杏仁三钱，生甘草一钱，桔梗二钱，羚羊角_{先煎}二钱，根生地六钱，地骨皮三钱，冬桑叶一钱半，橘红八分，麦冬三钱，生玉竹三钱，象贝五钱，竹肉一丸。

风温十天，咳嗽作泻，腹痛，舌黄口渴，脉弦数，是已化火，尚冷作热，当表里均解。薄荷叶一钱半，杏仁三钱，淡黄芩三钱，生白芍三钱，生甘草一钱半，生苡仁六钱，象贝三钱，桔梗二钱，连翘三钱，枳壳一钱半，羚羊角_{先煎}一钱半，竹肉一丸。

风温后又感风邪，致作冷出汗，舌白，脉弦，再当甘寒。杏仁三钱，象贝三钱，冬桑叶一钱半，麦冬三钱，桔梗二钱，生甘草一钱，阳春砂_{同煎}八分，白蔻壳一钱，根生地五钱，陈皮八分，竹叶二十四片。

温暑

暑邪二十二日，舌上已有雪花，六脉弦大，是属病久阴亏，断无下攻之理，乃以制军伤其脾分，据书速须救阴，今且呃逆，是肝气亦起，病属棘予之至。姑拟救法，合否乞高明裁之。生地炭六钱，炒白芍三钱，生苡仁五钱，清炙甘草三钱，炒麦冬一钱半，炒怀药五钱，阳春砂_{同煎}八分，陈皮八分，地骨皮四钱，旋覆花_{包煎}三钱。此复脉加减是救法。

评议：本案暑邪二十二日，病程较长，日久定会暑邪伤阴以致阴亏，是故患者舌已剥苔，脉大。究其原因，是前医以大黄攻下为法清热却伤及脾阴，暑邪禁用下法，此乃误治。当下呃逆势急，实为肝气犯逆阳明致胃气不和。故救阴属当务之急，以防阴竭阳脱。加减复脉汤源自炙甘草汤，乃吴鞠通传承仲景学说，变炙甘草汤（又名复脉汤）为加减复脉汤，从治伤寒脉结代改疗温病营血亏虚证，以养阴复脉也。张氏取其加减复脉法救阴，颇为对证。

暑邪五天，舌已黄，晚间作热育汗，热甚则言，脉左手尚数，右手已缓，适逢期至，当用热从血泄法。益元散四钱，连翘_{不去心}三钱，川郁金一钱半，石菖蒲_{九节首}八分，丹参五钱，当归三钱，炒丹皮三钱，赤芍二钱，茺蔚子三钱，麦冬_{不心去}三钱，陈皮八分，竹叶二十四片。

评议：本案"适逢期至"即言月经来潮，故张氏因势利导，以热从血泄法治之。益元散本为祛暑剂，出自《宣明论方》，由滑石、甘草、朱砂组成，可清暑利湿。连翘、石菖蒲、郁金、牡丹皮、竹叶，是为菖蒲郁金汤主药，可清营透暑，使热从营分走，加赤芍亦为此意。而患者谵语，夜间加重，显然血分暑热亦不可忽视，前以赤芍、丹皮等清热凉血皆为凉药，而寒则凝滞，恐不利于热从血泄，故以茺蔚子、当归、丹参、陈皮等物，行气活血以助血行，丹参活血安神，加麦冬养阴生津。

身热七日，凉后舌苔微黄，胃不开，鼻间有红，小溲黄，诊右手尤弦，有数意，是余邪化热之候，当清凉肺胃。北沙参五钱，天花粉三钱，连翘三钱，陈皮八分，麦冬三钱，山茶花三钱，象贝三钱，炒丹皮三钱，焦栀子四钱，茯苓三钱，竹叶三十片。

寒热已有三四日，头胀咳嗽，小溲赤，脉右寸弦浮数，当属上焦暑风，因新感风寒引起。薄荷一钱半，白蔻壳一钱，杏仁三钱，连翘三钱，枳壳一钱半，桔梗二钱，冬桑叶一钱半，象贝三钱，陈皮八分，竹叶二十四片。

湿温

温邪先里解，而后出表，故能出汗且多，痦是夹湿之体，肌肤尚蒸蒸然，舌苔仍黑，惟较前减，再当增液托邪，加以开肺，助之出表而全解。地骨皮四钱，茯苓皮五钱，黄芩酒炒三钱，北沙参六钱，麦冬连心三钱，元参三钱，根生地五钱，桔梗二钱，连翘四钱，羚羊角另包先煎一钱，象贝母五钱，金银花三钱，蝉蜕一钱半。

评议：此案乃白痦之证，为湿热类温病常象，即湿热久郁气分，蕴蒸肌表，失于开泄。叶天士言之"湿热伤肺""湿郁卫分，汗出不彻之故"。皮肤之疾用历散、托、补三法。当前阶段为托法，为白痦每随发热与汗出而透发一批，本案舌苔黑惟较前减，说明伴随邪气透达而逐渐转衰；然而湿热之邪胶着黏腻，一次透达之后不久复热转盛，故"肌肤尚蒸蒸然"，需再加汗出透发，待汗出热退苔转则愈。张氏以黄芩、生地黄、连翘、羚羊角、象贝母、金银花、蝉蜕等清利湿热，兼散风热，表里同治；取沙参、麦冬、元参等清热滋阴，以增液托邪，时刻不忘存津液之旨，又地骨皮和茯苓皮二味皮类药开肺，和桔梗载诸药上行宣肺引经。处方为绍派伤寒医家治疗白痦之代表。

喉痒燥则呕，间有稀水，味不酸，头筋胀痛，腹胀，脉右手调，左手有数意，舌黄，大抵湿热为病。滑石三钱，半夏曲三钱，陈皮八分，茯苓四钱，生苡仁五钱，连翘三钱，焦山栀三钱，通草一钱，阳春砂冲八分，淡豆豉三钱，丝瓜叶二片，竹叶二十片。

身热出汗，小溲赤短，头痛且眩，两足滞，诊脉浮弦数，已有三日，尚渴，身上不怕冷而热，舌上无苔微白。书以无苔者邪在肺，身热有汗者属风，头尚痛者邪未净。头眩者湿痰，两足滞两手木者，亦属湿痰。拟祛肺分之风热湿痰。苏薄荷叶一钱半，冬桑叶一钱，生米仁八钱，酒黄芩五钱，炒大力子三钱，矾半夏三钱，连翘三钱，苦杏仁三钱，陈皮八分，桔梗一钱半，丝瓜叶三片，荷叶一角。

先泻十余日，止后反腹痛，且有寒热，脉滞大，是皆湿热不得开廓之故。厚朴一钱半，杏仁三钱，川郁金一钱半，枳壳一钱半，六一散四钱，茯苓三钱，通草一钱半，桔梗二钱，半夏曲二钱，陈皮八分，荷叶一角。

暑湿

暑湿入肝，用药胸痛作呕皆去，而今日上午作冷作热，出汗口渴，气急舌黄，左手弦细，右手弦数。又以两尺空大，因询经事，再三询问，始知已至五日，今日已止，则似疟非疟，梦多昏话，口苦，皆热入血室之症矣。是怕为缠绵之兆，为多变幻之症矣。兹姑用逍遥散，复以暑法，为内外双解之法程。柴胡一钱半，薄荷一钱半，当归三钱，炒白芍三钱，川楝子三钱，酒元胡一钱半，益元散三钱，杏仁三钱，麦冬三钱，连翘三钱，金银花三钱，竹肉一丸。

评议：本案为外有暑湿，内有热入血室之患。《伤寒论》216条有载："阳明病，下血，谵语者，此为热入血室。但头汗出者，刺期门，随其实而泻之，濈然汗出则愈。"张氏经耐心询问，得到胸痛、呕吐、寒热间作、出汗、口渴、气急、舌黄、梦多、昏话、口苦、脉弦等诸症，皆为热入血室。外有暑湿当以汗法表解，阳明热邪犯肝当以下法攻里。然"妇人伤寒发热，经水适来，昼日明了，暮则谵语，如见鬼状者，此为热入血室。治之无犯胃气及上二焦，必自愈"。(《金匮要略·妇人杂病脉证并治》)鉴于仲景

"治之无犯胃气及上二焦"原义，张氏灵活变通，外不以麻桂辛温发汗，却以益元散清暑利湿；内不以承气辈泄热攻下，而抓肝郁化火之机要，以逍遥散调和肝脾；以金铃子散清肝疏理；加麦冬、连翘、金银花、竹肉即竹笋清热养阴，透暑达表。

诊脉已大起，惟全涩，涩属血虚，惟舌稍黄，且有肝气。拟滋补肝阴气分复入疏肝。大生地一两，当归三钱，续断三钱，制狗脊三钱，真龟胶烊冲三钱，甘杞子三钱，炒杜仲三钱，建石斛三钱，阳春砂研煎八分，怀山药四钱，新会皮八分，桂圆肉十枚。

暑湿从无大便攻泻之理，此症患经二十余日，历服枳壳、蒌仁多剂，昨日又以制军，致舌苔雪花呃逆，昨用益阴固脾，泻瘥呃减，惟舌尚雪花，若胃口日开无碍，脉仍弦，再拟复脉加减。生地炭六钱，炒白芍三钱，炒麦冬三钱，清炙甘勿少三钱，怀山药五钱，阳春砂同煎八分，旋覆花包煎三钱，陈皮一钱，炙龟板四钱，广木香一钱，生苡仁六钱，红枣七枚。

暑湿误下，致舌雪花，口燥甚，大便已止，呃已去，出冷汗，脉左手已小，右手尚大，再以前法。真大生地六钱，生白芍五钱，麦冬五钱，清炙甘勿少二钱，地骨皮四钱，陈皮一钱半，阳春砂同煎八分，炙龟板四钱，黑稽豆皮五钱，生牡蛎五钱，泽泻三钱。

暑湿已余，热去，小溲长，胃渐开，是邪当净。述左手沉部有力且数，大凡左手属血，是血分之热矣。第初时夹有肝痛，大抵素属肝热耳。生地五钱，归身一钱半，生白芍三钱，川续断三钱，川石斛三钱，新会皮八分，生谷芽四钱，川郁金一钱，柏子仁三钱，炒丹皮一钱半，干荷叶一角。

诊两手脉皆滞，舌苔根黄厚，头胀虽瘥而未除，胃开气冲，至喉作痒而干呕，所患者是肝胃不和，头胀是阳气不达颠顶，故有起落，而据脉与苔，恐有湿病之起，故以越鞠丸加减。焦茅术三钱，半夏曲三钱，煨葛根一钱半，制香附三钱，炒建曲二钱，炮姜炭六钱，陈皮八分，阳春砂冲八分，茯苓三钱，鲜荷叶一角。

暑湿七日，尚未通阳，头痛汗不得出，尚有寒，舌苔甚薄，当在上焦，惟胸闷稍加中焦药，至腹中流走作痛，必夹有肝气，嗜卧是湿邪。拟上中焦法，兼以疏肝。苏薄荷叶一钱半，连翘三钱，桔梗一钱半，川郁金一钱半，白蔻壳一钱半，六一散四钱，半夏曲二钱，杏仁三钱，厚朴一钱，陈皮八分，丝瓜叶二片，竹叶三十片。

嗽血已止，而口不知味，必有外感，舌黄，午后胸前塞，两腿酸痛，手颤不痉，大约受有暑湿热，当用甘寒。六一散四钱，桔梗三钱，象贝三钱，焦栀子三钱，知母三钱，枳壳一钱半，通草一钱半，木防己三钱，生石膏六钱，冬桑叶一钱，茯苓三钱，竹叶三十片。

伏邪十日，冷颤虽去，汗虽有，而小溲未长，口中尚腻脉弦滞，当清其肺湿。

杏仁三钱，半夏曲三钱，陈皮八分，六一散四钱，通草一钱半，连翘三钱，枳壳一钱半，焦栀子三钱，酒炒黄芩三钱，桔梗二钱，竹叶三十片。

头痛身热十余日，大便泻，舌黄，口渴咳嗽，是上焦暑湿夹风。薄荷一钱半，生苡仁五钱，象贝三钱，茯苓三钱，杏仁三钱，连翘三钱，桔梗三钱，陈皮一钱，六一散四钱，川郁金一钱半，冬桑叶一钱半，竹叶三十片。

伏暑

下午发热，不作冷，汗不透澈。脉数弦，舌黄，口不渴，小溲赤，已有两三天，当属伏邪之轻者，当用上中焦法，五日可望解，十天可已。苏薄荷叶一钱半，连翘三钱，通草一钱半，半夏曲二钱，杏仁三钱，厚朴一钱，焦栀子三钱，酒炒黄芩一钱半，滑石三钱，陈皮八分，荷叶一角。

伏邪八日已有汗，舌黄口渴唇焦。今日有昏语，胸中痛，动则欲呕，是属上焦心肺，现在走心，兼有肝气，须防呕蛔与痉。羚羊角先煎二钱，鲜生地八钱，麦冬三钱，连翘三钱，金银花三钱，石菖蒲一钱半，川连姜汁炒八分，归尾三钱，益元散三钱，川楝子三钱，酒元胡一钱半，陈皮八分，竹肉一丸。

瘄疹

丁家沿之病，业将就痉，是知其病中走经，故用逍遥散法，而发疹出汗而解矣。若不从此着眼，势必发狂，否则身热至百余日，而变幻丛生，为不治矣。所以学医，总须多读书，多看各家书籍，自然腹中渊博，胸有准绳。今将现在滋肺托邪，为前后调治之之方。特从尊处一转，祈阅后仍付原人寄去为望，专此字达，并候在兹贤弟日安不一。兄畹香顿首。

评议：本案为张氏治疗瘄疹心得，虽言简实为《张畹香医案》最得力原文。"所以学医，总须多读书，多看各家书籍，自然腹中渊博，胸有准绳。"乃张氏留给后学广为传颂的至理名言，启迪学者要发奋读书，做到心中有数，遇到疑难杂症才可摸清本质的严谨治学精神，否则误治是害人的。本案患者为发疹，本属肝郁、血虚、脾弱之逍遥散证，用之则汗出疹退便可愈。若误诊误治势必热邪内生，导致身热，发狂之症，甚至其他变证。故张氏感慨，如果没有先贤经验的积淀，便很容易出错。故续以滋阴清肺之法托邪外出。

出瘄已有三日，舌黄无嗽与泻，惟身热大汗，背上已见，脉弦滞，当托风热。

羚羊角一钱半，连翘三钱，桔梗二钱，生甘草一钱，象贝三钱，蝉蜕二钱，苦杏仁三钱，冬桑叶一钱，金银花二钱，大力子五钱，竹肉一丸。

二三月出瘖，总当以风温法，至嗜卧者，风也。《内经》风温之为病，身灼热，汗自出，身重咳嗽嗜卧，则嗜卧者，风也。口渴者，温而化火也。喉痛者，肺火也。大小便不解，喉痛，当治肺且托瘖。舌尖红，有昏语，当兼及心，再拟心肺上焦法。炒大力子三钱，桔梗二钱，羚羊角_{先煎}二钱，根生地四钱，麦冬_{不去心}三钱，元参五钱，苦杏仁三钱，冬桑叶一钱，川郁金一钱半，石菖蒲一钱，象贝三钱，竹叶三十片。

瘖后已无余嗽，惟素泻仍有，乃又有寒热，无物不呕，舌黄薄，诊脉弦数，较前已大，当属肝阳之犯胃，即作呕。亦当责之风木乘脾，脾胃两受，是木邪之盛，当先除其呕，与喉梗胸痛，进退法。川连_{姜汁炒}八分，姜制半夏三钱，陈皮八分，苦杏仁三钱，当归三钱，炒白芍一钱半，乌贼骨三钱，阳春砂_冲八分，泽泻一钱半，宣木瓜一钱半，茯苓三钱，鲜生姜二片。

瘖后身初凉，大便溏，咳嗽痰少，知苔少，胃不开，脉已缓，再从肺治，甘寒法。根生地六钱，生白芍三钱，生甘草一钱，桔梗一钱半，象贝三钱，麦冬三钱，冬桑叶一钱，生苡仁五钱，茯苓八钱，生谷芽四钱，竹叶二十四片。

身热已有四日，昨日已三天，有汗，是逢年经得泄，即瘖轻。今日诊脉尚数，当未净，面色红，喉痛，舌上无苔，当用肺风热法。苏薄荷叶一钱半，苦杏仁三钱，羚羊角_{先煎}一钱半，桔梗二钱，生甘草八分，酒炒黄芩三钱，冬桑叶一钱，象贝三钱，连翘三钱，元参四钱，麦冬一钱半，竹叶三十片。

感风出瘖，已有五日，业经有汗，无须辛散。舌黄，口渴。脉数，当用凉剂，且素属火体，是气有余，血不足，兹姑先祛外邪。羚羊角_{先煎}一钱半，桔梗三钱，蝉蜕一钱半，连翘三钱，炒大力子一钱半，酒黄芩三钱，象贝三钱，陈皮八分，苦杏仁三钱，冬桑叶一钱，竹肉一丸。

出瘄已满月，而又受风，身热有汗，头胀舌燥，口夜间渴，小溲热，诊脉弦数，已有四日，舌微黄而燥，腹中有时痛，拟辛凉合甘寒法。苏薄荷叶一钱半，冬桑叶一钱，酒炒黄芩三钱，生甘草一钱，桔梗一钱半，生白芍三钱，象贝三钱，连翘三钱，羚羊角一钱半，焦山栀三钱，陈皮八分，竹叶三钱。

瘄后脉虚，舌尚黄，大便素有泻病，是肾虚。当先祛外感之风热下移。北沙参四钱，麦冬三钱，根生地六钱，象贝母三钱，生苡仁五钱，茯苓三钱，生白芍一钱半，生谷芽四钱，新会皮八分，生玉竹四钱，荷叶一角。

凡出瘄，叶氏曰，须按时令治之。春令用风温法，风温净则风瘄自已。兹已六日，身热五日后出瘄，以背上有为齐，大便泻，舌燥白，诊脉弦数，当用辛凉合甘寒法。苏薄荷叶一钱半，连翘三钱，冬桑叶一钱，桔梗二钱，象贝三钱，生甘草八分，蝉衣一钱半，苦杏仁三钱，酒黄芩二钱，麦冬三钱，羚羊角先煎一钱半，竹叶三十片。

疟疾

前日受寒，昨日先冷作颤，热转神昏，至今早始凉，此刻诊两手脉弦细，舌白口苦胃不开，是邪尚未化火，怕成疟疾。苏薄荷一钱半，苦杏仁三钱，干姜一钱，桂枝一钱半，苏梗二钱，姜半夏三钱，枳壳一钱半，桔梗一钱半，白蔻仁冲五分，陈皮八分，生姜二片。

日发热出汗，稍觉有冷，而病者不觉，总当以肺热论。至发作有时，热后出汗身凉，是寒热分明，当从疟治，第日发舌薄，即疟亦在肺分，不必用柴胡少阳法也。惟纯热无寒，谓之瘅疟，当用白虎汤。若稍有寒，则桂枝白虎。兹姑减一等法，仍拟肺法，以蔻壳白芥子易桂枝可耳。杏仁三钱，连翘三钱，生薏仁五钱，知母三钱，六一散三钱，白芥子一钱半，白蔻壳一钱，象贝三钱，通草一钱半，焦山栀三钱，竹叶三十片。

评议：本案患者发热、汗出、怕冷，且呈现发作有时特点，发作过后，汗出、热退、身凉。张氏判断此为疟疾，当从疟治。然常规治疟为柴胡少阳法以和解，张氏察其舌薄，遂知疟在肺分而不拘于柴胡法。少阳为表之太阳和里之阳明之枢，而肺分乃表之太阳与少阳枢之间，为少阳浅层，故不必以柴胡法。故张氏提出自己治疟心法如下：①但热无寒者，此为瘅疟，又称瘅热。历代医家多以热释瘅，如王冰、王充等。故以白虎清其气分大热即可。②热兼微寒者，可以白虎并桂枝，桂枝乃仲景汗解表之太阳法，白虎已述为泻之阳明法，肺分居中，各取一半仍为仲景治肺良法。张氏遵仲师之旨却改用温病之药，以蔻壳、白芥子易桂枝，清轻稍温病者微感寒，而该方主力为拟三仁汤、六一散配连翘、知母、栀子、竹叶、象贝等一派清热滋阴之品来泄热。张氏十分注重透达之法，以杏仁宣利上焦肺气，气行则湿化；拟薏苡仁、通草、山栀、竹叶利水健脾，使热从下焦而去，上下交通，给邪出路，甚为妙哉。

纯热，出汗口渴，舌黄燥，腰痛足重头眩，诊左手净虚小数，右手浮部亦然，中沉两候滞大，当属瘅疟，是暑湿热痰之在肺者，白虎汤。生石膏八钱，知母三钱，生甘草八分，生苡仁八钱，矾半夏三钱，陈皮八分，茯苓三钱，六一散三钱，连翘三钱，苦杏仁三钱，桂枝八分，白粳米三钱。

用白虎汤瘅疟已减，舌黄退而未净，头眩腰足重滞皆去，脉服虚小皆去，而尚数，中沉之滞大已除，大便溏，小溲长，口渴去而燥，再拟凉肺通溲法。根生地五钱，连翘三钱，生苡仁八钱，茯苓三钱，六一散三钱，焦栀子三钱，通草一钱半，陈皮八分，象贝三钱，羚角先煎一钱半，竹叶三十片。

评议：本案为前案之拓展、应用与发挥例证。患者纯热、出汗、口渴，舌黄燥，脉小数浮滞大，皆为热邪，遂为瘅疟。且腰痛足重头眩，知痰湿为患。故张氏曰"是暑湿热痰之在肺"，以白虎为底加连翘清肺分热，以六一、三仁之辈祛痰湿暑热，寒温并治加桂枝兼用，以求缠绵之痰湿去，故加二陈增其化痰之力。而湿邪易侵袭下部，故三仁之杏仁去。然未用利湿通淋之法给湿以出路，概张氏觉热重于湿，热去则湿自利。又复诊，见大为缓解，然舌仍有小黄，脉仍有小数。当下见症"大便溏而小溲长"，又有口燥，张氏考虑此乃药后热虽除而未净，湿虽去而稽留。故以凉肺通溲法清利并用。此时主要矛盾已从上中二焦之热转移至下焦之湿，故在保留六一基础上，三仁之上焦杏仁与中焦蔻仁已去，二陈之半夏亦去，半夏具温燥之性强，患者口燥不宜。以栀子、通草、竹叶清热利水，使湿热从小便去才是重点，所谓"治湿不利小便，非其治也"，加连翘、羚羊角以速清余热。如此善后，不拖泥带水，可见张氏思维缜密。

发时纯热，口大渴有汗，总属瘅疟。今日移早，疟本将愈，惟不令出汗，明日须再至。饮后胸微胀，是水不速下，舌胎较昨厚，仍微黄色，口喉燥甚，是热伤肺津。白虎汤本生津去热之药，祛热生津，于病本合，先有头眩肢重，本有湿热痰，脉数不滞，断非伏暑，再拟白虎汤复入祛湿消痰，兼以生津。生石膏一两，知母三钱，生甘草一钱半，连翘三钱，苦杏仁三钱，赤茯苓五钱，陈皮八分，生苡仁六钱，象贝三钱，枳壳一钱半，白粳米三钱。

用白虎汤后，大热大汗已止，舌苔前半已去，而根尚有黄色，口苦且腻，掌心尚热，小溲赤，诊脉左手已小，右手稍有滞象，惟皆数，数属邪未净，想瘅疟由于暑邪之在肺，再拟肺入法，惟素有湿邪，复入祛湿。羚羊角_{先煎}二钱，象贝三钱，通草一钱，陈皮八分，连翘三钱，麦冬三钱，赤茯苓三钱，生苡仁八钱，六一散三钱，焦栀子三钱，竹肉一丸。

评议：本案与前案基本类似，四诊可见断为瘅疟，以白虎汤为底加减而治。然该患者较上案病情更重，兼有痰湿，如见饮后胸微胀、舌厚、头眩肢重等症，亦伴痰湿热邪伤津之弊，故口喉燥甚。故增加化痰祛湿、生津之力，亦不忘行气。复诊余邪未尽，仍有湿热，故祛湿清热。

前日寒热头胀，今日又冷且战后热，热时无汗，头上与身尚觉木，腰背穿痛，舌黄滑，诊脉两手皆滞，书以木属湿痰，合脉怕作伏邪，第冷时作战是疟象，而疟属肝分。拟用肺分法，勿用小柴胡引贼也。苏薄荷叶一钱半，矾半夏三钱，杏仁三钱，厚朴一钱，白芥子一钱，陈皮八分，滑石三钱，酒黄芩一钱半，白蔻壳一钱，桔梗二钱，苏梗二钱，荷叶一角。

评议：此案为承接之前述不以常规柴胡法之由。患者寒热间作属疟象，察其脉证，属肝木之湿痰，如前，邪在肺分而非更例层次之少阳，若用柴胡无非引贼入室、闭门留寇之嫌。故张氏以一派辛凉为主之清轻透达宣肺之药，如薄荷叶、白蔻壳、紫苏梗、荷叶、桔梗，加杏仁、白芥子、白蔻壳易桂枝为痰湿所设，所谓"病痰饮者，当以温药和之"。佐黄芩、厚朴、陈皮、滑石清热理气以利湿，气行则湿性，滑以利窍。张氏非常注重透达、透邪之法，使邪不内陷，则不会变生它症。

由瘅疟后，带起胃湿热邪，现在舌黄已减，而根未除，目筋尚红，鼻柱色膏，卧不安口已燥，而食后水运，诊脉稍有滑象，是湿热未罢之候，祛痰务尽，再用前法。生苡仁八钱，生苍术二钱，矾半夏五钱，陈皮八分，羚羊角_{先煎}二钱，连翘三钱，泽泻一钱半，阳春砂_冲八分，茯苓三钱，绵茵陈三钱，竹肉一丸。

肺疟无补法，久则必邪不净。兹身上有汗已透，而头上尚不至流，诊脉右手尚弦大，左关独数，胃口两便均好，鄙见总属肺疟。苏薄荷叶一钱半，淡豆豉三钱，滑石三钱，白芥子一钱半，白蔻壳一钱半，象贝三钱，酒黄芩三钱，桔梗一钱半，炙甘草八分，冬桑叶一钱，丝瓜叶三片。

六脉滞大，大便作溏，掌心作热，当属肺分有湿热，嗜卧者，即其征也。生茅术三钱，六一散三钱，淡黄芩三钱，焦栀子三钱，生薏苡仁六钱，半夏曲_{醋水炒}三钱，陈皮八分，广木香八分。

评议：疟疾用补法，恐闭门留寇，表邪内陷。汗出而头汗尚少，结合脉象，张氏遂定为肺疟。以一派辛凉清轻宣透之归上焦肺经之品，尤其薄荷叶、冬桑叶、丝瓜叶三叶类药的使用，特色鲜明。而复诊见一派便溏、嗜卧等湿热之象，故以清利湿热、行气化痰为治。

肺疟寒热已去，而大便响泻，初时痛，今已不痛，今日舌苔尚黄，脉弦数去，而右手滞大，左手已有滑利之象。大抵暑净而湿热未除，再从肺治。生苡仁六钱，茯苓三钱，大豆卷五钱，象贝三钱，通草一钱半，六一散三钱，根生地四钱，陈皮八分，焦栀子三钱，苦杏仁三钱，竹叶二十四片。

评议：前瘅疟案，张氏言之"是暑湿热痰之在肺"，同此案类似，此时患者苔黄脉已滑利，又见肠鸣、腹泻，故张氏言"大抵暑净而湿热未除"，以六一、导赤、薏苡仁、茯苓、大豆卷、象贝、栀子利湿消痰清热，兼陈皮、杏仁行气，气行则湿从小便走。

厥阴大疟自愈后，左肋生有疟母且多，咳嗽痰少，诊脉右手已调，右关弦数。大凡疟母，久则必失红，且块形日增痛，今已患有咳嗽，岂已愈之事，故用薛氏法八剂未效。鄙见仍须进之，药足其疟母自消。炙鳖甲六钱，当归三钱，小青皮一钱半，旋覆花_{包煎}三钱，炙龟板四钱，生牡蛎六钱，柏子仁四钱，青葱管二支，生地五钱，软柴胡梢一钱半，冬桑叶一钱。

评议：厥阴疟后，又发疟母，诊见出血、疼痛、肿块、又伴咳嗽、咳痰、右关弦数，此乃湿热之邪与余血相搏结肺分。正如《张氏医通》载："疟母者，顽痰夹血食而结为癥瘕。"张氏习医虚心汲取前贤精华，此患之疟，总以湿热瘀血论。薛生白乃湿热温病先贤，认为湿热病久不解，气钝血滞，邪入厥阴，络脉瘀阻，灵机不运已。然薛氏法八剂未效，张氏以为药不及病，方向无误。故可以鳖甲、龟甲、牡蛎及软柴胡梢入络搜邪，通血脉以灵动心机。鳖甲、龟甲为软坚散结消癥要药，合牡蛎祛瘀消积，青皮破气消积化滞，旋覆花下气软坚消痰，是为主药。张氏喜用青葱管通络止痛，是为其独有经验。症见出血、疼痛、肿块，又以当归、柏子仁、生地养血、凉血、活血，平调寒温为血分所用。患者又见咳嗽、咳痰，故加桑叶以对症清肺止咳。

寒热往来，出汗已有四个月，脉弦细，此属肝虚。当用清骨散。青蒿梗三钱，炙鳖甲五钱，生地六钱，当归三钱，地骨皮四钱，银胡一钱半，秦艽一钱半，生牡蛎五钱，川石斛三钱，新会皮八分。

评议：此案患者寒热往来亦为疟疾之疾，诊见出汗、脉弦细，遂张氏推测此为肝虚所致，即肝肾阴虚，阴虚内热，邪伏阴分而发为疟疾。故以清骨散为底方化裁以清虚热，退骨蒸。该方出自《证治准绳》，银柴胡、胡黄连同类善退虚劳骨蒸之热，故张氏去一存一；地骨皮凉血而退有汗之骨蒸要药，该案汗出已四月，切中机要；秦艽、青蒿皆辛散透热之品，清虚热并透伏热以外解；鳖甲、牡蛎咸寒，既滋阴潜阳，又引药入阴分，为治虚热之常用药，生地黄、石斛甘凉滋阴可助力鳖甲、牡蛎之辈；肝虚为本，故以当归补肝血；上述滋阴养血之辈，多有滋腻碍胃之弊，故佐新会皮行气以顺畅气机。

厥阴疟已止，停药又起，左手虚，再以何人法。制首乌六钱，文党参三钱，炙鳖甲五钱，青蒿梗三钱，炮姜炭一钱，冬桑叶一钱半，煅牡蛎五钱，当归三钱，桂枝一钱，炙甘草一钱半，炒白芍三钱。

评议：此案为厥阴疟复起，且左脉虚，故当遵景岳补益气血以截虚疟之意，以何人饮为基础方加减。何人饮来源于《景岳全书》卷五十一："截疟如神。凡气血俱虚，久疟不止，或急欲取效者，宜此方主之。"该方由何首乌、当归、人参、陈皮、煨生姜组成。张氏以文党参易人参补气，何首乌、当归补精血，加白芍以助药力；患者以虚为主，其复发概因内伏厥阴之余热内扰而非痰湿，故张氏去陈皮而易青蒿配伍鳖甲，先入后出，清透阴分伏邪，加入冬桑叶助力。原景岳以煨生姜转为脾胃而设，现易炮姜炭不仅顾护脾胃，而且可温厥阴肝经血脉，又纳入桂枝助力。

自七月间起病，初时间日，今成两发，一小溲赤，足酸，腹中痛，肋痛，诊脉弦细，当属厥阴大疟。青蒿根三钱，炙鳖甲五钱，当归三钱，制首乌六钱，煅牡蛎五钱，青皮一钱半，半夏曲三钱，陈皮八分，桂枝一钱，炒白芍三钱，清炙甘草一钱半。

评议：本案疟发频次颇高，诸症酸痛并结合弦细之脉，显而易见是厥阴大疟。同上两案，养阴透热以透邪，滋补肝血以治本，合行气化痰理中焦。

大疟后，咳嗽，舌黄，盗汗，腹痛响泻，脉弦大，当属出于厥阴。青蒿梗三钱，炙鳖甲五钱，蜜炙桂枝一钱半，清炙甘草一钱半，冬桑叶一钱半，生牡蛎五钱，生白芍五钱，半夏曲三钱，陈皮八分，当归三钱，干荷叶一角。

评议：类似前案分析，厥阴疟当以厥阴法治。青蒿、鳖甲、牡蛎养阴透邪，桑叶、荷叶清轻散邪，桂枝、炙甘草、白芍、陈皮、半夏温化疟邪。

胃痛大差且能食，而痛在右肋，诊左手尚弦，右手已虚，厥阴大疟后致此，是当再以清肝法。当归三钱，川楝子三钱，酒元胡一钱半，炙鳖甲五钱，青蒿梗三钱，软柴胡一钱半，炒白芍三钱，茯神三钱，矾半夏三钱，陈皮八分，制香附三钱，荷叶一角。

湿疟以温脾得止，述胃开，大便已燥，小溲亦长，舌苔黄去而尚厚仍滑，尚非过燥之候。拟再祛湿温中。东洋参三钱，陈皮八分，茯苓三钱，生苡仁六钱，焦冬术三钱，炮姜炭一钱半，清炙甘草八分，广木香一钱，矾半夏三钱，桂枝一钱半，炒谷芽五钱，生姜二片，红枣七枚。

湿疟用温燥脾经已效，第疟症虽口渴，亦当用温，况舌黄而滑，脉未滑利，据理仍当温燥中焦，兼以通阳。东洋参一钱半，焦冬术三钱，当归三钱，陈皮八分，厚朴一钱，矾半夏三钱，桂枝一钱，炮姜炭一钱，炒谷芽五钱，阳春砂同煎八分，广木香八分，生姜二片，红枣五枚。

评议：结合下案，可知张氏治疗湿疟全貌。所谓湿疟，即太阴脾经感受痰湿当以温化之法。本案舌滑、口渴皆为湿为患明证。脾阳被困，故通阳必不可少。故张氏以一派温中焦之品，温燥脾胃之湿，温通受困脾阳，阴阳同调。

疟后或间日，或日日，已两个月，热转轻有汗，汗后又冷，汗后嗜卧，转侧身重，舌白苔滑，或有时黄滑，口燥不能饮，饮后呕黄水，嗳风，腹痛，口味淡且滞，胃久不开，诊脉皆滞缓，热时之数不作凭。此属太阴经湿疟，为日已久，且在秋中，拟温劫湿邪。叶氏方。焦茅术三钱，草果仁六分，槟榔一钱，制半夏五钱，藿香二钱，炒干姜八分，白芥子一钱半，厚朴一钱半，陈皮八分，桂枝八分，鲜老姜泡二片。

评议：本案为疟后调治法，病后调治为张氏擅长。现汗出热退怕冷，嗜卧、且卧则转侧身重，口燥不饮、饮后即吐，胃不开且口淡，张氏结合滑象之舌与缓滞之脉等诸症，皆为疟后痰湿之征。拟应祛湿清热之法，然秋天为燥主令，故遵叶氏以温劫湿邪。《叶天士晚年方案真本》有云："此夏受湿邪成疟，气分受病，脾胃未醒，过秋分天降霜露，此气整肃。"夏季感受湿邪，形成疟疾，疟邪久留，至秋复发，天气肃降，脾胃之气难以恢复，脾升胃降乃机体枢纽，现太阴为湿所困而见脾胃诸症丛生，如胃不开、嗳气、饮后即吐等，故温补脾阳脾气当属正治之法，张氏以达原饮为底方截中焦膜原之疟，苍术芳香化湿，草果、厚朴温中燥湿，槟榔专利截疟，加藿香化湿止呕，干姜、老姜温中散寒止呕，芥子、桂枝温经络散湿，陈皮燥湿健脾。诸药以截疟温药为主，集燥湿、化湿、散湿于一体，则湿从温得化。

八月间初发疟，属间日至，今仍间日，盗汗，诊脉左手弦大，右手弦，是久疟必虚。又汗多者，求无汗而愈，当遵柯氏法。制首乌六钱，炙鳖甲五钱，文元党三钱，炮姜炭一钱，蜜炙桂枝一钱半，炒白芍三钱，清炙甘草一钱半，当归三钱，矾半夏二钱，陈皮八分，杏仁三钱，红枣七枚。

评议：本案患者脉弦，间日疟隔日而发，是属久疟必虚。现汗出为甚，且有盗汗，所谓"阳加于阴谓之汗"，汗出甚多则阴阳两虚而发为疟。张氏不仅学温病诸家之长，且汲取仲景、柯琴等伤寒养料。故以桂枝汤以外调和营卫，内调和阴阳调理汗出以治疟甚妙！取"以药汗治病汗"思路值得学习。血汗同源，故加当归、首乌以滋汗源。而佐党参、陈皮、半夏、杏仁等理气之品使表之经络之气血畅，而汗出终自愈。

间日发疟，总在少阳，止后复发，总属复未经调养，总属劳复。今又止，而右手已小，左手尚弦且涩，法当温养肝胆。制首乌六钱，炙鳖甲五钱，当归三钱，制半夏二钱，陈皮八分，炒白芍二钱，怀山药四钱，清炙甘草一铰，蜜炙桂枝八分，黑穞豆衣六钱。

评议：结合前案，久疟必虚；此案复发，劳复亦虚。左脉尚见弦涩之象，乃少阳肝胆气滞血瘀之证，故温养肝胆当为正治。如首乌、鳖甲、当归、白芍之辈，补精血，亦遵上案精神有桂枝汤之意，加山药补、陈皮行，使温养肝胆同时，补而不滞，行而不伤。

间日疟后，胃开脉弦数，舌黄，想间日疟后，仍当温肝，惟夹有外风在肺，打嚏咳嗽有痰，喉中觉热，复入清肺可耳。制首乌六钱，当归一钱半，象贝三钱，生玉竹四钱，炙鳖甲四钱，冬桑叶一钱，桔梗一钱半，炒白芍二钱，杏仁三钱，生甘草八分，荷叶一角。

疟愈后仍自间日之寒热分明，而自汗甚轻，胃开不甚旺，舌净稍黄，口微渴，腹中知嘈，是元虚邪轻之候，想体肥固多湿痰，而久疟阴虚。拟温经法以截。制首乌六钱，炙鳖甲四钱，炮姜炭八分，制半夏曲三钱，当归三钱，炒谷芽四钱，新会皮八分，青蒿梗一钱半，茯神三钱，焦丹参三钱，生姜二片，红枣七枚。

怕冷去，咳嗽亦差，痰有，舌净，惟胃不开，诊脉弦小，当用甘寒法。苦杏仁三钱，麦冬三钱，根生地五钱，炒白芍二钱，冬桑叶一钱半，象贝三钱，桔梗二钱，生谷芽四钱，新会皮八分，川石斛三钱，干荷叶一角。

月经病

肝郁气急，曾经音哑，吐紫血而愈。兹又气急，先天癸至，周身又有风饼，是病属肝气风之升，据书当先通经水。丹参五钱，当归三钱，茺蔚子五钱，赤芍二钱，川楝子三钱，酒元胡一钱半，降真香一钱半，冬桑叶一钱半，刺蒺藜炒三钱，炒丹皮三钱。

评议：月经病的治疗原则是治本调经，分先病和后病的原则，肝主藏血，气结血亦结，肝之性急，气结则急更甚，治法以开郁为主，若徒开其郁，而不知平肝，则肝气大开，肝火更炽，赤芍、蒺藜、桑叶平肝阳、清肝火，当归、丹参、茺蔚子、川楝子、元胡、牡丹皮、降真香可以开肝郁，且《本经逢原》载降真香：降真香色赤，入血分而下降，故内服能行血破滞，通经水非此药不可。

曾经失经至年余，现在寒热往来，口苦，胸胀欲呕，咳嗽，诊脉弦细，舌净，是属肝病。当用清骨散法。青蒿梗一钱半，炙鳖甲五钱，生地五钱，当归三钱，冬桑叶一钱，生牡蛎五钱，降真香一钱，川郁金一钱半，炒丹皮三钱，生白芍三钱，陈皮八分，荷叶一角。

期早而多又延，色淡，仍诸筋骨痛，少寐多淋，是当益凉兼涩。大生地八钱，归身三钱，炒丹皮三钱，生牡蛎五钱，炒怀药四钱，炒沙苑子四钱，川续断三钱，茯神三钱，石苇四钱，炒枣仁勿研三钱，陈皮八分。

评议：张氏善疗妇科，本案为月经病。经早，经多，经淡，且伴身痛、不寐、淋证，此为热邪煎灼阴血，应以生地黄、牡丹皮清热凉血；气血被热邪所耗则不足，故稍佐补益气血之当归、山药；本案主症为月经过多，故补肝肾、收敛固涩之法必不可少，以牡蛎、沙苑子、续断。而茯神与酸枣仁乃张氏针对少寐之症加法；石韦乃根据多淋之症加法。由此可见，张氏不仅强调治疗主病，且对症用药，辨证—辨症—辨病相结合，非常全面。

肝痛已瘥，左脉尚弦数，述患经一年，曾经期至如崩，现尚早而如崩，腹中痛而胀，口渴，是可知其血之热而不摄。当归三钱，川楝子三钱，酒元胡一钱半，生牡蛎六钱，炒丹皮三钱，生白芍三钱，阳春砂同煎八分，泽泻三钱，茺蔚子五钱，焦栀子三钱，乌贼骨三钱。

腹腰作痛，期早而多如崩状，脉弦大，当调其肝。大生地六钱，当归三钱，川楝子三钱，炒小茴香一钱半，酒元胡一钱半，乌贼骨三钱，白薇三钱，茺蔚子五钱，续断三钱，制香附三钱。

屡次崩后，致变化不已，今已失红，复历用肝法，乃头眩不差，而两太阳与齿作痛。又且腹作溏，舌黄，左手尤弦数。此皆肝血虚，风热上升之象。大生地一两，归身四钱，炒刺蒺藜三钱，冬桑叶一钱半，生牡蛎八钱，生白芍三钱，清炙甘草一钱半，甘菊炭一钱半，骨碎补三钱，炒丹皮三钱，薄荷一钱半，干荷叶一角。

经停三个月，曾经患暑邪十五日。今邪净胃开，而六脉弦大，稍有数意，是素属阴虚有热之体，若以孕论，脉欠静缓。大凡孕脉，初时喜静小也，过于有力，每服不稳。兹尚未确，宜以凉滋肝分。大生地六钱，归身三钱，川续断三钱，阳春砂冲八分，川石斛三钱，新会皮八分，生白芍三钱，麦冬三钱，女贞子三钱，怀山药四钱，荷叶一角。

评议：本案体现张氏胆大心细的临证态度，尤其对于经停是否有孕，先明诊断，再施处方。诊断一是重视体质辨识，二是主张凭脉区分。在鉴别妇人病与妊娠有孕颇有经验，即以脉别之。脉静而缓为有孕征兆，气血和调，从容平稳；而兼见静小有力者，是为气血不稳，妇人有疾，现经停故为月经病。已患暑邪尽，脉弦大数是为阴虚内热体质，阴虚之体当以滋阴为要，兼有虚热又要凉肝清虚火。

可见，张氏诊治妇科病确有一技之长，学术造诣甚高！故先以荷叶清暑热，虽暑邪已除，但还要小心谨慎，以免卷土重来；续断补肝肾，调血脉，为经停佳品；当归、白芍、麦冬、女贞子、石斛、生地黄可滋肝之阴血，后四味又清肝热；加山药为补虚良品，《伤寒蕴要》载其"补不足，清虚热"；陈皮行气健脾为佐，恐一派滋阴补虚之品滋腻之性碍胃，因患者刚刚暑邪病愈胃开，此时胃气并未过于强健。张氏考虑问题，是极其周到详尽的，如此对患者而言，预后才无后顾之忧。

经年或泻或燥，今已肝阳犯胃作呕，用喻氏进退法而愈，惟泻仍有不痛而响，以肝症合观，当属风木乘脾，第又有别，以其风胜也。当归三钱，生白芍五钱，桂枝一钱半，清炙甘草要焦一钱半，怀山药五钱，泽泻三钱，炒刺蒺藜三钱，冬桑叶一钱，宣木瓜三钱，新会皮八分。

诊脉甚流利而缓，缓即属脾脉之本象，所谓脉贵有神者即此，非可进热，再用益阴健骨法。熟地八钱，炒杜仲三钱，柏子仁三钱，怀山药四钱，当归三钱，制狗脊去毛二钱，真桑寄生三钱，炒白芍二钱，川续断三钱，怀牛膝炒三钱，建石斛三钱。

带下病

肝病胀均差，而如崩亦减而带甚，脉仍弦数，再以调肝。大生地六钱，当归三钱，生白芍三钱，川楝子三钱，酒元胡一钱半，生牡蛎六钱，炒丹皮三钱，泽泻三钱，阳春砂同煎八分，石苇五钱。

评议：本案妇人腹胀、崩漏、带下，一派虚象，女子以肝为先天，崩、带等物质皆与肝血有关，然其脉弦数，此为有热，肝热所致。故张氏仍取调肝法，以生地黄、当归、白芍、牡丹皮等清热凉血，滋阴养血；以金铃子散佐砂仁止肝郁之痛；而石韦、泽泻用处独到，清热利尿通淋，使热从小便去。

产后病

产后又温邪后，脉左手小且调，是属吉象。惟有数意，寐回冷汗，耳响，皆虚也。生地八钱，地骨皮四钱，当归三钱，炒白芍三钱，川石斛三钱，新会皮八分，黑穞豆皮四钱，生牡蛎四钱，炙龟板三钱，生谷芽四钱，荷叶一角。

评议：本案患者系产后，本气血俱虚，女子以肝为先天，肾亦为先天之本，肝肾阴血亏虚，故见不寐、冷汗、耳聋之证；又外感温邪形成温病，遂见脉稍数。此时，张氏言"脉左手小且调，是属吉象"，可知其临床经验丰富。《素问》所谓"大则病进，小则平"，系该案病情不重。故当益气血，滋阴液，清虚热。用生地黄、当归、白芍壮水涵木，滋阴柔肝，龟甲、鳖甲、麦芽以滋阴潜阳，镇肝息风，麦芽为谷之萌芽，生用将顺肝木之性，使不抑郁。

产后病外感，愈后迄今，五个月期未至，述饮食起居均好，脉亦右手好，左手沉小。虚是属肝血之虚，当调其肝。熟地八钱，当归三钱，乌贼骨三钱，酒炒白薇三钱，茜草一钱半，续断三钱，甘杞子炒三钱，煅牡蛎五钱，炮姜炭五分，炒杜仲三钱。

评议：产后5个月经期未至，脉沉小提示肝血亏虚，"夫经本于肾，而其流五脏六腑之血皆归之"，同上案，仍以肝肾精血不足为关键，故补肝肾，以调肝之法为主。用熟地黄、当归、甘枸杞子、茜草补益肝血，杜仲、续断补益肾精，加乌贼骨、牡蛎收敛精血，白薇清恐血虚生热，炮姜温恐肾阳虚寒。上案治肝之法，以肝为要；此案调肝之法，不忘肾阳，乙癸同源，妙哉。

产甫满月，即发干咳，至今半载，咳嗽未去，喉哑，盗汗，气急，小溲热，少寐，胃不开，舌黄，诊右手甚虚，左手弦数，当属肝风之妨肺。大生地六钱，生白芍三钱，归身三钱，生牡蛎五钱，阳春砂冲八分，半夏曲二钱，陈皮八分，泽泻二钱，甘杞子三钱，冬桑叶一钱半。

外感后用下法，大便已解，虽舌黄未去，而知味不渴，是内邪亦去其大半，乃耳胀脚手不能动，动则痛不可忍，是固产后血分之虚，带起肝风。根生地六钱，当归三钱，续断三钱，丹参四钱，羚羊角先煎二钱，桂枝一钱半，刺蒺藜炒三钱，片姜黄三钱，生白芍三钱，宣木瓜三钱，嫩桑枝一尺。

产后左关本虚，以嗣育皆肝藏事，产后去血过多，故须百日后始复。今况又外感风热，出汗太多。今均已愈，惟胃口尚不如前，左关尚小，再拟益血壮筋。大生地八钱，炒白芍三钱，炒杜仲三钱，地骨皮三钱，归身三钱，制狗脊三钱，建石斛三钱，陈皮八分，甘杞子三钱，川续断三钱，炒丹皮三钱。

产后左手脉应细虚，而右手弦大，喉燥，肌热，动则有汗，肌肤作肿，当属血虚，肝风为病。产已弥月，身子尚未干净，服药后经多且旺，其色红，间有黑块，恐日久致成崩漏也。大生地六钱，当归三钱，炙鳖甲五钱，地骨皮五钱，炒白芍三钱，生牡蛎五钱，泽泻一钱半，川石斛三钱，陈皮八分，麦冬三钱。

六脉全芤，妇人崩漏，兹小产后，血分大虚，故有此脉。冷气上冲，丹溪曰：凡自觉冷者，非真冷也，此属肝气之逆。大生地六钱，当归三钱，炙鳖甲四钱，炙龟版四钱，怀山药四钱，煅牡蛎四钱，阳春砂冲八分，川续断三钱，新会皮八分，建石斛三钱。

六脉已起，胃口亦开，是病已净尽，若论补法，则惟凉滋肺胃，是热病之后路。大生地八钱，炒白芍三钱，麦冬三钱，北沙参五钱，怀山药四钱，茯苓三钱，象贝三钱，新会皮八分，建石斛三钱，生苡仁四钱，干荷叶一角。

妇女以肝脏为先天，肝血若足，自无胎产之病，或易于小产者，非气不能包，即属肝虚生热，致胎元不稳，此症小产后，右手已起，左手稍小，惟似有微数意，可知是肝虚生热之体，再拟柔益肝脏。炒白芍三钱，大生地六钱，归身三钱，甘杞子炭三钱，真驴胶烊冲三钱，川续断三钱，怀山药四钱，新会皮八分，建石斛三钱，荷叶一角。

评议：本案乃女子患小产之证，张氏一以贯之，谨遵"妇女以肝脏为先天"之旨，认为此乃肝血虚为患。而肝体阴而用阳，肝体阴血不足则亦肝阳偏于亢旺，故此女子现为肝虚生热，虚热则胎元不固。张氏遂给出小产后调治法，察脉右手已起为正气阴血稍有补充，而左手稍小有数，故肝虚有热仍然存在，仍以柔肝益肝之则治之。方中皆为滋补肝血之类。

咳嗽已去，惟右乳曾经作突，嗣后则成小疮，今则延走乳上近腋下，诊脉弦小，此属肝风郁热。生地五钱，炙鳖甲四钱，生牡蛎五钱，炒丹皮三钱，冬桑叶一钱半，晚蚕沙三钱，赤芍二钱，夏枯草花三钱，连翘三钱，生甘草节二钱。

凡病之起于产后，总属虚症，以去血过也，转侧则淋如注，而大便之难，古人每以益血润肠如攻下，殆今之产科每不知也。至肠上下有块，按之不痛，属肝气之不舒，自觉气闷，不能消遣，即此再拟前法加减。脉弦是肝病之象，蛔虫属肝，虫由于湿热。大生地六钱，归身三钱，怀山药五钱，炒沙苑子五钱，生牡蛎六钱，阳春砂同煎八分，炙龟板四钱，川续断三钱，生龙骨三钱，陈皮一钱半，生白芍三钱。

耳疾

鼻红止，尚耳响，稍有咳嗽头痛，当再治肺阴。苏薄荷叶一钱半，冬桑叶一钱半，麦冬三钱，生甘草一钱半，象贝母三钱，根生地六钱，桔梗二钱，陈皮八分，焦栀子三钱，炒刺蒺藜三钱，荷叶一角。

少年耳聤，皆由胆分之分热，误服补剂，每致久聋。现在少阳司令，故耳痛流水，又发寒热，腹痛作泻不爽，皆肝胆病也。软柴胡一钱半，薄荷一钱半，桂枝一钱，清炙甘草一钱半，防风一钱，连翘三钱，滑石三钱，龙胆草酒炒一钱半，苦丁茶三钱，当归三钱，炒白芍三钱。

书以伤风不忌油腻，每致耳聋，又年未四旬，从无虚致耳聋之事，耳病有四条，彼动云虚者，不知医也。滚痰丸同煎三钱，滑石三钱，冬桑叶一钱半，杏仁三钱，象贝三钱，橘红八分，桔梗二钱，刺蒺藜炒三钱，薄荷梗三钱，川石菖蒲八分，竹叶三十片。

两耳停痛且聋，而又痛响作泻，以肝胆法，耳痛已去，惟尚流脓，即腹痛亦去，而口渴作响，改为水泻，脉尚弦，再以风木法。当归三钱，生白芍三钱，桂枝一钱，清炙甘二钱，广木香一钱，焦茅术一钱半，冬桑叶一钱半，宣木瓜三钱，泽泻三钱，生牡蛎五钱，生苡仁五钱。

目疾

目科分五轮八廓，若现物不清，是肾轮之事，方书以目力之衰，以石决明五味子同用，可使目视得力，甩之颇效。惟脉弦细，药不宜过重。熟地炭六钱，炙龟板四钱，北五味子捣碎二钱，煅石决明五钱，当归三钱，炒白芍三钱，制香附三钱，炒怀山药四钱，合欢三钱，蜜蒙花三钱，广木香八分，炒甘杞子三钱。

评议：目科五轮，即瞳仁属肾（水轮），黑睛属肝（风轮），两眦血络属心（血轮），白睛属肺（气轮），眼睑属脾（肉轮）。古人将目的不同部位分属五脏，如《灵枢·大惑论》曰："睛之窠为眼，骨之精为瞳子，筋之精为黑睛，血之精为络，其窠气之精为白眼，肌肉之精为约束。"后世医家据此而归纳为"五轮学说"。今见视物不清，为水轮，肾为病。石决明咸寒入肾，平肝潜阳，清肝明目；五味子补肾固肾；龟甲具《本草经疏》载：入足少阴经，可滋阴潜阳，补肾；山药补肾气阴。但肝开窍于目，现脉弦细为肝阴不足之象，故以熟地黄、当归、白芍、枸杞子之类。此外，蜜蒙花可清热养肝，明目退翳，为目科常用药。合欢具《分类草药性》载"能清心明目"。二药同为花类药，清轻上浮，为肝热目疾良品。最后以香附、木香疏肝解郁。

牙痛

中年每患齿痛，是欲脱之象，总由肝血之虚，虚则生风，耳下筋痛，是肝风也。兹疟止已久，胃口亦好，味苦舌黄，且素属多湿多痰之体，拟凉血息风，兼以消痰。生地六钱，当归三钱，炒刺蒺藜三钱，冬桑叶一钱，生牡蛎六钱，炒丹皮三钱，矾半夏二钱，陈皮八分，炒白芍三钱，川石斛三钱，荷叶一角。

肝风齿痛后，右手芤，左手涩，再益肝血，血足风灭也。舌苔尚滑，胃有湿痰，须消之。大生地八钱，当归三钱，甘杞子炭三钱，茶菊炭五钱，矾半夏三钱，陈皮八分，怀山药四钱，煅石决明五钱，川续断三钱，茯苓三钱，干荷叶一角。

肝风齿痛月余，右肿去而左又肿，头额痛，诊脉尚弦，总由血虚生风。炒刺蒺藜三钱，生地八钱，炒茶菊炭一钱半，炒半夏曲三钱，蔓荆子三钱，当归二钱，甘杞子炭三钱，陈皮八分，明天麻一钱半，生牡蛎六钱，生石决明三钱，荷叶一角。

评议：本案为齿痛，右腮肿退，左侧又起，且头痛，脉弦主肝，类同上案之头晕，张氏亦将齿痛头痛归为肝风为患。故以当归、枸杞滋补肝血治虚，《汤液本草·五脏苦欲补泻药味》载陈皮"肝苦急……虚以生姜、陈皮补之"，陈皮亦可补肝虚。以天麻、牡蛎、石决明、蒺藜平肝息风治实。蔓荆子、荷叶疏风散热，清利头目，用于此案头风疼痛、齿痛甚好。生地黄、荷叶清热凉血止血，恐齿痛而因热出血发为齿衄；朱丹溪言半夏"治眉棱骨痛"，针对本案头额痛。

齿痛已有月余，大痛亦三四日，两太阳痛，诊脉数，舌白燥，当用肝分法。

炒刺蒺藜三钱，蔓荆子三钱，薄荷一钱半，生地六钱，羚羊角先煎一钱半，冬桑叶一钱，当归三钱，炒白芍二钱，生牡蛎五钱，陈皮八分，荷叶一角。

鼻病 ～

舌净脉平，惟鼻间尚有红色，当益其阴。大生地八钱，北五味十四粒，川石斛三钱，丹皮三钱，炙龟版先煎五钱，怀山药四钱，新会皮八分，山茶花三钱，麦冬三钱，茯苓三钱。

评议：本案描述十分精简，却字字珠玑，寓意深刻，足可见张氏望诊之功。该案舌脉基本已趋于正常人，而唯见鼻间红色，据《灵枢·五色》面部脏腑分属图，鼻为明堂，鼻尖属脾，两端属胃，鼻梁属肝。而鼻为肺之窍。鼻赤总为肺、脾、胃、肝四脏蕴热。以益阴清热之法调后。生地黄清热养阴，归肝经；五味子补虚生津，归肺、脾经；石斛、麦冬滋阴清热，归肺、胃经。以上皆为清补并用之法。加山茶花、牡丹皮清肝热，龟甲养肝阴，山药、茯苓补脾气，以助药力。然上述滋阴补虚之品为多，恐滋腻之弊，故佐陈皮理气和中。

瘰疬

外感后，左手已静，病情有所好转，但未痊愈右手尚大，舌黄未去，面头上有热细瘰，肺主皮毛，头为诸阳之首，当责肺分之湿热，再拟清养肺阴法。北沙参六钱，麦冬三钱，生地五钱，生苡仁六钱，象贝三钱，炒丹皮三钱，茯苓三钱，百合三钱，陈皮八分，地骨皮三钱，连翘三钱，竹叶二十片。

奔豚

少腹痛，气升作呕，诊脉两关尺独大，咳嗽多痰，患经四载，此属奔豚，当用石顽先生法。当归三钱，川楝子三钱，小茴香三钱，炒酒元胡一钱半，生牡蛎六钱，乌贼骨三钱，降真香一钱半，生香附一钱半，炒白芍三钱，泽泻三钱。四帖痛去，而咳嗽多痰，再以前法，复以息风。

陈无咎

医案选评

导读

近代著名医家陈无咎 1884 年出生于浙江义乌黄山，原名瑞梯，字揽登。庠名绿繡，字兰澂，号汪如。民国后更名白，字无咎，号凤雏。因陈氏家乡有"黄山溪"流过，因此其行医和著书多以"黄溪"自号，又与元代朱震亨（丹溪）、明代虞抟（花溪），并称"义乌三溪"。

陈无咎先生幼时体弱多病，遵从母命，承袭家风"凡习举业，例须学医"，兼修医药。清季补博士弟子，宣统己酉（1909）浙江省试一等第四名（秀才）。随后进入浙江两级师范学堂，研读法科，课余钻研博物、解剖、生理、心理、理化诸学科。高师毕业后获师范科贡生，部选巡检升用教谕。这些经历为他后期临证、汇通中西打下坚实理论基础。

陈氏青年时曾追随孙中山先生参加辛亥革命，后又参与护法运动。1919年，陈氏奉召入广东。驻粤期间常出入总统府，为孙中山先生诊病，获孙中山先生亲笔题"磨夷研室"匾额相赠。由于对当时军阀混战，民不聊生社会状况的不满，无咎辞去官职，于 1921 年在上海专一行医。随后往返于沪浙两地，济世救人，传为美谈。至晚年，陈无咎返回家乡居住，深受乡人尊敬。

1925 年，陈无咎在上海创办我国早期的中医学校——"汉医学院"，并任"丹溪医科学社二十代总教"，培养中医人才，弘扬传统医学。1929年，国民政府教育部发布取缔中医学校命令，不久学校被迫停办。为维护中医教育事业，陈无咎四处奔走，并联名医界同仁上书，阐明捍卫中医学之主张。

陈无咎先生受朱丹溪等先贤影响，诊务之余，勤于著述，教书育人。据统计，陈氏在近代医学期刊上共发表论文 139 篇（含与人合著），这些文章既包括医案讲义、医理探究，又有时事评论、医话小品，内容非常丰富。1938年，陈无咎出任上海丹溪大学校长，接受名誉医学博士学位，国民政府特授其七级嘉禾勋章，奖给"保卫桑梓"匾额。并担任《神州医药总会》月刊主笔、中央国医馆学术委员等职，主持中医学名词术语的统一整理工作。这一时期也是陈无咎潜心研究、集中著述的时期，他存世的医案大多是这一时期整理发表。

陈氏将一生对医学的钻研心得及治病经验，汇编成《黄溪医垒》丛书，先后出版的计有《医量》《医轨》《脏腑通诠》《妇科难题》《伤寒论蜕》《伤寒实验方案》《黄溪大案》《明教方》《中国医学通论》等9部，《内经辨惑提纲》于1984年由《浙江中医杂志》编辑部据张赞臣提供的手稿校点整理刊出。姜宏军教授等经过不懈努力，整理出版了上述《医量》等前8部，附录《白术黄芩说》《妇人三十六病说》《喉痹之研究》等陈氏医论6篇，辑成《陈无咎医学八书》，2010年由中国中医药出版社出版，影响较大。另外陈无咎在《医界春秋》杂志上连载的《中医内科学讲义》，也是近代较早的中医内科学教材，也有一定研究价值。

另外，陈无咎还工诗词，擅书法，除医学著述外，还写过辛亥革命文章和英烈传略，可谓学识渊博，著作等身。黄元白（同盟会元老）为陈无咎作小传，称其中西医皆有所成，"他人有止境，而黄溪无止境也"！当代中医教育家任应秋先生在上海中国医学院学习期间，曾求教于陈无咎，对师辈的评价更加全面："论病必宗《内经》，并以征诸实验者，近代医家中，当推陈无咎。""陈氏处方，悉由自订……于近代医家中独树一帜，实具河间、丹溪之遗绪。"

我们以段逸山先生主编《中国近代中医药期刊汇编索引》为线索，包括陈无咎已出版《黄溪大案》等著作，共收集整理陈无咎存世医案20余则，诊察记录160余次，载方160余首，内容涉及内外妇儿五官各科，为全面研究陈氏学术精华与临证治验提供了第一手宝贵资料。

陈无咎在《黄溪最近方案》引言中称"余近五六年来，为整理著作故，无暇为人诊病，但知交就诊理须应命，日计不足，岁计有余，仍在千案左右，既无门人，都未笔录。大案续集，虽可刊布，苦乏余闲，亦置簏中"。

由此可知，其医案大多为自己亲身整理，内容真实可信。《黄溪最近方案》共收集医案 8 则，涉及病种含牙疾、腹痛、妊娠恶阻、胃痛积食、月事不时、伤风咳嗽、小儿吐乳发热等，病患年龄范围从 2 岁到 50 岁不等，俱如桴应鼓，疗效肯定。

在《壶叟方案》(含痔漏、便浊、肾湿 3 案) 中，理法方药记述其详。"便浊"案中，陈氏根据《素问·经脉别论》"食气入胃，浊气归心，淫精于脉"，认为"浊"之发病与心、奇经八脉之肾系、脾胃关系最为密切，但无论发病于何经，其治法皆以"清"为要诀，寻源竟委，宜清其源。"肾湿"一案，患者"腹胀、腰沉重、肢酸软、心烦"，症状与痹证颇为相像，因此陈氏重点分析其症状病机与痹证的鉴别要点，颇有临床价值。陈氏认为，肾湿病的症状"以腰沉腹胀为明显，心烦背重次之"，其病机为"肾主骨，背胀者，肾之湿上行也；带之根在肾，腹胀者，肾之湿输连于带也；肾与心通，心烦者，湿溢于心脏，致心血外浮，其证为失眠"，因此治法应"首摩肾以息风，次去湿以健胃，再注血以宁心"，并自创"导肾汤"加减，在主用治肾药的同时，辅助入脾胃与心经的药物，防止湿倒入心胃，又助脾胃运化。患者前后服用不到一周，就"饮食腍美，夜睡安善"，此案的治则治法正是传统医学谨守病机、注重整体的具体体现。

在记述湿痹、脾风、心风、脉溜 4 则医案的《黄溪大案》中，序言介绍"名为大案者，明示此种医状，为中外古今不治之病，尚非今医所能胜任，发皇光大有待来贤"。此 4 则医案记述诊疗过程十分详尽，篇幅较长，字数达两万余，民国时就已独立出版。其中刘叔垣"湿痹"案前后 38 诊，麦楣"脾风"案 38 诊，孙炳桂"心风"案 43 诊，黄咏台夫人"脉溜"案前后 15 诊。在记述详细的同时，此 4 则医案治法理论分析透彻，多有新意。如脾风案，主西医诊断为"脑出血"，其他医者多认为"肝风"，而作者坚持以脾风论治，并详引《素问》的《风论》《痹论》《厥论》《脉解论》《调经论》等多篇经文，分析两者之鉴别诊断。

记述神昏及虫症 2 则医案的《意山医案》，更像是医话小品，均是讲述陈氏旅居家乡时，遇到患者辗转经手多医者而失治误治、延误病情的案例。陈无咎感慨曰："人群知庸医易以误人，而不知良医亦足以误人；人群知不对症发药，所以致死，而不知又对症发药亦无以救亡。"2 则医案告诉我们做医生诊察病情务必谨小慎微，胆大心细，行方智圆，才能立于不败之地。

《黄溪妇科医案》录有妇科方案 3 则，相对内科方案，这些妇科医案记述稍显简略，虽有治法方药，但病情分析较少，陈无咎自言"案前无病告者，因常诊之故，且余诊病，向以切脉为主"。

我们把陈无咎上述散在的医案文献作收集整理，其中医案病名在充分遵从陈氏原意的基础上，根据医案描述内容进行重新命名，内科医案的排序基本按其发表时间的先后排列。在具体整理过程中，一些异体字如"吉更"应为"桔梗"，"潼夕利"应为"潼蒺藜"等，径改不予出注，个别异体字如"鲁莽"应为"鲁莽"等，为便于读者阅读也予以改正。对于部分医案，我们还做了点评，或析其诊病源流，或点明处方亮点，并定名为《陈无咎医案选评》。

陈无咎先生学识渊博，论病说理、遣方用药，自成风格，多有创见，是近代著名医家。我们以所辑陈氏医案文献为例，管窥先生学术精华与临证治验，兹述如下：

一、首重病机，揆度奇恒

陈无咎先生在诊察疾病时虽会参考西医病名，但是他诊病首重揆度之理。20 余则医案中，"揆度"就出现了 11 次之多。他认为"国医之学，渊于《灵》《素》，而《灵》《素》之道，又寓于奇恒，证求奇恒之律，则在揆度。揆度者，生可循量而得之，死可解剖而视之，故揆度为上乘，解剖为下乘也"。因此诊察疾病时首重病因病机，追根溯源，不拘于个别症状，这样才能把握整体，提纲挈领。

"揆度"本意指上古的医书，后作为动词，"揆"言切求脉理，"度"谓得其病处。《素问·病能论》载："《金匮》者，决死生也；《揆度》者，切度之也；《奇恒》者，言奇病也。"陈氏在长期临床实践中，不断充实发展"揆度"理论，后发表《揆度说》一文，详细阐发了自己的理论设想。综合陈氏医案和论文，我们以为，陈无咎先生所强调的"揆度"说，是一种在借鉴西方认识论基础上的"司其外而揣其内"的诊疗方法，这与传统医学的审证求因不谋而合。

以"痔漏"医案为例，陈氏认为"盖痔疮之起因，由于脾湿，湿能生热，脾为肺母，脾之湿热必移于肺，肺与大肠相表里，肺之湿热，必漉入大肠，重为盲肠（大肠头）所阻，则生成痔漏"。据此，陈氏提出治法重在清、导，创制经验处方"因痔汤"，方中用"生地、天花粉、茯苓、桑白皮、黄芩、黄柏"清肺、脾、大肠之湿热，同时重用石斛厚肠、当归养血，使"厚润清泻之中，仍寓凉血通肠之意"。这首"因痔汤"不失为一张治疗痔疮、肛漏的良方，对今日中医肛肠科仍然有指导价值。

二、衷中参西，医理探微

陈氏早年的求学经历使他的思想开放，更容易接受和理解西医。总体来说，他是中西医并重，既不盲目接受或排斥西医，更不盲目迷信中医，而是将中西医学进行比较研究，分其优劣，各有取舍。

如脏腑研究方面，他充分利用西医解剖学知识，对中医一些含糊不清的问题进行了详尽的分析探讨。比如"膵"，他从膵的命名、解剖、历代文献等方面旁征博引，认为膵为中医的脾之大络，即今天解剖学上的胰腺，并自创"脾鯀风"病名。他不迷信不盲从，阐发医学理论往往有自己的独到见解。又如当时学者讨论激烈的"阴阳五行"问题，究其本质其实是科学与玄学之争，他提出"中国医学，基于相对；五行分配，等于代名"，创设性的用"相对"解释阴阳，用"代名"解释"五行"，为中医增加"科学"的砝码，在当时的社会语境下，为中医谋求生存和发展。

三、遣方用药，每多新意

陈氏处方用药，每多新意。他熟读古籍医典，尤重《内经》，主张活学活用，反对墨守成规。他临证强调"按脉探理，因时辨方"，一切从患者的实际出发。他所处方药，基本都是根据自身数十年经验创制而成，不落成方窠臼，"主从导引"自成一家。在"湿痹"一案中，他提出"惟处方既竟，或粗阅之，看他是否'因病制方，对证下药'而已"，并分别从发病部位、病程、症状、脉象、面色、病态等六个方面对湿痹的病因病机结合

《内经》原文详加叙述。他认为平时诊治应有观察研究，对于临床治疗有深刻领会并融会贯通，当处方论药时才可"轻重得宜，后先不忒"。

如"牙痛耳鸣"这则医案中，他生动形象地把肾比喻为"滤器"，又传统医学齿为骨之余，肾开窍于耳，因此陈氏强调"牙痛耳鸣，病根在肾"，主张"澄法"施治。先生处方谨守病机，方药圆活。方中重用干地黄、山萸肉、白茯神为君，补肾复健；麦冬、玄参、夏枯草为臣，解毒清热；配以细辛、炒蔓荆子、泽兰等佐使药，祛风止痛、凉血活血。诸药合用，共达病所。如同文中所言，"法以'澄'为治"，使肾器清，则头目利，耳不鸣，牙痛愈，是为治。

综上所述，近代著名医家陈无咎先生以中医为纲，西医为纬，法宗《内经》，揆度奇恒，方药灵活，辨治内外妇儿各科疾病，颇有一代宗师之范，在民国中医学家中独树一帜。整理陈氏存世医案，探索其学术精华与临证治验，对当今中医临床有重要启发和借鉴的意义。

主要参考文献

[1] 义乌县志编纂委员会 . 义乌县志 [M]. 杭州：浙江人民出版社，1987：653-654.

[2] 陈仲芳 . 丹溪学派传人——陈无咎 [M]. 浙江省政协文史资料委员会 · 浙江文史资料第五十八辑 · 浙江近代医卫名人 . 杭州：浙江人民出版社，1995：78-82.

[3] 陈无咎 . 黄溪最近方案 [J]. 医界春秋，1935（117）：32-34.

[4] 陈无咎 . 壶叟方案 [J]. 神州医药学报，1923，2（1）：1-2.

[5] 陈无咎 . 壶叟方案续 [J]. 神州医药学报，1923，2（2）：1-3.

[6] 陈无咎 . 黄溪大案：第一集 [M]. 丹溪医学社，1929.

[7] 陈无咎 . 意山医案 [J]. 神州医药学报，1911（26）：1-6.

[8] 陈无咎 . 黄溪妇科医案 [J]. 医界春秋，1937（123）：31-32.

[9] 姜宏军，徐旻，任宏丽 . 陈无咎医学八书 [M]. 北京：中国中医药出版社，2010：96-98.

[10] 陈无咎 . 评论：揆度说 [J]. 国医公报，1936，3（5）：19-21.

医案

神昏

陈寡妇之病状。去余村二里许，地名曰周村。有陈姓姑媳二人，姑年七旬，媳三十许。皆孀孀也。而家本素封，为全村冠。癸甲之际，余结庐乌伤之黄山（编者注：乌伤，古地名，现浙江金华义乌，境内有云黄山），煮山茶，读医书，意甚得也。一日陈姓寡妇之侄，息坌而至（编者注：息坌也做坌息，即喘粗气），谓其老孀婶，染病甚剧，非请先生一临诊视不可。余问患病几时矣，答曰已六月有余。余曰："然则去年七月耶？"答曰："然。"（盖是时适在癸丑正月也）余谓尔婶家素裕，何不请郎中（俗呼医生）诊视。答曰："远近郎中均已请遍，愈医愈剧，迄今已三月余不大便，小便亦甚艰涩，兼有臭味。日则烦闷不安，夜则喃喃呓语，昨宵不省人事，几二时许，阖家惊惶，束手无策。不然，讵敢邀先生耶？（时余除家人外不为人诊）余哀其语，久之，偕趋其家。余本非纯粹医生，切初次为人诊病，不无趑趄。然渠家执礼甚恭，余心为之大慰，继而临床诊视，悉心观察，则六脉沉细，气息仅属，且面白手颤，上焦热极，中焦以下，则冰硬如铁，不能转侧。余知其心肾分离，灵魂失舍，至其狂言谵语，则书所谓大肠有燥粪也。（然前医曾用淡苁蓉六钱三次，毫无效果，叹为奇绝。）余惩前毖后，乃合小承气、姜附汤、五苓散、安定丸为一，中倍用熟军五钱，加制硫磺七分，肉桂二钱，破故纸、炒杜仲各三钱，入金戒，取急流水煎饮。一剂而大便通、小便利，下黑粪斗余，而病若失矣。

时同学有习医者，问余曰："君制方甚杂，而收效甚速，何也？"余应曰："余此方虽杂，不无头绪可寻，人但知便闭为热，而不知寒结成冰，故不端在于热也。余用小承气而倍用熟军合以姜附，所谓寒因热用、热因寒用也。大便不通，小便有臭味，盖壅塞已久，大小肠交，所以加五苓散也。以安定丸、制硫磺，镇其灵魂，以桂、杜仲、破故纸，收其肾火，且主以金戒，导以急流，此所以有常山率然之势，而首尾相应也。且病人拥有金钱，平日以参代茗，故余放胆为之，否则堤决河溃，伊于胡底，是又余辈慎之不可不慎也！"

虫症

斯氏子之怪症。陈无咎曰：人群知庸医易以误人，而不知良医亦足误人；人群知不对症发药，所以致死，而不知有对症发药，亦无以救亡。此余所以述斯氏子之病状，而抉吾辈习医之难也。

斯氏子者，余之族甥也，世居斯村，去余村可十里计。自七岁患气鼓病，至十八岁不愈，"气鼓"二字，不见医书，实余捏造。盖斯甥之病甚奇，当病发时，全身之胁，皆能动摇，胁动则气动，动时如鼓响，痛彻心背，非奔豚、非伏梁、非息贲、非肥气，又似合奔豚、伏梁、息贲、肥气，而萃于一身。患病既久，经医更多。初仅每年三四发，继则每月发一次，驯则每来复发一次矣。当病发时，常医治之均不效，惟徐先生治之则效。徐先生者，婺之名医也。去夏斯甥之病复发，即徐先生亦治不效矣。时余方以医术鸣于村，斯甥之岳，一日来谒，述其甥病状，且求余制方。但其岳语焉不详，余曰："是否四肢不收，心痛彻背？"曰："然。"余曰："此脾胃之积气，易与耳。"乃以四君合痞气丸与之。不三日，其岳来谢，谓舍甥之病已愈。余颔之，自以为暗中摸索，大致不差矣。

畴知未及一月，其岳忽喘促而至，谓其甥旧病复发，吃前方无效，今由吾女抬来就诊矣。余大讶，急出视之，莫名其妙，窃疑其为虫症，然不敢决定。适儿科俞先生至余村，余乃躬谒俞先生，请先生诊视。余问先生是否虫积，先生曰："虫积必聚，今是儿全身气动，胁肋俱张，此肝之积而移在肺也。"余然之,乃恳先生制方。先生用疏肝之剂加龟板三钱,畴知一瓢初下,病人大号,痛不能忍,滚地胡庐。余与俞先生皆大骇,再请先生制方,先生拒而不允,匆匆告别。余亦不强,乃与以化虫丸。初服而呕,再服仍呕,三服始不呕。而气不鼓,而痛稍止。余乃正色谓其母曰:"姊可为甥备后事,无庸寻医矣。"其母大哭曰:"叔不医吾儿,是误吾儿矣!"余曰:"非余误甥,实徐先生误甥也,姊执余方谒徐先生,徐先生必有以相告。且徐先生名振吾婺,高出鄙人万万,或能转危为安,若余实不能救也。"其母不得已,数日后,抬至徐先生所。徐先生见余方恚曰:"无咎无状,几毒杀小儿。不然,何肉削出胁,骨瘦如柴也。虽然,无咎学者初出茅庐,当有所见。"乃批余方之尾曰:"君用化虫丸加雷丸至四钱,使君子至八钱,殆决是子为虫积,然弟实不懂,乞有以告我。"余乃复书,曰:"斯甥之患病,已整整十年矣。他医治之皆无效,独先生治之则有效,此先生之见解,非常医所及也。但读先生方剂,均以六君为主,有时或参以六味及平胃散补中益气,先生之收效在此,而所以误之者亦在此。使先生于数年前,专用六君平胃之际,加贝母、雷丸少许,则斯甥之病早已断根矣。夫斯甥病源,始于七岁时,当炎夏之际,患热初愈,小儿无知,入溪捕鱼,遂得斯疾。此先生之所习知也。夫湿热生虫,书载甚明,稍事涉猎,莫不如之。此斯甥之病,所以晚生疑其为虫也,且诊病之法,先讨其病源,次研其见证,此一定之理也。斯甥之患,其为虫积,见证甚确,晚生不揣烦琐,试为历数如下:斯甥平日,饥则觉气痛,饱则止,其虫症一也;食香燥则觉快,食腥气则痛,其虫症二也;普通之病,方不对症则已,方既对症,而一剂有效者,两剂三剂,反收效不如前,其虫症三也;前俞先生用龟板三钱,即痛不可忍,而晚生用六神曲三钱,则痛为之稍止,其虫症四也;晚生用化虫丸,未饮即呕,数饮不呕,其虫症五也;化虫丸如是加重,而气痛止,使非虫症,安能受此,其虫症六也。此孙思邈《千金方》中所谓蚘虫也。蚘虫每年长一寸,十年长一尺,贯心则杀人,俗所谓穿肝虫,即指此物。今斯甥之病,整整十年,已长一尺,其洞穿心肝无疑,惜吾辈不能解剖,否则必有征验。此其痛虽止,而肉削如脱,骨瘦如柴也。但与其哀号而死,不如化虫无苦而死,故晚生用雷丸、芜荑等如是之重也。质之先生，以为如何？"先生阅书怃然曰："孺子可教。"有间曰："余之罪也。"

未十日，斯甥果半夜自殇，家人次晨方知。因忆余言，亦不哀云。

痔漏

古人谓醉饱行房则患痔，殆指持梁啮肥，荒于酒色而言。是痔疮之发育，在溺于酒色，惟膏粱子弟有。然余则谓醉饱行房，固有患痔之可能性，然不醉饱未行房而外受潮湿者，未尝无患痔之机缘也。盖痔疮之起因，由于脾湿，湿能生热，脾为肺母，脾之湿热必移于肺，肺与大肠相表里，肺之湿热必瀡入大肠，重为盲肠_{大肠头}所阻，则成痔漏。譬诸檐溜积水，阴沟阻潦，虽晴不干。谚云"十男九痔"，可知患痔之多，不尽在于醉饱行房也。治痔之法，宜因余以十年经验袭制"因痔汤"，一治高程凯君，再治梁仲葵君，三治郑秋鹏君，及其他某某，皆收殊功。

因痔汤。主：生地黄，天花粉，金石斛，带皮苓，当归身；从：生白芍，苦参，浙贝；导：熟蒲，黄木通，桑白皮；引：黄芩，黄柏。

是方之效用，苦、斛厚肠，归、芍、地黄润血，贝、通、桑、蒲泻肺，苓皮、粉、柏清脾，于厚润清泻之中，仍寓凉血通肠、解毒翼焦之意。能明此理，则加减之量循环无端，纵横错综皆成轨道，先医立方举案之精神，思过半矣。

便浊

《素问·经脉别论》："食气入胃，浊气归心，淫精于脉。"此本论浊气而不言便浊，然治浊必须清心，又必须注奇经八脉之肾系，乃为探骊得珠。古人治浊，虽有白浊赤浊之分，且谓白浊由于败精腐瘀及湿热下注，或脾虚下陷；赤浊由于思虑过度，或心经有热所致，其论浊甚详。但浊有由传染者，其传染之媒介，多在不洁之地，如公共厕所、阴沟僻渎等，皆有患浊之可能。民国元年，余与友人旅杭，同寓一人患浊，辗转传至五六人，因遗溺所在共一器也。去年有一沈姓少女，年只八龄，亦患浊甚剧，盖就阴湿之地小溲而得，某医竟指为带，真大笑话。但浊不愈，易变为淋，故治浊之法，宜清其源，源不清而求其流不浊，不可得也。所谓源者，水道也。禹疏九河，然后水无逆流。西医治浊，只知泻清流而不清源，或愈于一时，而复发于日后。中医治浊知清矣，但不寻其脉络所经，仍未知清水道之要也。余尝制清浊饮，用治一切浊，盖寻源竟委之义，不问其浊所发何经何由而得，皆应手奏效，且无消泻过度有妨健康之虑。乃因势利导之法也。

清浊饮。主：茯苓皮，白茯神，石莲肉，炒芡实；从：生淮药，金石斛，天花粉；导：煅牡蛎，甘露藤；引：黑芥穗，甘草梢，白果肉五枚。

是方效用在于用茯神以清其心，盖心与小肠相表里也；更在于用石斛以重其大肠，盖大肠与小肠犹天平，大肠厚重则小肠自通，而无交错之虞。且用芡、蛎清肾，苓、莲清脾，花粉清胃，与焦淮药清气，甘露清冲，芥穗清带，白果清任，而以甘梢清流，穷源溯流，无一不清，譬诸导河始于星海，折于龙门，底于碣石，得一"清"字诀，自然透迤可观。他如木通、青黛、忍冬之属，譬诸椒盐醋姜小品，聊备大官之馔，点缀加餐而已。

肾湿

孙柏兰总长（洪伊）患腹胀、背胀、腰沉重、肢酸软、心烦、胃呆，久医不愈，自谓成痹。招余诊视，余切其脉，肺肾洪实，心肝弦虚，脾胃沉弱。余曰："此肾湿也。"肾湿之症，病状不一，其可征者，以腰沉腹胀为明显，心烦背重次之。腰沉，肾重也；腹胀，带粗也；心烦，血枯也；背重，骨枞也，均宜治肾。肾主骨，背胀者，肾之湿上行也。带之根在肾，腹胀者，肾之湿输连于带也。肾与心通，心烦者，湿溢于心脏，致心血外浮，其证为失眠，为饥饱无时，为手足麻震，而胃乃呆极。似痹而非痹，有成痹之可能，而不得以痹论。盖痹必风寒湿三者相合而成，今湿重无寒，内风扇而外风微，非真痹也。法宜分别诊治：首摩肾以息风，次去湿以健胃，再注血以宁心。开方三次，遂行痊可。余制此方名曰"导肾"，归入因类，盖因势利导，自无形格势禁之虞，医也而通乎治矣。兹将三方并列，以明用药之次第，亦破西方累进之律也。

第一方，导肾汤。主：炒芡实，炒米仁，炒山药，当归头；从：白茯神，煅龙齿；导：炒陈皮，姜半夏，去心浙贝，制菟丝饼，明天麻，金狗脊，姜厚朴；引：姜独活，黑芥穗，秦艽。加肉桂二分，白果肉五枚，切猪腰一个。

第二方，导肾汤加减。主：带皮苓，炒芡实，炒山药，炒白芍；从：白茯神，当归身；导：炒陈皮，姜南星，去心浙贝，炒枳实，炒杜仲，南木香；引：桑白皮，茜草根，黑芥穗，姜黄连。加肉桂二分，白果肉五枚，切猪腰一个。

第三方，导肾化归脾。主：当归身，白茯神，生白芍，炒米仁；从：柏子仁，盐陈皮，姜半夏，泽兰叶；导：熟枣仁，川续断，焦山楂；引：远志肉，茜草根。加姜一片，白果肉五枚。

服第一方一剂，背重除，腹胀、腰沉、肢软少愈；服第二方三剂，腹胀、腰沉除，四肢活动，失眠减少；服第三方三四剂，饮食腴美，夜睡安善矣。

上列方剂用芡、米，惟能以滤肾中之湿故也，然若无肉桂以为开，则肾湿仍不能去，盖肾有上口而无下口，湿注肾脏，多能入而不能出，西医解剖证明肾口为圆锥体，其说良是；次用陈、夏、贝、朴，以燥脾胃故也，然若无茯神以去心脏之湿，则余湿易倒入心胃，盖肾与心通，兼分泌脾胃之水气，所以先医用陈、夏、朴、桂等药以摩腰，方为治肾，药皆磨胃；次用归头、姜独，以行血去风故也，然若无麻、艽、狗脊以为引，则脊梁至尾骶之骨枞仍不能愈，而前药无功矣。至于芥穗理带、白果清任、猪腰和任（肾分水火），加此三味，使肾中之湿不至横溢奇经，留恋冲会，以免愈后复发，尤为要着。读余案者，能明第一方之组合，则第二第三方之错综自能迎刃而解。所谓病象虽万，纲领则同，举一反三，左提右挈，今为阐发学理起见，并引证数人以明之。

评议：上述"痔漏""便浊""肾湿"三案，来自陈无咎1923年发表于《神州医药学报》的"壶叟方案"。陈氏服膺明代医家张景岳的列方八阵，认为医案中应列有方阵，更示后人准绳，故称医案为"方案"更妥。他说：

"用药如用兵也，处方如行阵也。制方始于仲景，譬如兵法之有六韬三略也。岳武穆曰'阵而后战，兵法之常；运用之妙，在乎寸心'。张景岳列方为八阵，虽未能奇正相生，变化莫测，然宣古今未传之秘，泄天地造化之机。景岳之天才，真不可及矣。顾景岳因阵以蠡方，启先医之锁钥而不佞，则习兵以举案，示后世以准绳，庶几收举一反三之功，破西方累进之率，使近人混医案、医方为一者，有所裁节，亦一解也，故述方案。"至于三案处方中的主、从、导、引，陈氏自己也有解释，他说："西医用药以热度之高低为配剂之标准，而中医用药则无一定之分两，故有摸索之诮，此非中医之陋也。盖西医所依据为科学，其成分为比例；中医所运用为哲学，其储能在相对君臣佐使，酌剂盈虚，不曰贵贵，则曰尊贤。本案所述易君臣佐使之名而为主从导引，凡五钱至两许为主，五钱减三钱为从，二钱减一钱为导，不足一钱减至一分为引。折比例相对之间，纳科学、哲学为一，于纵横变化之中不失绳墨。庶几昭昭伸节，而非冥冥堕行欤？"

湿痹

第一案，主心肾。刘叔垣先生湿入圆椎，横行骨络，传为索泽，流为胕肿，古名湿痹案。

刘叔垣先生于去岁得病，曾经厥不知人二次。今年三月中旬，其哲嗣佛瓶兄邀不慧诊治。时已不能起床，面色惨白无华，自踵至顶，无一地不虚肿，内脏骨节，无一处不酸痛。且大溲秘，小溲短，胃不能食，得食则呕，头重恶风，痰多难吐，两目无光，语言难出。前医有谓"肝厥"者，有云"气虚"者，所服方剂百余，大都先主下气，为莎术之类；后主补气，为参芪之辈，因其象证复杂，不易断定为何病也。不慧向来诊病，对于前手方剂，不喜纵观，逆知不只不足为参考之资，且一钥百匙，杂凑乱开，徒败人意。惟处方既竟，或粗阅之，看他是否"因病制方，对证下药"而已。盖此种复杂之象证，多方书所未载，非今医所能胜任，亦非古人所能形容，独求诸《灵》《素》，或尚描得一二，然必平时夙有洞切之研究，临床方有领会之贯通，方能轻重得宜，后先不忒。不慧治理本证，先从揣度入手，一方皆服二剂，一剂分为四杯，七日便能起坐，旬余可杖而行。一月有半，病态都已，独脚肿未退，腰际堕重耳。故二十二诊而降，专以"导肾针肓，行水去湿"为治。复十五诊，癫湿始瘳，因系病名若上，并引《素问》原文，互相对勘，用质同仁。

按《素问·阴阳别论》曰："三阳为病，发寒热，下为痈肿，及为痿厥、腨痛，其传为索泽，其传为颓疝。"三阳，小肠膀胱也。

《玉机真脏论》曰："肾受气于肝，传之于心，气舍于肺，至脾而死。"

《举痛论》曰："寒气客于五脏，厥逆上泄，阴气竭，阳气未入，故卒然痛死不知人，气复反则生矣。"又曰："寒气客于肠胃，厥逆上出，故痛而呕也；寒气客于小肠，小肠不得成聚，故后泄腹痛矣；热气留于小肠，肠中痛，瘅热焦渴，则坚干不得出，故痛而闭不通矣。"

《腹中论》曰："人有身体髀股胻皆肿，环脐而痛，是为何病？曰：病名伏梁，此风根也。其气溢于大肠而着于肓，肓之原在脐下，故环脐而痛也，不可动之，动之为水溺涩之病。"

根据上述理由，处方先后如下。

一诊：六脉左迟而软，右着而濡，舌苔淡白。湿入圆椎，心脏血虚而痛，肝脾血泊而弛，此乃"脉"之为病，应调脾护心，疏肝扶肾，以控收脉络为先导。

炒白芍一两，炒陈橘络六钱，炒陈香橼、炒当归身、炒丝瓜络、扁豆炭各四钱，炙没药三钱，制菟丝饼、金狗脊炭各钱半，远志炭七分，吴茱萸一分，炒姜黄连三分。

二诊：六脉左迟稍起，右濡略平，舌苔淡润，唇色微红。湿入脉营，尚未排出，应引血宁脉，清湿疏肝。

炒白芍一两、炒当归身、炒陈橘络各五钱，抱木茯神、炒丝瓜络各四钱，炙乳香三钱，制菟丝饼钱半，熟枣仁一钱，远志炭、茜根炭各七分。

三诊：六脉尚柔，舌苔淡润。湿气已行，脉虚少血，间有虚肿，职是故也，应巩肾宁心，引血强脉。

炒白芍一两，炒陈佛手、炒当归身各五钱，盐炒丝瓜络四钱，菊花炭三钱，熟枣仁、潼蒺藜各钱半，陈萸肉一钱，茜根炭七分，吴萸、炒槐蕊各三分。

四诊：六脉虽迟而平，舌苔明淡中白。病状减轻，血液尚薄，间有虚肿，心脏未复原也，应巩心补血为归。

炒杭白芍一两，炒当归身五钱，炒陈橘络、炒丝瓜络、白茯苓块各四钱，熟枣仁、地黄炭各钱半，莲花须七分，甘杞子三分。

五诊：六脉关濡余涩，心肾紧沉，舌苔淡润。脾胃不磨，中焦空滞，加之心神亏损，精血两虚，应补心神，和脾络。

炒陈香橼六钱，炒当归身五钱，米仁炭、扁豆炭、白茯神各四钱，陈萸肉钱半、真神曲、破故脂各一钱，茜根炭、陈藿梗各七分。

六诊：六脉少平，濡涩皆减，但犹无力，舌苔焦淡。精血未和，应生精补肾，引血宁心。

炒陈香橼六钱，炒当归身五钱，炒怀药、薏米炭、白茯神各四钱，补骨脂钱半，焦楂炭一钱，茜草根七分。

七诊：六脉尚平，肺脾虚芤，舌苔淡润。肠中带湿，咕咕作响，见于脉神，应引血宁心，厚肠祛湿。

炒当归身五钱，炒陈佛手、白茯神、白茯苓各四钱，制菟丝饼二钱，炙没药、陈泽兰各钱半，石莲肉一钱，陈藿香七分。

八诊：六脉迟平，舌苔淡润。肠湿微去，脾络未和，故两脚无力，间有虚肿，应巩心肾，健脾胃。

炒归身、炒陈橘络各五钱，炒茨实、白茯神、扁豆炭各四钱，骨碎补、五加皮各一钱，陈藿梗、茜根炭各七分，炙内金粉三分。

九诊：六脉尚平，舌苔淡白。脾气不舒，余湿未尽，有时腰酸腹痛，消化之力滞也，应健脾扶肾，去湿和肠。

炒陈香橼六钱，炒白芍五钱，扁豆炭、白茯苓各四钱，炙没药三钱，焦楂炭、制菟丝子各钱半，潼蒺藜、真神曲各一钱，吴萸、炒黄连各三分。

十诊：六脉左部迟平，右较有力，舌苔淡润。血液犹虚，消化之量不足，应调和肝胆，扶助肠脾。

炒白芍六钱，炒陈香橼五钱，扁豆炭、白茯神各四钱，炒归身三钱，炒谷芽一钱，炒橘核七分，远志炭、茜根炭各五分。

十一诊：六脉左迟右平，微有革象，舌苔淡白。由于大肠壁薄，湿气未能尽排，转渗肾部，纵入脉中，应和肠清肾，以宁内脏。

天花粉六钱，炒白芍、炒橘络、薏米炭各五钱，茯苓块、炒丝瓜络各四钱，炒归身、炙没药各三钱，陈泽兰钱半，瑶玉桂研粉冲一分。

十二诊：六脉左平右迟，脾肾独沉，舌苔明润。肾湿已行，肠壁未厚，故大溲下后觉疲，应巩心肾，和肠脾。

炒陈香橼六钱，炒白芍五钱，扁豆炭、米仁炭、白茯神各四钱，金石斛三钱，米炒党参、炒当归身各钱半，茜根炭三分，瑶桂冲一分。

十三诊：六脉左平右匀，肾部见濡，舌苔明淡。脐下有滞，肠壁尚未复原，余无他证，法应扶肾和肠。

炒陈香橼六钱，炒白芍五钱，米仁炭、白茯神各四钱，炒杜仲、焦楂炭各一钱五分，蒸何首乌、炙没药、制菟丝饼各一钱，金石斛三钱，瑶桂冲一分。

十四诊：六脉左迟右濡，舌苔明淡。脏气尚寒，腑中有滞，虽由天时寒燠无常，亦元气久亏未复故也，应和脏疏腑。

炒陈香橼六钱，干淮山、白茯神、扁豆炭各四钱，陈藿香、炒归身各三钱，破故脂、真神曲各一钱，姜半夏七分，茜根炭五分，吴萸、炒槐米各三分。

十五诊：六脉比昨为平，濡象已减，舌苔明淡，病象未除。由于脾络未能恢复原状，肝胆失其疏泄机能，应助脾扶肾，去滞和中。

扁豆炭六钱，炒陈香橼五钱，白茯苓、炒丝瓜络各四钱，炒橘核、制菟丝饼、炙没药各钱半，姜厚朴一钱，青木香、狗脊炭各七分。

十六诊：六脉已平，惟觉少弱，舌苔明润。中气渐和，脾络大肠亦无阻滞，应扶肾宁心，以心合脉，肾主骨也。

炒陈香橼六钱，白茯神四钱，米炒党参、炙乳香、焦楂炭各钱半，补骨脂、南木香、炒橘核各一钱，狗脊炭七分，续断炭三分。

十七诊：六脉虽迟而平，脾肾尚见濡象，舌苔明润，不似从前淡白，病状日即减轻，惟脏腑中气无力，用归脾意。

白茯神、米仁炭各四钱，炒归身三钱，炙乳香钱半，熟枣仁、补骨脂、米炒党参、炒青皮各一钱，茜根炭七分，远志炭五分。

十八诊：六脉迟平，濡象已减，舌苔中绛，心脏未宁，由于脾脏未复，应宁心以调脾。

炒白芍六钱，炒陈香橼五钱，抱木伏神四钱，制菟丝饼、陈萸肉、陈泽兰各钱半，熟枣仁、真神曲各一钱，煨肉果七分。

十九诊：六脉迟平，濡象已无，舌苔明淡，中气犹虚，余皆逐渐恢复，应温肺和中。

炒陈香橼、炒白芍各六钱，白茯神四钱，陈萸肉钱半，煨益智仁、真六神曲、姜半夏、制香附米各一钱，炙内金粉七分，吴萸、炒黄连各三分。

二十诊：六脉左濡弦右平涩，舌苔明淡，贪食伤膈，肝胆不任，因而消化阻滞，应疏肝胆，旋脾络，微动汤主之。

炒白芍五钱，炒橘络、白茯苓块、炒丝瓜络各四钱，陈藿香、炙没药各三钱，炒当归、络石藤、姜半夏各钱半，南木香一钱，炒橘核七分，远志炭五分。

二十一诊：六脉渐平，舌苔平淡，脏腑日和，健康可几，惟脚背虚肿未消，由于排泄之量尚未充分，应畅肺强肾。

炒橘络六钱，米仁炭五钱，带皮苓、扁豆炭各四钱，炙没药三钱，炒当归、姜半夏各钱半，香薷、白檀香各一钱，甘杞子三分。

二十二诊：六脉肾部弦濡，余皆平至，舌苔明润，不似从前淡白，是脏腑日和，消化力渐复，但肾体排量未健，故脚肿迟回不退，应巩肾关，导余湿。

米仁炭六钱，姜炒橘络五钱，扁豆炭四钱，陈藿香三钱，石莲肉二钱，潼蒺藜钱半，巴戟天、姜竹茹各一钱，狗脊炭七分。

二十三诊：六脉肾濡，余皆平至，舌苔淡黄，胃气已行，脏腑日巩，惟肾湿未排，肾囊少肿，应导肾去湿，消肿理睪，散薄汤主之。

盐炒丝瓜络、带皮茯苓各四钱，盐炒青皮、炒当归各钱半，炒米仁六钱，制菟丝子、炒橘核、炒荔核打碎各一钱，炒槟榔七分，小茴香后入五分。

二十四诊：六脉濡象已除，平而无力，舌苔明绛，大腑已通，惟肾湿未尽，虚肿未消，应厚肠而健肾。

炒白芍五钱，炒米仁、白茯苓、炒丝瓜络各四钱，金石斛、炒芡实各三钱，制菟丝钱半，姜厚朴一钱，炒橘核捣碎七分。

二十五诊：六脉渐平，但犹无力，舌苔明淡，胃纳日佳，惟肾湿未除，虚肿未退，应宁心巩肾，祛湿理睾。

干山药、白茯苓、炒米仁各四钱，制菟丝子、炒归身各钱半，姜厚朴一钱，清竹茹、炒橘核各七分，吴萸一分，炒槐米五分。

二十六诊：六脉甚平，寸口稍弱，舌苔明淡。津液回生，但余湿未尽，脚肿未消，应启肺宁心，祛湿退肿。

炒米仁一两，栝楼根六钱，白茯苓、炒橘络各四钱，炒归身三钱，制菟丝饼钱半，陈泽兰、莲花须各一钱，炒橘核七分。

二十七诊：六脉虚弦而肾独沉，舌苔明淡而湿未化，湿恋脉络，脚肿如前，肾囊亦胀，此湿必须从两溲排泄，应宁心导肾，微动盲肠。

炒山药五钱，炒米仁、白茯苓、炒陈橘络、炒丝瓜络、扁豆炭各四钱，地黄炭三钱，炒归身一钱五分，葫芦巴、黑猪苓各一钱，小茴香后入三分。

二十八诊：六脉脾部双弦而濡，肾部亦尔，舌苔淡润，余湿在肾，留连脾之大络，尚未尽消，应清肾健脾为治。

炒米仁六钱，带皮苓、炒丝瓜络、炒橘络各四钱，陈泽兰、炒芡实各三钱，陈藿香钱半，真神曲一钱，炒川楝子五分，小茴香三分。

二十九诊：六脉濡大，舌苔明绛，余湿未尽，脾络不舒，食滞大肠，间有未化，应厚肠清脾，去湿和中。

炒陈香橼、炒丝瓜络、扁豆炭各四钱，陈藿香、焦楂炭、干桑枝各三钱，陈泽兰二钱，制菟丝饼、汉防己各钱半，炒枳壳、绵茵陈各一钱。

三十诊：六脉少平，尺濡犹见，舌苔明淡，湿气未除，应引血归营，去湿导肾，用萆薢分清意。

炒橘络五钱，炒米仁六钱，炒丝瓜络、带皮苓各四钱，汉防己三钱，陈佩兰、炒归身各钱半，粉萆薢、络石藤各一钱，瑶桂粉冲一分。

三十一诊：六脉尚平，舌苔明淡，脚肿少退，湿气已行，应宁心肾，和脉络。

炒米仁八钱，白茯神六钱，干山药四钱，炒当归三钱，文元党、络石膝、制菟丝子、陈泽兰各一钱半，补骨脂一钱，羌活七分。

三十二诊：六脉弦革，舌苔淡明，脚肿已退，食滞不消，由于脾有留湿，加之肾关不扬，应和脾暖肾，以助传化机能。

姜炒橘络五钱，炒扁豆、白茯苓各四钱，陈泽兰、山楂炭、炒谷芽各三钱，煨益智、姜半夏、真神曲各一钱，炙没药钱半，煨诃子七分。

三十三诊：六脉弦长，舌苔白腻，呕吐狼藉，皆痰块及酸水，腹中绞痛，肠鸣喜饮，此近于寒性霍乱，为新陈代谢之征，应和肠鼓脏。

姜炒橘皮五钱，白茯苓块一两，扁豆炭六钱，陈藿香、姜半夏、陈泽兰各三钱，香薷钱半，姜厚朴、高良姜各一钱，加炙没药、代赭石。

复方：服和肠缓脏之剂，呕吐减轻，但犹未已，应更责脾和肠，以舒胃气。

炒陈香橼一两，白茯苓块八钱，金石斛四钱，陈泽兰、姜半夏、姜汁渍竹茹各三钱，川郁金一钱，加旋覆花布包钱半，活水芦根二尺。

三十五诊：六脉微平，舌苔明淡中粉，呕吐止后，食管内炎，胸部觉痛，大溲未下，应畅胸和胃，以快两焦，而清肠积。

炒陈香橼八钱，炒丝瓜络、天花粉各六钱，白茯苓一两，柏子仁、金石斛各五钱，扁豆炭四钱，清竹茹钱半，陈藿香梗一钱，银柴胡三分，活芦根二尺。

三十六诊：六脉尺部长大，寸口双弦，舌苔淡白，两踝间肿，此为肾湿未清，奇经支溢。

炒白芍六钱，炒米仁五钱，盐炒丝瓜络、盐炒橘络各四钱，陈佩兰三钱，炙没药一钱五分，姜附片、煨肉豆蔻、煨益智仁各一钱，桑枝三尺。

三十七诊：六脉较前为柔，舌苔淡润，大肠溏秘无序，有时肠鸣，胃纳不佳，浮肿虽消而不尽，仍应暖肾温胃，以养真阳。

白茯苓六钱，炒白芍五钱，扁豆炭四钱，姜橘皮三钱，制菟丝、陈藿香各钱半，姜厚朴、煨诃子、香薷各一钱，良姜五分。

三十八诊：六脉左大于右，舌苔明润，肠鸣怕风，胸膈有滞，脐下有时筑痛。此为肠寒，应和盲煨肾。

金石斛六钱，姜橘络四钱，陈藿香三钱，制菟丝、真神曲各钱半，姜附片、煨益智、煨诃子各一钱，南木香七分。

本证自三月三十日起，六月四日止，即一诊至三十一诊，皆间日一回。其三十三诊至三十八诊，则始六月十五日，讫七月二十四日。师云："是杂有变，证非全本病也。"门人记。

脾风

第二案，主脾鯡。（编者注："鯡"字为陈无咎先生自创，综合上下文，其脏器功能类西医解剖之胰腺。）麦楣先生，血为气并，内夺而厥，厥阳独行，变为脾风案。

麦楣先生于本年夏间，忽得中风象证，全体震战，嘴唇歪斜，语言难出，四肢不能举，右手足僵直，皮热，便秘，不欲食。初请西医视之，谓是"脑出血"，向脑筋及右手脉抽去血若干。复请中医视之，所开方剂似以"肝风"论治，大都用黄芪、牡蛎、防风、甘菊一类，取法《金匮》，岂曰无稽？但病家意在速痊，中西医已易数人，皆无能保为必愈，病家不无腹诽，乃托友人刘佛瓶先容，邀余诊视。

余五诊毕，告之曰："此为'脾风'，乃得之于饱食入房，是为气有余而血不足。西医抽血，实为逆治，中医处方，惜未分经。"盖人身腔子里脏腑，都活动的，要平均的，行则俱行，止则俱止，快则俱快，慢则俱慢。比方西洋镜摊上牵线锣鼓一样，不宜一件独快。麦先生之病，是脾胃走得快，肝肾跟不上，名为"血为气并，内脏相争，争夺不已，所以厥了"。象证确是中风，不过要先平脾扶肝，不好滚同出治。他的夫人曰："然则专任先生诊治，可以医得好吗？"余曰："十日见效，一月可痊，惟调理一节，必须延长数天。"她曰："只要保得平安，全家感激不尽，他是一家主人呢。"余曰："我治病二十年，向来不说谎话。"她曰："我们朋友都说黄溪先生治证，第一肯负责任，从今天起，大小拜托先生了，将来重重酬谢。"余曰："待医好了再讲。"余本许他十日后见功效，半月后能起坐，先动手，次动足，谁知到期，竟足先能行走，而手反未复原，且右瘥于左，乃与病人互相研究，恍然误在西医莽将脉门抽血所致。所以我对于西医学说，饶有相当信仰，而对于西医手术，有时不敢恭维。至余治本病，悉尊《内经》而制方。

按《素问·风论》曰："脾风之状，多汗恶风，身体怠惰，四肢不欲动，色薄微黄，不嗜食，诊在鼻上，其色黄；肝风之状，多汗恶风，善悲，色微苍，咽干，善怒，时憎女子，诊在目下，其色青。"此脾风、肝风之区别也。

《痹论》曰："脾痹者，四肢解惰，发咳呕汁，上为大塞。""湿气胜者，为着痹也。""以至阴遇此者为肌痹，以夏遇此者为脉痹。""夫痹之为病……在于肉则不仁，在于皮则寒。"

《痿论》曰："脾气热则胃干而渴，肌肉不仁，发为肉痿。""言治痿者独取阳明，何也？曰阳明者，五脏六腑之海，主润宗筋，宗筋主束骨而利机关者也……阳明虚则宗筋纵，带脉不引，故足痿不用也。"

《厥论》曰："阴气衰于下，则为热厥。""脾主为胃行其津液者也，阴气虚则阳气入，阳气入则胃不和，胃不和则精气竭，精气竭则不营其四肢也。此人必数醉饱以入房，气聚于脾中不得散，酒气与谷气相薄，故热遍于身，内热而溺赤也。""阳气盛于上，则下气重上，而邪气逆，逆则阳气乱，则不知人。"

《脉解》曰："内夺而厥，则为瘖俳，此肾虚也。"

《调经论》曰："络之与孙，俱输于经，血与气并，则为实焉。血之与气，并走于上，则为大厥，厥则暴死，气复反则生，不反则死。""血并与阳，乃为炅中。""气之所并为血虚。""上逆则下虚，下虚则阳气走之，故曰实矣。阳盛生外热奈何？曰卫气不得泄越，故外热。""病在血，调之络；病在气，调之卫；病在肉，调之分肉。"（编者注：分肉指肌肉。《灵枢·本脏》："卫气和则分肉解利。"此处"分肉"即指肌肉。一般注家认为，"病在肉，调之分肉"是《内经》中"以痛为腧"的例证。《素问·缪刺论》载："凡痹往来，行无常处者，在分肉间痛而刺之，以月死生为数。"所谓"月死生为数"即根据月的阴晴圆缺来确定施针的次数，因下文有"月生一日一痏，二日二痏，渐多之；十五日十五痏，十六日十四痏，渐少之"的说法。此处作者引用《内经》条文是强调根据病变所处的不同部位，来对患者采取不同的调治方法。）

根据上述理论，运用揆度学术，处方如下：

一诊：六脉濡大，舌苔淡黄。湿入脾之大络，阻住消化机能，四肢颇废不用，是名"脾风"，不可混称中风也，应调络法湿为治。

姜炒橘络六钱，炒丝瓜络四钱，白茯苓一两，扁豆炭五钱，炒白芍八钱，陈藿香三钱，炒当归三钱，六神曲一钱五分，远志炭五分，陈泽兰三钱，制菟丝子七分，络石藤二钱。

复诊：六脉已起，惟肝独沉，舌苔黄糙，津液内枯，肝沉，故神经不能收束，液枯，故内脏觉燥，象证甚明，病状轻减，若以"脑出血"为治，能无误乎！

炒白芍一两，炒当归三钱，白茯神一两，金石斛四钱，陈泽兰三钱，陈炒香橼六钱，远志炭五分，桑枝三尺，姜炒橘络六钱，姜半夏一钱。

三诊：六脉左沉右迟，舌若厚黄，类中风之证，脾胃有余，传化不足，致血为气并，因而四肢不用，语言难出，法以"动"为治，应引血归心，清析行脾。

生白芍一两，朱茯神八钱，白芷一钱，佩兰三钱，当归头三钱，炒陈佛手六钱，天麻一钱，络石藤一钱五分，茜根炭五分，羌活七分，熟枣仁一钱五分。

四诊：六脉左肝已起，心肾尚迟，右脾少平，三焦大实，肠胃未清，舌苔黄厚，气化窒滞，酸臭时闻。此与伤寒病在阳明相似，证状益轻，应宁心背以收筋骨，和肠脾而清内栓。

朱茯神八钱，熟枣仁一钱五分，当归头三钱，茜根炭五分，炒陈香橼六钱，炒枳实一钱，天麻一钱五分，羌活一钱，陈藿香三钱，陈胆星七分，炒丝瓜络四钱，炒白芍一两。

五诊：六脉沉迟，趺阳脉弱，沉则为寒，弱则为结，舌苔黄厚中灰，大溲先黄后黑，必须黑粪尽下，肠胃方见清明，应宣通脏腑，而利机关。

白茯苓四钱，朱茯神四钱，当归头三钱，生白芍一两，炒陈香橼六钱，熟枣仁一钱五分，天麻一钱五分，姜南星七分，威灵仙一钱，川郁金七分，炒柴胡三分。

六诊：六脉迟平，趺阳脉起，平则为和，起则为行，是血气周转，故言语少楚也。舌苔黄厚，小溲亦黄，四肢尚不能如意，经络未舒也，应宁心合脉，控脾调冲，主桔杆饮。

桔梗三分，陈佩兰一钱五分，羌、独活各五分，盐炒橘络六钱，天麻钱五分，秦艽一钱，姜南星七分，当归头三钱，朱茯神五钱，熟枣仁一钱五分，蒸交藤一钱五分，络石藤二钱，莲须三钱，酒白芍八钱。

七诊：六脉迟平，左肾沉涩，趺阳脉平，迟则为寒，涩则血少，因气多于血，故营泣卫除，舌苔淡黄，言语日楚，是窍已开而舌转也。应先调和心脾，豫清声带。

制菟丝子一钱五分，陈萸肉一钱五分，炒陈佛手四钱，炒橘络三钱，姜半夏七分，当归头三钱，酒白芍一两，秦艽一钱，天麻一钱五分，怀牛膝五分，朱茯神六钱，蒸夜交藤钱五分，海风藤一钱。

八诊：六脉左平右实，舌苔黄焦，血少而气有余，脾强而肝不足，因而相胜相争，卒至相夺，权衡揆度，应泻脾肺之偏胜，而扶肝肾之亏损。

制菟丝子一钱五分，炒仙灵脾一钱，炒橘络四钱，姜半夏一钱，当归身三钱，茜草根三分，朱茯神六钱，熟枣仁一钱五分，陈佩兰三钱，桑白皮一钱，炒枳实一钱，怀牛膝一钱，独活七分，天麻二钱。

九诊：六脉沉迟，舌苔黄厚，大溲甚畅，下肢觉疲，晚间不能多睡，右半身筋节懈弛，未能收束，惟邪客已驱，应调和脏腑以起衰废，鼓脏汤主之。

炒陈香橼、炒陈橘络、扁豆炭、金石斛各四钱，当归身、莲花须各三钱，朱茯神、生白芍各六钱，破故脂、破川贝、熟枣仁各一钱，陈胆星、茜根炭、远志炭各七分。

十诊：六脉左平右滑，且皆有力，舌苔黄白相间，脏气未和，惟语言清楚，上肢亦较灵活，病状已觉减轻，应宁脏和中，柔肝纳肾。

盐僵蚕三分，炒橘络五钱，姜半夏一钱，破浙贝一钱，远志炭五分，制菟丝子一钱五分，破故脂一钱，茺蔚子七分，当归身三钱，茜根三钱，生、炒白芍各六钱，抱茯神一两，熟枣仁一钱五分。加豨莶一钱，三蛇胆陈皮二分。

十一诊：六脉沉迟，舌苔淡白，夜间不能入睡，由于心脏虚悬，肝胆不宁，应引血宁心，平肝疏胆。内风之证，不宜多睡，《千方》有醒睡方。

朱茯神四钱，生、熟枣仁各七分，陈炒佛手六钱，金石斛四钱，白茯神六钱，茺蔚子一钱五分，生白芍一两，龙胆草三分，莲花须三钱，蒸何首乌一钱五分，当归身三钱，茜根炭三分。

十二诊：六脉皆匀，心肾尚弱，舌苔黄淡，胃气渐和，应引血宁心，生精柔肾，以活动上肢为先着。

当归须一钱，当归身三钱，莲花蕊三钱，炒橘核七分，补骨脂一钱，炒陈佛手四钱，蒸何首乌一钱五分，金石斛五钱，生白芍一两，熟枣仁一钱五分，草龙胆三分，炒槐米五分。

十三诊：六脉尚平，心肾犹弱，舌苔黄腻，脾气未降，故上肢未能大活，应宁心肾，调脾络，以起衰振颓。

巴戟肉七分，生白芍一两，莲花蕊三钱，炒香橼六钱，陈萸肉三钱，柏子仁三钱，白茯神一两，姜竹茹七分，当归身三钱五分，熟枣仁一钱五分，络石藤一钱五分，金石斛四钱。

十四诊：六脉右大于左，舌苔淡黄，舌本亦斜于右。此为三阳独胜之候，惟面色皮肤皆和，虽四肢未复原状，可巩心脾以起之。

当归身四钱，干地黄_{细辛一分，打}三钱，朱茯神八钱，茜草根七分，炒陈橘络六钱，茺蔚子一钱五分，炒白芍一两，陈胆星七分，蒸何首乌一钱五分，煨天麻一钱，远志炭五分，熟枣仁一钱，生龙骨一钱五分。

十五诊：六脉右大于左，在男为顺，舌苔黄淡，脏腑内寒，不宜饮食冷物，以冷涩血故也，应和肠去滞，行血柔筋。

炒陈橘络、炒陈香橼、当归身、陈藿香各三钱，白茯神、炒白芍各一两，炒扁豆、炒丝瓜络各四钱，熟枣仁、制菟丝子各五分，羌活七分。

十六诊：六脉右部息匀，左肾独沉，舌苔黄干，舌本较正。舌为心苗，前因心脏横厥，故肝胆内缩，脾络上干，近已比平，更当平之，以起弛废。

甘杞子三分，羌活七分，姜南星一钱，茺蔚子、熟枣仁各一钱五分，当归身、省头草各三钱，白茯苓、炒白芍各一两，炒陈橘络六钱。

十七诊：六脉左部迟平，右关双弦而濡，舌苔正黄，微有咳嗽，因脾析已降，而肝肾犹怯，故肺气未和，右脚虚肿，应扶肾柔肝，调脾畅肺，以生精行血，祛湿理冲。

干地黄_{细辛一分，打}、当归身、湘莲肉各三钱，熟枣仁、补骨脂、破麦冬各一钱五分，破川贝、陈胆星、木通各一钱，炒白芍一两二钱，抱茯神一两。

十八诊：六脉比较，心肾为弱。舌苔黄润，舌为心苗，黄为胃气，微黄而润，是胃渐和也。胃主宗筋，束筋骨而利机关，胃和则右肢当日行活动，应巩心肾而调胃络。

白茯神一两，当归身、蒸葳蕤、干地黄<small>细辛一分，打</small>、柏子仁各三钱，炒陈香缘四钱，巴戟天、陈萸肉、煨益智、熟枣仁、破川贝各一钱五分，陈胆星、青木香、黄木通各七分，茜草根五分。

十九诊：六脉右大于左，舌苔淡黄，下肢活动，上肢无力，阴陷于阳，血为气并，上先受之，所以肝肾先复，心肺后从，应宁心以合脉，畅卫而调营。

蒸葳蕤、熟枣仁各一钱五分，当归须、潼蒺藜各一钱，当归身、莲花须各三钱，青桔梗、明羌活、茜草根各七分，防风梢五分，白茯神、炒白芍各一两，干淮山、炒橘络各四钱。

二十诊：六脉左起右平，舌苔明润，右肢筋节懈弛，上胜于下，非气不扬，乃血未敷也。经云"手得血而能握，足得血而能步"，应补血以调筋，生精而填髓。

全当归、干地黄<small>细辛一分，打</small>各五钱，乳蒸茯神、酒炒白芍各一两，威灵仙、茜草根各一钱，骨碎补三钱，补骨脂一钱五分，羌活七分。

二十一诊：六脉右大于左，肾部独沉，舌苔正黄，胃气已复，下肢日和，上肢自腕至指，尚形麻痹，此为血未达也，应活血以行之。

当归头五钱，制菟丝子一钱五分，白茯神一两，酒白芍一两，巴戟天一钱，姜半夏七分，干地黄<small>细辛一分，打</small>四钱，羌活一钱，炒橘络三钱，钩藤钩二钱。

二十二诊：六脉右大于左，肾气不沉，是血将行脉梢之征，舌苔黄润，胃气协和，是为血气平亭之象，病证脱体可期，应扶持内脏，以鼓肌肉而张筋骨。

制菟丝子一钱五分，络石藤、明羌活各一钱，酒白芍、白茯神各一钱，干地黄<small>细辛一分，打</small>、栝楼根各四钱，当归身、炒佛手各六钱，炒柏子五钱，蜜麻黄三分，钩藤钩二钱。

特诊连服二剂：六脉弦数而虚，舌苔灰绛而淡，全身震战，发热恶寒，重病未愈，不宜吹风，僻巷冷风，尤为禁忌，诚恐内外合邪，中支兰脏，法以行血去风，和中解表。

当归头五钱，白茯苓八钱，香薷一钱五分，羌活七分，酒白芍一两，盐炒橘皮六钱，扁豆炭四钱，陈佩兰三钱，陈藿梗三钱，姜厚朴一钱，防风一钱。

二十三诊：六脉虚而无力，舌苔淡黄，微有汗出，此为自汗，与发汗、盗汗大不相同，病证转机在此，应调和脏腑，顺从气血。

米炒党参、炒当归身、制菟丝子各一钱五分，抱木茯神、扁豆炭、炒白芍各四钱五分，盐炒橘皮、炒柏子仁各三钱，煨诃子、蒸何首乌各一钱，茜根炭七分。

二十四诊：六脉虚弱，舌苔黄干，微有汗出，小溲带赤。因前天外感之后，中气薄弱，心脏不宁故也，但无大碍，应宁巩心肾，生津敛液为治。

北五味子三分，炒橘络四钱，炒扁豆四钱，制菟丝子一钱五分，熟枣仁一钱五分，姜半夏七分，莲花须三钱，炒白芍五钱，米炒党参三钱，抱茯神一两，炒柏子仁三钱。

二十五诊：六脉微平，左部较弱，舌苔微黄，机关渐利，外感已无，肾阳亏损，小溲浓赤，耳中数鸣，口渴思饮，虽上肢未灵活，然病将脱体，最要为节嗜欲、慎风寒。

炒蔓荆七分，炒橘皮四钱，炒扁豆四钱，莲花须三钱，陈萸肉一钱五分，姜半夏七分，熟枣仁一钱五分，抱茯神一两，制菟丝子一钱五分，远志筒五分，米炒党参三钱，青木香七分。

二十六诊：六脉迟平，右大于左，舌苔黄干，脾焦不舒，外感虽去，中气复虚，因发寒热，先寒后热，热多寒少，是为脾寒，亦同疟疾，所谓"卒病"也，应先治之。

炒橘络四钱，米炒党参三钱，生淮山一两，银柴胡三分，姜半夏一两，蒸何首乌一钱五分，茯苓块六钱，制菟丝饼一钱，补骨脂一钱，炒香附七分。加姜一片，红枣五枚。

二十七诊：六脉迟平，与七日前相反，舌苔黄白相间，中带微黑，大肠积滞未清，病原由于"血为气并，内夺而厥"，今气反虚，是互相和谐，为病象将愈之候，不得以其变更而不明其乘传之理也，大和中饮主之。

生淮山一两，白茯苓块六钱，炒陈橘络五钱，米炒党参三钱，蒸何首乌、炒陈香橼、真六神曲各一钱五分，补骨脂、醋炒青皮、姜半夏各一钱，制香附米七分，炒橘核五分，北五味子、小茴香各三分，制乌梅、碎荔枝核各三个。加姜一片，红枣五枚。

二十八诊：六脉至今方始平匀，左右若一，舌苔黄底白层，黑色渐退，脾脏余寒未尽，尚有微寒、微热见证，此寒热除后，病症即当脱体，应和中以暖脾肠，生津以扬肺气。

生淮山一两，白茯苓块六钱，炒橘络四钱，米炒党参三钱，陈藿梗、蒸白首乌各一钱五分，煨益智、姜半夏、补骨脂各一钱，制香附七分，炒橘核、煨草果仁各五分，甘杞子、小茴香各三分，制乌梅三个。

二十九诊：六脉息至尚匀，但犹无力，舌苔黄淡，胃气已行，胃为五脏六腑之海，独主宗筋，束筋骨而利机关，应健心以合脉，缩胃而强筋。

北五味子三分，煨草果仁五分，煨肉豆蔻一钱，熟枣仁一钱五分，白茯神一两，蒸何首乌一钱五分，米炒党参三钱，炒当归身一钱五分，茜草根七分，炒橘络五钱，炒橘核七分，姜半夏一钱，补骨脂一钱，炙内金粉五分，生淮药一两五钱。加生姜一片，红枣五枚。

三十诊：六脉左沉右迟，脉根虽巩，但犹无力，舌苔黄淡，胃纳平常，脾寒虽已，中气尚虚，故右肢酸软也，应煨肾以暖真阳，调胃而充四末。

煨益智仁、补骨脂、熟黄精、姜半夏各一钱，制菟丝子、真六神曲各七分，米炒党参、炒扁豆各三钱，炒陈橘络四钱，炒白芍五钱，陈藿梗、陈佩兰各一钱五分。

三十一诊：六脉迟平而滑，舌苔干白少津，病证行将脱体，右手依然无力，乃气不能注筋，筋不能束骨也，应大补心肝肾以强筋骨。

蒸续断七分，甘杞子、北五味子各三分，米炒党参、淡苁蓉各三钱，五加皮、制菟丝子、煨益智仁各钱半，抱茯神一两，姜炒橘络六钱。加姜一片，红枣五枚。

三十二诊：六脉迟平，左大于右，舌苔干白，津液两枯。右臂上僵下软，营气未及指端，所谓"至而不至"也。《金匮》云"脉脱入腑即愈"，斯其候矣，怀归饮主之。

生怀药、抱茯神各一两，酒炒当归、酒白芍、姜橘络各五钱，制菟丝子、羌活、蒸川续断各七分，巴戟天一钱，米炒党参三钱。

三十三诊：六脉息平，左右衡一，舌苔干白，津血尚枯，右臂筋节懈弛，营流未能到指，应引血以柔筋，和津而动节。

酒当归四钱，补骨脂一钱，抱茯神一两，炒橘络四钱，酒白芍六钱，巴戟天一钱，生淮药一两，连花须三钱，络石藤钱半，蒸续断七分，米党参三钱，防风梢三分。加桑枝尺半。

三十四诊：六脉左迟右平，舌苔明淡，气血已和，病证脱体，而上肢无力，右腕非托不行，是骨尚痹也，调骨饮主之。

骨碎补、破故脂各钱半，狗脊炭七分，羌、独活各五分，桑寄生一钱，酒当归四钱，酒白芍六钱，生淮山一两，抱茯神八钱。加桑枝尺半。

三十五诊：六脉息平，舌苔明淡，血气已和，精神渐复，惟右手软而无力，此筋骨未强也，应疏肝控肾，散骨柔筋。

右虎胫骨一钱，制菟丝子一钱五分，炒橘络五钱，酒当归五钱，络石藤一钱五分，骨碎补三钱，酒白芍六钱，蒸葳蕤一钱五分，独活七分，抱茯神一两，干山药一两，威灵仙七分，米炒党参三钱。

三十六诊：六脉息平，舌苔明润，中气已扬，元神亦复，而右手从腕至桡尚未能活动如意，呼骨饮加味。

桔梗、炙乳香各一钱，蒸百合、络石藤、蒸首乌、制菟丝子、右虎胫骨各钱半，骨碎补三钱，炒橘络、酒当归各五钱，酒白芍、抱茯神各一两，桑枝三尺。

三十七诊：六脉比前有力，舌苔黄白微干，右手指腕皆稍活动，惟桡骨未能如意，余无他证，应润血柔筋，生精散骨。

抱茯神、酒白芍各一两，酒当归六钱，姜炒橘络五钱，骨碎补三钱，生、炒柏子仁各三钱，制菟丝子钱半，独活、郁李仁各七分，大麻仁一钱，右虎胫骨一钱七分，银柴胡三分。

三十八诊：六脉柔平，舌苔干白，他病皆愈，独右手无力，不能持物，此非血气未至，乃属筋急髓空，应补骨生髓，补脑舒筋。

白云母、白蒺藜、白茅根、破故脂各钱半，狗脊炭、威灵仙各七分，酒白芍一两，酒当归六钱，茜草根、络石藤各一钱。

本证自六月下旬起，至八月初旬止，一日一诊，中间只隔两天未换方。师云："二十二诊后，病人向晚乘凉，突中外感，至为危殆，幸施治尚早，得免变证，幸也，尔等宜时时警觉，以防一篑功亏。"门人记。

心风

第三案，主心脾。孙炳桂先生，营流亢进，血轮狂热，古名心风案。

中山孙君，于民十八六月间病热，其证为壮热无休，四肢筋急，心脏跳跃，胸膈气闷。初入西人医院诊治二十余天，其病似愈，惟元气更虚，乃就中医某诊之，与以温补二剂，而前病复发，仍请西医诊治，不应，乃求余临诊于东亚旅馆。以为病危如此，非余莫能挽也。

余至，切其脉弦数无伦，不计至数，视其舌则干白如霜，一无津液，头面如中酒，红汗自出，抚其胸则心热如焚，肺气急促，四肢筋节抽缩，全身肌肉麻疼，盖即西医所谓"心机亢进"也，亢进不已，则"心脏麻痹"而亡。故此证在西方为不救，但西博虽不能治，而见证则明，一般中医遇到此证，每每逆治，如前手莽进温补，即其例也。不知此证乃有血无津，血轮过热而燃。人身温度本有九十八度，盛夏炎天，空间热度复在百度左右，寒暑表时有爆裂之虞，况心脏乎？是以燃烧不已，肺焦心炭，而麻痹而陷落，势所必至，理有固然也。所以此证最忌温补，因其抱薪救火也。更忌寒凉，因其灌水灭火也，火灭而生机息矣。故治此证之用药，应如冶铁之用硇，以平其炎上之势为先着。又此证在《内经》名为"心风"，《素问·风论》"心风之状，多汗恶风，焦绝，善怒吓，赤色，病甚则言不可快，诊其口，其色赤"是也。但《内经》有论无方，《千金》虽有方而不可用。然有证有方固已难能可贵，较诸后医不识此证为何病，与西士知证而无药者审矣。余治本证，在生津而调脾，润血而宁心，以脾为造津液惟一器官，西博谓脾能生白血轮也。（编者注：白血轮即白血球，民国音译。）《素问·调经论》曰："病在血，调之络。"病在筋，调之筋，取向来治伏气之"调络饮"而变化之，淡以生津，甘以复液，导以苦酸，用宁心脾而疏肝胆，亦"揆度"之遗意也。处方次第如下：

一诊：六脉弦数而紧，舌苔干白无津，全身壮热，心脏如焚，筋节内抽，肝胆相火上炎，由于血轮狂进，以红血轮王、白血轮少也，应清血生津液，以缓和神经。

莲花须三钱，朱茯神六钱，天花粉一两，金石斛八钱，丝瓜络四钱，炒佛手四钱，清黄连三分，龙胆草三分，柏子仁五钱，六一散二钱，甘菊炭三钱。

复诊：六脉洪大而扤，延长过其部位，舌苔干淡，壮热已退，红汗亦收，昨为营血亢进，今则心脏血枯，故筋节亦抽，象证虽异，病本不移，盖"心风"也。

生白芍八钱，金石斛六钱，柏子仁四钱，白茯神一两，炒佛手五钱，丝瓜络四钱，莲花须三钱，陈萸肉三钱，生淮山五钱，甘菊炭三钱。

再诊：六脉平滑，寸口独沉，舌苔黄干，中气薄弱，胸与四肢有时觉微微麻木，心脏血燥故也。心风之证，治理宜快，应宁心以合脉，畅卫而调营。

当归须一钱，莲花须三钱，金石斛五钱，生白芍一两，熟枣仁一钱五分，桔梗三分，白茯神一两，柏子仁四钱，制菟丝子三钱。

四诊：六脉无力，舌苔淡白，微有汗出，此为自汗，与发汗、盗汗皆不同，生机在此，以心肾犹亏，应引血宁心，敛汗固肾。

当归身一钱五分，朱茯神五钱，蒸玉竹一钱，金石斛六钱，茜草根三分，生、炒白芍各六钱，陈萸肉三钱，白茯神五钱，熟枣仁一钱五分，制菟丝子一钱五分。

五诊：六脉沉迟，心肾未起，舌苔黄淡，津血犹虚，心囊中气不足，故四肢有时麻木，应引血以和经络，纳肾以巩心包，存神汤主之。

炒丝瓜络四钱，茜草根三分，熟枣仁一钱，茺蔚子一钱五分，炙没药一钱五分，炒白芍一两，狗脊炭七分，当归身四钱，朱茯神六钱，金石斛五钱。

六诊：六脉少平，但犹无力，舌苔黄白无津，上肢微有汗出，胃气虽行，仍未复原，下肢有时麻震，然轻而不觉楚，应巩心肾而厚大肠，以厚肠能正胃也。

北五味子三分，地黄炭一钱五分，白茯神一两，熟枣仁一钱五分，蒸何首乌三分，生米仁一钱五分，远志肉五分，炒佛手四钱，生白芍一两，当归身一钱五分，金石斛六钱，甘草梢一钱。

七诊：六脉微弱，脾位虚大，舌苔淡黄。脾为络之本，因病血伤络，故脾析一时未能复原，应巩肾以宁心，调脾而和胃。

炒白芍一两，白茯神、金石斛各六钱，炒扁豆四钱，陈萸肉、当归身各三钱，补骨脂一钱，潼蒺藜七分，茜草根五分。

八诊：六脉尚平，脾焦虚小，舌黄中绛。舌为心苗，绛为本色，是心脏复原之证，惟腰骨有时酸楚，肾液尚枯，应纵巩心肾，横翼脾焦。

陈萸肉、当归身、炒柏子仁各三钱，炒米仁四钱，茺蔚子一钱五分，骨碎补一钱，甘杞子三分，茜草根五分，白茯神、金石斛各六钱，炒白芍一两。

九诊：六脉息平，脾焦亦起，舌苔明淡，津液不多，故大溲不畅，行步疲怯，有时微觉头晕眼花，应生津以和肠，活血而清脑。

生白芍一两，全当归五钱，甘菊炭三钱，柏子仁四钱，茜草根七分，潼蒺藜一钱，白云母石一钱，桔梗五分，大甘草一钱，土茯苓四钱。

十诊：六脉左尺双弦，右部较迟，与病变时相反，舌苔正黄，胃气已行，尚有肢麻及头眩，时津液犹虚也，应调络脉，清脑系。

蒸葳蕤、米炒元参、潼蒺藜各一钱五分，陈萸肉、当归须、甘菊花各三钱，白云母一钱，天花粉六钱，抱茯神一两。

十一诊：六脉左迟右平，舌苔明淡，四肢腰背有时酸麻，头脑眼睛有时眩晕，而胃欲甚佳，是津液已和而精血不足也，应扶肾生精，宁心摄血。

制杜仲、茺蔚子各一钱五分，狗脊炭、巴戟天、茜草根各七分，当归身、陈萸肉各三钱，白茯神、炒白芍各一两。

十二诊：六脉迟平，舌苔明淡，四肢头目腰背等处酸麻，眩晕尚未除却，但甚微耳，此为元气将复之征，应调内脏，和筋骨。

北五味子三分，茜草根七分，白茯神一两，干淮山、当归身、陈萸肉各三钱，补骨脂一钱，蒸赤首乌、陈佩兰各钱五分。

十三诊：六脉息平，舌苔明淡，腰背渐和，眠坐舒适，四肢酸麻，头目眩晕，发觉甚微，应平亭营卫，和从气血。

白蒺藜、杭甘菊各一钱五分，补骨脂、嫩文元各一钱，当归身五钱，杭白芍六钱，陈萸肉三钱，茜草根七分，羌活五分。

十四诊：六脉息平，寸口无力，微有汗出，是为肺虚，病证已愈，而四肢似不听用，次则舌苔淡白，头目眩晕，腰背酸麻，皆关于肺，虽发觉甚微，然肺气未复，可知应益心肾以补之。

青桔梗、白蒺藜、甘菊花各一钱五分，蒸百合、炙甘草、制菟丝各一钱，当归身六钱，陈萸肉、炒柏子仁各三钱，远志筒五分，茜草根七分。

十五诊：六脉心沉，余皆平滑，舌苔明淡，肺气少强，病愈而身弱，胃和而神疲，此皆心囊未巩，心脏吸力不足也，应控心肾以而和背俞。

狗脊炭、茜草根各七分，白蒺藜、青桔梗、蒸百合各一钱，盐炒丝瓜络、干地黄<small>细辛一分</small>，打各四钱，制菟丝子、络石藤各钱半，当归身五钱。

十六诊：六脉比平，心沉亦起，舌苔明淡，心囊渐巩，四肢、两目间有疲眩，但已甚微，应仍昨法。

狗脊炭、茜草根、制菟丝子各七分，干地黄<small>细辛一分</small>，打、当归身各四钱，白蒺藜、茺蔚子、甘菊花各钱五分，当归须、青桔梗各一钱。

十七诊：六脉尚平，舌苔明淡，胃纳大佳，中气亦振，腰背四肢稍有疲软，所谓络病也，经病早愈而络病未尽，应畅卫而调营。

炒橘络、上党参各一钱五分，炒扁豆、当归身各三钱，陈藿香一钱，炒白芍四钱，茯苓块六钱，炙甘草七分。

十八诊：六脉和平，舌苔明润，除腰背微有酸沉外，一无所楚，腰为肾腑，背为肺俞，应控肾椎而畅肺叶。

潼蒺藜、骨碎补、茺蔚子各一钱，抱木茯神六钱，陈萸肉、当归身各三钱，青桔梗、茜草根各七分，陈泽兰一钱五分。

十九诊：六脉平匀，舌苔明润，本病已愈，而枝节未除者，以经已和而络不与谐和也，应平营而畅卫，动络以会经。

巴戟天、青桔梗、茜草根各七分，陈萸肉、炒陈香橼各一钱五分，当归身、炒扁豆各三钱，潼蒺藜一钱，白茯神六钱。

二十诊：六脉平软，舌苔淡明，胃纳畅快，步履有力，腰背有时微觉酸沉，是络尚未十分和谐也，应动脾以行络嗌。

炒丝瓜络、炒扁豆、炒白芍、白茯苓各五钱，炒陈橘络、白蒺藜各一钱五分，陈萸肉三钱，炒柏子仁一钱，羌活三分。

二十一诊：六脉濡大，舌苔淡明，经络将和，新陈代谢，服健脾剂后，一昼夜排泄烂屎，至五六次之多，腹中顿觉清明，应和肠以宁脏。

煨益智仁、煨诃子肉、真六神曲各一钱，炒陈香橼、炒扁豆各四钱，金石斛五钱，炒白芍六钱，白茯苓块一两。加陈泽兰三钱。

二十二诊：六脉大平，舌苔微绛，服和脏厚肠之剂，仍排泄烂屎三次，循环改作，益复畅快，应控肺而宁心。

蒸百合、煨诃子各一钱，白蒺藜、陈佩兰各钱半，青桔梗、制菟丝子各七分，北五味子三分，金石斛五钱，抱茯神、炒白芍各五钱。

二十三诊：六脉息平，舌苔明润，进宁心合肺之剂，排泄仍勤，并有渴咳，微有外感，无他证候，应畅肺厚肠，以肺为脏盖主气，肠为化腑在宣。

嫩橘红三钱，天花粉六钱，炒白芍五钱，姜半夏七分，生怀药五钱，抱茯神三钱，破川贝一钱，煨诃子一钱，陈藿香一钱。

二十四诊：六脉至平，舌苔明润，渴咳已止，外感已除，不但本病早愈，而且身体复原，从此谨慎起居，调节饮食，可几健康。

干山药、白茯神、生白芍各五钱，炒扁豆、炒橘络、金石斛各三钱，当归身、莲花须、炒柏实各钱半，茜草根、青桔梗、生甘草三五分。

孙炳桂先生复诊案。孙君心风之证，由余治愈后，已恢复健康，起居如常矣。伊本在先施公司花边部服务，值大减价之期，虽交秋令而炎威未杀，公司中本多风扇，伊因工作稍劳，复中电扇之毒，原证又发，惟不如前次之甚，但大病初痊，红蛇赤绠，心滋疑惧，伊乃邀余诊。余竭力慰之，兹将方剂录下，以便读者对勘。

《素问》曰："病有浅深，方有大小。"又曰："论理人形，别列脏腑，端络经脉，会通六合，各从其经，气穴所发，各有处名，溪谷属骨，皆有所起，此之谓也。""揆度"遗型，可不讲欤！八月七日为始。

一诊：六脉沉迟，舌苔明淡，心脏恶风，微有汗出，此与从前亢进不同，应宁心鼓脏。

白茯神一两，扁豆炭六钱，炒白芍五钱，炒当归、陈藿香各二钱半，陈泽兰钱五分，香薷、真神曲各一钱，羌活五分。

二诊：六脉沉迟，舌苔明淡，外感方祛，复中外感，遂觉筋节抽搐，头目掉眩，应引血宁心，柔筋合脉。

当归身、甘菊炭、骨碎补各三钱，潼蒺藜、熟枣仁各钱半，当归须、茜草根各一钱，朱茯神五钱，酒白芍一两，羌活七分。

三诊：六脉微弱，舌苔微绛，心脏微跃，四肢微有汗出，微有麻震，昨大下数次。抽掉已微，此为"六微"之病，应引血宁心，厚肠和鲥。

朱茯神一两，炒白芍八钱，当归身、陈萸肉、甘菊炭各三钱，制菟丝子、熟枣仁、茜草根各钱半，白蒺藜、煨诃子各一钱，狗脊炭七分，羌活三分。

四诊：六脉濡迟，舌苔明淡，心脏少宁，脾胃犹弱，昨复大解二回，烂粪如泥，应巩心厚肠，健脾和胃。

朱茯神一两，炒当归五钱，扁豆炭、炒米仁各四钱，熟枣仁、米炒党参、白蒺藜各钱五分，茜草根、煨诃子各一钱，狗脊炭、制菟丝子各七分。

五诊：六脉少起，舌苔淡明，心脏宁谧，肾脏未柔，故麻震已除，而腰沉肩冷，应扶肾系而固膀胱。

炒归身五钱，米炒党参三钱，制菟丝饼、熟枣仁、白蒺藜各钱五分，朱茯神六钱，炒杜仲、茜根炭各一钱，狗脊炭、桑寄生各七分，藁本三分。

六诊：六脉息平，舌苔明淡，心肾较巩，麻震已除，自腰至脑，微有酸冷，应补脊提肩。

补骨脂、桔梗、炒柏子仁、茜草根各一钱，狗脊炭、潼蒺藜各七分，远志炭三分，当归身、陈萸肉各三钱，抱茯神一两。

七诊：六脉微平，左寸较弱，舌苔中绛，心脏已宁，腰背肩膀微有酸寒，背脊未强也，应控心肾填骨髓。

炒归身五钱，炒橘络四钱，白茅根三钱，白蒺藜、制菟丝子各钱半，蒸百合、桔梗、茜草根各一钱，狗脊炭七分。

八诊：六脉微平，但犹无力，舌苔明淡，心脏日宁，而背脊仍虚，故头目肩腰等地，微觉掉眩酸寒，应辛以补脑，酸以柔肝。

当归身六钱，甘菊炭三钱，蒸葳蕤、米炒党参、白蒺藜各钱五分，白云母、茜草根、芫蔚子各一钱，狗脊炭七分，藁本三分。

九诊：六脉微弱，舌苔淡明，体有微汗，脊尚微酸，脑及肩膀亦微痛冷，但比前已轻八九，应填脑扶肾，扬吸提肩。

当归身五钱，抱茯神四钱，蒸何首乌、陈泽兰、白茅根各钱五分，白云母、熟枣仁、白蒺藜各一钱，狗脊炭、茜草根、巴戟天各七分，远志炭三分。

十诊：六脉微滑，舌苔淡明，淡汗已收，肾脏斯巩，腰背酸楚减轻，肩膀微形寒冽，应扶肾和脾，提肩控背。

干白芷、甘杞子各三分，盐杜仲、狗脊炭各七分，茜草根、陈泽兰、巴戟天各一钱，潼蒺藜、白茅根各钱五分，当归身五钱，抱茯神一两。

十一诊：六脉左软右平，舌苔明淡，心囊气弱，脑力不充，由于平日操心过度，内脏气衰，故心病愈后，精力一时不克复原，应引血宁心，生精补脑。

炒白芍六钱，当归身五钱，扁豆炭四钱，制菟丝子、米炒党参、白蒺藜、络石藤、陈泽兰各钱五分，白云母、天门冬各一钱，茜草根、狗脊炭各七分。

十二诊：六脉左和右平，舌苔明绛，病证脱体，肩膀微寒，有时眼花头晕，脑力未充，应提肩补脑。

当归身五钱，白茯神四钱，陈萸肉三钱，白蒺藜、甘菊炭各钱半，石决明、白云母、桔梗各一钱，芫蔚子、茜草根各七分，川芎三分。

十三诊：六脉沉涩，舌苔淡明，心肾犹虚，肢有微汗，汗为心液，心虚则血少，汗多肾虚则髓枯骨软，故见证为脑转而耳微聋，应巩心肾而通脑系。

干地黄细辛三分，打入四钱，当归身五钱，抱茯神、炒白芍各六钱，炒柏子仁三钱，熟枣仁、陈萸肉各钱半，炒蔓荆七分，白云母一钱，北五味子三分。

十四诊：六脉平迟，舌苔明润，本病已愈，标病未除，尚觉腰酸背软，气闭耳聋，应扶背脊，举膻中。

当归身五钱，干地黄细辛，打、炒米仁各四钱，陈萸肉三钱，茜草根、炒蔓荆、五加皮、蜜炙桑根白各一钱，蒸狗脊七分，甘杞子三分。

十五诊：六脉尚平，舌苔明淡，除腰背微酸、耳鼓重听外，余无他证，应提肾以扶腰，通气而扶肾。

干地黄细辛，打四钱，当归身五钱，蒸葳蕤三钱，制杜仲、陈萸肉、白蒺藜各钱半，淡竹叶、炒蔓荆各七分，茜草根、炒槐蕊各五分。

十六诊：六脉尚平，舌苔明润，早起腰背微酸，耳聋气闭，余无他证，应导肾开窍，动络宁心，用习奏意。

干淮山六钱，茯苓块、干地黄细辛，打各四钱，陈萸肉三钱，络石藤钱五分，熟枣仁一钱，炒蔓荆、木通各七分，九节菖蒲五分，远志炭三分。

十七诊：六脉微弱，舌苔淡明，耳聋微聪，腰背犹冷，有时畏寒，加衣则止，此为营流未充，循环尚怠，应提心肾而开空窍，主习奏汤。

炒当归六钱，抱茯神五钱，干地黄细辛，打四钱，陈萸肉三钱，补骨脂、茜草根各一钱，炒蔓荆七分，九节菖蒲五分，川芎三分。加桂圆肉五枚。

十八诊：六脉微匀，左迟于右，舌苔明绛，心肾尚虚，耳听转聪，畏寒已止，习奏受辛，通关启窍，减为小剂，以协少阴。

黄木通一钱，干地黄细辛，打三钱，甘杞子三分，炒蔓荆七分，炒当归三钱，白蒺藜一钱，陈萸肉钱五分，牡丹皮五分，生淮山三钱。

十九诊：六脉尚平，左寸沉弱，舌苔明润，心脏犹虚，早起腰背微酸，有劳耳鸣汗出，心俞在脊，肾与心通，应宁心控背，敛汗宁心。

炒归身、朱茯神各五钱，陈萸肉三钱，青龙齿、莲花蕊、潼蒺藜各钱五分，茜草根、芜蔚子、小甘草各五七分。

脉溜 ～❀～

第四案，主心脾肾。黄咏台夫人，湿入脉中，冲夺营流，脾络心膜肿大，古名脉溜案。

同志黄咏台夫人李淑云女士，向有脾瘅之病，肌肤发黄，一湿家也。咏兄归粤，出宰茂名，留夫人在沪，本岁寒湿流行，凤有脾络大肠之疾者，莫不轻病变重，重病变危，故夫人遂不能免。初由咏兄至友周文斓医师诊治，进退无恒，平矿不一。盖发黄之病，个个如此，欲其根本告痊，羌不可能。因此种病证，施治宜早，既迁延时日矣。虽庐扁再生，亦惟补偏救敝而已，黄宅去余寓远，所以夫人病重，一无闻知。及咏兄由粤赶回，专治医师已宣言无望，但好生而恶死，人之常情，于万分绝望之中，斗忆不谷有人弃我与之癖，乃遣人持函邀余诊断，有无希望。余至，夫人蹉身睡在床上，气息已在断续之间，肌肉稍瘦，皮毛焦枯，左臂浮肿，五指如箕，察其色益复熏黄，加之雾气萦回，毫无润泽之意。据咏兄云，呕瓻多回，血由口鼻流出，医师云心膜肿大，系失循环，故无法可止。余曰：看此形状，是湿入脉络，冲夺营流，不止心膜肿大，即脾横叶亦复肿栓，三焦微丝血管当有冲破者，否则呕血即呕血，瓻血即衄血，何至呕瓻杂沓，无端乱流乎？既切其脉，则濡大而中空，右关更瞭，目力可稽。

《素问·阴阳别论》曰："阳至而绝曰'石'，阴阳相过曰'溜'。"王太仆注云："阳气至而或如绝断。脉名曰石。阴阳之气相过，无能胜负，而脉如水曰溜。皆为'肾病'。"是虽以寸口之息至言脉，而实可以脉形之外象名证，是虽称为肾病，而实心肾脾俱痛。《伤寒论·平脉篇》曰："荣气弱名曰卑。卫气弱名曰瘦。瘦卑相博名曰损。"又曰："少阴脉不出，其阴肿大而虚也。"《辨脉篇》曰："脉浮而洪，身汗如油，喘而不休，水浆不下，体形不仁，乍静乍乱，此为命绝。阳反独留，弱体如烟熏，直视摇头者，此为心绝。环口黧黑，柔汗发黄者，此为脾绝。溲便遗失，狂言，目正直视者，此为肾绝。"论夫人之象证，四绝皆具，惟欠直视狂言而已。而余犹以为可治者，因咏兄伉俪索居久长，脉根未摇，脉节未断，脾鱿未离，或可拯也。

果然，一剂知，五剂转，只十五诊，而恢复健康。成绩之高，殊出吾人意料。处方次第如下：

一诊：六脉濡大而芤，脾部尤甚，舌苔黄剥，湿入脾之大络，横行冲任。冲为血海，任为脏芯，冲任受伤，微丝管破，血流不能再入心脏，因而外溢喷出。左手臂肿，其外候也，应引血归荣，渗湿完鲕。

白茯神一两，炒归身、陈萸肉各五钱，莲花须、茜根炭、破麦冬各三钱，炙没药、熟蒲黄各钱五分，炒米仁六钱，炒槐米一钱，远志炭七分。用水二碗煎至半碗，分四五次徐徐服之，次日早辰再服半剂。

服第一诊方剂后报告如下：

无咎先生赐鉴，内子昨晚食药后经过情形如下：一，分数次吃药，至晚上二时始完。二，吃药后，竟能安睡一觉。三，未见血外吐，只有几口水痰，略有黑瘀色小块，及血丝些微带着吐出。四，精神比旧少佳，舌苔稍变白色。五，左手臂肿似略为消些。六，右手指节略疼，周身骨节如从前疼痛时一样不舒服，不过不如从前厉害。因从前大痛时，连转侧或按捺都不得。七，腹中好像有风在里面搅着，及小肚间有小些微痛。总而言之，比较昨日都为轻减，下午务求命驾莅舍复诊。弟咏台上。

二诊：六脉少平，虚肿亦灭，舌苔厚白，湿气渐下，渗入大肠。盲肠阻塞，未能排泄，肠鸣有如风雨。应引血归脉，启肺通肠。

白茯苓块、栝楼根各一两，金石斛五钱，生米仁、炒归身各四钱，炙没药、茜草根、陈泽兰各三钱，清竹茹、破麦冬、炒槐米各一钱。今晚一剂，明晨半剂。

服第二诊方剂报告如下：内子昨晚服药后，经过情形，写呈台览。一，心跳。二，身觉重。三，口苦。四，唇略焦。五，舌苔黄。六，睡不宁。七，试寒热表百过度。总觉得不十分舒服，请教。

拟方：根据报告，经过情形，都为吉兆，此不难知。因湿气已去，脉管空虚，血液觉燥（一、二、六、七）；又因胆汁，湿气冲去成分若干，而胆囊枯也（三、四、五），应服润血还胆汤。

生白芍一两，硃茯神、天花粉各六钱，清黄连、远志筒各三分，龙胆草五分，生柏子仁三钱，陈泽兰钱半。用水二碗，煎至半碗，冲石斛露一杯，分三次服完。

三诊：六脉少平，舌苔干白，湿气已行，血液未复。故心脏虚悬，夜睡不安。应引血宁心，扶肾巩脉。

白茯神六钱，硃茯神、当归身、金石斛各五钱，天花粉四钱，熟枣仁、莲花须、破麦冬、制菟丝子、陈泽兰各钱五分，茜草根七分，远志炭七分。

服第三诊方剂报告如下：昨晚吃药后，一切情形，与吃第二方略同，但轻减些子。惟今晨忽见鼻衄，尚可依旧再进半剂否。

拟方：取昨日润血还胆汤，加侧柏炭一钱，照进一剂，衄当自止，且不再流。

四诊：六脉虚而肾沉，舌苔绛白，中有粉红。舌为心苗，绛为本色，绛中有白，白中有妃，是心脏因血贫而膜虚肿。肾与心通，肾液枯竭，因而脊酸。应巩固心肾，调和内脏。

硃茯神、生白芍各六钱，陈萸肉、生柏子仁各三钱，当归身、茺蔚子各钱五分，茜根炭七分，清黄连、龙胆草、远志筒、狗脊炭各三分，活芦根一尺四寸。今晚一剂，明晨半剂。

五诊：六脉濡大，舌苔黄干，温度颇高，全身均一。此不宜以热论，乃阳气方回之兆。虚肿脊酸，皆为肾病，应宁心肾以合脉营。

生白芍、金石斛各五钱，地黄炭三钱，当归身、陈萸肉、莲花须各钱五分，丹参一钱、制菟丝子、茜炭根各五分。今晚、明晨各进一剂。

六诊：脉象较平，左尺沉涩，舌苔淡明，心脏渐宁，虚肿退减，温度微均，月事已下，虽所下不多，然血则归脉矣。权衡五诊。肾为最亏，应巩肾生精，宁心合脉。

硃茯神五钱，生白芍四钱，莲花须、金石斛各三钱，当归身、茺蔚子、陈萸肉各钱五分，白蒺藜、丹参各七分，炒槐米五分，茜草根、木通各三分。今晚、明晨各进一剂，外用西洋参、人参须各三五分代茶。

七诊：六脉略平，左尺亦起，微有濡象，舌苔明绛，肾亏渐复，故骨节不酸，温度均一。惟胃纳犹俭，应巩肾宁心，动鲔和胃。

甘杞子三分，制菟丝子七分，潼蒺藜一钱，抱茯神五钱，当归身一钱，茜根炭三分，熟枣仁七分，络石藤一钱，炒芡实三钱，干白芍五钱，金石斛四钱，炒陈香橼钱五分。

八诊：六脉圆滑如珠，舌苔黄淡，胃气已行。胃为五脏六腑之海，又为多血多气之官，胃气得复，则新血自生，元神不敝，应补心而摄脾，以脾授气于心，与胃为夫妇也，归脾汤主之。

当归身钱五分，茜草根五分，熟枣仁、制菟丝子、青龙齿各一钱，丹参、远志筒各七分，莲花须三钱，硃茯神四钱，生白芍、金石斛各五钱。

九诊：六脉滑象少平，但犹无力，脉根未巩也，舌苔黄淡，胃气虽行，脾阳未复也，应补心而和脾，巩肾而调营。

白茯神五钱，当归身钱五分，熟枣仁、煨益智各一钱，茜草根、丹参各五分，蒸何首乌、炒扁豆各钱五分，干白芍四钱，钗石斛三钱，制菟丝子七分。

十诊：六脉双关濡代，此为肝脾部位，病原由于脾络受湿，闭塞肝回管，将胆汁冲淡，不复消化，因成内伤。近病象减轻，回复发病时状态，途径至明，病机可转，用喷脾还胆二汤加减。

炒陈橘络、炒陈佛手、炒当归身、陈萸肉各钱五分，远志炭、龙胆草、清黄连各三分，生白芍五钱，陈泽兰三钱。加活水芦根一尺半。

十一诊：六脉大起，舌苔淡白，唇色不华，而温度惟均。此元气日复，营流未平也，应引血宁心，柔肝摄脾，三循环饮主之。

当归身钱半，生白芍五钱，茜草根三钱，远志筒五分，熟枣仁一钱，抱茯神一两，炒陈佛手四钱，炒白扁豆三钱，生淮山六钱，莲花须三钱。

十二诊：六脉左滑右平，滑而微弱，为有胃气，滑而能平，为病已退，舌苔黄淡微绛，内脏逐部调和，惟血少耳。应引血补心，更宁内脏。

北五味子、甘杞子、茜草根各三分，熟枣仁一钱，炒橘络三钱，陈萸肉、当归身、陈泽兰各钱半，生白芍五钱，抱茯神一两。

十三诊：六脉心沉，舌苔黄淡，元气日复，营流渐平，应宁心扶肾，以和胃居。

抱茯神六钱，生白芍五钱，炒佛手四钱，当归身、陈萸肉、蒸葳蕤各钱半，莲花须三钱，熟枣仁一钱，远志炭三分，桑枝尺半。

十四诊：六脉少平，舌苔明润，血气日和，精神渐复，病证脱体，胃纳亦佳，恢复健康。应调和营卫，而符生会。

干山药、抱茯神、生白芍各五钱，当归身、陈萸肉、炒橘络各钱半，陈藿香一钱，芜蔚子七分，茜草根三分。

十五诊：六脉息平，舌苔明润，饮食起居均能如意。此为营卫调和，脏府平亭之候。应巩心柔肾，顺畅生机。

抱茯神、生白芍、干山药各五钱，当归身、蒸首乌、莲花须各钱半，熟枣仁、制菟丝子各七分，茜草根三分。

评议：以上四案，陈无咎先生合为《黄溪大案》，于民国十八年（1929）在上海出版。在该书自序中，作者提出"夫国医之学，渊于《灵》《素》，而《灵》《素》之道，寓于奇恒，证求奇恒之律，则在《揆度》"这一思想。这时陈无咎先生的"揆度"诊疗思想已基本成熟，并且他在方案中有多次体现，如第一案开篇，"淡以生津，甘以复液，导以苦酸，用宁心脾而疏肝胆，亦'揆度'之遗意也"；在第三案"孙炳桂先生复诊案"中，作者同样强调"'揆度'遗型，可不讲欤"！

那么，究竟何谓"揆度"，陈氏为何奉其为治病圭臬呢？"揆度"本意指上古的医书，"揆"言切求脉理，"度"谓得其病处，参以四时递顺，从而明晰疾病的预后及治疗。《素问·病能论》载："《上经》者，言气之通天也；《下经》者，言病之变化也；《金匮》者，决死生也；《揆度》者，切度之也；《奇恒》者，言奇病也。"陈无咎先生在长期临床实践中，不断充实发展了"揆度"理论，后在民国二十五年（1936）发表《揆度说》一文（《国医公报》第三卷第五期），详细阐发了自己的理论设想。

首先，他提出"中国医学，基于相对；五行分配，等于代名"这一观点，实际上是为应对当时传统医学普遍受到西医攻击的标靶——"阴阳五行"。面对当时的"科学"与"玄学"之争，中医界的有识之士，创设性的用"相对"解释阴阳，用"代名"解释"五行"，为中医学增加"科学的砝码"，特别是随着爱因斯坦"相对论"的普及，这一观点陆续为一些中外医家所接受，如日本皇汉医学家渡边熙博士也认为"中国医学上的阴阳五行，等于相对论"（1921）。

同时，陈氏认为，相对是揆度的"外延"，揆度是相对的"内涵"。倡中医诊病，基于"揆度"；中国医学，基于"医食同源"。综合《揆度说》全文和《黄溪大案》的部分文字，我们不难发现，陈无咎先生所强调的"揆度学"实际上是一种"司其外揣其内"的诊疗方法，这与传统医学的辨证施治本质上并不矛盾，只不过为当时形势所迫，给它披上了一层科学的外衣。所以，在《揆度说》文末作者总结，"揆度者，生可切循而得之，死可解剖而视之"，如果一定要谈区别，"揆度"是"解剖"的更高层次，如同"庖丁解牛"一般，只可以"神求"，而不可以"目遇"，这也正是我们传统医学的魅力所在。

牙痛耳鸣

杨左，四十余岁。患牙疾后，耳中鸣声不绝，初只右耳殷鸣，近则左耳亦响，左腭痛牙已拔，右腭痛牙，因不甚痛，未拔。近二旬来，牙床忽肿，并宣出微血及涨脓液，请求诊治。六脉沉涩，舌苔淡干，牙痛耳鸣，病根在肾，拔牙止痛，是披其枝而伤其根。肾为人身滤器，法以"澄"为治。

干地黄四钱，细辛打三分，白茯神五钱，炒槐米五分，炒蔓荆子七分，破麦冬、觅元参各一钱五分，陈萸肉三钱，夏枯草一钱，泽兰二钱。

评议：陈无咎先生是近代著名的中西医汇通学家，其较早接受西医生理病理知识，因此在案中把肾比喻为"滤器"，又因传统医学以肾主骨，齿为骨之余，肾开窍于耳，因此先生强调"牙痛耳鸣，病根在肾"。这则医案很好地体现了近代传统医学与西医学的碰撞交融特点，尤其可贵的是，我们看到，先生处方谨守病机，辨证施治，方药圆活。方用干地黄、陈萸肉、白茯神为君，补肾复健；破麦冬、觅元参、夏枯草为臣，养阴清热；配以细辛、炒蔓荆子、泽兰等佐使药，祛风止痛、凉血活血。诸药合用，共达病所。如同陈氏所言，"法以'澄'为治"，使肾"器"清，则头目利，牙痛愈，耳不鸣，是为治。

咳嗽

谭先生，五十岁左右。六脉左平，右尺弦大，舌苔粗淡，伤风痰咳，焦气不舒，法以畅肺翼焦。

瓜蒌根四钱，芽桔梗一钱，羌活七分，炒香橼四钱，佩兰一钱，炒络石藤五钱，姜竹茹三钱。

刘右。六脉沉涩，舌苔渗干，肝脏翕张，肾锥不健，气在盲肠，因而肺窒脑重，法以运脾和中，通盲清脑。

炒络石藤五钱，马兜铃一钱，炙没药三钱，制菟丝子三钱，豆蔻花一钱五分，炒枳壳一钱，干芦根二条，泽兰三钱。

复诊：六脉缓平，舌苔粗绛，气机渐畅，病状减轻，但肺叶与肾脏尚未复原，见证为咳嗽脚软，法以运脾畅肺，整奇理跻。

炒络石藤五钱，马兜铃一钱，川郁金五分，炒杜仲一钱五分，煨益智仁一钱五分，炒老桑枝四钱，芽桔梗七分，制菟丝子三钱，泽兰三钱。

胃痛

胡右，二十五岁。胃下作痛，腰沉骨酸，食不消化，痰中带血。西医以为肺病，实由惊慌而起，请求诊治。六脉上弦下虚，左关独数，舌苔厚腻，间有斑驳。此非肺病，乃析滞牵肝，肝扇上犯，法以运脾析以疏肝，宁心肾而畅肺。

络石藤五钱，清竹茹三钱，川郁金三分，侧柏炭五分，桑白皮一钱，干佛手三钱，莲花须三钱，牡丹皮七分，制菟丝子三钱，泽兰三钱，丹参一钱。

复诊：服药五剂，诸病若失，但人甚无力，昏昏懒睡，经水久停，请求再诊。六脉渐匀，舌苔明淡，肝扇已平，营血归原，但心肾气虚，犹存怯态，法以巩肾宁心，治在钩距。

制菟丝子三钱，陈萸肉三钱，生、熟枣仁各五分，牡丹皮一钱，干白芍一钱五分，胆远志五分，干佛手三钱，泽兰三钱，元参一钱五分，当归尾五分。

腹痛

杨右，三十岁。腹中作痛，饮食无味，胃下有如闭塞，气极不舒，请求诊治。六脉弦急，右部为甚，舌苔厚黄，后白如霜，此为脾叶失其分析功能，致消化阻滞，法以运大络为推，所谓轮不展地也。

炒络石藤五钱，清竹茹四钱，炒香橼四钱，泽兰叶三钱，豆蔻花一钱，制菟丝饼三钱，炒枳壳一钱。

复诊：服药三剂，气甚舒畅，痛亦大减，惟食后有时尚梗塞在胸下，且便结，卧起则脑鸣有声，加之月经不调，时有黄白带下，请予诊治。六脉转平，微弦辗左，舌苔渐化，脾析已舒，肝管仍塞，法以运析柔肝，免使硬化，用微动完带复方。

炒络石藤五钱，清竹茹四钱，炒香橼四钱，制菟丝子三钱，泽兰叶三钱，炒藿梗一钱五分，远志肉七分，黑芥穗七分，白苓块六钱，酒白芍五钱，当归尾一钱，牡丹皮五分。

梁童，十四岁。腹中作痛，其痛在右，食亦痛，饮亦痛，坐亦痛，立亦痛，眠稍止，但仍痛。上月西医以为盲肠炎，虽经割治而愈，但近来身弱，因痛废读，请求诊治。六脉双弦，两尺虚缩，舌苔厚腻，面无血色。病在肠不在脾，在胃不在肝，法以和肠正胃，尚须茯苓没药汤，以涤瑕荡秽，所治在支兰脏。

白苓块一两，土茯苓五钱，炙乳香、炙没药各三钱，泽兰三钱，炒藿梗一钱五分，干白芍、老桑枝各五钱。

复诊：服药三剂，其痛已无，但吃饭后，不太好过，左腹有如针刺，再求师治。六脉渐平，舌苔明淡，面色亦华，肠围虽透，盲腱未清，法以清血液，荡蟠根。

白苓块六钱，土茯苓三钱，炙没药三钱，干白芍一两，当归尾一钱，制菟丝子三钱，泽兰叶三钱，栝楼根五钱，皂刺三分，干芦根二节。

评议：支兰本指人体的脉络，《史记·扁鹊仓公列传》有："上有绝阳之络，下有破阴之纽，色废脉乱，故形静如死状。太子未死也。夫以阳入阴，支兰脏者生；以阴入阳，支兰脏者死。"唐代张守节《正义》引《素问》曰："支者顺节，兰者横节，阴支兰胆脏也。"而此处作者"所治在支兰脏"，综合上下文应指"结肠"。

腹胀

叶右，六十岁。腹胀食滞，骨节酸麻，肩背尤甚，右臂不能高举，筋络牵掣，痛苦万分，请求诊治。六脉右濡左缩，舌苔灰绛，寒湿入于脾络，似痛痹而非痛痹，法以巩肾减塞，动脾祛湿。

制菟丝饼五钱，豆蔻花一钱五分，羌活一钱，白苓块一两，炒老桑枝五钱，炒骨碎补三钱，炒络石藤四钱，泽兰叶三钱。

复诊：服药三剂，腹胀大减，胃纳甚佳，但肩臂痛掣未除，痰多作咳，请求再诊。六脉转平，左尺仍缩，舌苔明淡，脾络虽行，肺肝未协，法以畅肺豁痰，疏肝清湿。

姜竹茹四钱，威灵仙一钱五分，羌活一钱，络石藤五钱，汉防己一钱，白苓块一两，干橘叶二钱，桑白皮一钱，泽兰叶二钱。

石淋

邵右，三十余岁。小溲刺痛，腰脊痛酸，中气堕下，排泄溺出，皆如细沙碎石，杂以血丝，有时涓滴俱无。西医目为毒淋，久治不愈，请求诊察。六脉两尺并弦，双关郁结，舌苔灰绛，相间成条。此为冲任纠葛，肾不能滤，渚不能决，治在膀胱，兜铃汤主之。

白苓块一两，土茯苓四钱，马兜铃一钱五分，制菟丝子五钱，炒络石藤五钱，黄木通一钱，清竹茹六钱，夏枯草一钱，泽兰叶四钱，干芦根二条。

复诊：服药二剂，早晚各一，小溲渐畅，血淋已减，但气堕如故，请求再诊。六脉少匀，弦结并减，舌苔淡白，灰绛亦除，但冲任纠葛，尚未恢复，治仍在肾宫与膀胱，用兜铃清宫复方。

马兜铃一钱五分，制菟丝子五钱，牡丹皮七分，白苓块一两，陈萸肉三钱，黄芩三分，土茯苓四钱，黄木通一钱，莲须三钱，泽兰叶四钱，炒槐米五分。

三诊：服药三剂，两溲渐畅，血淡淋减，仍觉气堕，请求再诊。六脉比匀，两关弦数，舌苔明润，口觉苦渴，血营渐清，洲渚微壅，法以疏冲任，启膀胱。

黛茯神六钱，扁豆花三钱，制菟丝子五钱，莲花须三钱，马兜铃一钱，地黄炭三钱，桑白皮一钱，土茯苓四钱，车前子一钱五分，栝楼根六钱，泽兰三钱，小甘草一钱。

四诊：服药三剂，小溲渐清，口亦不觉干苦，但气尚堕，请求师治。六脉已匀，舌苔淡白，冲任复原，肾与子宫犹滞，法以巩肾理奇。

制菟丝子五钱，地黄炭四钱，络石藤五钱，陈萸肉五钱，白茯神一两，泽兰叶三钱，牡丹皮一钱，炒香附一钱五分，炒佛手四钱，芽桔梗一钱，黄芩三分，干荷梗二尺。

五诊：诸病皆除，但夜不能寐，头微晕，眼微花，白带下，经久停，请求师治。六脉尚平，舌苔粉绛，因患沙淋漏血，近虽治愈，但精耗血亏，冲任内损，理宜休整，绵蕞汤主之。

抱茯神六钱，桑白皮一钱，熟枣仁七分，制菟丝子五钱，干白芍五钱，牡丹皮一钱，陈萸肉三钱，当归头一钱，丹参一钱，淮山药一两，炒藿梗一钱五分，炒佛手四钱，黑芥穗五分，豆蔻花三钱，泽兰叶三钱。

评议：近代医学名家陈无咎先生善用时方，随证化裁，审证求因，此案凡经五诊，不到两周，就收到良好的治疗效果——"诸病皆除"。尤其要指出，先生非常重视诊察舌苔，近代著名医家马培之先生有言"舌者，心之窍也。脏腑有病，必见之于舌"。此案患者初诊舌苔为"灰绛"，提示热毒在里，症见"小溲刺痛""排泄溺出……杂以血丝"，按心与小肠相表里，小肠主分清泌浊，心经有热，则小便淋漓涩痛，因此初诊方中重用甘寒竹茹以清心泄热、通利小便；又以泽兰叶活血解毒。治疗过程，舌苔由"灰绛"转"明润"，最后变为"粉绛"，伴随"夜不能寐，头微晕，眼微花，白带下，经久停"等症，提示患者此病虽除，元气未复，经血暗亏，冲任不足，因此处方"绵蕞汤"以巩固治疗。

"绵蕞"亦作"綿蕞"，古代用绳索表示习仪的场所称为"绵"，用扎束的茅草表示尊卑位次为"蕞"，据《史记·刘敬叔孙通列传》载："为绵蕞野外，习之月馀。"司马贞《索隐》引韦昭语："引绳为绵，立表为蕞。"后因指制订朝仪典章为"绵蕞"，进而引申指"经营创建"的意思。"绵蕞汤"顾名思义，就是帮助身体营建恢复的药方。方中重用淮山药、抱茯神、菟丝子、干白芍为君，养血柔肝、安神健脾，培补先后天；以陈萸肉、当归头、丹参为臣，温补肝肾，补血活血，有"血盛经自通"之义；更兼炒佛手、牡丹皮、熟枣仁、豆蔻花等佐使药，梳理气机，兼清虚热，使补而不滞，温而不燥。该方可作为女性病后体虚，伴失眠、经闭等症的经验方，应引起现代妇科临床重视。

痛经

郑太太，四十余岁。左腹角作痛，经来涓滴，一月数期，面色萎黄，有时虚肿，请求诊治。六脉沉涩，舌苔淡干，血阻盲肠，月事不时，法以清血通盲，整冲理任。

地黄炭四钱，泽兰三钱，当归尾一钱，苦参一钱，炒藿梗一钱五分，栝楼根四钱，炙没药三钱，老桑枝三钱，炒枳壳七分。

恶阻

郑右，二十余岁。胸腹气闷，饮食吐呕，夜不能睡，四肢无力，怀孕已有四月，久治不愈，请求处方。六脉上实下虚，舌苔中绛，肾不能健，气逆心脏；析不能运，胃釜失司。法以纳气归肾，运析和齐。

制菟丝子三钱，炒杜仲一钱，白茯神四钱，陈萸肉三钱，马兜铃七分，络石藤四钱，炒香附七分，厚朴花一钱，泽兰三钱。

复诊：服药五天，病状皆减，气不胀，食不呕，但咳嗽多痰，腰背微痛，请求诊治。六脉少平，两尺仍虚，舌苔干淡，津液犹枯，法以巩肾畅肺，整任宁心。

制菟丝子三钱，桑白皮五分，芽桔梗一钱，炒香橼四钱，白苓块四钱，黄芩三分，狗脊炭五分，扁豆花一钱，豆蔻花一钱，泽兰叶三钱。

吐乳 〜

朱幼，二岁。脉象尺劲，舌苔粗淡，呕乳发热，泻青黑粪，法以和肠为整，动析为平。

栝楼根二钱，炒槐米三分，炒枳壳五分，络石藤一钱，泽兰一钱，豆蔻花五分。

周仲瑛

医案选评

导读

周兰若（1896—1963），字兆生，亦字兆祯，浙江省嘉兴人。周氏幼习儒学，熟读经、史、子、籍等儒家经典。20 岁时即跟随嘉兴王店名医朱鹿宾习医，勤奋好学，刻苦钻研，从《黄帝内经》《难经》《伤寒》等经典医籍入手，博涉诸家之作，悉心研究，历时九载，寒窗苦读，手不释卷，故其医理精通，学识深翰，成为朱鹿宾的高徒。朱氏十分推崇清代柳宝诒的《柳选四家医案》，赞其"选案精当，说理简明，用药精炼，论析透彻"，是一部中医临床值得参考的好书。周氏治学受其师影响，亦盛赞《柳选四家医案》。并对尤在泾、王旭高、王孟英等名家著作研读颇深。学业有成悬壶行医，多次治愈沉疴宿疾，随即声名鹊起，求诊者门庭若市。周氏医德高尚，为病者甘愿废寝忘食，逢贫病交加者，常有接济药资，免其后顾之忧。周氏晚年，仍然坚持学习，堪称"白首之年，未尝释卷"，并在临床之余，1956 年周氏应朱春庐先生之邀，先后在嘉兴地区卫生干校、嘉兴县中医学校任教，并主持嘉兴第二医院中医科诊务，集医、教、研工作于一身，虽年近花甲，仍不遗余力，诲人不倦。周氏为人敦厚谦逊，医德高尚，治学严谨，仁心仁术，行医四十余年，学验俱丰。

周氏临证所得，常记述成医话，每有效案亦作摘录，但由于忙于诊务，生前无暇著述，散佚的遗案甚丰。所存遗案经其门人整理后有部分在期刊发表，1980 年 4 月由嘉兴中医院老中医学术经验整理小组整理，《周兰若医案》内部刊行。经笔者查考，其门人在期刊上发表的医案，大多数在《周兰若医案》中已有刊载。《周兰若医案选评》即以《周兰若医案》为底本，并收录其门人在期刊上已发表的医案且剔除重复医案，予以整理编排，少量错别字径改，如"斗令"改为"兜铃"，"桔红"改为"橘红"等。由于原案就有按语，所以这次整理只对部分类案进行点评。本书收录周氏医案181则，涉及62个病种，涵盖了内、外、妇、儿临床各科，内容较为翔实，记述颇为全面。

周氏在学术上，不拘于一家之言，临床重视经验积累，善用经方化裁，并依据医籍经典理论，汲取前人先见，自创新方验方，广泛应用临床。其医理、医术融会贯通，并有不少独到见解。诊断上，周氏明察四诊，详询病史，审因论证；治疗上，重虚实轻重，辨体质强弱，分在脏在腑，别寒热阴阳。周氏遵"正气存内，邪不可干""邪之所凑，其气必虚""脾胃为后天之本"之旨，临床辨治内科杂症，运用祛邪之法时，总不忘顾护脾胃之气。对于顽症痼疾治疗，亦擅临证发微，对于"臌胀"一病，诸多医家主张峻剂攻泻，周氏认为"积水虽去，臌胀形虽瘪，不旋踵而胀势复起，腹益臌大"，切不可图一时之快，而耗损元气，重竭阴津。对于此类患者论治，当扶正祛邪，攻泻之剂改用丸药，因丸剂易服，流弊较少，当缓缓图之。《内经》有乙癸同源之论，周氏宗经旨，参前贤，创"乙癸同源饮"，应用于内、妇诸疾之肝肾阴虚证。周氏十分重视历代医籍所载验案效方，若了然于胸，临证方可化裁应用。以下就周氏治疗妇科之痛经相关经验予以总结，略作探析，以期管窥其诊治疾病学术思想之一二。

痛经亦称经行腹痛，是妇科临床较为常见的疾病之一。最早记载于《金匮要略·妇人杂病脉证并治》，其载："带下，经水不利，少腹满痛，经一月再见。"《诸病源候论》指出"妇人月水来腹痛由劳伤血气，以致体虚，受风冷之气客于胞宫，损伤冲任之脉"，首立"妇人来腹痛候"这一病名。《景岳全书·妇人规·经期腹痛》云："经行腹痛，证有虚实。"周兰若认为，痛经病位在胞宫、冲任，病因病机多端，可概括为情志失调、脏腑功能失常、气血失调、饮食失常等多方面因素，病机不外乎"不通则痛"或"不荣则痛"之虚实两端，实者多因邪实阻滞冲任胞宫，气血运行不畅，导致"不通则痛"；虚者多因冲任胞宫失于濡养，不荣则痛。周氏辨治本病先立虚实为纲，认为当以此为立足点，再行辨证论治，治法重视以"通"为用。兹结合其医案阐述如下。

一、从实辨治

周氏认为，可以从痛经的发生时间、疼痛性质、疼痛程度，以及月经的期量色质和伴随症状等方面去辨其虚实，一般实证痛经多发生于经前或经期腹痛，常为胀痛、刺痛，疼痛拒按，疼痛程度较重，月经颜色红、质稠兼夹血块等。周氏辨治实证痛经时常从寒凝血滞、肝郁气滞、瘀热互结三方面入手论治。

1. 寒凝血滞，法当温通

宋朝陈自明《妇人良方》云："妇人经来腹痛，由风冷客于胞络冲任。"周氏认为，经期过食生冷、淋雨、受寒，都是引起痛经的因素。此型临床症状常见经前或行经时小腹冷痛或绞痛，痛势较剧，腹痛拒按，得热痛减，月经量少，经行不畅，经色偏黯，或如黑豆汁样，甚夹有血块，可伴有肢冷，脉象沉迟或沉紧，舌苔白等寒象。由于寒客中焦，影响冲任，或寒伤下焦，客于胞中，与血相搏，寒凝血滞，流通受阻，经行不畅，不通则痛。周氏以为治疗此型痛经，法当温通为主，尚需分别中下焦而治之。

如治"王某某，女，48岁。一诊，经前恣食冷物，经来腹痛更甚，冲脉亏损之体，尤加注意。紫丹参，酒炒当归，青皮炒白芍，制香附，炙艾叶，焦楂肉，小茴香，淡吴萸。二帖。二诊，服药后疼痛止渐，肢体困疲，腰脊酸楚。紫丹参，酒炒当归，焦白芍，台乌药，炙艾叶，小茴香炒金铃子，炙狗脊，桑寄生，宣木瓜，左牡蛎。三帖"。按：本案患者因经前恣食冷物，以致寒客中焦，影响冲任气血，寒凝气血循行迟滞，不能宣通，故现经来腹痛更甚，投温中散寒、行气养血之品，使气血温煦而通畅，即达通则不痛之目的。又因本患已届七七天癸将竭之年，为冲脉亏损之体，故于二诊方中加入补肝益肾之狗脊、桑寄生，以达温肾益任通督之效。而方中楂肉、木瓜顾护中焦，兼能疏肝理血，乃立方选药之妙。又治"肖某某，女，28岁。一诊，经来后期，腹痛色黑凝块，舌苔白，口淡。紫丹参，当归，焦白芍，制香附，艾炭，炒泽炭，焦楂肉，茺蔚子，红花，台乌药，炮姜炭。三帖。二诊，经来凝块已减，腹痛亦缓，再以调理。紫丹参，当归，焦白芍，艾炭，焦楂肉，台乌药，炒泽兰，滁菊花，纯钩。二帖"。

按：本案患者属寒客下焦，症状较重，脐腹作痛，色黑凝块。寒气客于胞宫血室，以致血气凝滞，经来后期，舌白、口淡均为寒凝血滞之症，法当温通取效。

2. 肝郁气滞，治宜疏理

《灵枢·本神》云："忧愁者，气闭塞而不行。"《张氏医通》载："经行之际……若郁怒则气逆，气逆则血滞于腰腿心腹背肋之间，遇经行时则痛而重。"《傅青主女科》云："经欲行而肝不应，则怫其气而生痛。"周氏认为，情志因素是引起痛经的主要原因。此型临床常见经前或经期小腹胀痛而坠，经量多少不定，经色紫红或偏黯，有时夹血块，经行不畅，情绪抑郁忧愁或烦躁易怒，伴有乳房胀痛，胸胁不舒，舌质正常或偏黯，脉弦。周氏认为，女性情绪多有波动，痛经发生、发展与肝之功能密切相关。肝喜条达而恶抑郁，若经行前后或经期情怀抑郁，忧愁气结，忿郁伤情，易致肝伤于情志，肝气怫郁，气机不畅，肝郁气滞，血行迟滞，胞宫血运阻滞不畅，不通则痛发生痛经；且肝郁日久，则木郁生火，以致热扰血海，发生痛经伴经量增多，月经提前等。周氏以为治疗此型痛经，宜以疏理为主，疏肝理气调冲，兼清郁热。

如治"陈某某，女，30岁。教师。一诊，情怀抑郁，厥阴经气失宣，木郁生火，热扰血海，月经超前，量多失艳，经前一周即感胸闷乳胀乳头触痛，行经则少腹始胀继痛，纳少嗳气易怒，烦躁，脉弦苔糙，拟疏肝郁调冲脉。柴胡2.4克，薄荷2.4克，茯苓12克，当归身12克，生鳖甲12克，路路通12克，蒸冬术6克，白芍6克，丹皮6克，乌药6克，枸橘李6克，制香附4.5克，黑山栀4.5克，牡蛎21克。四帖。二诊，药后经前乳胀经行腹痛均有好转。原方除白芍，加丹参9克，娑罗子12克。七帖。三诊，月候及诸恙均瘥。续以原方去丹皮、山栀，加绿萼梅3克，平地木12克"。按：本案患者痛经可辨为肝郁气滞血热。依据《黄帝内经》"木郁达之"的原则，当顺其条达之性，开其郁遏之气，因肝郁日久，木郁生火，故先以丹栀逍遥散疏肝解郁清热，兼以健脾养血为主方，取其疏肝理气清热的作用，方中香附、乌药调经止痛，枸橘李、路路通理气通络，牡蛎配鳖甲既具育阴潜阳平肝之效，又有软坚散结之用。全方解肝之郁，理肝之气，清肝之火，补肝之血，药后肝气得疏，气机渐畅，腹痛乳胀均获好转。二诊即继于效方之上，去酸敛之白芍，加理气活血之娑罗子、丹参，以增强调经止痛之效。三诊则去苦寒之丹皮、山栀，增入轻宣之绿萼梅及行血之平地木疏和气血善后。

3. 瘀热互结，重在破瘀

明代医家张景岳认为血热亦可导致痛经，指出"血热血燥，以致滞涩不行而作痛者"。周氏认为，若平素常年饮食偏嗜辛辣，以致营分积热，体质属于内火偏盛；或者房劳过度，相火偏亢，以致肾阴暗耗之体，而至经期时又不节不慎，损伤冲任血络，则会造成瘀血停滞胞宫，以致瘀热互结，煎熬精血而成干血。此型多见经行少腹刺痛，拒按，经色紫黑，心烦少寐，夜间盗汗，或骨蒸潮热等，舌质偏红，边有瘀点或瘀斑，脉细涩。周氏以为治疗此型痛经，宜以破瘀为主，使瘀去则热无所附。

如治"沈某某，女，38岁。喜嗜辛辣，热积营分，常现衄血；且房欲不节，相火偏炽，肾中真阴暗耗，时时赤带腰酸，经期努力伤络，瘀血停聚胞宫，瘀热相结，经来少腹刺痛，色黑成片，形肉消削，胃纳日减，骨蒸潮热，夜间盗汗，少寐心悸，头目昏眩，脉细数，重按带涩，舌偏红，边布瘀点，势成干血，以消瘀通络法。水蛭3克，虻虫3克，琥珀冲3克，莪术4.5克，桃仁4.5克，三棱4.5克，醋炒大黄4.5克，当归尾6克，粉皮丹6克，紫丹参12克，酒炒牛膝9克，失笑散包煎12克，威灵仙12克，红花汁拌丝瓜络12克。三帖。二诊，一剂后经血倍增，腹痛加剧，三剂经色显赤，腹已和，诸恙均减，脉转濡细，舌质淡红，尚有瘀点，改易消瘀和血。水蛭3克，三棱3克，莪术3克，当归尾6克，炒赤芍6克，炒川芎6克，炒荆芥4.5克，川牛膝4.5克，生地9克，丹参9克，威灵仙9，生红花汁拌丝瓜络12克。注，次月复诊，经来已趋正常，惟经行之补，稍感腹胀痛，神奕纳增已如常人，予养血调冲法善后"。按：本案据平素症状，平时兼有赤带、鼻衄之症，及经来少腹刺痛、色黑成片，脉细数，重按带涩，舌偏红，边布瘀点等，辨为血瘀实证之痛经，且属瘀热互结，蓄结胞宫。周氏根据"血实者宜决之"的原则，采用破血下瘀之法，使瘀去热无所据，诸病自解。投《伤寒论》抵当汤加味，以虫类峻猛攻逐之品，下瘀血积聚，荡涤热邪，并佐《太平惠民和剂局方》失笑散祛瘀生新。虎狼之药运用，当衰其大半、中病即止，故二诊时以原方减去大黄、虻虫、失笑散，防其攻伐太过，以活血化瘀常法因势利导，以清余热。周氏治疗血瘀痛经喜用红花汁拌丝瓜络以散瘀通络，经验可贵。

二、从虚辨治

周氏认为，虚证痛经多发生于经期或经后腹痛，常为隐痛或绵绵作痛，疼痛喜揉喜按，疼痛程度相对较轻，月经颜色偏淡等。周氏辨治虚证痛经时常从气血不足、血虚肝郁、肝肾不足三方面入手论治。

1. 气血不足，益气生血和血

虚痛者，可因气血亏虚，经后血海空虚，胞脉失养，不荣则痛。周氏认为，此型痛经多见于平素体质虚弱，脾虚运化不足，气血生化乏源之人。常见素体偏弱，中气亏虚，经期或经后小腹绵绵作痛，有空坠感，喜按揉，月经量时少时多，质稀、色淡，面色苍白或㿠白，精神倦怠，食少纳呆，舌质淡或胖嫩，苔薄，脉虚细或迟。周氏认为治疗此型痛经，宜益气生血和血为主，使气血充盈，经行顺畅，胞脉得养，其痛自除。

如治"黄某某，女，40岁。工人。一诊，形体素丰，恣啖厚味，中气本虚，脾湿留恋，入冬必作咳嗽，动则气短。此番经来量多如崩，气随血耗，颜㿠少华、带下、心慌、懒怠，上月汛行量少色淡，经行绵绵腹痛，纳呆便溏，脉来迟，舌胖嫩，苔薄腻，拟益气升阳，和血调经。炒党参12克，焙山药12克，炒於术12克，炙黄芪6克，当归身6克，制茅术4.5克，炒川芎4.5克，广木香4.5克，制香附4.5克，柴胡2.4克，白芷2.4克，炙升麻2.4克，砂仁杵2.4克。五帖。二诊，药后腹和神奕，纳谷渐增，带下日减，中气渐复，阳气得升，便尚不实，脘有胀闷，再宗前意。前方加葛根3克"。按：本例患者依据临床症状，可见其属平素体弱，气血不足之证。脾虚气弱则统摄无权，冲任不固，致经来如崩，更损气血，气虚推动乏力，血海空虚，胞脉失养，经行涩滞不畅故现经行腹痛绵绵，又兼纳呆便溏，脉迟舌胖等脾虚血弱诸症。气虚当益气，血虚宜补血，使血脉充盈，气足血行，冲任畅通，即所谓"若欲通之，必先充之"的法则，以达到血充气足，循行如常，胞脉得养，痛经消除之目的。周氏借鉴前人经验，据"有形之血不能速生，无形之气所当急固"之理，采用益气以生血，使之阳生阴长，气旺血则旺，选用补中益气汤为主方，益气升阳，调补脾胃以助气血营卫生化之源，辅以苍术、白芷、山药燥湿健脾，佐入木香、砂仁、香附调气行滞，使脾胃清阳之气得以鼓舞，精微输布复常，则气血自充，气血充盈，瘀化经调。二诊加葛根，增强前方益气升阳，和血经调之力。若泥痛无补法，则误矣。

2. 血虚肝郁，补血调肝通郁

《灵枢·五音五味》云："妇人之生，有余于气，不足于血。"女性经、孕、产、乳生理功能的实现，均以血为用，皆易耗血，故女性机体常处呈现血不足的状态。"人卧血归于肝"，周氏认为，肝藏血，脾统血，心主血脉，若血虚不足，则肝之疏泄功能失调，心脾功能失常，冲任气血循行失运，胞宫失于濡养，气血郁滞，而发痛经。临床常见经行或经后腹痛隐隐，喜温喜按，月经时有后期，经量偏少，经色偏淡，常伴倦怠乏力，心悸不寐，舌质淡，苔薄，脉细等。周氏认为治疗此类痛经，宜补血调肝通郁为主，肝血得补，肝之疏泄功能恢复平衡，则痛经可除。

如治"吕某某，女，42岁。操劳甚勤，终朝筹虑，心脾气结，经血不荣，夜寐欠安，心悸惊惕，纳谷不昌，神怠困惫，带下赤白相兼，月汛愆期量少，经色淡而不畅，经行腹痛懒言，脉象濡细带数，舌淡红，苔薄糙，拟养益心脾以调气血。当归身6克，生白芍6克，蒸冬术6克，党参9克，炒枣仁9克，柏子仁9克，细生地9克，茯神（苓）12克，远志4.5克，佛手片4.5克，紫石英12克，炒神曲12克，白薇12克。五帖。二诊，心悸减，夜寐安，经行色量渐趋正常，腹痛亦减，上方加减，服五十余剂，调治四月，诸恙皆失"。按：本案系血虚肝郁之证。主因思虑伤脾，暗耗心血，心脾气结，郁而不畅，脾虚则运化乏力，影响气血生成，心血不足等均会伤及肝血，影响肝之疏泄，导致冲任气血不畅。血虚不能濡养胞宫，冲任气血失调，则不荣而痛。周氏以四物、归脾之类补肝中之血，益心脾，通其郁。方中白薇一味有清血中郁热之功，冰冻三尺非一日之寒，此血亏之证乃经年累月所成，故治疗亦非一日之功，当调治数月而效。

3. 肝肾不足，育肾涵肝活络

《傅青主女科》言："妇人有少腹疼于行经之后者，人以为气血之虚也，谁知是肾气之涸乎？……盖肾水一虚则水不能生木，而肝木必克脾土，土木相争。则气必逆，故尔作疼。"周氏认为，肝藏血，肾藏精，肝主疏泄，肾主封藏，肝肾同源，肝血肾精相互滋生，肾水上涵肝木，肝气下疏肾精，生理上密切相关，病理上互相影响。若妇人先天禀赋不足，或频育多产，耗伤肾元，肝肾亏虚，阴血不足，胞脉失于濡养，胞络欠畅，则发痛经。《傅青主女科》中有"益之以补肾之味，则水足而肝气益安，肝气安而逆气自顺，又何疼痛之有哉"之述。周氏认为治疗此类痛经，宜育肾涵肝活络为主，并以自订验方"乙癸同源饮"加减。

如治"秦某某，女，35岁。农民。一诊，蛊毒痹络，代损肝脏，肝阴不足，胁下痞满肿痛，产育频密，暗耗肾元，头晕耳鸣，腰酸，月汛参差，经量少而色鲜，带下缠绵色白而质黏稠，汛期少腹隐痛，得按稍缓，经后渐瘥，神疲肢软，时有衄血。脉弦细数，苔薄黄糙，拟育肾涵肝，投自订乙癸同源饮加减。大生地12克，杞子12克，北沙参12克，生鳖甲12克，当归身6克，白芍6克，麦冬6克，盐水炒杜仲9克，炒川断9克，金铃子小茴香1.2克拌，藏红花1.5克，牡蛎21克，制女贞4.5克。五帖。二诊，药后带净腹和，汛期准行，色量如常，再予原方调治三月"。按：本案患者蛊毒痹络，邪损肝脏，见胁下痞满肿痛，瘀血不去，新血不生，以致肝阴愈亏，此系因实致虚；又因多产伤阴耗血，肝肾精血既亏，冲任不足，汛期血海空虚，不能滋养胞脉，使胞络不畅，以致少腹虚痛，冲脉上循阳络，阴虚火旺，虚火上扰，而见络损衄血。周氏投自拟乙癸同源饮加减以育肾涵肝，方于补肝肾诸药中少佐金铃子、藏红花之品，以发挥行气活络之效。诸药合用，疏肝之气，补肾之味，使肝体得养，肝气条达，胞和络畅，诸症自解。

三、结语

通过对《周兰若医案》中诊治痛经的医案辨析，可以看出其最大特色在于明辨虚实，因证施治，治法上崇尚以"通"为用，并自订验方"乙癸同源饮"。针对实证痛经寒凝血滞、肝郁气滞、瘀热互结不同的证型，分别采用温通、疏理、破瘀相应的治法；而对于虚证痛经，则根据偏于气血及肝肾不足的不同病机，而分别采用益气生血和血、补血调肝通郁、益肾涵肝活络之法治疗。痛经治疗当首辨虚实，再识脏腑、寒热、气血之偏，治疗不得拘泥于一方一药，即前人所谓"止痛无定方"。其自拟验方"乙癸同源饮"，由北沙参、生地黄、生鳖甲、制首乌、麦冬、枸杞子、金铃子、生白芍、酒炒当归、牡蛎、藏红花组成，系根据《黄帝内经》"乙癸同源"之理，参合前贤学说，结合临证经验，从育肾水以涵肝木入手制订而成。原方功效育肾涵肝，主治内科右胁肿痛病症。周氏援此加减治疗痛经，足见其辨治思路灵活，考虑周全，既能详辨虚实，又遵因证用方。

主要参考文献

[1] 嘉兴中医院老中医学术经验整理小组 . 周兰若医案 [G]. 浙江省嘉兴中医院，浙江省嘉兴县医药科技情报组，中华全国中医学会浙江省嘉兴县分会编印，1980.

[2] 陈永灿 . 浙江近代中医名家脾胃病临证经验 [M]. 上海：上海科学技术出版社，2018.

[3] 陆文彬 . 周兰若治疗咳嗽经验 [J]. 湖北中医杂志，1981（2）：10-13.

[4] 陆文彬 . 简介周兰若先生治胃脘痛经验 [J]. 辽宁中医杂志，1982（10）：27-29.

[5] 陈予舟，陆文彬 . 周兰若先生治疗臌胀经验介绍 [J]. 江苏中医，1966（3）：22-24.

[6] 陆文彬 . 周兰若先生治疗痛经的经验 [J]. 浙江中医药，1978（5）：204-205.

[7] 陈予舟，陆文彬 . 周兰若先生治疗带下经验介绍 [J]. 江苏中医，1965（8）：31-32.

医
案

感冒

龚某某，男，18岁。初诊：肺卫感寒，肺与腠理失宣，以致鼻塞涕清，形寒口不渴，二便正常，脉亦无特殊现象，治以解表宣肺。炙前胡，酒炒秦艽，带叶苏梗，葱白头，象贝，白杏仁，南苏子，桑白皮，广橘红。二帖。

二诊：形寒渐除，鼻塞涕清亦减，再以疏表法。炙前胡，白杏仁，老苏梗，象贝，南苏子，竹沥夏，广橘红，炙桑叶皮，粉沙参。三帖。

三诊：鼻塞涕清、咳嗽经宣表后，外感已除，痰蕴化热，咽痒痰稠厚，咳嗽，治宜清化。京元参，竹沥夏，炙白前、薇，浮海石，广橘红，老瓜蒌，冬瓜子，枇杷叶，炙兜铃，白杏仁。三帖。

〔按〕寒邪自肌表、口鼻而入，侵犯肺经。寒邪入里，郁而化热，为外感六淫致病特点之一。本例先以疏解，继以清化，是符合寒邪致病病变规律的。

曹某某，男，45岁。初诊：劳动失力，腰脊酸楚，肌表感寒，背部形冷，肺热咳嗽，脉缓小。淡豆豉，葱白头，炒银胡，酒炒秦艽，桑寄生，炙狗脊，炙桑皮，南苏子，枇杷叶，炒泽泻。三帖。

二诊：形冷渐除，咳嗽腰酸未除，再宗前治。炙桑叶皮，南苏子，白蛤壳，粉沙参，竹沥夏，盐水炒橘红，炙狗脊，桑寄生，宣木瓜。三贴。

〔按〕"邪之所凑，其气必虚。"劳则气耗，寒邪乘虚而入。以寄生、狗脊补肝肾、强腰膝，用葱豉汤疏肌表、祛寒邪，可为扶正祛邪法。

王某某，男，42岁。初诊：内蕴湿热，外感风邪，腠理经气皆郁，两腿酸楚，形寒发热，小便临尿刺痛，小溲赤，头晕失眠。淡豆豉，酒炒银胡，酒炒秦艽，桑寄生，辰灯心，珍珠母，生苡仁，炒泽泻，纯钩，酒炒淮牛膝，忍冬藤，瞿麦，车前子。三帖。

王某某，女，31岁。初诊：肌表为寒邪所束，卫阳失升，形凛畏寒，膀胱气弱，小便有不禁之象，头晕脉右小左弦浮。淡豆豉，葱白头，带叶苏梗，酒炒银胡，法半夏，广陈皮，石决明，甘菊花，菟丝子，覆盆子。三帖。

二诊：寒热已解，头晕未除，小便仍多，再以调理。左牡蛎，滁菊花，纯钩，石决明，菟丝子，覆盆子，金樱子，芡实，甘菊花，刘松石猪肚丸。五帖。

〔按〕太阳主一身之表，为六经藩篱。外邪侵袭，太阳首当其冲。二例均为膀胱患病，风寒外束。前例膀胱兼有湿热，后例膀胱气弱。同用解表祛邪之中，一例兼清利，一例兼固摄。一为实证，一为实中有虚。

后案王女，31岁，该年龄正当人体盛壮时期，何以肾虚而膀胱失约。据分析，必有劳累，或产后等发病因素遗漏阐明。

猪肚丸，据历代方书论载，处方各有不同，本案所用，是由白术24克，苦参180克，牡蛎240克，雄猪肚3个组成。治梦遗及肌肉消瘦等症。

风温

阮某某，男，16岁。风温症，身热咳呛，痰出薄韧，带有锈色，舌苔黄腻，脉滑数，小便赤色，口渴，治以清化。豆豉，象贝，花粉，杏仁，竹沥夏，苡仁，淡芩，黑山栀，大连翘，广郁金，甜葶苈，炙兜铃，芦根，老瓜蒌，白莱菔汁。

〔按〕陈平伯《外感温热篇》说："风温为病，春月与冬季为多，或恶风或不恶风，必身热，咳嗽，烦渴。"本例身热、咳嗽、口渴三症悉俱，证属风温无疑。

马某某，男，25岁。形寒身热，热势甚壮，口渴舌苔腻，胸闷，脉滑数而浮，大便溏泄，小便排泄觉热，色深赤，未得汗泄，热伏于里，经表寒束，邪蕴不达，症势防有变化，症宜重视。豆豉，芩炭，胡连，炒银胡，秦艽，川通丝，橘红，郁金，连翘，楂肉，车前子，原滑石，葛根。

〔按〕风温病的病程中，有着"逆传心包"的特点。案中"症势防变"一语，是指本病有邪热内陷心营之势。故用郁金、连翘清心开郁，防止热闭清窍。邪在肺卫，而先治心营，正如叶天士所谓"务先安未受邪之地，恐其陷入易易耳"。

评议：叶天士的《外感温热篇》云"温邪上受，首先犯肺，逆传心包"，区区十二字，为温病治疗之纲领，概述了温热病的病因、感邪途径、发病部位、传变趋势等内容。周氏治疗风温亦深谙此道，在治疗阮案时，以清化宣肺为主，而针对马案，因其病势较重，甚为重视"防变"，以免发生逆传心包之危。

咳嗽

王某某，女，33岁。初诊：风燥感肺，咽痒干咳无痰，胸胁引痛，嗽时带呕，治宜清燥保肺。炙桑叶皮，南苏子，白蛤壳，粉沙参，胖大海，白杏仁，制天虫，粉甘草，雪梨膏。

二诊：干咳已缓，胸胁仍痛，再以清肺。炙桑叶皮，南苏子，白蛤壳，粉沙参，胖大海，白杏仁，粉甘草，制天虫，竹沥夏，盐水炒橘红。

赵某某，男，57岁。初诊：秋燥袭肺，肺失肃润，咽痒干咳，胸胁震痛。炙桑皮，白杏仁，南苏子，粉沙参，白蛤壳，胖大海，火麻仁，枇杷叶，雪梨膏。三帖。

二诊：咳嗽渐减，上焦清肃未变，再以清肺。炙桑叶皮，炙白前、薇，粉沙参，白蛤壳，南苏子，柿霜饼，胖大海，白杏仁，枇杷叶。三帖。

〔按〕此二例为外感风燥咳嗽。风燥犯肺，燥热灼津，肺失清润，气逆而咳。以桑杏汤加减，疏风清热润燥。南沙参与粉沙参，二药均为润肺之品，但后者兼有养胃之力。前例患者肺胃同病，咳吐并见，更南沙参以粉沙参，尤为妥切。

柿霜饼，目前临诊处方已较为少用，在近来出版的中药书中也未收载。柿霜饼为有白色粉霜的柿饼。甘凉，入心、肺经，清热、润燥、化痰。治肺热燥咳，咽干喉痛等症。亦有单用柿霜冲服或作丸噙化。

戈某某，女，44岁。初诊：肺气早伤，肝阴亦少，志火偏盛，近日咳嗽复作，痰不爽豁，嗽时气急，脉细，痰出薄白，右降力弱，左升太过，症属痰火。黛蛤壳，旋覆花，南苏子，炙白前、薇，炙桑叶皮，粉沙参，白杏仁，浮海石，银胡，枇杷叶。

二诊：久嗽上焦法肃未复，嗽时燥热头汗，气急。黛蛤壳，旋覆花，代赭石，南苏子，地骨皮，桑白皮，粉沙参，冬瓜子，枇杷叶。四帖。

三诊：气逆渐平，惟子夜咳嗽尤甚，再以清肺化痰。炙桑叶皮，炙白前、薇，象贝，老瓜蒌，浮海石，粉沙参，南苏子，白杏仁，枇杷叶。三帖。

缪某某，女，48岁。初诊：肺虚肃降无力，营虚志火偏旺，气火升逆，至夜咳嗽尤甚，手心焦灼，咽痒。黛蛤壳，代赭石，南苏子，淮牛膝，炙白前、薇，粉沙参，制天虫，粉甘草，制女贞，炙鳖甲，枇杷叶。三帖。

二诊：肺虚肃降无力，志火偏旺，咳呛头晕。黛蛤壳，炙白前薇，南苏子，炙兜铃，炙桑叶皮，京元参，粉沙参，淮牛膝，枇杷叶，石决明，甘菊花。三帖。

三诊：咳嗽已缓，嗽时燥热头汗已除，再以清肺热。京元参，粉沙参，白蛤壳，冬瓜子，南沙参，炙白前、薇，制女贞，胖大海，枇杷叶。三帖。

〔按〕金虚则木火无制，气火循经上炎，木火侮金。以上二例为肝火犯肺咳嗽，本黛蛤、泻白之意，清肺、平肝、降火。

宋某某，男，51岁。初诊：咳嗽痰少，仰卧尤甚，动即气急。肺元虚，肃降失职，治宜平降清润保肺。旋覆花，代赭石，南苏子，川贝，元麦冬，炙白前、薇，百合，盐水炒淮牛膝。四帖。

二诊：服药后，气逆渐平，咳嗽未宁，再从前法继进。旋覆花，代赭石，南苏子，白蛤壳，冬瓜子，川贝，元麦冬，北沙参，盐水炒淮牛膝，百合。四帖。

程某某，因外邪侵袭而腠理闭，营卫不和，肺失宣肃，症见畏寒无汗，时有阵热，胸次窒闷，鼻塞咳呛，痰出不爽，溲赤便艰，脉浮数，苔白薄，法当轻清以宣上，俾邪泄则咳安。处方：荆芥、紫菀、白前各10克，桔梗、连翘、牛蒡各5克，百部、橘红各6克，通丝、薄荷各3克，白蒺藜、蒌皮、象贝各12克。3剂。

复诊：外证渐解，痰出胸宽，咳减热清，二便如常，脉浮弦，宗原意增损。前方去通丝、橘红，加郁金5克。

〔按〕《医学心悟》谓："咳嗽之因，属风寒者十居其九。故初治必须发散，而又不可过散。不散则邪不去，过散则肺气必虚，皆令缠绵难愈。"周师宗程氏之说，选用"止咳散"为基础，取荆芥、蒺藜、牛蒡祛风，桔梗、薄荷宣肺，橘红、象贝、紫菀、百部、白前肃肺化痰，蒌皮畅膈，连翘、通丝清心利腑。全方宣降温润，方药平正。

何某某，素体嗜烟成癖，阴液本显不足，刻下复感时令之气，秋凉袭入，肺痹而气不布津。现症头微痛而恶寒，鼻塞胸紧而咳嗽，痰涎稀白，骨节酸痛，脉浮弦，苔白糙，理宜苦温以平燥，甘辛而宁嗽。处方：桔梗、秦艽、前胡各5克，带叶苏梗、茯苓、象贝各12克，枳壳、半夏、杏仁、桑寄生各6克，生姜3片，甘草1.5克。3剂。

复诊：药后咳嗽、咳呛均减，再以前方加丝瓜络4寸。

〔按〕《内经》治燥有"平以苦温，佐以酸辛"之法。然酸恐恋邪，故以甘辛佐之。本案用甘、桔以开上，枳、杏、半、贝以降下，苏叶、前胡以顺气透泄，生姜、茯苓以和中，秦艽、寄生舒筋，即仿"杏苏散"加减。

王某某，卫疏易感，秋伤于燥，阴虚火炽，胃津受灼，肺蕴痰热。致咳呛气逆而呕，瞀闷掣痛短气，便结，食少，偶有痰红，嗌干面赤，脉右寸数大，两关弦数，苔薄而糙白，质红少津。宜甘润以养肺胃，辛凉透泄为佐。处方：桑叶、沙参、玉竹、阿胶各10克，甜杏仁、麦冬、川贝各6克，清金散_{青黛拌石膏，包}、梨皮各15克，黑山栀、熟牛蒡各5克，枇杷叶12克。5剂。

复诊：诸恙处减，痰红除，食尚少，胸仍闷痛，腑通而欠畅，前法中肯，再可宗之。原方除清金散、阿胶、山栀，加丝瓜络_{红花汁拌}4寸，全瓜蒌_{各半}18克，郁金5克。

〔按〕此案燥伤肺胃，津炼成痰，伤络而痰红，宗喻氏清燥救肺合吴氏桑杏汤，标本兼治。考《温病条辨》谓："秋感燥气，右脉数大，伤手太阴气分者，桑杏汤主之。"而喻氏更明确指出："肺金自至于燥，所存阴气不过一线耳……诚仿此增损（按指"清燥救肺汤"）以救肺燥变生诸证，如沃焦救焚，不厌其频，庶克有济耳。"

方某某，肺气膹郁，气道失畅，咳逆嗌塞，胸闷口干，痰出不爽，咳剧则胁肋掣痛，气壅而二便不畅，曾经化痰、宁肺之剂，痰稍出而咳未安，时有火升，头面烘热，脉弦滑，苔薄糙，治当肃化肺气，顺其和降，但欲其降，又当合以宣。处方：桔梗、甘草各2克，苏子、前胡、僵蚕各6克，海蛤壳_{青黛拌}、炙桑皮、茯苓各12克，旋覆花_包、杏仁、炙紫菀各10克，淡芩、葶苈各5克。4剂。

复诊：咳逆、火升皆平，痰出快利，胸闷亦减，脉尚弦滑，苔转薄泽，此气布津运之象，再奏前章。以上方除甘草、僵蚕、蛤壳，加蒌皮12克，郁金、牛蒡各5克。

〔按〕陈修园谓："肺为气之主，诸气上逆于肺则呛而咳，是咳嗽不止于肺，而亦不离乎肺也。"肺气壅塞，津失流布，当以肃化肺气为法。此案用苏子、蛤壳、旋覆花、前胡、紫菀肃降肺气，桑皮、条芩清肺中痰热，僵蚕祛风平肝，葶苈下气，杏仁润肺化痰，茯苓淡渗运脾，组方师古而勿泥。

姚某某，咳嗽经年不愈，恙起肺痈之后，其患病之初，苦寒、甘润杂进，痈疡初愈又复恣食厚味，致痰浊内聚，留恋不去，久而痹肺入络，咳痰坚鞭，胸肋疼痛，时增时减，尤以天时变幻，咳剧而痛加。曾进化痰、宁嗽、镇咳之中西药，终未痊可，刻下时届霉湿之季，湿浊弥漫，气机运化不利，咳呛更剧，胸膺闷痛，纳谷不佳，神疲短气，脉滑实，苔黄腻，拟宣痹通络，涤浊和中为治。处方：醋大黄、橘络、桔梗各 3 克，丝瓜络红花汁拌、茯苓、杏仁、桃仁各 10 克，白芥子、郁金、归须各 5 克，象贝、神曲各 12 克，蜣螂 6 克。4 剂。

复诊：咳呛、胸痛大减，苔趋化，脉尚滑，纳谷欠佳，小溲短赤，肢怠神疲，动则气短，时令湿邪与素客之痰浊为患，气机尚未健运，宗原意增损。去蜣螂、白芥子，加藿香 10 克，滑石 12 克。

〔按〕痹肺阻络有因痰浊为患，叶氏有"久病入络"之论。此案用杏仁、郁金、桔梗宣痹，丝瓜络、橘络、归须、桃仁、白芥子通络行瘀，醋大黄泄浊，茯苓、神曲和中，蜣螂取虫蚁搜剔之意。斯症之辨即在咳而胸痛，痰出坚鞭，脉滑实，盖因寒凝腻滞，留邪作祟。病既已久，非治络法终难杜根。

黄某某，肝经素有郁勃之热，常喜太息，时有昏眩、嗳噫、口苦、胁痛诸象。此番劳心太过，又感时令温气，心肺蕴热，助相火上燔，所以咳呛，咽干，烦冤，心悸，甚至痰红，脉细数，右寸略大，舌尖红，苔薄糙，拟清肺凉膈，泄木制肝。处方：黑山栀、枯芩、炒牛旁子、桑叶各 6 克，左金丸_吞、白芍各 5 克，白蒺藜、金铃子、枇杷叶、连翘各 12 克，木通 3 克，麦冬、象贝各 10 克。4 剂。

复诊：咳减，痰红未见，诸恙亦减，药中机宜，再宗原意化裁。前方除山栀、木通，加滁菊、薄荷各 5 克。4 剂。

三诊：诸恙悉平，惟感乏力、心悸，前方加沙参、归身各 10 克，去牛蒡、黄芩。

〔按〕本案用栀子、枯芩、连翘、牛蒡凉膈宣上而清心肺，左金丸、桑叶、白蒺藜等泄肝祛风以制相火，枇杷叶、象贝宣肃肺气，金铃子、白芍疏气柔肝，麦冬清胃生津，木通泻火清腑。俾火清逆降，金令清肃，咳逆自平。

樊某某，病由产育频繁，冲任下元亏损，素木阴虚之质，复元已难，去岁又加半产，肾真更耗，常见腰酸带下，短气骨蒸，迩来烦劳阳弛，时邪束于卫分，又过用温散耗津，引动冲气上逆，咳呛少痰，咽干目眩，耳鸣蝉聒，呕恶纳罕，脉濡细，舌红苔糙。拟清上填下为治。处方：川贝、天冬、僵蚕各6克，白薇、炙桑皮、玄参各12克，紫石英、代赭石拌、生地各15克，冬虫夏草、北沙参各10克，玉蝴蝶、川朴花各3克。5剂。

复诊：咳逆见减，痰爽热清，津生苔泽，但觉腰酸，耳鸣，头晕，纳少。前方除玉蝴蝶、川朴花、桑皮、代赭石，加苁蓉5克，川断、杜仲各10克，谷、麦芽各12克。并每日晨、晚吞服八仙长寿丹6克。

〔按〕吴鞠通谓："八脉丽于肝肾。"产育频繁，下元积亏，肾失摄纳之权，气冲上逆，而现悸、咳、喘、眩等症；感时邪且过投温散，邪未沏而阴尤伤。法以川贝、僵蚕、桑皮、天冬清润养肺而治上，玄参、生地、虫草、沙参益肾滋阴是填下，白薇、紫石英、代赭石清冲脉而镇摄，玉蝴蝶、川朴花疏肝气而宣泄，使补而勿滞。周师从《本事方》"白薇汤"化裁之，收清润镇逆之功。

周某某，阳微不运，饮邪留伏，上干乎肺则咳，凌心而悸，聚于胸则窒闷。晨起咳加，午后稍宽解，夜半脊凉肢冷，痰出清稀而微有咸味，肢懈颜眈，腰脊酸楚，纳少脘腹胀闷，便溏不实，脉沉细，按之滑，舌淡白，苔白腻，拟温阳壮督，运脾涤饮。处方：鹿角霜、泔茅术、党参各10克，炙麻黄、淡附片、上官桂各3克，细辛、干姜、五味各1.5克，茯苓12克，姜半夏、陈皮各5克，沉香2.4克。3剂。

复诊：诸恙均减，前方除五味子，加紫石英15克，金匮肾气丸吞12

克。

〔按〕本案取阳和合附子理中汤，壮督温肾运脾，以治"内饮"；因"督脉为阳脉之海"，督阳壮则命火旺，水精输布，饮浊不生。用小青龙合苓桂术甘、小半夏加茯苓意，以治肺脾而逐"外饮"，内、外兼治，三脏并顾。叶天士尝谓"内饮治肾，外饮治脾"，周师宗其说而化裁之。

俞某某，咳呛久治不愈，咯血反复发作，营卫俱伤，汗出涓涓，肺气涣散，肾元虚荡，五心烦热，喉干音嘶，形容日悴，脉虚软，舌尖红，苔薄中有脱液。拟培土以生金，育水而养阴，佐收敛耗散之肺气。处方：吉林参须、阿胶、天冬、麦冬各6克，茯苓、生地、桑皮各12克，山药、白术、紫菀各10克，龟版、枸杞各15克，五味、诃子各3克。2剂。

复诊：咳减汗住，津生音扬，诸恙退减，药症相合，仰上出入。上方除诃子、桑皮，加川贝、竺黄各6克。并每晚冲服琼玉膏两匙。

〔按〕《理虚元鉴》谓："元气耗散，则当急用收敛清补为主。"案中参、苓、山药健脾益气，天冬、麦冬、桑皮清肺，阿胶补肺，紫菀肃肺，龟版、枸杞育肾水，五味、诃子敛肺收补，生地清心火且养阴。此方收敛清补并施，肺脾肾气阴兼顾。

姜某某，男，31岁。初诊：久咳不止，痰中带血，乍有乍无，谷食不多，神疲乏力，脉弦滑，舌光滑。肺阴不足，清肃失司，血络破损，血从上溢，拟滋养肺气，摄血归经。北沙参、元麦冬、白杏仁、川贝、桔梗、藕节、南苏子、盐水炒橘红、盐水炒淮牛膝、枇杷叶。三帖。

二诊：肺损有年，咳嗽咯血，时发时止，拟滋养肺气，宁嗽止咳。北沙参、元麦冬、五味子、百部、云苓、冬术、白蛤壳、炙甘草、枇杷叶。三帖。

〔按〕咳血一案，是因痰火犯肺，肺阴不足，咳伤肺络而成。以北沙参、元麦冬等滋阴养肺，川贝、桔梗、杏仁、苏子、橘红清肺化痰，枇杷叶化痰下气，盐水炒淮牛膝引火下行，藕节收敛止血，以冀火降、气顺、痰消、血止、络和之目的。

评议：上述周氏治咳诸法，体现了中医学"同病异治"的特点，学有渊源，师古不泥。周氏辨治咳嗽一病，不抵于肺，而不离乎肺，其要在"撤其叩钟之具"。其治咳必顺肺之性，辨致咳之因，主次分明，标本兼顾。对咳嗽之辨治，大致分别"外感""内伤"两端。对外感之咳，以宣开祛邪为要；内伤之咳，审脏腑之虚实而治之，或清，或补，或降，或收，或纳，或温。其组方特别注重升降相配之理，以宣降为治肺之总则，用药以轻灵为要，宗吴氏"上焦如羽，非轻不举"之旨。

肺痈

王某某，女，成。初诊：病经五日，痰浊上踞，蕴蒸生热，致成肺痈，咳嗽痰腥，脉数身热，症渐深患。鲜苇茎，桑白皮，炙兜铃，冬瓜子，象贝，枇杷叶，甜葶苈，地骨皮，生苡仁，老瓜蒌，肥石蚕。八帖。

二诊：前以清泻肺胃积热，痰腥臭已除，惟脉小数，里热未彻，痰有绿色，喉干，胃气不振，时当酷暑炎热，再以清化。元参，地骨皮，瓜蒌，兜铃，桑白皮，甜葶苈，生苡仁，枇杷叶，白前、薇，盐水炒橘红。

〔按〕肺痈一症，多有风热外侵，痰热内结，内外合邪而致痰热瘀血郁结肺囊，发为痈脓。《柳选四家医案》说："肺痈之病，皆因邪瘀阻于肺络，久蕴生热，蒸化成脓……初用疏瘀散邪泻热，可冀其不成脓也。"本例辨证属于实热证候，为肺痈初期，周老医生以泻肺清热，消痰散结为法，泻白散、千金苇茎汤两方加减化裁，以泻白散泻肺中伏热清其源，伍以葶苈子泻肺中痰水，使上踞之痰浊得以下彻，千金苇茎汤去桃仁，加枇杷叶、瓜蒌皮、兜铃以增强清泄肺热化痰散结之效。二诊痰腥已除，加白前、白薇、元参清化之品，彻其余热。

肺痿

罗某某，男，57岁。肺痿咳嗽痰多白沫，咳涎沫，嘴干燥，形瘦，脉虚数，症属初起，治以滋养肺脏，以复上焦化源。北沙参，元麦冬，粉沙参，白蛤壳，元参，生地，阿胶，柿霜饼，百合，柿露。

〔按〕《金匮》云："寸口脉数，其人咳，口中反有浊唾涎沫者何，师曰为肺痿之病。"肺痿是由肺热叶焦，津液耗伤所引起。本案以沙参、麦冬等甘寒之品滋阴养肺。肺胃之阴津液也，液生于气，惟清润之品可以生之。

柿露系属复方，清代马培之制订。方用猪肺一具，去血洗净，配合孩儿参、天冬、麦冬、阿胶珠、丝瓜络、川贝母各6克，北沙参、黛蛤散、冬瓜子、生玉竹、茯苓各6克，炙款冬花、炙桑白皮、地骨皮、知母、丹皮各5克，炙马兜铃，炙葶苈子各3克，芦根60克，炙枇杷叶120克，其置蒸溜气中，加水蒸溜取药露，其味淡微苦，气微香。此露取猪肺引经，配诸药清肺，具有清肺消痰作用。

哮喘

泮某某，女，27岁。中阳不振，饮聚膈间，阻碍呼吸，气急，喉有痰声，终宵凭几而坐，不能仰卧。麻黄，干姜打五味，杏仁，苏子，茯苓，制半夏，神曲，枳壳，炒白术，带壳砂。

〔按〕"哮喘专主以痰。"或因肺失肃降，气不化津，或因脾虚，不能化水谷为精微，或因肾阳虚水泛成痰，痰阻气道，升降失常，成哮成喘。

高某某，男，53岁。初诊：肺损有年，气急咳嗽有根，近日宿病复发，气急不堪平卧，痰多稠浓，脉搏左手弦滑，正虚邪盛，防变气喘。旋覆花，代赭石，川象贝，浮海石，白杏仁，炙白前、薇，老瓜蒌，甜葶苈，南苏子，莱菔子，紫沉香，枇杷叶。三帖。

二诊：肺肾亏损，痰热内蕴，痰出稠浓色黄，动则气急，脉右弦滑带数，症情尚属重大。旋覆花，代赭石，川象贝，浮海石，甜葶苈，竹沥夏，老瓜蒌，南苏子，盐水炒橘红，莱菔汁，紫沉香，炙白前、薇，枇杷叶。三帖。

三诊：痰出稠浓较减，气急亦稍平，再宗前治。旋覆花，代赭石，紫沉香，川象贝，老瓜蒌，白杏仁，浮海石，甜葶苈，冬瓜子，五味子，冬虫夏草。三帖。

〔按〕痰伏于肺，为其哮喘之"夙根"，常可因寒因劳复发。

评议：膈有胶固之痰，外有非时之感，内有壅塞之气，然后令人哮喘。高案乃有宿根，旧病复发，急则治其标，故治以祛"伏痰"降气逆为主。三诊时"痰出浓稠较减"，则用药在祛痰降气基础上，酌加五味子、冬虫夏草补肺肾之阴，以求固本。

夏某某，女，45岁。初诊：脾肾精血衰惫已久，兹因咳嗽失治，冲脉与肾脏摄纳无权，宿患气喘复起不能卧，气急心悸，症势切宜加意，防其喘脱。太子参，五味子，元麦冬，陈萸肉，酸枣仁，磁石，紫石英，左牡蛎，冬虫夏草，代赭石，青铅，补肾丸。

二诊：气喘略平，略能仰卧，冲脉与肾脏久亏，镇摄无力，症势尚宜加意。黛蛤壳，炙白前、薇，纯钩，滁菊，炒枣仁，元麦冬，辰灯心，左牡蛎，代赭石，川贝，青铅，补肾丸。二帖。

三诊：气喘逐渐而减，心脏动跃较平，惟右手脉浮滑，大便三日未解，时有咳嗽咽干，虚体蕴热，尤难调治。黛蛤壳，白前、薇，纯钩，滁菊花，炒枣仁，元麦冬，左牡蛎，代赭石，青铅，南苏子，辰拌元参心，补肾丸。三帖。

四诊：刻诊与初诊时，呼吸短促其势已平，惟腑气因热窒滞，大便数日未通，肺受热熏，频作咳嗽，嗽时引起气急，病情尚宜加意。黛蛤壳，代赭石，辰拌灯心，元麦冬，酸枣仁，左牡蛎，柏子仁，炙白前、薇，炙麻仁，炙知母。三帖。

〔按〕女子二七肾气旺而冲脉盛，七七肾虚而冲衰。岁近更年，冲肾已亏，气少摄纳，虚喘已显。肾与心阴阳互济，肺与心宗气相贯，久喘及心，脱症随即可现。初诊即用生脉宁心足悸。据目前药理临床报导，生脉散有强心复律的作用。

翁某某，男，61岁。初诊：气喘痰鸣头汗，脉虚数无根，舌苔薄净，身体不能平卧，肾脏大亏，肺元有损散之势，治宜收敛元气以纳肾气。沉香打生地，米炒党参，左牡蛎，五味子，青铅，磁石，元麦冬，代赭石，盐水炒杞子，陈萸肉。二帖。

二诊：肾亏气喘痰鸣头汗，不堪平卧较减，再以前治。沉香打生地，蛤蚧，左牡蛎，五味子，青铅，党参，萸肉，磁石，代赭石，元麦冬，淮牛膝，都气丸。

〔按〕气喘头汗为之欲脱险症。《医宗金鉴》中说："汗出发润为肺绝。若身汗如油而喘者，为命绝。"案中用生脉散收敛肺气，黑锡丹镇摄元阳，三剂之后喘汗有减，化险为夷。

顾某某，男，51岁。初诊：脉浮滑而虚，舌苔中心厚腻，咳嗽痰出稠黄，嗽时头汗气急，症以肺肾阴亏，气火失纳，痰热上踞肺胃，肺热清肃失职，体虚邪实，尤属深患。黛蛤壳，旋覆花，代赭石，炙桑皮，粉沙参，炙白前、薇，老瓜蒌，冬瓜子，生米仁，南苏子，川象贝，辰翘心。三帖。

二诊：肺肾二亏，嗽时气热火升，前方服后痰出黄稠轻少，舌苔根腻转薄，再以平降化痰，以清痰热。黛蛤壳，旋覆花，代赭石，炙桑皮，粉沙参，老瓜蒌，冬瓜子，细川斛，炙白前、薇，川象贝，枇杷叶。三帖。

三诊：痰热渐少，肺肾亏损未复，摄纳清肃不足，咽痒，咳嗽气逆。川石斛，南北沙参，南苏子，白蛤壳，代赭石，川贝，白前、薇，冬瓜子，盐水炒淮牛膝，枇杷叶。三帖。

四诊：咳嗽痰少，胃气较振，惟舌苔中心尚腻，肺胃尚有余热，再以清化平逆。细川斛，粉沙参，南苏子，白蛤壳，川贝，冬瓜子，炙白前、薇，淮牛膝，灯心，麦冬，牡蛎。

〔按〕此例为肺肾亏损，痰热上踞之喘症。前后四诊均以清热化痰为主，治其实而未治其虚，何以为此，考王孟英书有云"感后余热，阻气机之肃化，搏津液以为痰，此关不通，一切滋补无从着手"。

徐某某，男，29岁。初诊：咳嗽气喘，呼吸无力，面色㿠白，舌苔薄白无华，脉沉数而滑，以致水谷之精华不能四布，成痰为喘，今拟宣扬肺气而化痰滞，助以扶养胃气。旋覆花，代赭石，白杏仁，川象贝，广郁金，白芨，丝瓜络，焦谷芽。三帖。

二诊：咳嗽已减，气逆亦平，舌淡无华，苔薄白，脉象濡细，再以润肺化痰。旋覆花，代赭石，川象贝，广郁金，炙百部，炙款冬，白芨，白茯苓，炙紫菀，白杏仁。三帖。

三诊：咳嗽气逆已停，纳渐增，惟肺阴暗耗，面色无华，头昏耳鸣，舌淡苔淡，脉沉细，治宜养血益气，初养肺阴。党参，绵芪，白归身，南、北沙参，阿胶珠，酸枣仁，煅磁石，左牡蛎，石决明，焦白芍。四帖。

四诊：咳嗽已止，肝气不舒，脘中作痛，苔薄根腻，脉来沉细无力，拟疏肝理气。酒炒当归，金铃子，台乌药，制香附，老苏梗，广郁金，茯苓，法半夏，川贝，佛手柑。四帖。

〔按〕宣肺化痰以治标，养胃补肺乃治本。肺病治胃，何也。脾与胃以膜相连，同居中焦，互为表里，肺金有赖脾气散精，培土能以生金，故有"脾为生气之源，肺为主气之枢"之说。

张某某，男，60岁。初诊：心肾失交，彻夜不寐，阳亢无制，脉左右弦劲，浮火汗泄，气急不堪平卧，以交心肾，纳气平喘。磁石，陈萸肉，冬虫夏草，淮山药，枸杞子，花龙骨，麦冬，炒枣仁，补肾丸。

二诊：脉左右弦大，动则汗泄，心悸气急，心阴肾水皆亏，阳亢少藏，真气少纳，症情随时加意。珍珠母，牡蛎，辰灯心，淮牛膝，白蛤壳，原麦冬，龙骨，炒枣仁，南苏子，代赭石，白前、薇。

三诊：心神较安，睡眠较振，惟右脉弦大，阳失潜藏，头胀汗易泄越，肝肾精血下虚，不堪镇摄，再宗前法。珍珠母，生白芍，辰灯心，炒枣仁，黑豆衣，原麦冬，左牡蛎，花龙骨，淮牛膝，纯钩，滁菊花，制女贞。

四诊：二日前，寐中惊惕而醒，骤然气急汗泄。刻诊其脉左手弦劲。兼有咳嗽，心阴亏而肾虚，气失摄纳，再以心肾两培。珍珠母，原麦冬，左牡蛎，花龙骨，生白芍，酸枣仁，黑豆衣，辰灯心，五味子，陈萸肉，淮牛膝，冬虫夏草。

五诊：真阴偏亏，气火偏盛，脉左右弦劲而少柔和，汗易泄越，夜失安睡，动则气急，再以前方损益。珍珠母，原麦冬，左牡蛎，花龙骨，生白芍，酸枣仁，黑豆衣，淮小麦，五味子，代赭石，南苏子，冬虫夏草。

六诊：脉弦劲而失柔，肝肾精血久亏，阳气偏亢，失眠已久，气少不纳，时作气喘心悸，再以培养精血，以纳正气，再安心神。珍珠母，原麦冬，左牡蛎，花龙骨，生白芍，磁石，黑豆衣，辰灯心，五味子，陈萸肉，脐带，补肾丸。

七诊：脉弦劲浮大较敛，汗泄亦少，睡眠较安，前方既效，再当继进。珍珠母，原麦冬，左牡蛎，花龙骨，生白芍，淮牛膝，黑豆衣，辰灯心，川连，炒枣仁，补肾丸。

〔按〕此为"心力衰竭"住院病例。症势险恶，经辨证论治结合西药治疗后"悸""喘""汗"等症皆减，未成虚脱。

评议：周氏辨治哮喘多从虚实论治，实者以祛邪利肺为主，虚者从肺脾肾之不同进行辨治，或养肺阴，或补脾胃，或温肾气，方选生脉散、六君子汤、都气丸等。足见周氏非常重视八纲辨证与脏腑辨证相结合论治。

胃脘痛

周某某，男，63岁。初诊：脘胀纳呆已旬余，近四日来，脘痛增剧，食入即吐，饮水亦然，泛酸吐涎，头晕目眩，大便艰行，脉弦滑稍数，肝胆气逆，脾胃受制，治宜疏肝健脾，和中降逆。焦白芍，酒炒延胡，刺猬皮，煅瓦楞，姜半夏，广陈皮，白茯苓，带壳砂，煨木香，炒竹茹。三帖。

二诊：二日来胃气不振，纳呆，胃痛仍作，泛涎仍频，二便不畅，治宜温中健脾。炒白术，淡干姜，焦白芍，淡吴萸，酒炒延胡，刺猬皮，广陈皮，姜半夏，白茯苓，米炒党参，炙甘草。四帖。

三诊：服药后，饮食得进，呕吐已除，惟泛涎仍作，再宗前治。前方加淮山药。四帖。

施某某，男，35岁。初诊：肝阴为谋虑所伤，肝气偏盛犯胃，胃失通降则呕，贼脾，中运因之滞钝，肠之传导，失其正常以致肠鸣漉漉，磊落攻痛，大便数日不解，睡眠不安，脉虚数，拟以柔肝调气以和脾胃。川连炒乌梅，金铃子，台乌药，青皮炒白芍，绿萼梅，玫瑰花，左牡蛎，龙齿，炒枣仁。三帖。

二诊：肝阴偏亏，肝气偏盛，滞于胃脘则脘痛，滞于肠则肠鸣，热入阴分，寐多盗汗，脉虚小，舌苔薄白，寐时短，胃纳仍少，再以柔肝调气。川连炒乌梅，金铃子，乌药，青皮炒白芍，绿萼梅，左牡蛎，青龙齿，炙白薇，焦楂肉，苏合香丸。三帖。

三诊：脘处胀满渐除，饱闷亦觉畅快，惟肝阴未复，肠有积热，大便色黑，有时腹中磊气，以化余滞。川连炒乌梅，金铃子，乌药，青皮炒白芍，焦楂肉，左牡蛎，绿萼梅，黑豆衣，炙白薇，青龙齿。三帖。

吴某某，男，37岁。初诊：肝木犯胃，胃络暗伤，血从内溢，便血色黑，脘腹胀痛，头晕神疲，苔薄白，脉濡滑，治宜平肝和胃，益气养血。乌贝散，酒炒当归，焦白芍，瓦楞子，酒炒延胡，金铃子，台乌药，广陈皮，法半夏。三帖。

二诊：痛势未减，大便色黑依然，舌苔薄糙脉来濡数，血虚肝燥，脾虚气失通降，以致运化升降失其常度，宜养血以柔肝，实脾以和胃。乌贝散，焦白芍，当归，白术，茯苓，瓦楞壳，制香附，乌药。

三诊：连进养血益气之剂，痛势遂渐减轻，是气旺则能生血，血生则胃得滋养，不治痛而痛自止矣。仍从前方续进。

王某某，女，23岁。脘痛三年，恣服止痛之品，胃络失和，曾经吐血，色暗有块，血止则痛势更剧，食少形瘦，大便干黑，脉弦紧，舌青紫，用咸涩固敛，辛润和络法。煅瓦楞18克，乌贝散吞18克，桃仁12克，赤芍12克，旋覆花包10克，当归须10克，丹皮6克，香附6克，延胡6克，桂枝3克，红花汁拌丝瓜络10克。

仲某某，男，60岁。体丰形魁，三年前负重远行，努力伤络，当时呕血两口，不治而已，其后常有胁脘疼痛，因未碍操作，并不介意，近年因气运欠健，血行日滞，络瘀深锢，脘痛格食，便艰涩，脘右按之有形似胡桃大，脉涩，舌有数点紫瘀，深恐延成瘀积，取叶氏"虫蚁迅速飞走诸灵力"，用丸以图之。醋大黄90克，桃仁90克，桂枝90克，赤芍90克，威灵仙90克，海藻90克，蜣螂虫90克，归尾180克，党参180克，九香虫45克，䗪虫45克，虻虫45克，水蛭45克。上药研细末，以真上好米醋糊丸，如荔枝核大，每丸约重6克，晨、晚各一丸，米汤送。

〔按〕此案血伤入络，瘀血凝带胃脘，经久未愈。周老医生采用活血化瘀的方法治疗。"虫蚁迅速飞走诸灵"出自叶天士《临证指南·积聚》篇。"飞"是升的意思，"走"是降的意思。用虫类药物，活血化瘀通络，使血行气通，积去坚消。不用汤剂荡涤，而用丸药缓治，亦宗叶氏"治癥瘕之要，用攻法宜缓宜曲"之意。

杨某某，女，40岁。形体丰腴，中枢蕴湿，湿食交结，脘胀疼痛、拒按，嗳腐，便泄肛坠，脉细弦，苔黄腻，姑以升清涤浊，导滞和胃法。煨葛根5克，黄芩10克，茵陈10克，炙鸡金10克，白芷6克，白术6克，台乌药6克，淡吴萸2.5克，细川连2.5克，枳实导滞丸吞12克。

评议：《黄帝内经》谓"水谷之寒热，感则害人六腑"。夫六腑不通则九窍不和，而胃为传导之腑，水谷入胃，泌分为三，各行其道，清者运乎上，浊者降于下，则气充血荣。若食伤中宫，清浊相淆，可致脘痛、纳呆、嗳腐等。六腑为阳，以通为补。本案以升降之法，梳理中焦气机，方用黄芩、黄连苦降，鸡内金、导滞丸消导，茵陈利湿，皆通降之品，合吴茱萸、乌药温中，白术培土，使中阳毋伤，葛根升脾阳，白芷升胃阳，取升降相合之意。

罗某某，男，65岁。嗜饮积湿，湿聚酿痰，咳嗽痰稠，胸臆督闷，饮停心下，窒痹中阳，胃脘疼痛，按之有形，脉弦滑，苔薄白，以温胃通阳，涤浊化饮。薤白头6克，新会皮6克，竹沥夏6克，广木香6克，川桂枝5克，煨枳实12克，白术12克，栝楼实15克，茯苓15克，白蔻仁3克。

评议：《沈氏尊生书》谓"胃痛，邪干胃脘也""壮者邪不能干，虚者着而为病……水停食积，皆与真气相搏为痛"。本案属痰饮内聚，斡旋不力，气窒胸痞之胃脘痛，取栝楼薤白半夏汤合枳实薤白桂枝汤，宣化畅膈；合二陈以治痰；茯苓、白术辈以健脾化饮。

冯某某，女，15岁。初诊：恣食冷物，胃阳受抑，脘腹疼痛，时缓时甚，便秘苔白，口淡，姑以温中助阳。淡吴萸，淡干姜，白蔻仁，姜半夏，广陈皮，荜澄茄，肉桂，制香附，焦枳壳，炙瓜蒌，广木香。三帖。

二诊：胃阳失振，寒饮内滞，中脘作痛，大便溏泄。制吴萸，淡干姜，高良姜，制香附，姜半夏，广陈皮，煨木香，带壳砂，焦楂肉，荜澄茄，焦神曲。三帖。

三诊：脘痛已除，再以温中健脾。吴萸炒白芍，制香附，乌药，姜半夏，白蔻仁，带壳砂，焦楂肉，焦神曲，广陈皮，焦扁豆。四帖。

朱某某，男，63岁。久泄不已，脘痛纳少，喜按喜暖，腰酸脊凉，肢冷神困，脉沉微，舌淡苔薄，缘脾肾失温煦之力，中州乏坐镇之权，用益火消阴法治之。鹿角霜12克，米炒党参12克，巴戟肉12克，淮山药12克，黑附块5克，炮姜炭5克，煨肉果6克，苍术10克，瑶桂1.5克，沉香1.5克。

〔按〕胃脘痛，大都病位在胃。胃失和降，气机阻滞，"不通则痛"。但导致胃气失和者，可因肝脾、气血、痰湿、瘀血、积食等，有属邪实，有属正虚。治疗以"通"为原则，"通则不痛"。分别采用疏肝、健脾、调气、和血、化痰、祛湿、活血化瘀、消食导滞等方法。周老医生在以上胃脘痛病例中，用疏肝和胃、柔肝调气治疗周、施两案肝胃失和证。用益气养血、活血化瘀治疗吴、王、仲三案瘀阻胃络病。用理湿导滞、化痰涤浊治疗杨、罗、冯三案湿食、痰饮、寒邪滞胃之痰。用温阳补虚治疗朱案脾肾阳虚，中阳欠运之患。

不通之因不同，治通之法各异。《医学心传》中说："夫通则不痛，理也。但通之之法，各有不同。调气以和血，调血以和气，通也；上逆者，使之下行，中结者，使之旁达亦通也；虚者助之使通；寒者温之使通；无非通之之法也。"治疗胃脘痛，当从辨证出发，不得拘泥一方一药。所以前人有"止痛无定方"的说法。

左某某,男,35岁。长夏酷热,贪凉饮冷,寒湿相结,抑遏胃阳,形寒头痛,脘疼身重,便溏溲短,渴不欲饮,脉浮缓,苔白腻。拟宣肌表之客邪,佐开中焦之壅结。处方:藿香、木香各10克,卷朴、苏梗、陈皮、姜半夏各6克,大豆卷、大腹皮各12克,蔻仁3克,苡仁15克,玉枢丹_吞1.5克。

〔按〕天之暑气下迫,地之湿浊上蒸,人在气交之中,感之则犯于中,加之贪凉饮冷,寒湿相结,乃"实则阳明"之列,故以藿、蔻、木香、玉枢丹诸芳香之品以运气化浊;合腹皮、陈皮、半夏、卷朴辈宽中通阳。投剂辄安。

夏某某,女,30岁。素性寡言,郁遏不欢,肝木犯胃,当脘剧痛,嗳气频频,胁胀口苦,恶心泛酸,脉细弦,苔薄糙。拟制肝和胃,健脾培中。处方:炙绵芪、川桂枝、乌梅肉、延胡索各6克,白术、白芍、金铃子、越鞠丸_吞各12克,枸橘李、制香附、炙甘草各10克,细川连2.4克。

〔按〕此案以乌梅、白芍之酸以柔肝;黄连之苦以泄肝;香附、枸橘李、越鞠丸之解郁疏达肝气;配黄芪建中意以培中土。是主以制肝之胜,扶脾(胃)之负。理法清通,其效颇捷。

沈某某,男,53岁。脘痛经年,时轻时重,嘈食易怒,虚烦不寐,神疲腑窒,便艰溲赤,唇燥舌红,苔薄黄少津,脉细弦。拟育肾涵肝法。处方:枸杞子、南沙参、赤丹参、金铃子各12克,生地、麦冬、女贞各10克,藏红花_{后入}、小茴香各1.5克,生牡蛎21克。

〔按〕《内经》有乙癸同源之论,周氏宗经旨创"乙癸同源饮"。本案以沙参、麦冬、生地、女贞、杞子养阴滋水以涵肝木;当归、丹参、红花养血和血以调肝;牡蛎软坚而清肝;金铃子、小茴香疏泄肝气,即取乙癸同治之理。

评议:胃脘痛,病位在胃,但与肝、脾、肾相关。究其病因,常由寒、湿、食、痰（饮）、瘀等邪作祟所致，但总以正虚（尤其中虚）为主导，治当时刻顾护中气。周氏辨治胃脘痛，不拘泥一方一药，重视审证求因，辨证施治，且权变于规矩之中。

腹痛

周某某，女，31岁。初诊：少腹左侧，有时隆起，形若如拳，疼痛如刺，而致神昏如厥。据说昨天发过三次，腹痛如折，苔腻边紫，向有痛经史。紫丹参，酒炒当归，桃仁，金铃子，煨木香，酒炒延胡，吴萸，赤白芍，茺蔚子，青、陈皮，焦楂肉，制香附。三帖。

二诊：服药后，余瘀得下，昏厥未见发现，腹部阵痛，舌边紫色渐退，苔色微腻。小茴香，酒炒当归，紫丹参，赤、白芍，益母草，酒炒延胡，桃仁，制香附，焦楂肉，广郁金。三帖。

三诊：病情好转，食欲良好，少腹左侧，有时气聚、胀痛。米炒党参，焦於术，紫丹参，焦白芍，大熟地，金铃子，桑寄生，鸡血藤，青、陈皮，广郁金，枳壳，炙草。三帖。

〔按〕腹痛有因食滞、寒滞、气滞者，亦有因虫、因火、因瘀者。此例瘀阻腹痛无疑，血瘀气滞，甚则气血结滞，阴阳气不相顺接而痛厥。

胁痛

杨某某，男，成。右胁肋络气失宣，疼痛已久，身体转侧、呼吸亦有引痛，肝肿，姑以和络养肝。北沙参，麦冬，白芍，牡蛎，金铃子，乌药，紫菀，旋覆花，丝瓜络，红花，桃仁。

〔按〕"暴病属实""久病属虚"。胁痛已久，肝阴亏损，气滞络阻。以一贯煎加减，养阴柔肝，左以桃仁、红花等活血化瘀通络。

冯某某，男，41岁。初诊：左胁肋呼吸疼痛，不堪转侧，大便二日未解，脉芤缓，少神，症属肺肝络气窒滞。旋覆花，杏仁，广郁金，橘核，老瓜蒌，丝瓜络，滴乳香，赤芍，归须，金铃子，橘、红络。

二诊：胁肋疼痛渐除，肝肺络气失宣，左胁下尚有隐痛，胃气不振，脉虚芤。酒炒归须，赤芍，滴乳香，制香附，酒炒延胡，丝瓜络，厚朴花，焦谷芽，法半夏，广橘红。

〔按〕胁痛当责乎于肝，何以涉肺？肝升于左，肺降于右（张聿青有日出于东，而光照于西，日沉于西，而光照返于东之说。故肝生于右而用于左）。金木升降失常，气机窒滞，而现胁痛。

李某某，男，45岁。肝炎已久，肝阴不复，肝体失柔，右胁按之作痛，消化失健，脘胀，面跗带浮。北沙参，元麦冬，左牡蛎，金铃子，焦白芍，川柏炭，菟丝子，橘核，鳖甲，珠母，地蒲壳，冬瓜子，桑皮。

〔按〕肝病及脾，运化失司，肿胀趋现。治其肝者，甘寒柔润，过寒则有郁遏脾阳之弊，故白芍取其焦而不用其生。

张某某，女，60岁。右胁腹时作攻痛，痛及脘胁，舌苔白腻，脉缓小，老年气血已衰，肝失营养，厥阴之气郁勃为痛。苏合香丸，左金丸，金铃子，台乌药，炙枳壳，广橘核，制香附，老瓜蒌，青皮炒白芍。

〔按〕胁为肝之分野，木喜条达，气郁则胁痛。老年气血不足，肝络失养，疏肝利气暂治其标，痛缓之后，尚须治本杜源。

头痛

王某某，女，51岁。初诊：阴虚于下，阳化内风升僭，头痛眩晕，脉左弦浮。首乌，阿胶，龟版，磁石，石决明，纯钩，白芍，女贞子，牛膝，甘菊，杞子。

二诊：肝阴虚，肝气肝阳蠢动，脉虚无力。金铃子，楂肉，赤、白芍，磁石，纯钩，牛膝，台乌药，佛手，石决明，牡蛎，女贞子，乌梅。

三诊：肝气肝阳升举，嗳气头昏。金铃子，楂肉，石决明，牛膝，女贞子，台乌药，佛手，左牡蛎，甘菊，沉香曲。

四诊：营虚肝阴不足，失眠脘胀，经治逐渐向减，尚有头晕耳鸣，而育阴潜阳。磁石，牡蛎，炙龟版，桑寄生，焦白芍，制首乌，木瓜，纯钩，滁菊，淮山药，陈萸肉，焦楂肉，炙狗脊。

周某某，女，48岁。肝阴营血皆亏，筋失营养，肢体麻木掣痛，肝阳升僭，头痛头晕，二耳失聪，姑以滋养肝阴法。生地，制首乌，白芍，女贞，鳖甲，丹参，鸡血藤，麦冬，白薇，纯钩，三角胡麻，甘菊。

〔按〕以上两例头痛，均以厥阴为本，肝阳为标。治疗以滋养肝阴为主，图以阴复涵木，肝阳自平，头痛诸症可愈。

评议：上述两案均为女性，且届七七之年，肝肾精血亏虚，肝阴虚，则虚阳上扰，故滋肝养阴以涵木，并以益肾之药相佐，以图乙癸同源，肝肾同治之效。

腰痛

李某某，女，48岁。初诊：肾脏亏损，腰酸如折，小便频数，有不禁之象。青娥丸，炙狗脊，桑寄生，宣木瓜，鸡血藤，酒炒川断，绵杜仲，菟丝子，覆盆子，刘松石猪肚丸。三帖。

二诊：腰酸较减，溲频亦较缓，再宗前意。炙狗脊，桑寄生，宣木瓜，焦白芍，酒炒川断，鸡血藤，青娥丸，菟丝子，覆盆子，桑螵蛸。三帖。

〔按〕腰痛一证，可有虚实之分。风寒、湿热、瘀血阻滞是为实证，肾元亏损是为虚证。然腰为肾之府，虚实腰痛，无不关乎于肾。

刘松石猪肚丸药物组成，可阅感冒病例中的按语。

评议：周氏处方中，喜用丸药以补虚，图缓缓之功。上述医案中所用之"青娥丸"出自《太平惠民和剂局方》卷五，方由胡桃去皮、膜20个，蒜熬膏120克，补骨纸酒浸，炒240克，杜仲去皮，姜汁浸，炒500克组成。制法：上药为细末，蒜膏为丸。功效：补肾壮腰。此处即为助力补肾虚治腰痛之功。

泄泻

蒋左，辛丑年夏。症延迄今，已将十八载，时轻时重，腹痛便泻日三四次，脘闷腰酸，背脊隐痛，畏寒肢冷，渴喜热饮，脉沉而微，舌淡苔薄，拟温肾壮阳，运中化浊。鹿角霜 10 克，西党参 12 克，淮山药 12 克，於术 6 克，米炒绵芪 18 克，补骨脂 18 克，炙狗脊 18 克，金铃子 12 克，左牡蛎 30 克，小茴香 2 克，官桂 3 克。

〔按〕《景岳全书》"泄泻不愈必自太阴传入少阴"。可见，久泻不愈，必伤及肾。督脉起于会阴，循背而行于身之后。久泻脾肾虚寒，督阳不振，故现背脊隐痛畏寒肢冷等症。

本例脾虚及肾，以温肾壮督，健脾益气为法。周老医生根据督脉总督一身之阳，督阳壮则命火盛，土暖则化谷之理，认为温肾壮督首推鹿茸。

沈左，辛丑年夏月。食物中毒，上吐下泻，胃痛势甚，肢厥脉微，苔腻口渴，烦躁，急拟解毒止泻。玉枢丹吞 5 克，广藿香 10 克，苏梗 6 克，益元散荷叶包 12 克，地骷髅 12 克，枣槟榔 12 克，焦楂肉 12 克，川连 1.2 克，炒木香 5 克，瓜蒌皮 5 克。

〔按〕本例发于炎夏盛暑，湿热夹食伤中，来势急迫，吐泻胃痛并作，阳气内郁不运，气机失于宣畅，故现脉微肢厥、口渴烦躁等症。先投玉枢丹以解毒辟秽，调畅气机，继以清热化湿，佐以消导施治。

任左，辛丑初秋。晨起腹痛，痛后便泄，至中午已泻六七次，口渴喜热饮，恶寒神疲，脉迟苔腻，脾阳为寒湿抑遏，阳气失鼓舞之力，清浊违升降之机，急拟分清阴阳。纯阳正气丸吞 6 克，炮姜炭 5 克，煨木香 5 克，泔茅术 6 克，炒陈皮 5 克，六神曲 12 克，茯苓 12 克，制川朴 2.5 克，煨葛根 2.5 克，广藿香 10 克，炒泽泻 10 克。

〔按〕本例系暑湿深受，复感秋凉，寒湿困脾，清浊不分。故方用葛根升清，茯苓、泽泻降浊，陈皮、六曲顺气和中，姜炭，茅术、木香、川朴温化寒湿，理气行滞。时届初秋，暑气未消，益藿香以清暑化湿。纯阳正气丸助阳气之鼓舞。

吴某某，壬寅年夏月。泄泻急迫，口渴神疲，胸闷胃钝，溲短热赤，苔黄腻，脉数疾，急宜清暑湿，升清阳。苏合香丸研吞1粒，粉葛根2.5克，淡子芩5克，宋半夏5克，川连1.2克，炒金铃子12克，鲜荷叶一角，藿香6克，佩兰6克，滑石12克，绿豆衣12克。一帖。

〔按〕本例适值夏秋之间，暑湿当令，湿热伤中。脾胃受病，邪热下迫大肠，故泻下急迫势如水注。系属热泻。葛根芩连为世医治热泻习用之方，而暑必夹湿，无湿不成泻。仿三仁汤意，配以清暑利湿，芳香化浊之品，加金铃子疏肝泄热，行气和中。然何以投温开之苏合，夫以温治热，固属救火抱薪，但能开发其抑遏则火热可以透露，且有助辟秽恶，化温浊之力，解除脏腑气血之郁滞。

周某某，男，50岁。大便久溏，肢末清冷，或完谷不化，是脾肾真阳之力衰退，舌淡脉虚。淡附片，肉桂，煨姜，焦扁豆，禹粮石，煨肉果，炒巴戟，补骨脂，焦於术。

〔按〕泻利日久，脾肾两虚，命火不足，不能助脾腐熟水谷，致完谷不化，利久阳虚，故有肢末清冷，舌质淡，脉虚等症。根据张景岳"久泻无火，多因脾肾虚弱也"，治疗不外温肾健脾为法，借鉴《本事方》二神丸、《阎氏小儿方论》附子理中汤加减，取附桂、煨姜大辛大热，助阳补火，温里散寒，肉豆蔻、补骨脂、巴戟肉益肾壮阳，白术、扁豆渗湿健脾，合禹粮石涩阳之用。

杨左，辛丑年秋。去年患痢，经治虽愈，然中阳因而受，时时脘腹胀闷，迩来情志不遂，纳谷不馨，大便日有三四次，每泻必腹中攻动不舒，脉弦苔薄白，拟制肝用酸，抉脾用甘之法。炒乌梅6克，焦楂肉10克，白芍10克，茯苓10克，白术10克，焦六曲12克，金铃子12克，炙甘草3克，炒陈皮6克，佛手柑6克，台乌药6克。

〔按〕本例脾气本虚，复因木郁。脾弱则肝旺，土衰则木贼。乃从脾胃虚弱，肝气乘中施治，用苦辛酸甘法，仿乌梅丸、痛泻要方之意，敛阴柔肝，疏气和中，以冀气畅郁舒，脾升胃降，痛泻自除。

周左，辛丑年夏月。症起突然腹痛，泻而不畅，泛恶嗳臭，胸脘督闷，神疲不振，脉滑细，苔腻，此寒食互滞，气机失宣之症，宜导滞消积，升清运中。炒陈皮6克，法半夏6克，炙鸡金6克，带子腹皮12克，制川朴5克，姜川连2.5克，苏梗10克，藿香正气丸吞10克，六一散包15克。

〔按〕"饮食自倍，肠胃乃伤。"《景岳全书》亦谓："若饮食失节起居不时，以致脾胃受伤，则水反为湿，谷反为滞，精华之气不能输化，致合污下降而泻利作矣。"本例系伤食泄泻，主以消导积滞法，随证祛逐勿使存留，所谓通因通用也。

黄某某，男，71岁。初诊：脾肾阳虚，大便溏泄，有滑脱不禁之象，脉微小少力，姑以培脾肾以止溏泄。党参，绵芪，焦白术，带壳砂，炙甘草，赤石脂，诃子肉，乌梅炭，焦神曲，淮山药，陈萸肉。

二诊：服药后，大便溏泄，滑脱不禁之象逐渐减少，再从前治。党参，绵芪，白术，带壳砂，炙甘草，炒巴戟，陈萸肉。

〔按〕久泻病人多伤脾肾，且多兼气虚滑脱之症，张景岳说："脾弱者因虚所以易泻，因泻所以愈虚，盖关门不固，则气随泻去。"故终致"愈利愈虚""元气下陷"之后果，因此他主张"若久泻元气下陷大肠虚滑不收者，须于补剂中加乌梅、五味子、婴粟壳之属以固之"。丹溪亦有"脾泻已久，大肠失禁，此脾气已脱宜急涩之"的主张。因此，周老医生遇此病例，在上述治疗法则下，结合临床见证，借鉴《局方》四神丸，罗谦甫之真人养脏汤，《伤寒论》赤石脂禹余粮汤等方义灵活加减，取诃子肉、赤石脂、禹粮石涩肠固脱，补骨脂、巴戟肉酸温敛阴，阳中求阴。补涩剂中加入神曲、带壳砂等理气行滞和胃之品，固中有行，"寓消于补"。

朱某某，女，64岁。脉左右微细不应指，大便泄泻，舌苔白厚，胃困疲倦，老年气衰湿盛，尤宜加意。藿香，川朴，葛根，木香，楂炭，带皮苓，带壳砂，制半夏，神曲，扁豆，车前子，陈皮。

〔按〕《难经》中有"湿多成五泻"的记载，历代医家也都以利湿之品治泻。张景岳说："凡泄泻之病，多由于水谷不分，故以利为上策。""治泻不利水，非其治也。"本例脾虚气衰，适值霉令暑湿尤甚。因此，周老医生用温中分利法，以藿、朴、陈夏温中化湿，葛根升清，茯苓、车前子淡渗以分利湿浊。

冯某某，男，69岁。初诊：脾肾真阳不振，黎明时真阳当复，以致大便泄泻，姑以温煦脾肾真阳以止泻。四神丸，淮山药，陈萸肉，补骨脂，炒巴戟肉，焦白术，焦扁豆，煨木香，益智仁，煨肉果。五帖。

二诊：症状略有好转，原方续服五剂。

三诊：服药后晨泄渐除，大便未实，再以温煦脾肾。四神丸，淮山药，补骨脂，炒巴戟，益智仁，煨肉果，焦神曲，煨木香，焦白术。

〔按〕肾泄又名晨泄，每至黎明，阳气发动之时，水湿之气傍流而下，然肝病亦有至晨而泄者，以寅卯属木，木气旺时辄乘土位。本例肾泄，是命火衰微，与肝病木旺克土有别。严用和《剂生方》载治泄"补脾不如补肾，肾气若壮，丹田火经上蒸脾土，脾土温和，中焦自治"，故案中采用温肾健脾止泻法。

章某某，女，60岁。脏寒生满，病始泄泻，继为腹胀，畏冷，脉缓，舌苔白，老年脾肾不足。淡附片，炮姜炭，补骨脂，巴戟肉，益智仁，木香，厚朴，楂肉炭，大腹皮，伏龙肝。

〔按〕《内经》云："诸湿肿满，皆属于脾。""脏寒生胀满，胃中寒则胀满。"本例始起腹泻，迁延日久，从实转虚，复加湿食所伤，表现虚中夹实证候。故方以煨姜、附片辛热散寒，巴戟肉、益智仁温助脾肾，木香、厚朴、楂炭、腹皮理气宽中，消积行滞，配以伏龙肝增强温中止泻之力。

评议：泄泻多为排便次数增多，粪便稀薄，或泻出如水样。本病一年四季均可发生，但以夏秋两季多见。病因病机较为复杂，由于病程不同，亦有急性泄泻和慢性久泄的区别。急性泄泻多由外邪或饮食所伤；慢性久泄多为体虚或情志郁怒，脏腑功能失调而成。由上述周氏辨治泄泻医案可见，其治法特色较为鲜明，如因暑湿侵袭者，当分别寒热以温清论治；食积肠胃者，须消积导滞以通之；脾虚受邪者，则以扶脾制肝或祛湿；久泄不止者，则运用温肾健脾并固涩。

痢疾

张左，壬寅盛夏。便下白色黏液，日十余次，腹痛里急，形寒悠热，头痛肢楚，咽干燥咳，脉象浮数，舌苔薄白。肺蕴风热，肠间寒湿，肌表束寒，先以表散肺卫寒邪，佐涤肠间湿浊。荆芥6克，防风6克，银柴胡6克，陈蒿梗6克，杏仁12克，枣槟榔12克，苡仁12克，南苏子10克，清水豆卷12克，煨木香5克，黛蛤壳18克，玉枢丹^{先吞}0.6克。

〔按〕此为下痢初起的逆流挽舟法。

冯左，辛丑年秋。贪凉饮冷，与时令之湿邪互凝，致成下痢，腹痛里急，后重矢气，便泻白色黏液，四肢不温，脉迟细，舌质淡，苔白，宜运脾土以化阴寒。桂枝木3克，炮姜3克，制川朴5克，陈皮6克，苍术10克，车前子10克，茯苓12克，泽泻12克，生苡仁12克，金铃子12克，小茴香1.2克，苏合香丸1粒化服。

〔按〕此为寒湿下痢，用温中化湿法。

汪某某，女，30岁。初诊：昨起下痢，痢下黏冻，临圊腹痛，日有二十余次，里急后重，脉濡细，苔黄腻，湿热中阻，治宜清化。白头翁，北秦皮，川连，木香，当归，赤、白芍，六曲，枳壳，焦白术。三帖。

二诊：下痢已止，今日大便甚畅，黏冻已除，但腹痛未已，脉细，舌根黄腻，治宜健脾理气。焦白术，茯苓，广木香，焦神曲，当归，焦白芍，制香附，青、陈皮。三帖。

〔按〕此为湿热下痢的清肠化湿法。

陆右，辛丑夏月。脾胃湿食互滞，运化迟钝，下注肠间，酿积下痢，色赤带血，脘腹胀滞，气闷，舌苔白。姑以通因通用，导肠中积滞，化中枢蕴湿。枳实导滞丸吞 10 克，炒泽泻 10 克，桑皮 12 克，楂肉 12 克，枣槟榔 12 克，大腹皮 12 克，厚朴 5 克，木香 5 克，青皮 5 克，陈皮 5 克，粉丹皮 6 克。

〔按〕此为湿食下痢的通因通用法。

周左，辛丑年秋。脾胃蕴湿，清气下陷，始则便泄，继转赤白下痢、里急后重，中脘胀闷，脉细数，舌苔黄腻，姑以升清降浊，清热利湿。粉葛根 2.5 克，姜川连 2.5 克，黄芩 6 克，藿香 5 克，滑石 10 克，绿豆衣 10 克，泽泻 10 克，枳壳 5 克，蔻仁 5 克，纯阳正气丸吞 12 克。

〔按〕此为湿热痢的升清降浊法。

孟右，辛丑年秋。始咳呛，继泄利，兜涩过早，延成下痢，色白，腹痛后重，溲短赤，脉细数，舌苔薄白。表里同病，拟清上焦化源，通下焦壅结。瓜蒌皮 12 克，炙桑皮 12 克，杏仁 12 克，苡仁 12 克，茯苓 12 克，桔梗 3 克，黄芩 5 克，带子腹皮 13 克，甘露消毒丹吞 10 克。

〔按〕肺热移肠，兜涩过早，热壅气滞成痢。治以宣发肺气，清降湿浊。清升浊降，气机和畅，痢下可愈。故前人有云"调气则后重自除"。

吴某某，男，成。夏秋暑湿下痢，治疗止涩太早，变成噤口痢，饮食不进，精神困惫，舌苔干而少液，频有空呕，姑以化暑湿去积滞而苏醒胃气。枳壳炭，黄芩炭，姜川连，焦麦芽，楂肉，益元散，石莲肉，原扁斛，炒银花，白头翁。

〔按〕湿热下痢，兜涩太早，积滞壅结，热毒上攻于胃，而致噤口痢。仿开噤散以清热解毒，和胃降逆。

朱左，辛卯秋末。久病脾肾两亏，真阳渐衰，脾阳弱，肝气滞，食后运化滞纯，脘腹不舒，大便中频有黏汁积滞，腹痛里急后重，尾闾骨酸楚，腹中自觉寒冷，拟以温煦脾肾之阳。泔茅术10克，焦枳壳10克，焦白芍10克，焦六曲12克，焦楂肉12克，瑶桂5克，附片5克，炮姜炭5克，制川朴5克，鹿角霜15克，四神丸吞10克。

〔按〕四神丸一般多用于治疗"五更泄泻"而此用于治痢。治病遂源，本例痢下亦属脾肾阳虚，温煦失司所致，用四神丸温肾暖脾，何尝不可。

冯某某，男，成。下痢纯血，腹不痛，血色紫暗，胃纳亦少，精神疲惫，姑以温煦脾肾。炒巴戟，补骨脂，煨肉果，煨姜，东洋参，附片，赤石脂，当归炭，白芍炭，焦楂肉，白术炭。

〔按〕张石顽曰："血色鲜紫浓厚者属热，若瘀晦稀淡如玛瑙色者，为阳虚不能制阴而下，非温其气则血不清。"此例脾肾阳虚下痢无疑，仿真人养脏汤以温中补虚，涩肠固脱。

陈某某，男，成。下痢经久，滞渐尽，中气下陷后脱肛，姑以益气摄肛。党参，绵芪，白术，带壳砂，山药，萸肉，神曲，赤石脂，诃子肉，乌梅炭。

黄叟，壬寅秋末。初秋患痢，蔓延失治，痢症时轻时重，乍作乍休，腹痛后重，大便下积，口淡而和，脉来沉细，舌苔薄白。有成休息痢之势，宜固涩下元为首务。乌梅肉10克，巴戟肉10克，石榴皮10克，川朴5克，木香5克，炮姜炭5克，砂仁1.5克，益智仁12克，脏连丸吞6克。

〔按〕以上两例均为久痢涩肠固脱法。但陈案邪去正虚，黄案正虚邪恋。前者益气固脱，重治其虚；后者调气去积，清肠固涩。

周老医生曾曰："（休息痢）当以护正为首务，宜采洁古言，然涩剂之中，应佐解毒之品，俾痢止而无毒壅，脏连丸最佳。"

王某某，女，28岁。初诊。怀孕四月，昨起下痢，症系肠有湿热酿成，痢时腹痛下滞，腰酸，甚则每有胎体殒落之险，治宜导滞安胎。藿香，川朴，木香，芩炭，白术，神曲，带壳砂，桑寄生，绵杜仲。

二诊：痢次已稀，腹痛亦减，腰酸未除，再宗前治。藿香，木香，芩炭，白术，带壳砂，桑寄生，绵杜仲，焦扁豆。

〔按〕妇人患病，《内经》虽有"有故无殒，亦无殒也……衰其大半而止"之说，但周老医师治该妇人患痢，未用枳实、槟榔等消积导滞孟浪之品，而在处方中加入安胎药超过半数。重身患恙，不可不慎。

评议：痢疾一病，临床表现主要为腹痛、下利赤白脓血、里急后重等症状。《丹溪心法》曰"时疫作痢，一方一家之内，上下传染相似"，明确指出本病具有流行性、传染性。周氏对于痢疾一病辨治，可谓分型分期较为明确，如外感初痢，常法喻嘉言采用逆流挽舟之法；痢疾发病因寒湿、湿食及湿热所致者，则以温中化湿、消食导滞、清化湿热治之；对于久痢不止者，以涩肠固脱为要，若遇休息间痢者，当以扶元解毒为法。对于怀妊之妇人患痢，用方十分谨慎，安胎用药基础上，少佐化湿导滞行气之品，以防出现伤胎之弊。

黄疸

章某某，女，成。初诊：冒雨而伤寒湿，始有寒热，并不介意，渐而身目俱黄，肌肤无汗，小溲不利，皮里搔痒如有蚁行，纳谷锐减，头蒙，肢软，脉偏浮数，舌苔白糙。究其致疸之因，揣摩发黄机理，当与仲景所谓瘀热在里，身发黄同，法当宣肺以布治节，开腠理而达郁热。净麻黄6克，连翘12克，前胡6克，杏仁12克，桑白皮12克，白术10克，佩兰叶10克，赤小豆15克，桔梗5克，鸡苏散包15克，藿香正气散吞10克。

二诊：服一剂后，汗出溲行，肤痒顿除，疸色稍退。三剂后，黄疸基本消失，病退药减，不可徒伤正气，拟益气培中之品，以健脾运。杏仁12克，桑白皮12克，茯苓12克，党参12克，白术12克，连翘12克，焦六曲12克，佩兰叶10克，广郁金10克，前胡6克，桔梗3克。五剂后痊愈。

〔按〕张景岳说："表邪发黄，即伤寒症也。凡伤寒汗不能透，而风湿在表者有黄证。表邪未解，必发热，身痛，脉浮，少汗，宜从汗散。"

　　陈某某，女，成。初诊：脾胃位居中央，为仓廪之官。脾虚则中宫蕴湿，胃失和降而湿从热化，湿与热结，蒸郁发黄。肤目黄如金色，溺赤涩而便溏，纳谷不畅，胸闷腹胀，神疲肢楚，脉弦数，苔垢腻，法当清热利湿，升清降浊。俾脾运健，津液行，湿浊焉留。胃和降，水谷运，热由何生。葛根 10 克，瞿麦 10 克，车前子 10 克，炒六曲 12 克，白芍 12 克，通天草 12 克，泔茅术 6 克，黄芩 6 克，炒陈皮 6 克，淡吴萸 3 克，川连 2.5 克，砂仁 2.5 克，清宁丸包 3 克。

　　二诊：三剂后复诊，小溲畅行，疸色渐退，纳谷大增，胃气已苏，脾湿趋运，再宗原意出入。葛根 6 克，瞿麦 6 克，黄芩 6 克，活水芦根 15 克，滑石 15 克，白术 12 克，白芍 12 克，茯苓 12 克，陈皮 10 克，金铃子 10 克，通天草 10 克，清宁丸包 6 克。

　　三诊：四剂后，湿化热清，疸证已愈，纳谷颇馨，溲清不浊，惟脉来尚有弦象，苔布薄糙。北沙参 12 克，生鳖甲 12 克，西党参 12 克，生地 12 克，杞子 10 克，麦冬 10 克，白芍 10 克，金铃子 10 克，白术 15 克，茯苓 15 克。

　　〔按〕《伤寒明理论》曰："大抵黄家属太阴，太阴者，脾之经也。脾者土，黄为土色，脾经为湿热蒸之，则色见于外，必发身黄也。"脾胃互为表里，脾宜升，胃宜降，脾胃升降枢机失常，湿浊逗留，蕴结化热而成湿热黄疸。

　　吴某某，男，成。初诊：喜嗜辛热，肝胆火炽，时界长夏，湿浊弥漫，湿滞气阻，失于疏泄，湿火相得，助纣为虐。始则寒热往来，继而溺黄便坚，刻下目深黄，右胁疼痛，易怒烦躁，小溲热赤涩痛。诊得脉弦左关洪数，舌红苔黄，宜投苦味直折厥阴实火，兼泻其子，导利水湿，龙胆泻肝汤最为合拍。龙胆草 6 克，炙柴胡 6 克，潼木通 6 克，黄芩 6 克，甘草梢 6 克，黑山栀 10 克，泽泻 10 克，当归 12 克，生地 12 克，茵陈 12 克，甘露消毒丹吞 15 克。

二诊：四剂后溲畅疸退，脉来稍和，胁痛大减，但面赤颧红，舌仍红，苔薄黄，是湿火欲解，邪热羁恋，再宗原拟增损。龙胆草6克，炙柴胡6克，潼木通6克，瞿麦6克，黄芩10克，当归12克，通天草10克，泽泻10克，当归12克，茵陈12克，平地木12克，白芍5克，广郁金5克。

三诊：三剂后，疸已退净，小便清长，便亦畅行，惟尚有胁痛，脉弦，舌质红，苔薄糙，是疸后脏阴受戕，肝失柔润之故，投自拟乙癸同源饮加减。当归12克，白芍12克，北沙参12克，杞子12克，炙鳖甲15克，平地木15克，藏红花后入1.5克，大生地10克，麦冬10克，金铃子10克，制女贞6克，生首乌6克，左牡蛎20克。

〔按〕《内经》所谓湿热交攻，民当病黄。黄疸是由湿阻中焦，脾胃壅滞，湿热熏蒸，胆液为湿热所迫，不循常道，溢于肌肤而成。周老医生并认为"目为肝窍，肝胆相表里，胆液泄则目必先黄"。

"乙癸同源饮"为周老医生自拟之方，他认为："右胁肿痛（肝肿大）之病因非只一端，有由黄疸之后，肝叶失柔，气壅而肿者，又有终朝谋虑，君相五志之火妄动，戕损肝脏而致者；或由平素偏嗜辛辣之味劫损肝阴者，或因饮食淡薄，致少营养而起者；更有房欲太过，肾阴不充，水不涵木，肾病及肝者。凡此种种缘故，皆足导致右胁肿痛。治疗方法，若仅从行瘀理气之法，采用逍遥、左金、延胡索散之类，虽能取快一时，略觉宽畅，然逾复如故，终难杜根。我所常用之'乙癸同源饮'，系根据'乙癸同源'之理，参合前贤学说，采用魏玉璜一贯煎，并叶天士治肝郁之法，结合临证实践经验，从育肾水以涵肝木，复脏阴以消肝肿入手，制订而成。"

胡某某，男，成。初诊：右胁隐痛业已二年，时缓时剧，乍作乍休，肝胆气机失于疏泄已知。迄来时届秋令，风燥烁津，郁而生热，若有寒热之象，口苦，呕逆，胁痛，脘胀，溺赤，身黄，面目更甚，脉来弦数，舌苔黄糙，此胆热液泄所成。仲景有"诸黄腹痛而呕者，用小柴胡汤"之说。投小柴胡加栀子汤，疏泄为治。炙柴胡6克，黑山栀6克，黄芩6克，制半夏6克，党参10克，茯苓10克，金铃子10克，台乌药5克，片姜黄5克，原滑石12克，焦六曲12克，万氏牛黄丸吞1粒。

二诊：四剂后，疸色消退，呕逆已除，惟胁痛未除，纳谷不香。前方去黑山栀、茯苓、姜黄、滑石、六曲，加郁金10克，砂仁后下5克，大腹皮12克，益元散包12克。

三诊：又服四剂，黄疸退尽，然疸证后，肝脏脏阴受戕，肝体少血滋养，故脉现弦象，舌质偏红，苔布薄糙，善后之法，魏氏有一贯煎，余复采叶氏治肝郁之法，拟乙癸同源饮，从育肾涵肝法，以复脏阴，消体肿入手。大生地12克，杞子12克，炙鳖甲12克，北沙参12克，金铃子10克，白芍10克，麦冬10克，清阿胶烊入10克，当归10克，藏红花后入1.5克，姜川连2.5克，砂仁杵2.5克，左牡蛎25克。

〔按〕邪犯少阳，枢机不利，邪正分争，而见寒热往来。胆气犯胃，气机不畅，胆火上炎，胃失下降，而见口苦、呕逆。胁为肝胆所居，经气不利，可见胁痛、脘胀，胆液外溢目黄、身黄也。

本案宗仲景"诸黄腹痛而呕者，宜柴胡汤"之意，而疗肝胆郁热之黄疸。陆渊雷对此方阐述尤明。陆氏曰："（柴胡汤）非专治胸胁间病，胸胁间有肿胀硬结之物，压迫肝脏胆囊，以生黄疸，治其胸胁，则黄疸自愈。"

葛某某，女，成。初诊：黄疸经治已近二旬，曾进茵陈四苓，茵陈平胃辈，但均未效。究疸症发作之前，已见右胁隐痛，少阳枢纽失利可知。至面目肌肤发黄，小溲黄而少腹胀，大便艰而色灰黯，非湿热胶结之象乎。其午后似热，但外又畏寒，切其六部脉弦而濡，舌苔黄腻中灰，但利小便难解已结之热。投仲景硝石矾石散加味。明矾吞1.5克，粉萆薢12克，留行子12克，败酱草12克，茵陈12克，炙鸡金6克，广郁金6克，石菖蒲6克，台乌药6克，元明粉烊入10克，生苡仁15克，茯苓15克，苏合香丸吞1粒。

二诊：四剂后，胁痛腹胀已除，疸色消退，大便亦转黄色而畅行，再以疏泄以利气机。茵陈12克，金铃子12克，瓜蒌仁12克，瓜蒌皮12克，元明粉烊入6克，台乌药6克，广郁金6克，延胡索10克，广木香10克，白术10克，苏梗10克，茯苓10克，苏梗15克，明矾研吞1.2克。

三诊：服上方三剂后，诸恙均愈，于香砂六君丸以健脾和中，巩固疗效。

〔按〕"诸病黄家，但利其小便"，是治疗黄疸的大法。但本例湿热胶结，瘀热在里之证，非利小便所能奏效。周老医生选用《金匮》硝石矾石散，化瘀涤热，泌浊退黄。

《神农本草经》载，硝石，味苦寒，主五脏积热，胃胀闭，涤去蓄结饮食，推陈致新。《内经》曰："中满者泄之于内，润下作成。"硝石之苦咸，矾石之酸咸，皆能泄中满而润下。

罗某某，男，成。初诊：面目黄，肌肤黄，溺色亦黄，谁不知曰黄疸。斯症起自蛊毒入络，胁下痞硬，数日前曾便下紫血盈碗，瘀凝蓄血诚可知，刻下胁腹尚欠舒展，黄疸色晦滞无华，脉象细弦而涩，舌黯苔薄糙。投自拟化癥饮加减治之。丹参12克，归尾12克，茵陈12克，党参12克，三棱6克，莪术6克，广木香6克，旋覆花包10克，淡海藻10克，桃仁10克，参三七吞3克，醋制大黄5克，厚朴5克。

二诊：二剂后，便色转黄，疸色显退，胁下亦感宽畅，纳谷见增，未始不为佳象，前方既效，当可扩充。丹参12克，桃仁12克，归尾12克，党参12克，三棱6克，莪术6克，广木香6克，片姜黄9克，旋覆花包10克，海藻10克，茵陈10克，红花10克，苏梗10克，金匮鳖甲煎丸吞10克。

〔按〕大黄常用于湿热蕴蒸的阳黄证，每多与茵陈山栀配伍，清热化湿，通下退黄。因大黄并有止血、消瘀化癥的功用，故也可用于瘀血蕴积发黄，临床上在治疗慢性肝炎、肝硬化的肝脾血瘀证时，处方中常配用大黄。张锡纯说："大黄能入血分，破一切瘀血，为其气香，故兼入气分，少用也能调气，治气郁作疼……故虽力猛，有病则病当之，恒有多用不妨者。"

黄某某，男，成。初诊：日前发热，昨起遍体黄染而干燥，今晨神识乍清乍糊，胸前隐现红疹，齿衄量多，渴不欲饮，便下色黯，切脉寸关弦大而虚，舌绛、苔黄糙，症属暑温发黄，亦系时疫疠气之温黄。急拟清宫醒神，冀邪热提出气分，尚能出险为夷，以求一线生机。安宫牛黄丸_{急灌}1粒，犀角 1.5 克，羚羊角_{浓煎徐服}1.5 克，银花 12 克，连翘 12 克，生地 12克，丹参 12 克，卷心竹叶 6 克，麦冬 6 克，川贝 6 克，川连 3 克，茵陈 15克。

二诊：服药后次日，神识渐清，红疹显透，疸色稍减，便色转淡，小溲渐清。再进原方，脉已和，舌转淡红，疸色显退，红疹渐消，险境已脱，再清余热。茵陈 15 克，滑石 15 克，泽泻 10 克，茯苓 10 克，醋大黄 10克，延胡 10 克，广郁金 10 克，丹参 12 克，银花 12 克，连翘 12 克，万氏牛黄清心丸_{研吞}1 粒。

三诊：服四剂后，疸症已愈，纳谷亦增，二便正常，当扶正以善后调理。党参 12 克，茯苓 12 克，白术 12 克，白芍 12 克，北沙参 12 克，麦冬10 克，当归 10 克，丹参 10 克，茵陈 15 克，牡蛎 15 克，枫斗_{浓煎}6 克。

王某某，男，32 岁。初诊：进院七日，神志曾现昏迷，昨起嗜卧，症属阳黄，热毒深入营分，内逼包络，蒙蔽清灵，症势渐入险境。牛黄至宝丹，鲜石菖，广郁金，辰翘心，原滑石，姜川连，黑山栀。

二诊：神志已清，热度已平，惟营分湿热蕴毒尚未外泄，仍宜加意毋忽。绵茵陈，益元散，广藿香，佩兰叶，鲜菖蒲，炒泽泻，生苡仁，川柏炭，姜川连，川通丝。

〔按〕急黄证是由湿热疫毒，传入营分，内陷心肝所致。以犀角地黄汤、牛黄清心丸、至宝丹等清热解毒，开窍醒神。由于发病迅速，凶险多变，常昏迷恶化，临诊时不可不慎。

急黄证，类似西医的急性黄色肝萎缩、肝昏迷等疾病，大都由于肝功能损害严重，不能清除血液中有毒代谢产物，而致中枢神经系统代谢紊乱所引起的意识改变和昏迷为主的一系列精神神经症状。急黄因其"急"故以清营泄热，开窍醒神治标救急，待神志清醒以后，仍需清热、利湿、解毒，育阴固本。

陈某某，女，成。初诊：素禀阳虚之质，督阳不振，脊凉带下，寒湿内蕴，神倦肢冷，自觉右胁隐痛，乍轻乍重，月来肌肤渐黄，色如熏黄灰暗，纳谷式微，面浮跗肿，脉来沉细，舌胖而苔薄滑。法当温通宣泄，拟温阳消黄汤加减。茵陈15克，败酱草15克，党参10克，鹿角霜10克，丹参10克，苍术10克，淡附片3克，淡干姜8克，三棱6克，炙鸡金6克，玉枢丹吞1.5克。

二诊：四剂后症情好转，纳谷增，疸色较泽，再宗原意出入。前方加葛根6克，清宁丸包2.5克。

三诊：连服五剂，疸色渐退，诸恙递减，原方去玉枢丹、三棱，加扁豆12克，茯苓12克。

〔按〕该女素体阳虚，感受寒湿，郁滞中焦，胆液被湿所阻，一身面目尽黄，色泽晦暗如烟熏，纳少面浮，脉沉苔滑。一般以茵陈术附汤治疗，而周老医生，加重其剂，取自拟温阳消黄汤温阳化湿，泄浊退黄。共服十余剂而痊愈。

前贤有谓黄疸有五：一曰阳黄，一曰阴黄，一曰伤寒发黄，一曰胆黄，一曰瘀血发黄。实际临床上，无止于此，仅周老先生选案中，已有伤寒发黄、湿热阳黄、湿郁肝脾、肝胆气滞、瘀热胶锢、瘀血发黄、急黄、阴黄等八种。临诊时，必须根据具体病证，辨证施治，方能收到满意的疗效。

评议：黄疸是临床常见病症，可见于多种疾病。黄疸的消退和加深，在一定程度上反应了疾病的轻重进退及预后的好坏。周氏诊治黄疸尤重调复脾胃功能，此系从"脾胃为后天之本""有胃气则生"等角度出发。对于黄疸的善后调治，每选自拟验方乙癸同源饮加减，乃因肝体阴而宜柔泄，黄疸易戕伐肝脏，肝阴受损。依据周氏治疗黄疸上述医案进行总结，其中包含了八种治疗黄疸的治法：湿热脾虚，清热利湿调中焦，如治陈女案；湿热锢结，泌浊分清走下窍，如治葛女案；疸色晦滞，理气行瘀化癖饮，如治罗男案；胆热液泄，疏泄少阳小柴胡，如治胡男案；肝胆火炽，清利肝胆投龙胆，如治吴男案；郁热发黄，宣散达表法仲景，如治章女案；暑湿发黄，清宫醒神救急症，如治黄男案；寒湿阴黄，温通宣泄壮督阳，如治陈女案。

咳血

许某某，女，41岁。初诊：咳嗽痰里带血，痰色白，胸膺咳痛，舌苔薄净，便溏，姑以和络宁肺以培脾。参三七，仙鹤草，制女贞，墨旱莲，藕节，炙白前、薇，淮山药，焦扁豆，水炙紫菀，旋覆花，广郁金，焦白术，枇杷叶。二帖。

二诊：咳血已除，便溏亦实，惟咳嗽未除，痰出薄白，深恐咳血再起。炙桑叶皮，南苏子，白蛤壳，粉沙参，炙白前、薇，制女贞，胖大海，炙紫菀，旋覆花，枇杷叶。三帖。

〔按〕痰为咳嗽之缘，气逆为咳血之因，痰化气顺，咳血乃愈。"脾为生痰之源""肺为贮痰之器"，肺脾同治，是为周老医生治疗咳血经验。

徐某某，男，36岁。肺阴耗损，且有蕴热，上焦清肃不复，咳嗽漫延，痰黄带血，脉细而数，气急，胃困形瘦，肺损及肾，症渐深患。细川斛，粉沙参，炙白前、薇，冬瓜子，炙款冬，黛蛤壳，制女贞，墨旱莲，生苡仁，枇杷叶，地骨皮。三帖。

〔按〕肺病经久不愈，营阴消烁，肾水亏损，阴不制阳，虚火内动，虚火蕴逆，络破见血。肺损及肾，母病及子。

咯血

冯某某，男，36岁。咯血盈碗，肺络内伤所致。十灰丸，云南白药，旋覆花，代赭石，淮牛膝，仙鹤草，焦白芍，瓦楞壳，茜根炭，牡蛎，甘菊，藕节。

〔按〕用药妙在瓦楞一味。咯血盈碗，必有瘀血内积，瘀血不去则出血不止。《本草衍义补遗》曰："瓦楞子消血，化痰积。"

吐血

董某某，男，35岁。初诊：脉芤细，重按若无，脾之大络内伤，积瘀在里，曾经上吐下泻，都见瘀血，胃困不复，中脘胀满，腹形臌大，防其积瘀再溢，有虚脱之险。五灵脂，桃仁，牛膝炭，代赭石，郁金，厚朴，木香，枳壳炒白术，茜根炭，当归炭。三帖。

二诊：腹臌较宽，胀滞亦减，胃气未复，症宜加意。赤、白芍，当归炭，牛膝炭，桃仁，瓦楞壳，茜根炭，广郁金，厚朴花，炒枳壳，焦谷芽。三帖。

呕血

鲁某某，女，33岁。腹中磊落如拳如臂，哽动作痛，痛剧伤络，大便下血，上则呕血，脉细，症渐深患。苏合香丸，左金丸，桃仁，瓦楞壳，延胡，青皮炒白芍，乌贝散，当归炭，香附，乌梅炭，玫瑰花。

〔按〕吐血、呕血皆出于口。有血无声者谓吐血，有血有声者谓呕血。吐血其病在胃，呕血其病在肝。董、鲁两案均为上溢下出之血证，但前例吐血其治在胃，后例呕血其治在肝。

便血

陈某某，男，成。大便始下积，继下血，舌苔白厚，口淡，肢体倦怠，症以湿滞肠间，酿积，络损下血。藿香，厚朴，茅术，木香，楂炭，炮姜炭，当归炭，白芍炭，枳实炭。

〔按〕沈金鳌曰："便血兼由湿热风虚。所以下血或清或浊。亦不论粪前粪后。肠澼则客气盛而正气衰，所以血与水谷齐出。固不可不详审而治之也。然则肠澼之不得用肠风等药，宜升阳除湿和血汤。"

孙某某，男，36岁。负重伤气，气不摄血，大便下血已经一载，腰酸形瘦，症情渐深。党参，绵芪，升麻，荆芥炭，白术，扁豆，楂肉，椿根皮炭，益智仁，荷叶，白芍炭，当归炭，杜仲。

〔按〕脾气不足，中宫不守，血无所摄而下血者，谓之远血。黄土汤、补中益气汤、归脾汤皆可选用。便血经久，肾气不固，脾气不强，益气健脾方中可参入益肾壮阳之品。

侯某某，男，42岁。风热逗留大肠，大便下血，头晕。荆芥炭，防风炭，椿根皮炭，侧柏炭，升麻炭，地榆炭，槐花炭，白芍炭，当归炭，杭菊，左牡蛎。

〔按〕风热逗留，邪从太阳传入阳明，协热下血。肝脉绕络后阴，肝经血热，渗入于肠为肠风下血。以荆芥、防风治其风，白芍、当归、牡蛎治其肝。便血之源虽有各属，但病位总在于肠，以诸炭收敛止血。方中使用升麻是谓"下者举之"之意。

评议：凡血从肛门排出体外，无论在大便前、大便后下血，或单纯下血，或与粪便夹杂而下，均为便血。常包含西医的各种原因导致的消化道出血。中医多因风热、湿热蕴结肠道，肠道脉络损伤，或因脾胃虚寒，气虚无力摄血所致。陈某、侯某为湿邪、风热所伤，周氏辨治分别以化湿和血、祛风清热止血为治，孙某因气虚不能统血，故选补中益气以益气摄血以治下血。

尿血

俞某某，女，32岁。初诊：肾脏亏损，膀胱络伤尿血，头目昏晕，胸腹气闷。瓜蒌皮，台乌药，胡连炒乌梅，覆盆子，左牡蛎，炒阿胶，薤白头，菟丝子，青皮炒白芍，猪肚丸，炒枣仁，血余炭。

二诊：尿血已除，少腹弦急，小便频数，肾脏内伤，膀胱失约。金刚丸，炙狗脊，生白芍，乌梅炭，金铃子，牡蛎，海螵蛸，菟丝子，覆盆子，猪肚丸，台乌药，莲须。

〔按〕小便出血，痛者谓之血淋，不痛者为之尿血。膀胱热者血淋，溺出必痛，下元虚冷者尿血，溺出不痛。本例是为尿血，以温肾摄血法为治宗。

梅核气

沈某某，女，50岁。喉间有痰，粘连不豁，气郁所致。紫苏叶，厚朴，乌药，郁金，白芍，鸡血藤，寄生，橘红，制半夏。

〔按〕梅核气都因肝气上逆，与痰搏结于咽所成。常用《和剂局方》四七汤治疗，本案处方亦从此化裁。

评议：《金匮要略》所载述"咽中如有炙脔"，当属此病。《古今医鉴·梅核气》曰："梅核气者，窒碍于咽喉之间，咯之不出，咽之不下，核之状者是也。始因喜怒太过，积热蕴隆，乃成厉痰郁结，致斯疾耳。"多因情志郁结，痰气凝滞所致。治宜理气解郁化痰，方可选半夏厚朴汤、四七汤等。上案所用乃四七汤（由半夏、茯苓、紫苏叶、厚朴组成）化裁。

疝气

李某某，男，26岁。中气内亏，气陷厥阴，睾丸垂肿。党参，绵芪，升麻，桔梗，菟丝子，乌药，茴香，家韭子，荔枝核。

〔按〕益气举陷合疏肝行滞，有标本兼治之意。

钱某某，男，70岁。初诊：寒疝，睾丸肿大，少腹觉胀，常觉清冷。瑶桂，炒巴戟，葫芦巴，家韭子，台乌药，枸橘李，小茴香炒金铃子，吴萸炒白芍，制香附，荔枝核，蝎尾。三帖。

二诊：中气不足下陷为疝，睾丸肿大，少腹清冷。瑶桂，家韭子，小茴香，荔枝核，台乌药，葫芦巴，广橘核，蝎尾。五帖。

〔按〕少腹阴囊为肝经所过，肝主筋，睾丸为筋之所聚。疝气专属于肝，治疝先治气。寒疝者，温经散寒，疏肝利气为之常法。但蝎尾治疝，则为历代医书中罕见。寒邪凝滞，取其蝎尾散结通络之功欤？

疟疾

王某某，男，38岁。初诊：募原伏有疟邪，寒热屡发，胸闷溲赤头晕。炒川连，夏枯草，炙鳖甲，青皮炒白芍，纯钩，生苡仁，炒泽泻，焦楂肉，炙枳壳，酒炒秦艽，滁菊花。三帖。

二诊：疟后余热未清，脉左弦劲，肝胆郁热未澈，口干头晕便艰。川连炒乌梅，炙知母，炙瓜蒌，碧玉散，夏枯头，麻仁丸，纯钩，滁菊花，辰拌翘心，板蓝根，辰灯心。三帖。

三诊：前以疏肝郁、泄湿热，二便较利，饮食后胸次仍痛，周身经络酸楚，气短无力，病起已久，难其速效。川连炒乌梅，金铃子，碧玉散，夏枯头，纯钩，滁菊花，瓜蒌，知母，淮牛膝，郁金，楂肉。

张某某，男，59岁。初诊：疟来间日，邪伏较深，便溏目眵，姑以和解法。酒炒柴胡，酒炒青蒿，酒炒秦艽，法半夏，广陈皮，芩炭，夏枯头，炒泽泻，焦楂肉，焦扁豆。

二诊：疟止，湿热未澈，头晕腰酸。陈蒿梗，碧玉散，生苡仁，炒泽泻，夏枯头，炙狗脊，板蓝根，芩炭，白术，扁豆，滁菊，寄生。

〔按〕疟疾总不离少阳。治法有二：一曰和解，二曰截疟。翻阅周老医生治疟验案，用截疟之法甚少。俗谓"截疟太早则截住邪而成它病"。前例仿蒿芩清胆汤之意，疏泄肝胆郁邪，后例用小柴胡汤和解少阳，皆为达邪外出。

消渴

董某某，男，45岁。初诊：乍纳乍饥，消烁迅速，病起半月，肌肉尽削。询系失意事多，焦劳苦思，内火日炽胃液，口干，脏阴既损。姑以玉女煎加味。大生地，麦冬，元参，阿胶，知母，石膏，炒白芍，女贞子，旱莲草，甘草。

二诊：前进甘凉救液，火势仅减二三，渴饮反甚，溲浑而浊。上中之消又转到肾消矣。三焦兼涉，津液必至告竭，证情极险，再拟从治之法，宗河间甘露法，必得十减七八乃辛。熟地，石膏，人参，肉桂，生地，麦冬，炙甘草，白芍，黄柏。

三诊：从治之法，始也依然，药三进而纳日退矣，小水浑浊转清，舌苔光红亦淡，拟制小其剂，仍与上中下三焦并治。熟地，乌梅，炙草，川连，川椒，生地，肉桂，人参，麦冬。

四诊：连进固本从治之法，并参苦辛酸安胃，冗推应手，今胃纳安常，诸恙皆平，而津液受伤已极，善后之法，自当益中育阴，以冀其复。人参，熟地，天麦冬，西洋参，北沙参，知母，石斛，炙草。

〔按〕此例为消渴反治验案。消渴证，当应养阴生津，润燥清热，为其正治。但亦有"热因热用"者，谓之反治。陈修园曰："下消无水，用六味丸以滋少阴肾水矣。又加附子、肉桂者何。盖因命门火衰，不能蒸腐水谷。水谷之气，不能熏蒸上润乎肺，如釜底无薪，锅盖干燥，故渴。至于肺亦无所禀，不能四布水精，并行五经。其所饮之水，未经火化，直入膀胱，正谓饮一升，溺一升，饮一斗，溺一斗。观其尿味甘而不成可知矣。故用桂附之辛热，壮其少阴之火，灶底加薪，枯笼蒸溽，槁苗得雨，生意维新。"

肿胀

金某某，男，64岁。初诊：肺脾肾亏损，腹胀足肿，溲短气促，症势非轻。金匮肾气丸，川椒目，汉防己，制半夏，制厚朴，淡附片，桂枝木，炒泽泻，赖氏橘红，半边莲。

二诊：肺肾早伤，气化已滞，蕴痰积湿，为肿为胀，为喘之患，其势已露，尤加注意。桂枝木，粉猪苓，淡附片，赖氏红，竹沥夏，白茯苓，川椒目，冬瓜子皮，炒泽泻，生桑皮，汉防己，葫芦壳。

三诊：前拟温煦正气，以泄邪水，肿势、气急、心悸、便溏、足冷诸险症，逐渐而平。淡附片，焦白术，姜半夏，广木香，补骨脂，白茯苓，赖氏红，制厚朴，巴戟肉，桂枝木，针砂丸，金匮肾气丸。

〔按〕水肿之成，多由三阴输布、通调、蒸化失司之故。水邪泛溢，甚则上逆，凌心射肺，心悸气喘相继出现。此例为西医所说的"心衰"重症。桂枝木，乃为桂枝去其外层苦燥之性，得中心甘润之味，入心与心包二经，为补阳活血之良品。针砂丸由针砂、木香、三棱、蓬术、草果、茵陈、乌药、猪苓、泽泻、白术、赤芍、苍术、厚朴、香附、陈皮、青皮等药组成，重治黄疸水肿，腹胀夹湿积滞成块。

高某某，男，42岁。肾脏亏损，脾运亦滞，不但肢末浮肿，腹部渐觉胀滞不舒，慢性肾炎未可轻视。金匮肾气丸，绵芪，党参，山药，萸肉，厚朴，木香，五加皮，大腹皮，葫芦壳，桂枝木，泽泻。

〔按〕慢性肾炎从脾、肾论治。

张某某，男，5岁。初诊：脾胃蕴湿，外感风邪，肺气失宣，肝脾亦郁，大便溏，面部肢体骤然肿大，症颇深重。炙麻黄，紫浮萍，杏仁，白芥子，制天虫，姜衣，大腹皮，莱菔子，制厚朴，猪苓，茯苓皮，地蒲壳。

二诊：面部肢腿皆肿，蕴湿夹风，肺脾气机皆郁，症势颇重，防变气急。葶苈子，大腹皮，生姜衣，桂枝木，猪苓，紫浮萍，白芥子，茯苓皮，半边莲，天虫，苏梗。

三诊：面部肿势渐退，脾运未健，腹痛便溏，足仍肿，稚年须节饮食，始不反复。大腹皮，地蒲壳，白术，厚朴，桂枝木，焦楂肉，茯苓皮，生姜衣，扁豆，木香，带壳砂。

〔按〕此张孩水肿病案，先因脾胃蕴湿，复感风邪所致。治疗先以宣肺利水治标，继以益气健脾治本，终以"稚年须节饮食，始不复"一句为叮嘱，俾脾土健运，水精输布，水肿之病何以再起。

蒋某某，男，11岁。初诊：痰湿内蕴，夹风外袭，风湿相郁，肺脾之气失宣，足跗肾囊大腹尽肿，气急，症势颇重。甜葶苈，白芥子，白杏仁，大腹皮，地蒲壳，炒泽泻，白蒺藜，广郁金，制天虫，紫背浮萍。二帖。

二诊：肺脾肾三脏皆亏，形肿腹大，肾囊胀大，小便不利，症势深患。甜葶苈，白芥子，白杏仁，葫芦壳，地蒲壳，姜衣，制天虫，防己，泽泻，半边莲，车前子。三帖。

三诊：胀势较减，饮食略增，惟囊肿未瘪，再以分清。甜葶苈，白杏仁，南苏子，桑白皮，川椒目，大腹皮，生姜衣，半边莲，车前子。三帖。

〔按〕《金匮》虽有"腰以下肿当利小便，腰以上肿当发汗"之说，但本案足跗肾囊大腹尽肿，而取其宣肺行水法，下病取上，与《金匮》所说不同，可见周老医生诊治师古而不泥古。

黄某某，男，54岁，农民。初诊：三年前负重远行，阴络受伤而致便血，经治血止，但瘀留不彻，时有胁痛，并不加意，近年体力日衰，烟酒之火热积于气分，瘀热相结，腹臌纳减，心悸头晕，溲短涩，便色黯，唇口燥赤，脉至弦数，舌绛苔腻，宜清热行瘀，分泄积水。制军6克，甜葶苈6克，木通6克，丹皮6克，玉米须12克，大腹皮12克，黑山栀10克，葫芦壳15克，汉防己5克，川椒目5克。

二诊：大腹胀势较减，小溲排泄增多，饮食尚可，惟寐醒口中干腻。前方去山栀，加南花粉12克，虫竹12克。服12剂，诸恙告瘥。

〔按〕本案重点在于瘀热互结，壅塞不通，气滞饮聚，故方从己椒苈黄丸加味化裁，以增强利水退肿之效。生军易制军，并与丹、栀相配，凉血行血，以彻瘀热。

陈某某，女，38岁，农民。初诊：胃呆纳罕，胁脘胀闷，腹臌形隆，脉至弦滑，二关细软，舌苔淡白，健运脾胃以复升降。党参12克，白术12克，茯苓12克，白芍12克，淡吴萸5克，煨木香5克，陈皮6克，姜半夏6克，砂仁2.5克，淡干姜2.5克。五帖。

二诊：脘闷除，纳谷增，矢气转，腹膨宽。原方服至15剂，诸恙告瘥，继服香砂六君丸，以固全功。

苏某某，男，30岁，农民。初诊：脾虚土衰，运化乏权，肢冷神困，形羸唇白，通腹腻胀，嗳气频频，便溏溲短，脉细缓，苔薄白，舌质胖嫩，宜健坤运，以化湿浊，培中土以扶后天。米炒党参12克，瓜蒌皮12克，汉防己12克，陈蒲壳12克，带皮苓12克，泔茅术6克，枳壳6克，苏梗6克，桂枝木6克，法半夏10克，制川朴5克。6剂。

二诊：腹渐宽，肢已温，溲长便实，精神爽。原方续服12剂。

三诊：病情基本痊愈，更服缪氏健脾资生丸。

〔按〕苏、陆二案，因脾虚不运，水湿内聚而成腻胀，不宜过于分利，故取补脾化湿法，俾脾土旺则能散精于肺，通调水道，下输膀胱，水精四布，五经并行矣。所用方药，均以补其虚，除其湿，行其滞，调其气也。

章某某，男，32岁，农民。初诊：面浮体肿，腹大如鼓，咳呛气逆，神烦口渴，肢节酸楚，小溲热赤，大便不利，脉至寸关浮数，二尺沉实，舌苔糙白，邪热壅遏，肺气失肃，开合不利，水津失布，急开天气以泄地气。浮萍18克，老瓜蒌24克，苡仁12克，虫竹12克，滑石12克，带子腹皮24克，象贝12克，杏仁12克，葶苈子10克，麻黄3克，蝉衣3克。五帖。

二诊：投前方后，咳呛平，溲便爽，肿势日消，腹膨递减。原方除葶苈。五帖。

〔按〕本例系风水症，故遵《金匮》"腰以上肿当发汗，腰以下肿当利小便"之治则，取宣肺降气，疏风利水法，施治获效。

王某某，女，34岁，农民。初诊：水停中焦，大腹膨隆，湿浊充斥，气失流利，动辄喘满，食入脘胀，口渴溲赤，脉弦滑，苔白腻，此所谓病水即病气也。急宜逐水开积行气运滞。控涎丹吞2.5克，麸炒枳实12克，冬瓜子、皮各12克，生莱菔子15克，白茯苓15克，白术15克，炙紫菀6克，商陆6克，鸡金6克，干蟾皮5克，制川朴5克。三帖。

二诊：喘满减，腹膨宽，症愈大半，改用六君子汤加味，以善后调治。

〔按〕此由水湿久郁，痰饮互结，三焦气化失宣，水邪停蓄为患，必当根据《金匮》"诸有水者，可下之"的原则，采取行气疏中，祛痰逐饮法。使在里之痰涎积饮，从下而夺，此法毕竟有伤正气，故于三剂，症愈大半，即改用六君子汤加味，益气健脾，使脾旺可以制水，积水去而正不伤，诚尽善之法。

徐某某，男，63岁，农民。嗜饮积湿，痰浊随生，高年气血并亏，气血痰互结，阻滞三焦络隧，始时乍寒乍热，近乎疟状，渐致胁下结块，坚韧不移，脘胀腹臌，形瘦纳少，脉至沉细，舌黯苔白，欲攻其积，当毋伤正，乃用磨化法试观。海藻12克，党参12克，旋覆花包10克，广木香10克，煨三棱2.5克，蓬莪术2.5克，赤丹参18克，青皮5克，鸡谷袋2只，谷、麦芽各15克。

另每晨米汤送圣济鳖甲煎丸10克。

注：①服药三月之久，结块几无，腹臌已消，形体壮实，劳作如故。②鸡谷袋，鸡之食囊。周老医生谓"磨化之力，莫强于鸡之谷袋，无论锐利坚韧之品，均难损其分毫，故采入化癥饮"。③"化癥饮"为周老医生的经验方。处方组成：海藻、丹参、木香、党参、三棱、莪术、旋覆花、鸡谷袋。

〔按〕本例始患痰症，胁下痞硬有块成为疟母。周老医生认为"此皆症积之属，其症虽实而多见于虚人，久施攻逐犹恐力不能胜，主张缓攻，渐为磨砺"。自拟经验方"化癥饮"合消癥化积之"圣济鳖甲煎丸"加减，俾祛邪而不伤正。

李某某，男，32岁，职员。初诊：禀元不足，未老先衰，自觉肢冷脊凉，腰膂酸楚，腹膨大，喜热饮，食入胁痛便溏，溺清，脉沉细如伏，苔薄白，治拟温督行水。鹿角霜10克，荜澄茄10克，补骨脂12克，大熟地12克，大腹皮12克，茯苓12克，北细辛3克，麻黄3克，桂枝木3克，附片3克。五帖。

二诊：肢温膨减，恙诸渐消。原方继服十帖。

〔按〕本案阳衰阴盛，气不化水，为臌胀之属火衰者。周老医生用温壮督阳法取效。有如日光一照，寒凝顿解之意。

冯某某，男，47岁，农民。初诊：命火衰，肝木旺，脘腹膨大坚硬，土德薄，水湿留，食入肢冷跗肿，便时溏，溲涩短，脉沉迟细，舌胖苔白，法当益火之源，以消阴翳。茯苓12克，山药12克，熟地12克，车前子10克，干蟾皮10克，泽泻10克，黑附块3克，瑶桂3克，沉香1克，鸡金6克。四帖。

二诊：腹膨宽，诸恙减。原方加香附12克。十五剂。

注：随访一年无恙。

〔按〕此即前人所谓"脏寒生满病"，法当温中州，温下焦，俾少火生气，上蒸脾土，元阳复而阴翳消，三焦有所禀命，决渎得宜，水道自通。二诊于前方加香附守服15剂后，纯服肾气丸，使阴阳协调，肾气充足，诸证自解。

冯某某，女性，32岁，农民。素质勤劳，禀元尚充，去岁难产手术，元气大伤，随之食少，肢冷，曾投温脾之中药，时愈时作。近则脘腹膨大，身重跗肿，腰脊酸楚，脉沉迟，舌胖嫩，苔白薄，系火不生土，土不制水，三焦不泻，枢纽失利使然。宗王太仆益火之源以消阴翳法。处方：黑附块、肉桂心各一钱，沉香三分，茯苓、怀山药、熟地各四钱，车前子、干蟾皮、泽泻各三钱，鸡内金二钱。四剂。

复诊：药后诸恙递减，腹膨宽，肢温，便实。原方加香附四钱，守服十五剂，易服肾气丸达三月而愈。

〔按〕肾为胃之关，关门不利，聚水而从其类，则腹膨跗肿。命门为立命之根，犹釜底之薪，命火衰则后天失于温养，所以食少肢冷。盖腰者肾之府，肾亏，故腰脊酸楚。本案主沉香、附块暖丹田以益命火，配肉桂心、干蟾皮益肺强心以明君火，茯苓、怀山药、泽泻、鸡金、车前健脾渗湿以除浊邪，用熟地从阴生阳，合坎离相配之深义，全方阴阳并顾，三焦统治，获效之由也。

吕某某，男性，50岁，农民。症延数载，始因塞湿困中，导致下痢，经治症势稍缓，而大便时带黏汁，久之阴邪深踞，督阳被阻，脊凉肢冷，交冬则百会处常感冷痛，渐而纳少形瘦，腹形膨胀，痛而喜按喜暖，脉沉细如伏，苔薄白，舌淡，治拟通督行水。处方：鹿角霜、荜澄茄各三钱，补骨脂、大熟地、大腹皮、粉猪苓各四钱，北细辛、麻黄、桂枝木、淡附片各一钱。五剂。

复诊：肢温膨减，原方继服十剂。

〔按〕督脉属肾，为阳脉之海，主一身之阳，合膀胱，循贯脊上脑，而百会乃阳气之会，今阴邪阻遏，阳气冉升受碍，故脊凉、肢冷、百会处冷痛。且命门之阳气系通过督脉，传至十二经，故本经（督脉）之气化不利，致水聚成臌，方主鹿角霜、附片、细辛、补骨脂通提督脉，温壮元阳，桂枝木、麻黄、猪苓宣通膀胱，泄热除湿，荜澄茄、大腹皮温行水湿，宽中消臌，熟地润养脾肾之阴，以附不固之阳，从壮督阳以宣达命门之功，乃成法活用之例。

评议：肿胀一症，病因病机不离水湿内停，脏腑不外乎肺、脾、肾三脏。周氏辨治肿胀常从三焦论治，上焦宣肺利水，中焦健脾利水固本，下焦温肾壮督行水。从上述周氏治案发现，周氏较为重视脾土健运，认为亦"节饮食，始不反复"，或以"缪氏健脾资生丸"以补后天固本。

癥积

陆某某，女，15岁。初诊：腹膜炎络伤瘀滞，脐右结块，大便不利，脉小数，左手细，姑以疏解化痰通腑。归须，赤芍，延胡，甲片，䗪虫，桃仁，瓜蒌，五灵脂，三棱，银花，锦纹。

二诊：腹右结块，坚硬已转柔软，按之疼痛渐轻，大便所下均属瘀黑，再以顺其势而利导之。前方去五灵脂、三棱，加香附、牛膝炭。

三诊：腹右结块，经治消散无迹，疼痛已除，再以调理腑气以化瘀滞。当归，赤、白芍，银花，枳壳，老瓜蒌，炙麻仁，焦谷芽，橘红，绿豆衣。

〔按〕癥积之证，大都由气血瘀湿痰结经脉为患。本案络脉损伤，瘀血内停成疾。初诊以活血化瘀，兼行腑气，药后大便尽下瘀黑，有形之邪得解，病根已除，瘀消痛止。

苏某某，女，36岁。脉涩细，中脘按之有形，食后胀满作痛，经停三载，冲脉无贮，心悸，症似伏梁之类，调治非易。丹参，赤、白芍，炒川芎，小茴香，炒当归，延胡，京三棱，蓬莪术，香附，桃仁，青、陈皮，木香，川连炒干姜。

〔按〕古人有五积之说。《难经》："心之积，名曰伏梁，起脐上，大如臂，上至心下，久不愈，令人病心烦。"周老医生临证辨证，谨求古训，学识深瀚。

瘕聚

邹某某，女，31岁。初诊：妇人营虚抑郁，腹中瘕块，时聚时散，攻痛。紫丹参，青皮炒白芍，金铃子，台乌药，枸橘李，制香附，广橘核，乌梅炭，广郁金，焦楂肉，合欢皮，加味消遥丸。三帖。

二诊：腹中瘕块渐消，攻痛亦减，再从前意。加味消遥丸，紫丹参，青皮炒白芍，金铃子，台乌药，制香附，乌梅炭，合欢花，绿萼梅，广郁金。三帖。

〔按〕癥病在血，瘕病在气。治瘕聚者，都用气药。案中丹参一味何以言之。医者皆知，瘕为癥之渐，癥为瘕之甚，气病势必及血。寓疏肝利气、解郁散结于活血化瘀，乃有上工治未病之意。

淋

何某某，女，38岁。小便色赤，临尿疼痛，涩滞不利，拟以清泄膀胱蕴热。粉猪苓，炒苡仁，炒泽泻，车前子，盐水炒川柏，茯苓，通草，童木通，萹蓄草，瞿麦。

〔按〕热淋治以八正散，清热利湿通淋。

评议：八正散方出《太平惠民和剂局方》，制法：车前子、瞿麦、萹蓄、滑石、山栀子仁、甘草炙、木通、大黄面裹煨，去面，切，焙，各一斤（500克）。入灯心。上为散，每服二钱，水一盏，入灯心，煎至七分，去滓，温服，食后临卧。清利与清泻合法，组方用药侧重于苦寒通利。案中去滑石、栀子、大黄等稍减苦寒之性，而加猪苓、薏苡仁、泽泻、茯苓、黄柏、通草以增利水通淋之功。

浊

陈某某，男，26岁。尿后有浊，睾丸酸滞，肾脏内伤，调治非易。党参，绵芪，菟丝子，覆盆子，升麻，牡蛎，金樱子，威喜丸。

〔按〕肾虚固摄无权，精微脂液下流。

威喜丸（《太平惠民和剂局方》），由黄蜡、白茯苓组成。理湿固精，主治元阳虚惫，精气不固，馀沥常流，小便白浊，梦寐频泄，妇人血海久冷白带，白浊，白淫，下部常湿，小便如米泔，或无子息。

噎膈

王某某，男，45岁。酷嗜酒醴，内伤冲和之气，以致胃杳不食，延及一月，大便秘结，关格之萌，未可轻视。薤白头，全瓜蒌，旋覆花，代赭石，炙麻仁，广橘红，制半夏，乌药，金铃子，桃仁，柏子仁，枳椇子，杵头糠。

赵某某，男，52岁。日常饮酒，内伤胃气，饮食隔拒，呕吐舒快，胃癌之萌，图治非易。薤白头，瓜蒌皮，旋覆花，代赭石，法半夏，橘红，茯苓，葛花，桃仁，杵头糠。

〔按〕噎膈系指吞咽梗阻，饮食难下，纳而反出的一类疾病。噎与膈在临床上常同时并见，难以严格区分。对本病的认识，早在《内经》中就指出"三阳结谓之膈"。张子和亦说："三阳者，大小肠、膀胱也，小肠热结则血脉燥；大肠热结则便不通；膀胱热结则津液涸，三阳既结，则前后闭涩，下既不通，气必反而上逆，所以饮食不下，纵下而复出也，此阴火不下行而上逆也。"究其成因，《景岳全书》曾指出"噎膈一证，必以忧愁思虑、积劳、积郁，或酒色过度损伤而成"。上述两例均为酒膈，酒体湿性热，嗜酒过度，胃肠积热，津炼为痰，痰热内蓄，日积月累，津伤血燥瘀血停留，阻于食道、胃腑，留着成疾。治疗不离乎理气降逆，化痰行瘀为法。故仿旋覆代赭汤、瓜蒌薤白汤，葛花解醒汤化裁，方中加杵头糠以助益胃气。

癫狂

徐某某，男，31岁。一诊：症由操劳谋虑，五志少静，心肾之阴暗伤，值此暑令炎热，心阳愈亢，心阴愈伤，彻夜不寐，连续七日，志火炽戤，化风袭脑，头胀烦躁不宁，左目色赤胬肉外突，脉左右弦数。证势重大，以重镇亢阳，宁心凉肝，拟以平亢逆之威。生铁落，牡蛎，纯钩，川连炒枣仁，珍珠母，龙齿，石决明，辰茯苓，滁菊，夏枯头，薤白头，瓜蒌皮。

二诊：昨诊症势逐渐安定，脉弦浮亦敛，心神渐为藏谧，睡眠颇安，略思饮食，均属佳兆，自后亲戚二次探望，病者对之悲泣，心君受此刺激，脑亦失静，自后言语即有错乱，神志失常，刻诊脉左右虚缓少神，又惺惺不寐，症势因之转恶，勉拟宁心镇神安脑法。马宝，琥珀屑，珍珠母，龙齿，牡蛎，石蟹，生铁落，石决明，菖蒲，胆南星，纯钩，夏枯头。

三诊：昨方宁心镇邪安脑，昨宵略寐一小时余，刻诊脉左右虚弱而小少神，大便四次溏薄色黑，言语渐清慧，惟平时心精过用，心阴早伤，神易浮越，病中切忌悲怒感触，引起反复，殊属棘手。青龙齿，茯苓，枣仁，琥珀屑，石决明，扁豆衣，牡蛎，珍珠母，麦冬，元参心，胆星，朱砂安神丸。

四诊：脉左右虚弱少神，胃杳不纳，中气衰极，加之大便近日下血，精神困顿已达极点，症势岌岌可危，勉拟。党参，五味子，麦冬，生地炭，辰茯苓，法半夏，生白芍，当归，珍珠母，牡蛎，北秫米。

五诊：刻诊脉虚濡略正，大便下血紫红之色较少，精神困疲如昨，寐不成寐，心肾失交心阳浮越，肾水亏损，未能上承，加之起病迄今胃不思谷，后天生气杳然，精无所神，殊难久持，病久所谓得谷则昌，勉拟气阴并补，交心肾以摄心阳。党参，麦冬，五味子，生地炭，白芍炭，当归炭，椿根皮炭，白头翁，牡蛎，珍珠母，龙齿，枣仁，法半夏，北秫米。

六诊：病因用脑太过，心神过用，阳亢无制，升僭及脑，左目内损，睛肉外突，彻夜不寐，时欲狂躁，神志失常，迭次诊治，扶阳益阴，昨宵略有安眠，惟精神虚惫不堪，胃气杳然，不思纳谷，元气失资生之源，且脾络内伤，大便下血连续不断，症势未离险境，勉拟气阴并补，以冀万一。潞党参，元麦冬，五味子，生地炭，白芍炭，炒阿胶，珍珠母，左牡蛎，青龙齿，辰茯苓，椿根皮炭。

七诊：入院来，胃杳不思谷食，中气衰极，近日心神虽得宁谧，嗜卧困倦，神志亦清，气血耗损特甚，资生无源，略受刺激，胃气失顺，频欲作呕，病久全赖胃气，胃气久不更醒，难免虚极生波，症势未离险境。旋覆花，代赭石，乌梅炭，化橘红，辰茯苓，潞党参，当归炭，左牡蛎，青龙齿，酸枣仁，珍珠母，谷芽，椿根皮炭。

八诊：近三日，胃气较醒，渐思谷食，重病后期之佳兆，惟肝肾脏精亏损，脑髓亦损，两目昏花，五脏之精未能上精于目，以致罔难视物，姑以益髓补脑镇摄浮阳。磁珠丸，滁菊，石蟹，原麦冬，辰茯苓，首乌，珍珠母，左牡蛎，石决明，生白芍，酸枣仁，大生地，谷芽。

九诊：双目视物聪明，饮食逐渐增加，左右脉重按，渐有神气，惟肌肤面色苍白，营血耗损颇甚，必待后天生气滋长，培养精血之中以振胃气，乃大病后，徐图恢复，必须半持药物调理，半持平烦静摄为要。大生地，天麦冬，白芍，枣仁，淮山药，党参，阿胶珠，珍珠母，首乌，五味子，荑肉。

十诊：前拟滋养营血以益元气，病后不但有形精血亏损，无形之元气亦耗乏，所以面肤唇舌㿠白，无荣色，幸胃气振复，食欲倍加，气血资生有源，惟小心怡养以冀恢复。生地，陈阿胶，麦冬，生白芍，炒枣仁，牡蛎，冬瓜皮，当归，淮山药，制首乌，米炒党参，黑豆衣。

〔按〕癫狂之症，《灵枢·癫狂》篇早有记载，《临证指南》也载有：

"癫……其候多静而常昏……由积忧积郁，病在心脾、包络，三阴蔽而不言，故气郁则痰迷，神志为之混淆。"又曰："狂由大惊大怒，病在肝胆胃经，三阳并而上升，放火炽则痰涌，心窍为之闭塞。"对癫狂表现症状描述逼真。

癫与狂虽属二个类型，但发病错综复杂，常可互相转化，癫中有狂，狂中有癫，很难截然分开。

本病主要由情志所伤引起。如《证治要诀》说"癫狂由七情所郁"，因积忧久虑，忿郁恼怒，屈无所伸，怒无所泄，以致肝胆气逆化火酿痰，痰火蓄结阳明，上扰心神，火炽痰壅，初起痰火上扰，治宜涤痰、清火镇心，后期火戕伤阴，表现为既有阴虚又兼痰火，虚中夹实，宜滋阴降火宁神，其病理因素以气、痰、火为主，病变主要在心，肝及脾（胃）。周老医生治疗癫狂经验丰实，主张从痰、火着手，但仍十分注意从整体观念出发，根据标本缓急进行辨证施治，一般在发作期应治其标，以镇肝宁神、清火涤痰、息风开窍等法，先攻其邪实，待有转机，则往往虚实相杂，须灵活掌握，随证加减以滋阴潜阳，养心宁神，柔肝定志，益气醒胃等法兼治之，以补其不足，调其阴阳，方中以生铁落、珍珠母、龙齿、琥珀、磁石、马宝、石决明、牡蛎、钩藤重镇亢阳、平肝息风、安神定志，以菖蒲、胆星、橘红、瓜蒌皮开窍化痰，以黄连清心泻火，以当归、白芍养血和营，以大生地、天麦冬、元参养阴清热生津，以酸枣仁、五味子、辰茯苓养心安神，旋覆花、代赭石、法半夏、北秫米降逆和胃，滁菊、夏枯头清泄肝火，党参、山药、扁豆衣、黑豆衣、谷芽益气健脾醒胃，首乌、阿胶、萸肉滋补滋肾。

本例与现代医学的躁狂抑郁性精神病相似，周老医生认为患者平时操劳谋虑，用脑过度，阴伤津滞，生痰化火，上扰清空，蒙闭心窍，神明失守，故神志失常，躁扰不宁，语言错乱，彻夜不寐，胃纳呆钝，始以重镇亢阳、涤痰清火为法（方中生铁落，取铁性沉重能坠热开结、平肝降火，乃金能制木之意），终用益气健脾、滋养营血以冀恢复，而养心宁神、平肝潜阳贯串始终，四诊至七诊方中伍以诸炭止血塞流，兼治脾络内伤大便下血之夹杂症。

本例病情复杂，中途曾有反复，案内"病中切忌悲怒感触，引起反复，殊属棘手"一句确系经验之谈，七情之变，助邪最速，即便辨证确切，用药精当，亦属枉然，而调其饮食、适其寒温、怡情静养，不可不慎。

痹证

胡某某，男，23 岁。左腿肌肉麻木不仁，风湿内滞，障碍经气。小活络丹，羌、独活，桂枝，赤、白芍，川牛膝，晚蚕沙，秦艽，桑寄生，威灵仙，北细辛用烧酒浸，外搽。

〔按〕本例痹证乃风寒湿邪袭入经络，营卫之气滞而不行，故左腿肌肉麻木不仁。根据《内经》"留者攻之""逸者行之"，以小活络丹合独活寄生汤加减施治，共奏调和营卫、温通脉络的作用。北细辛用烧酒浸泡外搽为周老医单方。辛入肾经，能搜伏风、散寒邪，并主治痹证外治之法，取细借酒性以助药势，达其病所。

王某某，女，41 岁。左臀骨酸痛，连及腰部，气血不足之体，风湿逗留经隧，经气痹而失行。黄芪 10 克，酒炒当归 8 克，赤、白芍各 12 克，淡附片 2 克，炙麻黄 2.5 克，北细辛 1.2 克，川桂枝 2 克，大熟地 12 克，酒炒牛膝 10 克，杜仲 12 克，鹿角霜 10 克，络石藤 12 克，左牡蛎 25 克。

〔按〕本例素体阳虚，风寒湿邪乘虚内袭，遂致经痹络阻，营卫气不宣通，不通则痛，势所必然。阳虚不能鼓邪外出，法当扶正兼以祛邪，选右归丸与麻附细辛汤并同。则寒邪散而阳不亡；精自藏而阴不伤，具温补肾阳、蠲痹止痛之效。

尿频

卢某某，女，23 岁。初诊：平素喜嗜辛辣味，膀胱积热，以致小便频数，临尿刺痛带血，姑以清泄法。�**茵**，板蓝根，生草梢，石苇，萹蓄，细木通，肥知母，炒川连，炒川柏，瞿麦。

二诊：小便临尿刺痛已除，惟尿色仍赤，馀热朱清。厚朴花，肥知母，制女贞，生白芍，泽泻，益元散，炙白薇，生草梢，生苡仁，石苇。

李某某，男，53岁。中气内伤，膀胱失约，脑髓不足，失眠头晕，小便频数不禁，脉濡，苔白少华，拟补气益肾。炙绵芪，党参，桔梗，升麻，菟丝子，桑螵蛸，覆盆子，左牡蛎，辰远志，麦冬，猪肚丸。

〔按〕茇茵，即车前草。小便频数一症，有属火盛于下者；有属于下虚不固者。前例尿频，膀胱积热，属实，以八正散加减，清泄下焦热邪。后例尿频系下元亏虚。肾气失固，以益气补肾为法。从菟丝子丸、桑螵蛸方义加减，用菟丝子、牡蛎温补肾阳，固摄下元。党参、黄芪、桔梗、升麻益气健脾，升阳举陷，佐以麦冬、远志养心神，并用刘松石猪肚丸以腑治腑，取其同气相求之意。

头风

虞某某，男，37岁。面部经络抽搐疼痛，呼喊不已。蜈蚣2条，白花蛇6克，炙蝎尾8条，制天虫，煅磁石，石菖蒲，地龙，原生地。

〔按〕"诸风掉眩，皆属于肝""风性主动"。面部经络抽搐，疼痛不已，是属风阳痰火上扰，蚣、蝎、蛇虫等以息风止痉，化痰通络。

目疾

张某某，男，42岁。肝有蕴热，上熏空窍，左侧目赤羞明，夜寐梦扰，大便干结，治以清泄。石决明，甘菊，夏枯草，龙胆草，麻仁丸，川连，焦山栀，辰翘心，密蒙花，冬桑叶。

〔按〕肝热上熏目窍，阳明腑滞积热。以石决明、冬桑叶、甘菊、夏枯草、龙胆草、密蒙花清肝明目，麻仁丸通腑泄热，翘心、川连、山栀清心泻火。厥阴、少阴、阳明三经并治，异曲同功，共疗目赤。

齿衄

吴某某，女，31岁。营分蕴热，骤然牙衄。多而为啸。头部昏晕。板蓝根，南花粉，根生地，淮牛膝，菊花，炙白薇，川柏，磁石，石决明，墨旱莲，制女贞，大青叶。

〔按〕齿为肾所属，龈为胃络所绕。齿衄虽有胃、肾二经之别，虚实二证之分，而本例据用药来看，有虚实兼治之意，胃肾同疗之功。

失音

万某某，女，成人。喉音骤然低哑，痰出稠厚，胸闷，症属痰热内蕴，肺实无声。前胡，杏仁，郁金，象贝，甘菊，瓜蒌，旋覆花，桔梗，橘红，石决明，豆豉。

〔按〕"肺为声之门，肾为声之根"，暴音多属肺实，久音多属肾虚。

评议：本案属痰热内蕴之肺实，治宜清热化痰利肺，方选清金化痰汤加减。

耳鸣耳聋

何某某，男，64岁。肝肾阴亏，脑髓不足，两耳鸣响，听觉失聪。生地，杞子，首乌，龟版，牛膝，磁石，女贞子，山药，萸肉，牡蛎，甘菊。

〔按〕耳鸣耳聋属肾虚者无人不晓，但亦关乎于肝，不可不知。如《中藏经》说"肝气逆则头痛耳聋"。故方中除用杞子、龟版等以滋阴补肾外，还佐以甘菊、牡蛎等以平肝潜阳。治肝治肾相辅相成，此乃"乙癸同源"之理也。

麻疹

孔某某，女，幼。初诊：麻疹布点三朝，面部稀少未达，身热，舌苔干白，脉数疾，汗多，肺胃阴津水分渐涸，疹伏不达，势成肺炎，症情重险，勉拟宣透育津法。鲜芦根煎汤代茶30克，牛蒡炒兜铃，广郁金，蝉衣，黄芩炭，大连翘，纯钩，原扁斛，葶苈子。

二诊：疹透较多，热灼较缓，尚有空呕，大便溏泄。牛蒡炒兜铃，蝉衣，广郁金，益元散，葶苈子，大连翘，纯钩，生扁豆，炙甘草，原扁斛。

三诊：疹退过缓，又值暑令，津液为热消耗，疹退不全，热郁不泄，麻疹点渐有回象，热势尚未衰，目赤唇燥，精神困倦，音哑咳嗽，唇内白腐防变口疳。羚羊角，鲜石斛，元参，炙兜铃，大连翘，南花粉，人中黄，鲜竹沥，葶苈子，黑栀衣。

四诊：麻疹点回，痧热馀毒尚未肃清，大便黑，胸腹毒泡累累，兼有咳嗽音嘶。大连翘，银花，绿豆衣，粉沙参，京元参，纯钩，炒葶苈子，知母，炙兜铃，老瓜蒌，益元散，川贝。

五诊：热势已平，诸症均减。粉沙参，玉竹，银花，大连翘，绿豆衣，炙兜铃，川贝，京元参。

〔按〕本例麻疹因汗多而肺胃津伤，此时忌用发汗，重汗则津涸，痧毒内闭。初以生津透疹法，用鲜芦根、牛蒡、连翘、蝉衣等药，甘寒生津，辛凉宣透，疹点布达。三诊时，疹点渐回，热势亦当减退，但热毒仍甚，出现目赤唇燥，精神困倦，音哑咳嗽，唇内白腐，此为热毒壅遏之逆象。急以大剂清热解毒而转危为安。然后生津养胃，以善其后。

痛经

黄某某，女，40岁，工人。一诊：形体素丰，恣啖厚味，中气本虚，脾湿留恋，入冬必作咳嗽，动则气短。此番经来量多如崩，气随血耗，颜皖少华、带下、心慌、懒怠，上月汛行量少色淡，经行绵绵腹痛，纳呆便溏，脉来迟，舌胖嫩，苔薄腻，拟益气升阳，和血调经。炒党参 12 克，焙山药 12 克，炒於术 12 克，炙黄芪 6 克，当归身 6 克，制茅术 4.5 克，炒川芎 4.5 克，广木香 4.5 克，制香附 4.5 克，柴胡 2.4 克，白芷 2.4 克，炙升麻 2.4 克，砂仁杵 2.4 克。五帖。

二诊：药后腹和神奕，纳谷渐增，带下日减，中气渐复，阳气得升，便尚不实，脘有胀闷，再宗前意。前方加葛根 3 克。

〔按〕本例平素体弱，气血不足，故量少色淡。脾虚气弱则统摄无权，冲任不固，致经来如崩，更损气血，血海空虚，胞脉失养，经行涩滞不畅（即血虚血瘀），故现经行腹痛绵绵，又兼纳呆便溏，脉迟舌胖等脾虚血弱诸症。血虚宜补血，血脉充盈始能流行畅通，即所谓"若欲通之，必先充之"的法则，以达到血充而血化之目的。周老医生借鉴前人经验，根据"有形之血不能速生，无形之气所当急固"之理，采用益气以生血，使之阳生阴长，气旺血则旺，选用补中益气汤为主方，益气升阳，调补脾胃以助气血营卫生化之源，辅以苍术、白芷、山药燥湿健脾，佐入木香、砂仁、香附调气行滞，使脾胃清阳气之得以鼓舞，精微输布复常，则气血自充，气血充盈，瘀化经调。二诊加葛根，增强前方益气升阳，和血经调之力。若泥痛无补法，则误矣。

王某某，女，48 岁。一诊：经前恣食冷物，经来腹痛更甚，冲脉亏损之体，尤加注意。紫丹参，酒炒当归，青皮炒白芍，制香附，炙艾叶，焦楂肉，小茴香，淡吴萸。二帖。

二诊：服药后疼痛止渐，肢体困疲，腰脊酸楚。紫丹参，酒炒当归，焦白芍，台乌药，炙艾叶，小茴香炒金铃子，炙狗脊，桑寄生，宣木瓜，左牡蛎。三帖。

〔按〕此由经前恣食冷物，寒客中焦，以致影响冲任，气血凝聚不能宣通，故现经来腹痛更甚，投温中散寒加入舒气养血之品，使气血温煦而通畅，即达通则不通之目的，又因本为冲脉亏损之体，故于二诊方中加入狗脊、桑寄生以温补肝肾而益任壮督，方中木瓜一味兼能疏肝，乃立方选药之妙。

俞某某，30岁，已婚。冲原血海，任主胞胎，皆受督脉之率领。冲、任、督三者，皆起自胞中，一源而三歧。早年罹疾甚伙，禀赋素来不足，来潮之后又欠加意，寒邪乘袭胞脉，气血循行欠畅，室女即患痛经，婚后六载未孕。近来经前腰脊酸楚，行经则腹痛如绞，下肢瘫软无力，经量少而夹块。平昔带下清稀，虽经温养气血，其效不显。脉象寸关沉迟，二尺细软，舌淡苔白。倘仅温养气血，则难祛胞宫之寒，当壮督阳以暖胞宫，所谓"离照当空，阴霾自消"。方用：鹿角霜、川断肉、当归身各9克，淡附片、肉桂、大熟地、白芍各6克，炮姜、北细辛各3克，制狗脊、陈艾叶各12克，广木香煨4.5克。服上方4剂后，经行腹痛大减，腰酸带下亦轻，神情较奕，原方加丹参12克；并配温经丸（当归、附片等分，水泛为丸），每晚6克。调治8月，服药60余剂。次岁怀孕，足月临产。

〔按〕《内经》谓："血气者，喜温而恶寒，寒则泣不能流，温则消而去之。"寒凝血泣，不通则痛，是导致痛经的重要因素。周师认为，寒邪之所以侵袭而阻痹胞脉、留滞气血，往往是由于内在的阳气先虚，无力御邪之故。因此，在治疗时既不忽视温散寒邪，尤其重视壮阳益火。

吕某某，女，42岁。操劳甚勤，终朝筹虑，心脾气结，经血不荣，夜寐欠安，心悸惊惕，纳谷不昌，神怠困惫，带下赤白相兼，月汛愆期量少，经色淡而不畅，经行腹痛懒言，脉象濡细带数，舌淡红，苔薄糙，拟养益心脾以调气血。当归身6克，生白芍6克，蒸冬术6克，党参9克，炒枣仁9克，柏子仁9克，细生地9克，茯神（苓）12克，远志4.5克，佛手片4.5克，紫石英12克，炒神曲12克，白薇12克。五帖。

二诊：心悸减，夜寐安，经行色量渐趋正常，腹痛亦减，上方加减，服五十余剂，调治四月，诸恙皆失。

〔按〕此血虚肝郁。周老医生以补肝中之血通其郁，佐以养心宁神兼解郁清热，调治数月而效。

肖某某，女，28岁。一诊：经来后期，腹痛色黑凝块，舌苔白，口淡。

紫丹参，当归，焦白芍，制香附，艾炭，炒泽炭，焦楂肉，茺蔚子，红花，台乌药，炮姜炭。三帖。

二诊：经来凝块已减，腹痛亦缓，再以调理。紫丹参，当归，焦白芍，艾炭，焦楂肉，台乌药，炒泽兰，滁菊花，纯钩。二帖。

〔按〕此寒气客于血室，以致血气凝滞，脐腹作痛，经来后期，色黑凝块，舌白口淡，以温通法取效。

沈某某，女，38岁。喜嗜辛辣，热积营分，常现衄血；且房欲不节，相火偏炽，肾中真阴暗耗，时时赤带腰酸，经期努力伤络，瘀血停聚胞宫，瘀热相结，经来少腹刺痛，色黑成片，形肉消削，胃纳日减，骨蒸潮热，夜间盗汗，少寐心悸，头目昏眩，脉细数，重按带涩，舌偏红，边布瘀点，势成干血，以消瘀通络法。水蛭3克，虻虫3克，琥珀冲3克，莪术4.5克，桃仁4.5克，三棱4.5克，醋炒大黄4.5克，当归尾6克，粉皮丹6克，紫丹参12克，酒炒牛膝9克，失笑散包煎12克，威灵仙12克，红花汁拌丝瓜络12克。三帖。

二诊：一剂后经血倍增，腹痛加剧，三剂经色显赤，腹已和，诸恙均减，脉转濡细，舌质淡红，尚有瘀点，改易消瘀和血。水蛭3克，三棱3克，莪术3克，当归尾6克，炒赤芍6克，炒川芎6克，炒荆芥4.5克，川牛膝4.5克，生地9克，丹参9克，威灵仙9，生红花汁拌丝瓜络12克。注：次月复诊，经来已趋正常，惟经行之补，稍感腹胀痛，神奕纳增，已如常人，予养血调冲法善后。

〔按〕本例痛经为血瘀实证，瘀热互结，蓄结于胞宫，故除经来少腹刺痛色黑成片外，平时兼有赤带鼻衄之症。周老医生根据"血实者宜决之"的原则，破血下瘀，使瘀去则热无所据，诸病自解。投《伤寒论》抵当汤加味等峻猛攻逐之品，下瘀血积聚以荡涤热邪，佐《局方》失笑散祛瘀生新，衰其大半，继以原方减去大黄、虻虫、失笑散，防其攻伐太过，以活血化瘀常法因势利导，以彻余热。周老医生治疗血瘀证，喜用红花汁拌丝瓜络以代猩绛散瘀通络。

陈某某，女，30岁，教师。一诊：情怀抑郁，厥阴经气失宣，木郁生火，热扰血海，月经超前，量多失艳，经前一周即感胸闷乳胀乳头触痛，行经则少腹始胀继痛，纳少嗳气易怒，烦躁，脉弦苔糙，拟疏肝郁调冲脉。柴胡2.4克，薄荷2.4克，茯苓12克，当归身12克，生鳖甲12克，路路通12克，蒸冬术6克，白芍6克，丹皮6克，乌药6克，枸橘李6克，制香附4.5克，黑山栀4.5克，牡蛎21克。四帖。

二诊：药后经前乳胀经行腹痛均有好转。原方除白芍，加丹参9克，娑罗子12克。七帖。

三诊：月候及诸恙均瘥。续以原方去丹皮、山栀，加绿萼梅3克，平地木12克。

〔按〕本例痛经偏于肝郁气滞血热。根据《内经》"木郁达之"的原则，顺其条达之性，开其郁遏之气，养营血而健脾土，故先以逍遥散疏肝解郁，健脾养血为主方加清热凉血之丹栀，取其清热平肝的作用，方中香附、乌药调经止痛，枸橘李、路路通理气通络，牡蛎配鳖甲既具育阴潜阳之效，又有软坚散结之用，全方补肝之血，解肝之郁，理肝之气，清肝之火，药后气机渐畅，腹痛乳胀随之好转，继于效方去酸敛之白芍，加娑罗子、丹参增强理气活血、调经止痛之效而愈，终去苦寒之丹栀，入绿萼梅、平地木以疏肝解郁，开胃生津善后。

秦某某，女，35岁，农民。一诊：蛊毒痹络，代损肝脏，肝阴不足，胁下痞满肿痛，产育频密，暗耗肾元，头晕耳鸣，腰酸，月汛参差，经量少而色鲜，带下缠绵色白而质黏稠，汛期少腹隐痛，得按稍缓，经后渐瘥，神疲肢软，时有衄血。脉弦细数，苔薄黄糙，拟育肾涵肝，投自订乙癸同源饮加减。大生地12克，杞子12克，北沙参12克，生鳖甲12克，当归身6克，白芍6克，麦冬6克，盐水炒杜仲9克，炒川断9克，金铃子小茴香1.2克拌，藏红花1.5克，牡蛎21克，制女贞4.5克。五帖。

二诊：药后带净腹和，汛期准行，色量如常，再予原方调治三月。

〔按〕此案蛊毒痹络，故胁下痞满肿痛，瘀血不去，新血不生，而使肝阴亏损，即因实致虚之例，又因多产伤阴耗血，肝肾精血既亏，冲任不足，汛期血海空虚，又何能滋养胞脉，以致少腹虚痛，冲脉上循阳络，阴虚火旺，虚火上扰，则络损衄血。周老医生拟自投乙癸同源饮加减以育肾涵肝，诸药合用，疏肝之气，补肾之味，使肝体得养，肝气条达，诸症自解。

评议：纵观上述治疗痛经医案，发现周氏辨治痛经立虚实为纲，实证痛经分寒凝血滞、肝郁气滞、瘀热互结之不同，虚证痛经分气血亏虚、血虚肝郁、肝肾不足之各异；治疗上重视因证施治，治法上崇尚以"通"为用。针对痛经实证分别采用温通、疏理、破瘀的治法，而对于虚证则采用益气生血和血、补血调肝通郁、益肾涵肝活络不同治法，并在诊治过程中因证施方运用自订验方"乙癸同源饮"。仅妇科痛经一病，周氏诊治纲目举张，足见其临床功底深厚，值得后辈揣摩学习。

经行吐衄

陆某某，女，21岁。嘉善陶庄公社。一诊：冲脉之气失顺以致倒经，始为鼻衄继变吐血。紫丹参12克，酒炒当归6克，焦白芍10克，酒炒淮牛膝10克，仙鹤草10克，墨旱莲12克，旋覆花10克，代赭石15克，泽兰叶12克，金铃子10克，乌药6克，佛手柑6克，广郁金6克。四帖。

二诊：近日衄血吐血未现，筋酸、食后消化不良。前方去郁金，加酒炒川断10克，益母草10克。五帖。

〔按〕适值经期或经前一二天，或经已过期不来而发生周期性吐血衄血等情况，称经行吐衄，又名"倒经"。本病多系肝经郁热，迫血妄行；或燥伤肺络，血溢离经；或阴虚血热，伤及血络以致血热气逆，血随气行，气逆则血逆上溢，当月经来潮或行经前，可因冲气较盛，血海满盈，血为热迫，随冲气上逆而致吐衄。本例患者为肝旺血热，逆经倒行，不用苦寒降火，或止血塞流之品，而取理气降逆，养血和血为法，有因势利导，不止自止之妙。此即缪氏治吐血三要决之一"宜降气不宜降火"的实例。

胡某某，女，31岁。经停日久，积瘀颇多，腹痛下漏凝块，经旬不断，上溢鼻衄口渴。牡蛎，震灵丹，丹参，蒲黄炒阿胶，陈棕炭，墨旱莲，原扁斛，知母，炙白薇，黄芩炭，楂肉，茅根。（注）震灵丹：南嶽魏夫人方，由禹余粮，紫石英、代赭石、赤石脂、朱砂、乳香、没药组成，主治男子真元衰惫，五劳七伤……妇人血气不足，崩中漏下……

〔按〕患者停经积瘀，瘀热妄行，下为经漏，上现鼻衄，甚以活血行瘀与凉血止血并用，使血止而不留瘀，瘀去则热无所据。

崩漏

洗某某，女，35 岁。一诊：疸症虽愈，脏阴积损，耳鸣、头晕、腰酸、神疲、胁痛、口苦，经来淋沥不净，色鲜量多，嗳气脘闷，身热时生，便艰溲涩，脉细弦而数，舌红苔薄黄，法当乙癸同治。龟版 12 克，鳖甲 12 克，女贞子 12 克，北沙参 10 克，白芍 10 克，当归 10 克，乌梅炭 15 克，甘菊 4.5 克，地榆炭 15 克，左牡蛎 20 克，藏红花后下 1.5 克，熟地 20 克。

二诊：漏红已净，诸恙均减。原方去地榆、乌梅，加麦冬 10 克。五帖。

〔按〕本例肝肾阴虚，冲任伏热。辨证施治为一般常法，但方中重用乌梅炭涩血止漏，即取叶氏"留得一分自家之血，即减一分上升之火"之理。

钱某某，女，34 岁。一诊：妊娠四月，郁怒动胎而漏红，复缘负重，遂致半产，瘀露稀少，少腹隐痛，胸胁满闷，此次经来色紫暗有块，腹痛而行，行后痛止，淋沥不净，迁延二旬，便艰溲赤，时有火升，脉涩滞，舌红两边瘀紫，法当行瘀理气。醋炒大黄炭 6 克，延胡索 6 克，乌药 6 克，枸橘李 6 克，桃仁 12 克，刘寄奴 12 克，归尾 12 克，益母草 15 克，制香附 15 克，失笑散包煎 18 克，红花汁拌丝瓜络 12 克。二帖。

二诊：药后下瘀甚多，大便色黯，经血渐转正常。原方续服二剂。

〔按〕患者初因身孕郁怒，损胎漏红，复又负重致流产，损伤冲任之脉，血行不畅，瘀血蓄积，新血不能循经而血流不止，气滞血瘀，郁久化热，瘀热互结，故虽有出血，未用止血药而投活血下瘀，理气行滞之品，使瘀去，热清，不止自止，此亦通因通用法也。

储某某，女，48岁，工人。一诊：经行色淡，淋沥已逾一月，腰酸腹坠.懒言，心悸，头晕耳鸣、面色㿠白、脉象沉细，舌淡苔薄，治宜益冲任之虚损，固下漏之经血。乌贼骨丸包煎30克，牡蛎30克，茜根炭12克，阿胶12克，丹参12克，香附12克，陈棕炭6克，川芎6克，当归10克，赤芍10克，艾炭6克。二帖。

二诊：漏下渐止，惟乏力神疲，夜寐欠安。原方去艾炭，加合欢花5克。

〔按〕患者年将五十，经漏不绝，是冲脉已衰，不司收摄故也，补摄施治，以防崩决。

蒋某某，女，30岁，农妇。带下经年，数度流产，元阳渐耗，腰酸腹胀仍不加意。近年来常觉恶寒，精神不振，少动寡言，时觉腹冷，带下清稀为水。上月经来淋沥不断，经某医院注射针药而停。此次汛潮后期，量多为崩，旬余未净，色瘀黑，神疲惫，脉沉迟苔薄白，法用壮督阳固下气。牛角腮6克，鹿角胶6克，陈艾炭6克，淡附片6克，瑶桂1.5克，北细辛1.5克，龟版15克，龙骨15克，炮姜炭5克，熟地10克，锁阳10克。二帖。

二诊：崩漏已止，腹和神奕，守服原方三剂。

〔按〕本例脉证已属阴损及阳，故以温肾壮督为主，固摄冲任为辅，何以纳熟地、龟版，乃取阴中求阳，俾阳得阴助而生化无穷。

顾某某，女，27岁。一诊：分娩流血颇多，冲脉之虚损可知，近数日三次流血，量多色鲜，身热、鼻衄、头目昏眩，乳少腹痛，脉浮弦而数，舌红苔糙，势防虚脱，宜调摄冲脉。上清胶12克，墨旱莲12克，制女贞12克，钩藤12克，白芍12克，白薇18克，代赭石18克，银柴胡10克，地榆炭10克，贯仲炭18克，震灵丹吞15克。二帖。

二诊：腹痛除，乳汁行，脉和身凉，崩漏已止，唯腰酸白带。原方增川断10克。三帖。

〔按〕此例崩漏为产后肾阴不足，虚热扰动冲任，故现一派阴虚血热之象。综观全方旨在宁定血海，清热镇冲，即唐容川"血海不扰，则周身之血无不随之而安"之意，立方精到熨贴，取效甚速。周老医生治妇科疾病，常喜用白薇，他认为"白薇清冲脉之热而镇摄冲脉"。《重庆堂随笔》亦谓"白薇凉解，清血热，为妇科要药"，故本方重用。

马某某，女，60岁。一诊：形体丰肥，纳少肢软，神困气短，晨起暴崩，色淡量多，面色㿠白，舌淡红，苔薄白而润，脉细软，拟益气补中止血塞流。别直参浓煎徐服6克，炙黄芪10克，白归身10克，白芷炭10克，升麻炭10克，白芍炭10克，熟地12克，于术12克，莲房炭5克，枳壳炭5克。一帖。

二诊：服头煎后约一小时许，血渐止，二煎服后，崩象几除，惟神倦肢软。原方去别直参，加党参15克。二帖。

〔按〕本例暴崩，其势急迫，某医院检查疑为子宫癌，嘱速送专院，患者恐惧，乃来中医诊治。此时，止血以防脱是当务之急，根据"急则治标""暴崩宜止"的原则，急须益气止血以塞其流，气固则血止，并可防止"气随血脱"危候。周老医生采用补气摄血，固涩升提法施治，急投独参汤，大补元气，摄血止流，并用黄芪白术培元固中，熟地滋阴补血，当归养血和血。此即治崩先治中州之义，枳壳、升麻、白芷、白芍、莲房皆炒炭，在于增强其收敛止血的功效。

带下

陈某某，女，40岁。任脉亏损，带多如注，腰酸，营血亦亏，睡眠不宁。丹参，焦白芍，川断，桑寄生，左牡蛎，菟丝子，淮山药，白莲须，狗脊，银杏肉，炙海螵蛸。

朱某某，女，42岁。一诊：带多淫溢，腰脊酸楚。当归，焦白芍，海螵蛸，牡蛎，莲须，菟丝子，芡实，金刚丸，归脾丸，淮山药。

二诊：前以固涩任脉，带下较少，惟精髓内亏，头晕腰酸，失眠。党参，焦白芍，焦扁豆，淮山药，海螵蛸，白茯苓，牡蛎，白莲须，原麦冬，炙狗脊，滁菊花，金刚丸。

朱某某，女，29岁。重身八月，带多如注，大便积滞已除，溏薄未实，胎前腰酸，尤宜注意。焦白术，焦扁豆，炙海螵蛸，白莲须，芡实，神曲，狗脊，川断，桑寄生，淮山药，带壳砂，甘菊花。

李某某，女，30岁。湿热下注任脉，带多色黄腥臭，腰酸、头昏。川萆薢，川柏炭，盐水炒知母，炙海螵蛸，左牡蛎，石决明，炙白薇，川断，桑寄生。

沈某某，女，32岁。一诊：营血亏，肝火旺，夹湿热入扰带脉，带下赤白，头眩、腰酸，与养血清肝化湿束带。白归身，茯苓，杜仲，鲜藕，生米仁，乌贼骨，生白芍，白薇，川断肉，丹皮，黄柏炭，泽泻，白术，震灵丹。

二诊：赤白带下已见减轻，经事超前，营阴不足，肝火有余，冲任不调，再拟养血柔肝而调奇经。前方去白薇，加炙鳖甲。

〔按〕带下病是妇科常见病症之一。古人根据带下的色泽和伴有的症状，把它分为白带、黄带、赤带、青带、黑带、五色带等不同名称，在临床上以前三者为最多见。

带下病原因很多，有脾虚湿盛；湿热下注；肾虚不固；肝郁化火等。总之，不论何种原因，都要伤及任带二脉，任脉不固，带脉失约而致带下，其中尤以脾虚为主要原因，故《傅青主女科》说："脾土受伤，湿土之气下陷，是以脾精不守，不能化营血以为经水，反变成白滑之物，由阴门直下，欲自禁而不可得也。"

此五例带下，其中前三例为白带，第一、第二例均由脾肾气虚，湿盛下流，除带下如注外，兼有腰酸头晕等症。故以温肾健脾，固涩束带为法。第三例脾虚便溏，怀胎之后，任脉不固，带脉失约而带下量多。故治带之中顾及胎孕，方中带壳砂，既具行气安胎之效，又免补涩碍滞之弊。第四例平素阴虚肝旺，湿热之邪浸淫任带，除带多色黄腥臭外，兼有腰酸、头昏等症，肝肾阴虚为本，湿热下注为标。综观全方，标本同治，正邪兼顾。第五例为赤白带的湿热证，治疗上比较治白带要多用清热药，并且要加入止血药，因赤白带偏于热的居多。而且带下的赤色，实为子宫的少量出血。此方的黄柏炭配以泽泻，除下焦湿热，泻相火，坚肾阴，当归、白芍养血柔肝，牡丹皮、白薇清热凉血，加白术、茯苓、米仁健脾利湿，少佐震灵丹、乌贼骨收敛止血，固冲束带，鲜藕凉血散瘀，杜仲、川断滋益肝肾。药后症减，惟肝火偏盛，月经先期。二诊去白薇，加鳖甲滋阴清热以增强滋肝阴、清郁火之用。以上五例同是带下，色泽不同，素体有别，用药亦同中有异，异中有同。

（注）金刚丸：由萆薢、杜仲、肉苁蓉、菟丝子等药物组成。补中有泻，寓泻于补，相辅相成，具温补下元、益精生髓之效。

潘某某，38岁，农妇。经年带下，始时乍轻乍重，并不介意；渐而腰酸腹胀，亦未碍操作，近月来带下缠棉，色白，清稀如水，少腹冷痛，喜按喜暖，畏寒肢冷，每交子夜感有凉气自尾闾骨直上行，神疲乏力，脉至寸关迟细，二尺细软，舌淡苔白。处方：鹿角霜、淡附片各三钱，熟地、川断各四钱，生龟版五钱，花龙骨六钱，左牡蛎八钱，瑶桂、细辛各五分，银杏肉十枚。五剂。

复诊：带下见减，脊凉已除，腹和肢温，神情亦爽，原方除细辛，加艾叶三钱，守服十剂，褚恙告痊。

〔按〕《难经》云："督脉者，起于下极之俞，并于脊里，上至风府，入于脑。"《奇经八脉考》则谓"起于肾下胞中，至于少腹，乃下行于腰横骨围之中央"，是以督脉既行于脊里，复循经少腹，脊凉、畏寒等皆督阳不振之现症，而带白稀清如水，又为带脉客寒之象。本案用鹿角霜、瑶桂、附片、细辛以温壮督阳，益熟地、龟版养阴，系宗张景岳"善补阳者，必于阴中求阳，则阳得阴而生化无穷"之义，银杏肉、川断、龙骨、牡蛎补涩带脉。

寿某某，34岁，干部。分娩近月，恶露未绝，少腹隐痛，忽左忽右，神容㿠白，耳鸣头晕，白带绵绵，肢软腰酸，脉反芤数，舌淡苔白。处方：炙海螵蛸一两，左牡蛎七钱，制香附、紫丹参、楂肉、纯钩各四钱，白薇五钱，金铃子、清阿胶、白芍各三钱，台乌药、川柏炭各二钱。三剂。

复诊：漏红已断，白带亦减，神奕脉和，唯寐短梦多，原方除川柏，加枣仁四钱，合欢花钱半，服拾五剂，褚恙告平，康健如故矣。

〔按〕考带脉起于季胁，回身一周，凡直行之经脉皆受其约束，故诸经之邪热亦均能遗注带脉。本例症起产后漏下，营阴积耗，内热随生，故脉现芤数，风阳升僭，头晕腰酸，少腹之络气不和，痹阻则痛无定处，热随冲任注入带脉，致使血热抑郁，从金之化而下白滑之物，故用"加味香附丸"以调和冲任，用牡蛎之固涩带脉，且助钩藤潜风阳之力，先师尝谓白薇专清冲脉之热而镇摄冲脉。

吴某某，35岁，职工。素嗜辛辣，房室不节，以致形肉日削，迩日易怒，咽痒干咳，入夜少睡，多梦纷纭，心悸惊惕，赤白带下，头晕腰酸，便艰，溲赤，质红苔白糙，切脉二尺沉细，寸关弦数。处方：女贞子、旱莲草、麦冬、远志、金樱子各三钱，阿胶、茯神、生地、杞子各四钱，黄连六分，莲肉五钱，鸡子黄一枚。五剂。嘱忌辛辣，禁房事。

复诊：带净，寐安，唯腰脊仍感酸楚，上方去黄连，加川断三钱，继投六剂，所患诸恙尽廖。

〔按〕《妇科玉尺》谓："赤带多因心火，时炽不已，久而阴血渐虚，中气渐损，而下赤矣。"《傅青主女科》亦谓赤带系"火热故也"，又有"黑带乃火热之极也"，盖水火相制则无偏亢之害，或辛热助火，或劳损肾阴，皆能使心肾失交。本案用生地、杞子、阿胶、女贞滋水补肾，黄连、莲肉清心泻火，麦冬养益胃阴，远志、茯神配鸡子黄安定心神，旱莲草滋阴凉血，得金樱子固涩之力，而治赤带，效捷之关键在焉。

杨某某，22岁，工人。白带绵绵不绝，面色苍黄，神疲肢楚，胃呆纳少，胁脘胀闷，溲清便溏，脉至迟细，舌苔白腻。处方：苍术、青皮、陈皮、党参、白芍各二钱，白术、焙山药各五钱，荆芥炭、醋炒柴胡各八分，香白芷、炒川芎各三钱。四剂。

复诊：带止纳增，神情较爽，守服原方至十五剂，即收全功。

〔按〕《傅青主女科》谓完带汤方"寓补于散，寄消于升……开提肝木之气，则肝血不燥，何至下克脾土；补益脾土之元，则脾气不湿，何难分消水气"。本案用二术健脾运中，党参、山药培中厚土，白芷升脾气而行阳明，青皮、陈皮、白芍柔肝和肝，柴胡、荆芥宣达木郁，川芎养血涵肝，药与症吻，故获捷效。

程某某，25岁，农妇。素性寡言，每遇拂悒，常郁郁在怀，始感胁胀脘闷，渐至纳少形瘦，近月经来量少，带下赤白相夹，腥臭黏稠，迄日胸臆痞闷，烦躁渴饮，脉左弦涩，右细数，舌青苔根黄糙。处方：炒当归、川芎各三钱，乌药、丹皮、延胡各三钱，金铃子、桃仁、炙红鸡冠花各四钱，乳香、没药、醋炒锦纹各钱半，西琥珀冲四分，土茯苓一两。三剂。

复诊：始服上方带下夹有紫瘀，三剂后带止，唯仍感胁痛，每晚加吞逍遥丸四钱，终十剂而痊愈。

〔按〕《证治准绳》云"带下并肠有败脓淋漏不已，腥秽殊甚，遂致脐腹更增冷痛，此盖败脓血所致"，仲景亦有"此病属带下，何以故，曾经半产，瘀血在小腹不去"之论，均指出带下有属血瘀之例。本案现症与之暗合，故用乳香、没药、桃仁、大黄、丹皮推陈致新，当归、川芎养血和血，金铃子、延胡索、台乌药健脾理气，土茯苓涤浊利湿，红鸡冠花止涩赤带，琥珀利水道，散瘀破坚，方含气血并调、肝脾同治之意。

朱某某，35岁，工人。形体丰肥，气虚运迟，四肢疲惫，经来衍期，带下黄白而秽臭，便溏溲赤，脉弦滑而数，舌苔黄腻。处方：土茯苓、乌贼骨各八钱，白芷、白术、条芩炭各三钱，苍术、陈皮、炙升麻、川柏炭各二钱，炒当归、赤芍各四钱，粉葛根八分。三剂。

复诊：带已止，纳亦增，为方便计，每日吞香砂六君丸四钱，以固全功。

〔按〕张子和曰："赤白痢者，是邪热传于大肠，下广肠，出赤白也；带下者，传于小肠，入胕，经下赤白也，据此二症，皆可同以治湿之法治之。"本案用葛根升脾气，鼓舞中阳，芩炭苦降胃气，化治痢法以治带，白芷、白术行胃和脾，苍术、川柏乃二妙丸丈散，功专治湿，当归、芍药养血涵肝，《奇经药考》谓升麻能"缓带脉之缩急"，先师则谓其有"升提带脉"之功，与近贤朱氏之说不谋而合，土茯苓、乌贼骨清湿热而固带脉，陈皮疏气柔肝，方药丝丝入扣，故效如桴鼓。

评议：周氏有云"带下之成，总以肝脾气滞，清气下陷，湿浊凝聚，心肾失交，冲任督带功能失调，精血资生乏权为主"，故治疗亦当从肝脾肾论治，调节冲任督带功能，治法或温肾健脾、壮督束带，或调和冲任，或疏和肝脾，或升清化浊，均可用之。

妊娠恶阻

宋某某，女，24岁。一诊：居经三月，恶阻碍食，胸闷呕吐，大便溏泄。盐水半夏，盐水炒橘红，淡竹茹，白蔻仁，炒条芩，老苏梗，焦白术，焦扁豆，藿香，厚朴花。三帖。

二诊：恶阻亦减，胃纳亦增，再宗前意。盐水炒半夏，盐水炒橘红，焦谷芽，藿香，带壳砂，厚朴花，焦白术，炒条芩。三帖。

〔按〕患者脾胃素虚，胃气失于和降，反随逆气上冲。脾胃气虚，清阳不升，故上现胸闷呕吐厌食，下为大便溏泄。周老医生根据实践经验，用藿香正气散、橘皮竹茹汤，加减化裁，以理气和胃兼用降逆止吐之药，使胃气平和，逆气下降，则吐止胎安，因兼脾虚见有便溏，故加白术、扁豆，方中尤以半夏之效最为显著，并用盐水炒，取其咸能下行之性，以助降逆止呕之功。半夏辛苦微温，入阳明胃经，固其辛散温燥，降逆止呕作用显著，可用于多种呕吐，但《本草纲目》中记载半夏坠胎，孕妇禁忌而当慎用，但周老医生应用半夏为主药治疗妊娠恶阻，非但未发现坠胎且疗效甚好，因为"有病则病挡之"，故方中用半夏既能降逆止呕，又不影胎气，可说是本方特点。

子悬 ∽∽∽

林某某，女，成人。怀孕七月，近日大便溏薄，脾虚胎元欠安，时有逆上，气闷，此属子悬。白术，扁豆，带壳砂，杜仲，神曲，山药，川断，桑寄生，白芍，菊花，谷芽，苏梗。

陈某某，女，成人。脾虚蕴湿，大便久溏，怀孕七月，胎元不安，胸次时觉气闷，此属子悬。白术，扁豆，山药，桑寄生，陈皮，菊花，木香，谷芽，南瓜蒂。

〔按〕子悬，即妊娠胎动不安，胸胁胀满之证，主要为脾虚肝郁，肝气乘脾所致。此二例乃肝脾不和，清气下陷，浊气上逆，故以理气降逆，柔肝实脾为治，以冀胎气安和，并佐益肾之品以固胎元。陈姓案方中加南瓜蒂以安胎，可能为周老医生之经验。

子痫 ∽∽∽

魏某某，女，30岁。胎前肝阴素亏。里热易甚，引动内风，筋失滋养，手足骤然痉挛，神昏，症名子痫，姑以凉肝息风以安胎本。羚羊角，纯钩，牡蛎，甘菊，白薇，桑寄生，茯神，石决明，知母，条芩，生白芍。

〔按〕"子痫"又称妊娠痫证，若发病严重，抽搐时间较长，频频发作的，可导致孕妇和胎儿的死亡，为妊娠期最严重的疾病。《素问·至真要大论》说："诸风掉眩，皆属于肝。"虽泛指眩晕抽搐而言，而子痫也不例外，乃由孕妇平素肾阴虚，肝阳偏亢，孕后血养胎元，阴血愈亏，虚火愈炽，阴虚阳亢以致精不养神，血不养筋，发生神志昏瞀，手足痉挛抽搐等症。故急投羚角钩藤汤加减以凉肝息风，潜阳镇逆，舒筋安胎，方证相符，盖仿古方之义而不拘泥古方者也。

子肿 ⌒⌒⌒

王某某，女，成人。怀孕七月，肿由足起，上及腹脘，甚至不堪仰卧，大便溏，症渐深患。甜葶苈，苏子，冬瓜子、皮，天仙藤，茯苓皮，地蒲壳，白术，生桑皮，猪苓，车前子。

伍某某，女，27岁。胎前两足跗肿，延及腿部，名曰子肿，以利水安胎法。天仙藤，茯苓皮，地蒲壳，粉猪苓，泽泻，陈皮，白术，大腹皮，车前子。

〔按〕子肿即妊妇胎水肿满。如在七八月以后，只有脚浮肿，无其他不适症状出现，为怀孕后期常见，不必治疗，产后自消。其病因，前人论说虽多，但总不离乎脾肺气虚，湿阻气滞的范围。这里二例子肿，其肿势较甚，故概以治标之法健脾利水，顺气安胎。

胎漏 ⌒⌒⌒

吴某某，女，33岁。怀孕四月，恶阻呕吐，少腹下滞，仍有漏红，慎防流产。白芍，白术，竹茹，橘红，苏梗，乌梅炭，桑寄生，条芩，知母，白薇。

〔按〕胎漏可由气虚、血虚、肾虚、血热、外伤等因素致气血失调，冲任不固。本例患者乃因肾虚血热所致，故以凉血清热，固肾安胎法治之。方中条芩、知母、白薇凉血清热，橘红、竹茹和胃止呕，苏梗、白术、寄生理气健脾、固肾安胎，白芍养血和血，伍以乌梅炭收敛止血。

滑胎 ⌒⌒⌒

张某某，女，28岁。腰为肾之腑，胎脉亦系于肾，肾阴不足，冲任亦亏，妊娠四月，忽然腹痛坠胀，腰酸漏红，脉细小而弦，胎气不固，营失维护，虑期重坠，急拟胶艾四物汤，养血系胎。阿胶珠，生白术，厚杜仲，白芍，艾炭，炒条芩，川断肉，苎麻根，白归身，生地炭，桑寄生。

〔按〕本例脉细小而弦，确是肝肾阴亏，阴虚肝旺，以致冲任不固，《金匮·妇人篇》云："有妊娠下血者……胶艾汤主之。"故以胶艾四物汤止血安胎为主方。（因川芎为血中气药，避其辛散行血之弊，故弃之不用。）加杜仲、川断、桑寄生滋养肝肾，白术健脾益气，炒条芩、苎麻根清热止血，全方共奏养血清热、固肾安胎之效，使气血充，肾气足，冲任固，胎自安。

产后腹痛

徐某某，女，成人。产后五旬，营虚冲脉感寒腹痛，身体转侧尤甚，便溏。吴萸炒白芍，小茴香炒金铃子，台乌药，枸橘李，香附，于术，木香，炮姜炭。

〔按〕产后腹痛亦称宫缩痛，或儿枕痛，一般3～4天自行消失。此案产后血虚感寒，气血凝滞，运行不利，故腹痛较甚，治标当以调气为主，气行血行，佐以祛寒行滞之品，方中吴萸辛热，散而不补，白芍酸寒，补而不散，二药合用，可互纠其偏，互助其用，以增缓急止痛之功，川楝子其性寒凉，治虚寒腹痛须配合小茴香温散祛寒，方助行气止痛之效。发挥协同作用，加枸橘李、香附疏肝理气，广木香、乌药行滞止痛，炮姜炭、白术温经散寒，健脾燥湿。

产后盗汗

华某某，女，29岁。一诊：产后十二朝，气血两亏，营卫失约，身热盗汗，脉右微细，症宜加意。银胡炒白芍，秦艽，黑豆衣，鳖甲，白薇，竹茹，柏子仁，甘菊，夜交藤。

二诊：娩后营虚里热，盗汗虽止，外吹乳肿。扁斛，鳖甲，白薇，女贞子，牡蛎，纯钩，甘菊，陈棕炭，条芩炭，白芍，蒲公英，瓜蒌，橘核。

〔按〕产妇营阴素弱，复因产时失血，阴血骤虚，阴不敛阳，阳无所附，以致阳浮于外而身热；营阴不足，阴虚内热逼液外泄则盗汗，脉右微细，亦属营血虚衰之象。薛立斋说"新产妇人，阴血暴亡，阳无所附而外热"。可见本病机理为阴虚阳浮。周老医生谨守病机，用养阴敛汗，清热平肝药治之取效，二诊方中特增陈棕炭、条芩炭止血固冲之品，可能因阴虚生热，热迫血行，有恶露断而复来之征而案中漏笔。

产后营虚

陈某某，女，24岁。一诊：产后恶露过多，内伤营阴，肢体无力，头晕心悸，复受感邪寒热。丹参，归身，白芍，阿胶，石决明，甘菊，纯钩，银胡，秦艽，茯神，陈棕炭。

二诊：恶露渐少，冲脉营血亏损，血虚里热，心悸失眠，头晕。原生地，阿胶，丹参，归身，白芍，牡蛎，白薇，制女贞，石决明，纯钩，茯神，海螵蛸，白莲须。

三诊：娩后下血过多，营阴耗损不复，肢体少血营养，腿酸头昏，姑以养营法。阿胶，生地，丹参，归身，白芍，川断，桑寄生，鸡血藤，木瓜，牡蛎，茯神，甘菊。

四诊：娩后血虚，肢体无以营养，周身酸楚，兼有头晕。党参，生地，白芍，归身，丹参，阿胶，鸡血藤，川断，木瓜，石决明，甘菊，牡蛎。

五诊：娩后气血亏损，遍身酸楚，头目眩晕。太子参，阿胶，白芍，黄芪，牡蛎，杞子，鸡血藤，生地，丹参，甘菊，楂肉，川断，归脾丸。

〔按〕产后失血过多，营虚卫弱，腠理不固，虚体感邪。周老医生认为，此例产后受邪，因其为"虚邪贼风"，故取扶正为重点，兼祛邪热，主以补血和血，固摄冲任治之，出血渐止，因其血虚内热，故用女贞、白薇养阴清热，血去过多，筋脉失养，血虚生风，头晕肢楚，再以滋补肝肾，养血祛风。

产后自汗

陈某某，女，25岁。娩后初朝，营虚自汗，大便五、六日不解，心悸头昏，脉虚小带数，腹中欠舒，姑拟育阴止汗以调脐气。紫丹参，炒酸枣仁，焦白芍，制女贞，左牡蛎，甘菊，白薇，柏子仁，炙麻仁，炙知母，原扁斛，黑豆衣，纯钩，石决明。

〔按〕一般来说，自汗属阳虚；盗汗属阴虚。本案以育阴治自汗何也？产后百脉空虚，营血亏损，法当治阴，然阴阳有互根之理，阳虚而治阴，阴虚而治阳，不可不知。

阴痒

赵某某，女，41岁。妇人湿热下甚，阴户痛痒难忍，姑以清理下焦湿热。盐水炒川柏，川草薢，甘草梢，焦山栀，淡芩，苡仁，泽泻，白茯苓，龙胆草，豨莶草，地肤子。

〔按〕阴痒为妇人外阴部甚至阴道内搔痒，痒痛难忍，或时出黄水，坐卧不安的一种症状，现代医学称女阴搔痒症。其病因，多见于忽视卫生，感染病虫，侵入阴道之内，由于脾虚湿盛，肝经郁热，湿热蕴结，注于下焦以致虫蚀作痒。如《妇人大全良方》说："妇人阴痒，脏虚而虫蚀阴中，微者为痒，甚则为痛也。"此外还由久病或年老体弱，肝肾不足，精血两亏，血虚生风，化燥，致令阴痒。本例为湿热下注型兼肝热证者，故以《疡医心得集》贝也渗湿汤合《医宗金鉴》龙胆泻肝汤加减，泻肝胆实火，清下焦湿热，若兼以杀虫，酌加鹤虱、芜荑之类更效。

阴挺

张某某，女，46岁。冲任亏损，子宫下垂，姑以养血益气法。党参，黄芪，淡苁蓉，升麻，桔梗，菟丝子，丹参，当归，白薇。

李某某，女，31岁。一诊：营虚经停，子宫下垂，腰酸浮肿，小便多。党参，黄芪，升麻，桔梗，菟丝子，茺蔚子，狗脊，桑寄生，当归，乌药，金刚丸，白芍。

二诊：症势有减，再宗前法。党参，当归，菟丝子，金刚丸，升麻，海螵蛸，黄芪，苁蓉，乌药，狗脊，牡蛎，莲须。

沈某某，女，43岁。三阴不足，湿热下注，带下频频，阴挺坠胀，腑行不实，里急后重，拟益气升清，滋阴化湿。生黄芪，黄柏炭，小生地，升麻，炙枳壳，威喜丸，乌贼骨，丹皮，槐米，生甘草，桔梗，泽泻。

〔按〕张、李两案，脾肾虚损，冲任不固，导致阴挺，遵《内经》"虚者补之，陷者举之"之意，以益气养血为法，然脾为气之源，肾为血之源，欲益气养血，必调补脾肾，故方中参、芪益气健脾，苁蓉、菟丝补肾益精，辅以丹参、当归养血和血，佐入升麻升阳举陷，配桔梗开宣肺气，相辅相成，即下病上取之意，纳白薇清冲脉虚热。沈姓案，阴虚而夹湿热下注，故兼有带下、后重之症，于益气升阳之中寓以滋阴清热，苦寒燥湿，徒滋阴则湿更甚，徒燥湿则阴愈伤，故以滋阴化湿，相反相成之法，使湿热两解，邪去正安，此同病异治之理也。

不孕症

俞某某，女，30岁。一诊：素禀不足，早年多病，来潮之后又欠加意，寒客胞脉，气血循行欠畅。室女即患痛经，婚后六载未孕。近来经前腰脊酸楚，行经则腹痛如绞，下肢瘫软无力。经量少而夹块平昔带下清稀，虽经调养气血，其效不显，脉象寸关沉迟，二尺细软，舌淡苔白，倘仅调养气血，则难祛胞宫之寒，当壮督阳以暖胞宫。鹿角霜9克，川断肉9克，当归身9克，淡附片6克，炮姜3克，细辛3克，狗脊12克，陈艾叶12克，煨广木香4.5克，肉桂6克，大熟地6克，白芍6克。四帖。

二诊：服上方四剂后，经行腹痛大减，腰酸带下亦轻，神情较爽。原方加丹参 12 克，温经丸每晚服 6 克。调治八月，服药 60 余剂，次岁怀孕，足月临产。

注：温经丸（当归、附片等分，水泛为丸）。

〔按〕患者素体虚弱，肾气不足，胞宫虚寒，精亏血少，以致冲任亏损，胞脉失养，不能摄精成孕，腰为肾府，为奇经冲任督带之会，营虚卫弱，伤及气血，影响奇经，故经前腰脊酸楚，经行下肢瘫软无力。根据《内经》"虚者补之""损者益之，寒者热之""形不足者温之以气，精不足者补之以味"等治则，用艾附暖宫丸、小温中汤、右归丸三方化裁，灵活加减，以大剂辛甘大热之品直入补命门，壮督阳而温宫散寒，即"离照当空，阴霾自消"之理，佐以滋补肝肾，益精生血以资冲任，即前人所谓"扶阳以配阴"之法。配木香行气调中以免补滞。药后症情大减。原方加丹参活血调冲，晚服温经丸，调治八月，元阳得复，宫暖寒散，精血满盈，冲任自调，十四年之沉疴始竟全功，婚后六年不孕竟获妊娠。

乳痈

张某某，女，24 岁。初产吮乳，乳腺为儿口所吹气入内，乳腺不通，乳房胀痛结块，寒热，姑以宣通消肿。川通丝，蒲公英，路路通，丝瓜络，广郁金，橘络，王不留行，瓜蒌。

〔按〕哺乳期乏乳痈，称谓"外吹"。本例尚未化脓，故以疏肝气，通乳络，清胃热以消肿块。

颐肿

顾某某，女，20 岁。左颐形肿，至夜觉痛，风火相郁，姑以消散。炒荆芥，天虫，蒺藜，牛蒡，土贝母，马勃，板蓝根，花粉，冬桑叶，池菊，连翘。

陈某某，男，44 岁。阳明络热，外感风邪，齿痛，左颐肿，四肢酸楚。

连翘，知母，花粉，板蓝根，土贝母，白蒺藜，制天虫，秦艽，桑寄生，丝瓜络，竹叶。

〔按〕颐为颊部的外上方，口角的外下方，腮部的前下部位。颐肿，又称发颐，多因外受风热．或热结少阳阳明而成。

痄腮

任某某，男，12岁。风毒两腮肿大、寒热。荆芥，蒺藜，天虫，天麻，牛蒡子，土贝母，马勃，赤芍，冬桑叶，银花，制南星，桔梗。

〔按〕本病因风邪瘟毒蕴结阳明少阳，胃肠积热，肝胆郁火壅阻脉络，郁结不散所致，故有两侧腮腺肿大，伴有寒热等表证。都以散风解表，清解少阳及阳明里热，消肿散结等法为治，方用荆芥、天虫、白蒺藜、牛蒡子、桑叶疏散风热，银花清热解毒，桔梗、马勃以清解咽喉热毒，土贝母、制南星、赤芍消肿散结，配天麻镇痛以图全功。

肠痈

陆某某，女，15岁。初诊：腹膜炎络伤，瘀滞，脐右结块，大便不利，脉小数，姑以疏解、化瘀、通腑。归须，赤芍，延胡，甲片，䗪虫，桃仁，瓜蒌，五灵脂，三棱，银花，锦纹。二帖。

二诊：腹右结块，坚硬已能柔软，按之疼痛渐轻，大便所下均属瘀黑，再以顺其势而利导之。前方去五灵脂、三棱，加香附、牛膝炭。三帖。

三诊：腹右结块，经治消泯无迹，疼痛已除，再以调理腑气，以化瘀滞。酒炒当归，赤、白芍，银花，炙枳壳，炙瓜蒌，炙麻仁，焦谷芽，广橘红，绿豆衣。三帖。

〔按〕本例为急性阑尾炎穿孔住院病人，中西医结合治疗。周老医生治疗阑尾炎穿孔性腹膜炎常用处方为：醋炒锦纹4.5克，䗪虫8只，桃仁15粒，五灵脂6克，酒炒延胡8克，炙甲片6克，京三棱8克，炒蓬术8克，赤芍8克，归尾8克，老瓜蒌15克，土贝母10克。适用于阑尾炎穿孔腹膜炎，或手术以后余毒结块，按之坚硬，大便数日不下，若舌苔粗腻，脉搏滑数，可加川连 2.5 克，银花 15 克，若脉苋弱大便溏，体现虚象，此方宜斟酌。服药后大都大便黑色，服至粪色转黄，瘀尽块消为止。

瘰疬

徐某某，女，34 岁。一诊：胆经蕴热，颈部结核。夏枯头，毛慈菇，白芥子，海藻，威灵仙，制天虫，象贝，昆布，青蒿子，竹沥半夏。

二诊：肝胆蕴热未彻，颈部结核如旧。夏枯头，毛慈菇，白芥子，海藻，化橘红，制天虫，象贝，昆布，左牡蛎，竹沥半夏。

三诊：颈部结核，经治其形已小，再宗前方。上方去橘红，加赤芍。

〔按〕本例颈部结核，属中医瘰疬范围，由肝郁气滞，津液凝聚成痰，肝气久郁生热化火，木火夹痰循经窜入少阳之络而成。故治法不离乎清泄肝胆之火，化痰软坚散结。

烫伤

徐某某，男，成。初诊：右腿烫伤已经十七天，刻诊身热，胸次烦闷，大便干黑，脉滑数，症颇深重。明玳瑁，辰翘心，板蓝根，川连，川柏，炒锦纹，元明粉，炙知母，紫地丁，银花，人中黄，神犀丹。

二诊：二次大便瘀黑，胸次烦闷顿减，热势亦缓，再以前方制小其剂。银花，连翘，板蓝根，川连，大青叶，川柏，紫地丁，人中黄，明玳瑁。

三诊：二进清营解毒，大便色黑已除，血分蕴毒渐去，再以清理余邪。银花，人中黄，绿豆衣，紫地丁，川柏，板蓝根，焦谷芽，辰茯神，盐水炒橘红。

施某某，男，40 岁。二腿肌肉灼伤业已二月余，左腿前臁创伤尚未结痂，二手腕阵阵刺痛，二足亦感麻木不仁，脉小数，口渴，彻夜不寐，小便赤，幸胃气尚可，经中营分之热毒蕴伏未泄。明玳瑁，辰翘心，元参心，麦冬，辰茯苓，板蓝根，花粉，银花，忍冬藤，珍珠母，牡蛎，辰滑石，绿豆衣。三帖。

〔按〕自遍考外科医籍，如《外科准绳》与《医宗金鉴》等书，对于烫伤灼伤多属于外敷之方，内服之剂尚付缺乏，单靠西药治疗尚不足持。所以，有持续高热不衰者，必须大剂中药三五剂，热平痛止，创伤逐渐向愈。

带观外科中，或受痛楚，无过于烫伤灼伤，呻吟床第不堪转侧。如伤在背部，经宵凭几而俯，皮肤溃烂，毒水淋漓，为医者必须快速治疗，土洋并举，外敷内服，收事半功倍之效。

盖烫伤灼伤，邪热始在肌肤，袭于经络，热毒由络窜经，散布血分，充斥肠胃，证现舌本绛，甚者芒刺，舌苔厚腻，口渴，大便里急，心烦不寐，高热不退。若伤于两手腕，无从切脉临床诊治，舍脉从症。立法处方必须大剂清血解毒，如犀角大青汤。便秘增入大黄、芒硝，佐以板蓝根、丹皮、银花、紫草、人中黄。较轻者，神犀丹、三黄解毒汤。如夹暑，玉泉散亦可加入。待热退烦除，痛定，舌绛退，制小其剂，用量逐渐减轻，必须大便黑色除尽，热毒乃是肃清无遗。

魏长春
医案选评

导读

魏长春（1898—1987），字文耀，浙江慈溪人。魏氏治学严谨，造诣甚深，是近代著名的中医学家，曾任浙江省中医院副院长，浙江省中医学会顾问等。著有《魏长春临证经验选辑》《中医实践经验录》《魏长春临证经验集》等，整理《温病条辨歌括》《宁波中医经验汇编》《范文虎医案》等。

魏氏幼年家道中落，迁回祖籍后，其父病故，家遭回禄，与其母赖几亩薄田为生。魏氏因其父病经多医治疗无效，故幼即萌生学医之愿。16 岁在天生堂药店学习药业，得善用经方的坐堂医师姚精深启蒙，3 年药业满师后拜擅长时方的浙东名医颜芝馨为师，全心求学，日日钻研，得窥堂奥。因家境所迫，于 1918 年提前结业后开始挂牌行医。初出茅庐的魏氏力排众议，治愈一危重患者，名声大振，逐渐收获患者和医界同仁的一致好评。魏氏遵颜师"读书要留摘记，处方要留底方"的嘱咐，诊余思而求进，医术日益精进。出诊间隙，仍不忘学习，向近贤张生甫、范文虎、曹炳章等虚心求教，切磋医术，参与各种学术活动。1935 年将历年治案 182 例，分门别类，编成《慈溪魏氏验案类编初集》，得到曹炳章的赞赏、支持。1936 年魏氏辑录颜师《温病条辨歌括》，附刊于《中国医学大成》第六集《增补评注温病条辨》。新中国成立后，魏氏虽年过半百，主动挑起了振兴中医的重任，1956 年，接受浙江省卫生厅聘任，赴杭州参加浙江省中医院筹建，翌年被任命为副院长。完成《魏长春医案》续编初稿，紧接着又先后编写了《魏长春临证经验选辑》《中医实践经验录》等书。除著书立说之外，魏氏在医院带教过程也是严以律己，以身作则，专心授课，毫无保留地把所积累的心得体会教给学生。

魏氏在新中国成立初期已是江浙杏林翘楚，作为医界耆宿，临床经验被多次编入各种专著与丛书之中，除上述者外，在北京、湖南、广州、山东分别刊梓的《中国现代名中医医案精华》《现代中医各家学说》《著名中医学家的学术经验》（第一辑）《当代名老中医临证荟萃》《名老中医之路》（第一辑）等丛书中均列有专节论述魏氏的高深医术与高尚医德。其所创定的经验效方亦被列入《名医妙方精华千首》《中国当代名医验方大全》等众多医著中。从学者遍及各地，影响日益深远，众多学者在省内外期刊上发表跟师魏氏心得和验方应用体会，享誉学界。

《慈溪魏氏验案类编初集》（下称《验案》）为1918年至1935年间魏长春选录的治愈案稿，原书编为四卷，作为教材，其婿徐钰卿见其珍贵，请愿校对付梓，然魏氏为审慎计，将案稿寄与曹炳章先生鉴定，曹公逐证审阅，间附评语，为其作序，刊行后获好评，后因战争爆发未再付印。后其子魏治平将《验案》汇编入《魏长春临证经验集》，精简部分重复，改以连贯文字叙述，药物按用量排序，将旧制、农历改为现时通用的公制、阳历，2001年由上海科学技术出版社出版。《验案》共有病案182例，涉及病种近40种。我们把《验案》中的少量医案按病名排序作适当调整，并对部分医案予以点评，定名为《魏长春医案选评》。

通过归纳整理这些医案，体会魏氏对暑温重症的证治有丰富经验，现举暑温血证、暑温昏厥、暑温霍乱及暑温痢疾等病症，整理总结其治法。兹介绍如下。

一、暑温血证

暑温属于外感热病，其侵犯人体亦有卫气营血之别，暑温热盛，逐渐深入血分，引起血分亢盛，耗血动血，瘀阻脉络，继而出现吐血、衄血、便血、斑疹密布等表现。魏氏辨治暑温血证思路清晰，运用凉血、通腑、温脾等法，用药妥当。

1. 血热鼻衄，凉血通腑

魏氏治疗暑温热盛鼻衄时，遵叶天士"透热转气"之说，治取清热养阴，凉血止血，临床喜用白茅根凉血止血，因白茅根甘不腻膈，寒不伤胃，利不伤阴。《验案》载:"昨夜壮热,鼻衄甚多,唇焦,咳痰不爽,便溏色赤;脉数,舌红糙,苔色黄。伏暑外达,病已转机。治拟凉血清热。鲜竹叶、鲜石斛各 6 克,玄参、原麦冬、鲜首乌、生白芍各 12 克,知母、银花、天花粉、白茅根各 9 克,生石膏 18 克,生甘草 3 克。"魏氏处方用白虎、竹叶、银花清解暑热,石斛、玄参、麦冬、花粉、白芍、首乌和营生津,白茅根凉血止衄,全方清营透热,使伏暑外达。若暑热炽盛,迫血妄行,蕴阻肠腑,成阳明腑实证,速耗阴液,便秘鼻衄,魏氏果断清热凉血,攻逐通腑,以急下存阴。如治"暑热内伏,新凉外束。恶寒发热,无汗,大便三日未行,呕吐,鼻衄,经水先期而至;脉滑数,舌质红,苔薄黄。此伏暑热炽,迫血妄行也。治拟清热凉血通腑,凉膈散合桃仁承气汤加减。鲜淡竹叶、连翘、黄芩、焦山栀、桃仁、银花各 9 克,薄荷、生甘草各 3 克,生大黄、玄明粉各 12 克,鲜生地 24 克"。

2. 伤阳便血,温脾摄血

暑为温邪,理当寒药清暑,然暑邪夹湿,暑湿易留滞三焦,病情日久。此时过用寒凉,损伤脾阳,影响脾之统摄血液功能,出现下利便血,变生重症。魏氏认为,此便血非暑温热盛灼伤血络,而是暑湿久滞,频用凉药,气陷邪恋,脾阳受损,脾不统血,血失固摄,不可见暑温有出血,即是血热所为而动辄清热凉血。如暑温为患,因过服寒凉伤脾便血者,应究其本源,治当温脾摄血为主。如"伏暑病起匝月,始服犀、羚、白虎、地、斛等寒凉清热,继进二冬、二地、归、芍、桑、丹、玄参等养阴之品,迄今未能见效。现形瘦面白,自汗涔涔,洒淅寒热,微咳痰黏,胸闷不舒,便血日十余次;脉缓,舌红,苔白。病系伏暑夹湿,频服凉药,湿遏邪陷,以致下利便血。而患者体质衰弱已极,治当扶元祛邪。用温剂以救寒药之误,能得阳升血止,邪达化疟发痦,则病有转机之望。柴胡、黄芩各 6 克,西党参、制半夏各 9 克,炙甘草、桂枝、生姜各 3 克,生白芍、茯苓各 12 克,红枣 4 枚,灶心黄土 30 克"。叶天士《外感温热篇》有言"邪留三焦,亦如伤寒中少阳病也"。魏氏选柴胡桂枝汤,非治"发热微恶寒,支节烦疼,微呕,心下支结,外证未去"的太阳少阳合病常证,而是用小柴胡汤条畅少阳枢机,开手少阳三焦邪出之渠,桂枝汤调和营卫,温中建中合温暖中州之灶心黄土，具温脾摄血之功，加茯苓淡渗三焦滞湿。枢机通利而气机自如，脾阳温健而血得固摄，则便血自止。

二、暑温昏厥

暑性升散，如叶天士所论"湿与温合，蒸郁而蒙痹于上，清窍为之壅塞入里成闭"，故暑温重症可见热厥、沉迷、昏睡，甚则发狂等神志异常症状。因邪盛直犯之外，心神亦可因病久失养，或受病理产物扰动而成昏厥。从《验案》看，魏氏治疗暑温昏厥，常用清、下、补、吐等法，喜用成药开闭，活用单药逐痰。

1. 清热开闭治厥

暑温起病急骤，成热厥闭证，魏氏大清实热，凉开热闭，合以通下等法，如"暑气壅遏清窍，发为热厥，病起三日，现目瞪，神呆，口噤不语，牙关紧闭，壮热，无汗；虚里穴动跃颇剧，脉伏，舌短。暑热内闭，亟宜清热解毒，开闭通腑。犀角0.9克，鲜生地24克，生大黄9克，川连、鲜石菖蒲各3克，黄芩6克，金汁水冲30毫升，安宫牛黄丸1粒"。复诊时见"服药后，曾厥二次，醒后目睛灵活，口不能言，大便闭结未解；脉象滑数，舌苔黄厚而腻。治用表里双解法。淡豆豉、焦山栀、连翘、玄明粉、生大黄各9克，枳实、鲜石菖蒲各3克，全瓜蒌15克，淡竹沥冲30毫升，安宫牛黄丸1粒"。魏氏治法明确，遣方务实，安宫牛黄丸、菖蒲开闭醒神，犀角、地黄清营分，加三黄泻心逐三焦郁热，合用金汁水，退热效果更佳。复诊神志渐明，肠腑热结，表热势减，改用栀子豉汤合承气剂，见有舌苔黄厚而腻，再增清热豁痰之力。

2. 补养气血治昏

暑邪本有伤津耗气之弊，若再用辛凉透暑过量，气液渐殆，或血室素亏，罹患暑温，血液更殒，此二者皆可致神昏，非温热邪气直中心神，而是暑温迁延，致神机失养，治当养气血津液为主。如《验案》载："伏暑内蕴，风邪外感，过服表散，致伤气液，液涸动风。现身热不扬，神昏沉迷不语，大便闭结，舌强言蹇，脉弱。此暑伤气液动风，兼夹痰热之证。治当扶元清暑。吉林参须6克，原麦冬9克，五味子3克，益元散24克，鲜荷叶 1 角,鲜藿香露、金汁水冲各 30 毫升。"魏氏用生脉散大补气阴,添清暑热之益元散、藿香露等药,大补气津,退热无虞。同理,血分伤损则补血佐以消瘀,配以疏通气机经络药物,和营之中略参清透暑热。如"怀孕三月,感受暑湿秽气,动胎半产,病已一候,恶露未断,昨陡下血块,猝然晕厥。形寒内热,肢冷麻痹,眩晕,自汗,腹痛,漏下未已;面唇色淡不荣,舌白,脉涩。证系虚中夹实,治当和营去瘀,升陷达邪,虚实并顾。当归、赤芍、丹参炭、香附、益母草、升麻炭各 9 克,西琥珀研冲、橘皮各 3 克,杜红花炭、丝瓜络、丹皮炭各 6 克,茯神 12 克"。

3. 逐痰活用芦根

暑热可煎熬津液,酿生痰湿,正如戴元礼所说"有暑即有痰",痰湿与邪热内阻心窍,亦可引发神昏。魏氏认为昏由痰起,治痰为先,吐法逐痰,病有转机。如《验案》伏暑化疟昏厥案所记:"先患暑疟,曾服三仁汤、清脾饮、四兽饮等方无效,昨自拟附子、干姜、柴胡、枳壳、桂枝、白芍、木香、藿香等药煎服,初热退、神清,至午膳时,觉胸中热灼如焚,目赤、神昏,冷汗淋漓,四肢厥逆,深夜乘车从甬返慈。现汗出遍体未止,四肢厥冷沉重,头痛,音低,耳聋,干呕,协热下利不爽;脉象沉迟细小,舌质绛,中苔黄。证系伏暑误用辛温,以致邪热内迫,夹痰上蒙清窍,因之昏厥,故脉证近似阴寒,而实属阳热。其脉沉为邪在里,迟为热内结,细小是暑热伤气之状。舌绛苔黄,则是热证夹痰之象。幸有泄泻,热有出路。病为阳厥,热极似寒之证。当令速掘鲜芦根适量捣汁灌服,须臾吐出胶痰甚多,太息一声,蒙闭渐开。"魏氏辨证为暑温日久,酿液为痰,蒙蔽心神,选一味鲜芦根逐痰,因其清热泻火,生津止渴,祛痰排脓,兼能除烦、止呕、利尿,寓"清、润、祛、降、利"于一身,服后痰出而神志渐清,危局方有转机。

三、暑温霍乱

《伤寒论》第 382 条有云:"病有霍乱者何?答曰呕吐而利,此名霍乱。"暑邪扰动气机,中焦升降逆乱,清浊混乱,故有上吐下泻,而成霍乱。王孟英《随息居重订霍乱论》有论:"霍乱,有因饮食所伤者,有因湿邪内蕴者，有因气郁不舒者。"魏氏治疗暑温霍乱，认为主要病位在于脾胃，或是邪气积聚为患，或是中土衰败，故治疗宜辨证选用涌吐、化瘀、补益等法。

1. 涌吐疏透，凉血解毒

暑热夹湿来犯，阻滞气机升降，并发霍乱，可因升清降浊失常所致，亦可招致实邪加重病情，治疗更应有所侧重。如"吸受暑热，夹食内积，面色青兼惨白，内热，腹痛；脉象沉涩，舌色红，苔白腻。上下不通，中焦热闭之干霍乱证。当先用炒盐探吐，开其胸膈；继进疏透暑湿法治之。杜藿香、黄芩各 6 克，川朴 1.8 克，淡豆豉、焦山栀各 9 克，川连 2.4 克，吴茱萸 0.9 克，紫金锭 2 块"。此案为暑食共伤，阻碍中焦，魏氏认为食积病位偏上，治宜吐法，先用炒盐探吐，再清透气分暑热，兼用紫金锭解毒辟秽化浊。若是暑温并发霍乱，且有红疹，治疗则偏向清血分毒热。如治"暑热霍乱，吐泻清水而腹不痛，手温，脚冷，口渴，溲少，肌肤发有红疹；脉弦，舌质红糙。据述前医曾用温剂止泻。热毒伏于血分，犯胃则呕，迫肠则泻，外达则发红疹，乃属实热证。拟宗王清任、姚梓钦二家治法凉血解毒。葛根、赤芍、当归、紫草、黄芩、制半夏各 9 克，连翘、桃仁各 24 克，杜红花 15 克，川连、生甘草、乌梅各 3 克，吴茱萸 0.9 克，紫金锭 2 块"。暑热动血，成瘀阻络，损伤中焦脾胃，既有吐泻，并见斑疹，魏氏主张清透血分暑热，仿王氏解毒活血汤法，加入凉血生津、辟秽止呕等药。

2. 温运脾土，消暑利湿

中气素亏，新患暑温，招致霍乱，本虚标实，魏氏认为健运中焦更为重要，不宜过用清暑辟秽。如《验案》载："劳力之体，中阳素虚，感受暑湿成病。呕吐，泄泻，腹痛，胸闷，神倦疲乏；脉弦，舌苔黄白厚腻。乃中虚夹湿之霍乱证。拟胃苓汤加味治之。陈皮、川朴、炙甘草、桂枝、鲜藿香各 3 克，猪苓 6 克，白术、茯苓、泽泻、白芍各 9 克。"此案魏氏所选胃苓汤，为五苓散合平胃散而成，温运脾土为先，缓消暑邪湿浊，补利共施，霍乱可瘥。

四、暑温痢疾

暑热夹湿，内侵肠道，留恋郁蒸，与气血相搏，滞于肠腑，肠道脂膜损伤而下利脓血，腑气阻滞不通而里急后重，生痢疾之象。魏氏认为暑热蕴伏引发的痢疾，其病起于外邪裹湿热内入，治疗关键在于疏导气血，清利肠腑。

1. 下血调气治实痢

暑热痢疾因暑邪灼伤肠道而致，出现腹痛、里急后重、下利赤白等症状，首应分清虚实，若是一派邪实之象，魏氏认为治疗不以清暑热为主，应以消除气血凝滞为主。如"痢下赤白黑黄数色相杂，日泄二十余次，腹痛，口渴，胃呆；脉象弦滑，舌边尖白，根苔黑腻。用洁古芍药汤法下之。生白芍 15 克，黄芩、生大黄、郁李仁肉、桃仁、当归、槟榔各 9 克，枳壳、广木香、川连、桂枝各 3 克，生甘草 6 克，赤砂糖 30 克"。此方由黄芩汤化裁而来，有"下血调气"之功，寓行气导滞、逐血下行、清化郁热于其中，魏氏再添桃仁活肠腑血滞，郁李仁润下水液，赤砂糖顾护中焦。

2. 补气和血疗虚痢

若气血脏腑虚衰，感暑邪发为痢疾，虽同样考虑调治气血，但失荣甚过凝滞，故治法不一。如《验案》载："素体脾肾不足，夏月感受暑湿，潜伏肠胃，至秋发病。痢下赤色，曾服泻剂治疗乏效，病已两旬，现腹痛，里急后重，小溲短少，胃纳锐减；脉缓，舌苔厚腻。虚性赤痢，治当攻补并进，拟扶元清热导滞法。生白芍、生黄芪各 24 克，当归、瓜蒌仁各 15 克，郁李仁肉、槟榔、炒於术、葛根、防风各 9 克，广木香、川连、生甘草各 3 克。次日来改方：称昨痛泻八次，臭秽颇甚，泻后安寐，精神疲乏，胸满，胃呆，小溲短少，舌苔黄腻。予补中渗湿和血方。生黄芪、滑石、白糖各 30 克，桂枝 3 克，猪苓、茯苓、泽泻、於术各 9 克，当归、生白芍各 24 克。"魏氏治疗虚体暑温痢疾，责在湿热，灵活调配攻补二法，处方以当归补血汤、痛泻要方、香连丸、五苓散、芍药甘草汤等化裁而成，少以清热导滞渗湿，治以补益气血为主，兼有调和肝脾之意。若痢久气陷，魏氏治法即有所变通，如治"下痢未止，内热减轻，咳嗽有痰；脉软，舌绛而润。治拟升清化滞。炙黄芪 15 克，西党参、冬术、炒白芍、黄芩炭、银花炭各 9 克，炙甘草、升麻、柴胡各 3 克，熟地炭 24 克，红枣 4 个，天花粉 12 克"。本案起于暑趁虚入，气虚更甚趋陷，取补中益气汤化裁，夯实中气，摄血疏邪，补中寓升，兼收兼润，药后痢止。

魏长春为近代浙江中医名家，早年对急症研究颇深，故《验案》所收录 182 例医案，多为急病重症，且治疗过程记录清晰，辨证、治法、用药等分析到位，往往一二剂即效，愈后均佳。后邀曹炳章先生评阅附按，案尾更增添花之语。江南地区湿热素盛，暑温起因复杂，势头剧而症情峻，致暑温血证、昏厥、霍乱、痢疾等危急重症。魏氏深谙前人经验，医理治法明确，灵活运用吐、下、温、清、补、和、消等法，遣方采撷众家，用药卓具别裁，值得吾辈学习借鉴。

主要参考文献

[1] 魏长春 . 魏长春临证经验集 [M]. 上海：上海科学技术出版社，2001.

[2] 陈永灿 . 浙江近代中医名家脾胃病临证经验 [M]. 上海：上海科学技术出版社，2018.

[3] 裴君 . 浙江中医临床名家魏长春 [M]. 北京：科学出版社，2019.

医
案

中风 ～⊙⊙～

颜余庆母，71 岁，住向御史房。戊辰（1928 年）三月十八日初诊。高年阳气素虚，腠理不密，猝中风寒，跌仆倒地。证见昏眩，遗尿，泄泻三四次，醒后肢冷，呵欠；脉迟，舌淡红。乃阳虚风寒中于太阴，阴霾弥漫，阳不用事，有脱绝之虞。治用理中暖脾，桂枝合吴萸温肝，姜附还阳。淡附子、西党参、炒白芍各 9 克，於术 12 克，干姜、炙甘草、吴茱萸各 6 克，桂枝 3 克，生姜汁_{分冲} 1 小匙。药后，肢暖，阳还，病愈。

〔炳按〕此病状为中风，乃寒中也。中寒则别有其症，或腹痛泄泻，无跌仆倒地、呵欠、遗尿之症状。

评议：本案患者阳气素虚，风寒再袭，故而发病，症有昏眩、遗尿、泄泻、肢冷、脉迟，可见确为阴寒之象。王冰曰："益火之源以消阴翳，壮水之主以制阳光。"此方桂枝甘草补心阳、理中补脾阳、附子助肾阳、吴茱萸暖肝，一身阳气既回，可御风寒邪气。

冯鹤庵妻，77 岁，住布政房。己巳（1929 年）正月初三日初诊。年迈之体，阳气偏衰，猝中风寒昏厥。证见面青，鼻冷，心脏麻痹悸满，肢冷，自汗涔涔；脉迟细，舌色淡。证属元阳不固，风寒猝中阴经，势有暴脱之虞。治用理中汤加味，温煦元阳以逐寒邪。厚附子、炙甘草、干姜各 3 克，西党参、炒於术各 9 克，肉桂_{研冲} 1.2 克，陈酒_冲 1 杯。

次日复诊：阳气渐复，肢已转暖，胸次觉满，口淡且黏；神识清朗；脉细软，舌淡白。效不更方，用理中、真武、吴萸合剂，复方图治，藉以温补三阴。前方去肉桂，加茯苓12克，焦白芍6克，吴茱萸1.5克。服上方后，阳还，胃苏，病瘳。

〔炳按〕猝中寒证，附子理中汤以温煦脾阳、逐寒散邪，故能速愈。

伤寒

庄益斋，48岁，住朱家道地。己未（1919年）六月初诊。体肥气虚脾弱，平素嗜酒多湿。旧有痔疾，每解大便脱肛，需安卧后始收，方克行动。气虚下陷，未病已然。本月迁移劳顿，复因二子同患烂喉痧，一周内先后殂殇，经此巨变，悲悼逾恒，致精神萎顿，寝食不安，寒邪乘机侵入，起即呃逆气冲。众医投银花、通草、竹茹、枇杷叶、川石斛、川贝、茯苓、米仁、丁香、柿蒂、旋覆、苏梗、橘红等疗治多日，病势转剧，并增喉痛，目红，溲赤，身热炽甚，呃声不绝，经西医注射，亦不见效。今证见呃逆气冲，口不能言，面赤，上浮油光，肌热，足冷，口角糜烂，咽红疼痛，咳痰稠白如水，头汗淋漓，渴欲引饮，入口即吐，胃纳不振，大便微溏，小溲色赤，倾地干后凝成白精一片，其厚如钱，视其溲器之底，亦结白精盈寸。按脉寸关洪大无伦，两尺空大虚迟，尺泽则细如丝；舌红光绛，鲜泽无苔。诊毕，其室王氏询问病况，余曰：证系大虚似实，假热真寒，势将暴脱。其面赤而上浮油光，名曰戴阳。自汗淋漓，为亡阳气脱；口糜咽痛，乃少阴孤阳外越；哕呃，为冲气上逆；尿中漏精，是真阴下泄。证由内外俱伤，龙雷不潜，阴竭阳浮，身虽热而足冷，咽虽痛而便溏；脉象寸关大而尺泽细，下虚上脱，阴阳枢纽分离，危殆立至，势难救治。病家哀恳拟方，余为良心驱使，不忍坐视。乃令取高丽参9克煎汤，送服局方黑锡丹9克。半时后，呃汗稍平。见其药力奏效，尚有生望，乃拟理中、生脉、龙牡救逆复方加减，以纳气敛汗、引火归原、冀其转机。药用厚附子、肉桂、高丽参、五味子各6克，化龙骨、生牡蛎、紫石英各24克，大生地、淮山药各15克，炮姜炭12克，炙甘草3克。

服药后，至夜呃止、气平，稍进薄粥，夜寐亦安。次日复诊，两寸关脉稍缓，尺脉略实，汗敛。病已转机，仍从回阳纳气、固精滋肾为法。前方加杞子、苁蓉、杜仲、龟版、青盐、麦冬、川柏等加减治疗。八剂后，脉静，身凉，咽痛瘥，胃纳苏。再拟滋肾水、养肝阴、益气和中平补方，续进二十剂，身体恢复原状。

〔炳按〕阳越阴竭暴脱急证，用重剂桂附龙牡，以回阳敛阴，固属急救要法；至阳回阴摄、气平汗敛，宜去桂、附，加镇潜育阴之品以收功，可为正本清源之治。若认证不明，不可轻试妄用，其为祸亦极大，不可不知也。

倪锡章，31岁，住芦江竹林桥。壬戌（1922年）六月二十五日初诊。辛劳过甚，真元已虚；操作淋雨，受寒夹湿。神疲，寒热，病起半月，前医予发表渗湿诸方，汗、泻不止。现胸腹气逆上升，鼻扇，自汗，口渴引饮，泄泻；脉象左沉迟，右软弱，舌质淡红，苔薄铺微糙。乃真火式微，虚阳上冒，肝肾根蒂不固，冲脉震动上逆，肺虚气泄，而为鼻扇、自汗；脾阳下陷，而为泄泻；口渴者，乃肾少生生之气，脾胃运输无权，津液因泻不能上潮，犹釜底无薪，锅盖无汽水也，勿以口渴而投凉。当从温纳元气，为根本治疗，庶几本源既固，余恙自瘳。治用复脉合龙牡救逆法扶元固脱。炙甘草、淡附子、肉桂片、炒干姜各6克，东洋参9克，驴皮胶酒烊化冲、原麦冬、炒白芍、酸枣仁各12克，大生地炭15克，化龙骨24克，煅牡蛎30克。上方服一剂后，泻止、气平、汗敛，续服原方一剂后病愈。

〔炳按〕扶元固脱，暖命火，纳虚阳，为救下竭上脱之要法。苟非审证确，用药当，岂能治此暴绝危证哉。

评议：寒湿为病，阳本为损，现发汗太过，阳气再损，津液不固，汗泻不止。此时患者津液亦不足，见口渴，苔薄铺微糙；又有真阳不足、虚阳上越，见鼻翼扇动、汗脱。治疗用参、附、桂、姜回阳救逆、温散寒邪，龙骨、牡蛎潜阳固脱，复脉汤滋养因汗泻耗伤之津液，一剂辄症止，再服病愈，方证相应，收效颇佳。

任阿士，44岁，住陈家桥。丁卯（1927年）十一月十九日初诊。日夜操作，积弱已深，营卫既虚，更食油腻，感寒夹食，滞留中焦。证见形寒内热，无汗，口渴，欲呕，骨痛，咳嗽，咳痰白黏，便闭，溲少；脉象沉数，舌质红，苔黄腻。邪热蕴伏，表证未解，里证尤急，乃伤寒夹食，少阳阳明证也。治予解表清里，方用大柴胡汤加味。柴胡、黄芩、生大黄、玄明粉、制半夏、瓜蒌皮、苦杏仁各9克，枳实、生姜各3克，益元散、生白芍各12克，红枣4个。

次日复诊：服上方后，便解十余次，内热外达，目赤，有汗，口渴欲呕，咳嗽，咳痰白黏；脉软，舌苔黄腻。用小柴胡汤加味，扶正达邪，清热化痰。前方去玄明粉、大黄、瓜蒌皮、枳实、益元散，加党参9克，炙甘草3克，茯苓、焦山栀各12克，生米仁24克。

十一月二十一日三诊：昨夜壮热，起自未刻，至子时始退，汗出甚畅，遍体淋漓，邪从汗解则热减，痰得清化而咳瘥，溲长而赤，骨痛，口渴欲呕；脉软，舌苔薄黄。治拟竹叶石膏汤加减，清热润燥，和中涤痰。鲜淡竹叶6克，生石膏、生米仁各24克，原麦冬、西党参、制半夏、黄芩、天花粉、瓜蒌皮各9克，生甘草3克，生白芍、苦杏仁各12克。

十一月二十二日四诊：热减，咳瘥，溲长而赤，口渴，胃呆；脉缓，舌红，苔灰。治用桑丹温胆汤润燥化湿。丹皮6克，桑叶、竹茹、仙半夏、天花粉、黄芩各9克，橘皮、枳实各3克，茯苓、益元散、全瓜蒌、原麦冬各12克。

十一月二十三日五诊：热退身凉，咳嗽亦减，痰黏，口干，耳鸣，溲仍赤长；脉滑，舌红，苔灰。治以竹叶石膏合黄芩汤加减。竹茹、黄芩、制半夏、生白芍、苦杏仁、天花粉、知母各9克，生石膏、生米仁各24克，原麦冬、瓜蒌仁各12克，生甘草3克。

十一月二十五日六诊：溲清，胃苏，口仍觉燥，咳痰胶黏，气逆；脉滑，舌红。用泻白散加味清肺润燥。南沙参、冬瓜仁、知母、天花粉、桑白皮、地骨皮、制半夏各9克，苦杏仁12克，炙甘草、马兜铃各3克，米仁24克。服后，痰化气平，继进清肺和中方善后，调理旬日，渐复旧状。

〔炳按〕复诊，舌苔黄腻，欲呕，口渴，呕家忌甘，参、草、红枣宜去之，应加宣肺泄热之品；三诊竹叶石膏汤尚佳，惟参、草、芍宜少用；四诊方极佳。其得力在后数方也。

丁小宝，35 岁，住郎岭脚。庚午（1930 年）九月初十日初诊。伤寒化热，夹痰内蒸，流注入胁作痛，咳痰胶黏，形寒身热，自汗，便闭；脉数，舌红。乃邪热炼液成痰，入于胁膜发炎，因而作痛也。治用大柴胡汤法以清下少阳阳明。柴胡、生大黄、玄明粉、生白芍各 9 克，生甘草、枳实各 3 克，全瓜蒌 12 克，天花粉 15 克。

九月十二日复诊：大便解，胁痛止，身热退，头晕，胸满；脉软，舌苔薄黄。浊痰未化，治拟清肝肺络热。鲜沙参、天花粉、生米仁、鲜生地各 12 克，苦杏仁、泽泻、白芍、制半夏各 9 克，炙甘草 3 克。药后，痰顺，胃苏，病痊。

〔炳按〕是证多湿热瘀痰袭络，宜加辛润通络之品，如旋覆花、橘络、桃仁、归尾、青葱管，辛通之法，则效更速。

评议：伤寒胁痛又见自汗、便闭、脉数、舌红，故为少阳阳明合病，以其方药有全瓜蒌、天花粉，测其兼有阳明实证伤津，选大柴胡汤解少阳、清阳明。热退之后再清痰邪，祛痰与生津并行，用制半夏、薏苡仁、泽泻痰饮并除，热病之后勿忘生津敛阴，此为妙法。

王阿庆，53 岁，业农，住都家桥。辛未（1931 年）二月初九日初诊。劳力之际，伤于寒邪，引动痰饮，形寒烦热，乏汗，咳痰薄白似沫，气促，心悸，骨痛；脉滑，舌红，苔白腻滑。伤寒夹饮，宜温散表里，用小青龙汤加减治之。炙麻黄、桂枝、炙甘草、五味子、干姜各 3 克，制半夏、苦杏仁、炒白芍、款冬花、旋覆花各 9 克，朱茯神 12 克。

二月十三日复诊：咳、喘，痰如蟹沫，心悸；脉迟，舌淡，苔黄白腻。农夫劳力之体，中气虚弱，寒饮内聚。治用旋覆代赭汤加纳气化痰之品。旋覆花、制半夏、款冬花、苦杏仁、盐水炒淮牛膝各 9 克，代赭石、紫石英各 24 克，西党参 4.5 克，炙甘草 3 克，生姜汁冲 1 小匙。

二月十六日三诊：脉滑，舌苔黄白腻而满铺；多汗，咳痰如沫，气逆喘促，心悸，胃呆。治用清肺化痰法。橘红、炙甘草各 3 克，仙半夏、竹茹、瓜蒌皮、苦杏仁、旋覆花各 9 克，茯苓、米仁各 12 克，浙贝母、川贝母各 4.5 克，枇杷叶 6 克。

二月十九日四诊：热退，咳瘥，痰多，汗减，心悸已止，胃稍思纳，肢冷；脉软，舌质淡红，苔薄黄白滑。拟扶元补阳化饮法。吉林参须、苦杏仁、仙半夏各 6 克，茯苓 12 克，炙甘草、淡附子、五味子各 3 克，煅牡蛎 30 克，款冬花 9 克，干姜 2.4 克，肉桂 1.5 克。服上方药后，阳回肢和，痰少，病痊，停药。

〔炳按〕古人干姜、五味子合用，一散寒邪，一敛真元。徐洄溪亦极称其妙，邹润安更有发明，固可师。其他温阳化饮亦合。惟肝阳旺者，此方不宜。

徐荣茂母，61 岁，住东岙。辛未（1931 年）三月十二日初诊。脉细，舌质红糙；久病夜热早凉，盗汗，咳喘，口渴引饮。乃伤寒热陷劫津、伤阴化燥证也。治当育阴滋液，清肺化痰。西洋参、五味子各 3 克，原麦冬、旋覆花、炒白芍各 9 克，茯苓、代赭石各 12 克，原金钗 4.5 克，川贝母、仙半夏各 6 克。

次日复诊：便解，寐安，咳逆气促如前。治用扶元生津，降气化痰。前方去旋覆、代赭、白芍、金钗，加淮牛膝、叭杏仁、款冬花各 9 克，鹅管石 12 克。

三月十五日三诊：脉细，舌红；热退，渴瘥，咳逆，气促，心悸，胃呆。治予清肺滋液。上方去西洋参、淮牛膝、仙半夏、鹅管石、款冬花，加桑白皮、地骨皮、竹茹、北沙参各 9 克，米仁 24 克，原金钗 6 克。

三月十七日四诊：咳未止，痰较爽，胃纳苏，病渐痊。治拟清养肺胃以善后。前方去桑皮、地骨皮、竹茹、杏仁，加紫菀、款冬花各 9 克，生谷芽、米仁、紫石英各 24 克。

服后，咳止，体强，病痊。

〔炳按〕肺胃热伤阴液，养阴清肺泄热，为正治之法。惟五味子，须佐辛散，一散一收，相互为用。若重用五味，苟外邪未尽，则敛邪深锢不出，造成肺痨矣。学者不可不知也。

张阿甫妻，29岁，住陈郎桥。壬申（1932年）三月二十三日初诊。本元素亏，饮食酿痰，新感寒邪化热，病起八日。现咳引胁痛，气促，痰黏，身热，口渴，协热下利清水；脉象洪数，舌苔灰腻。此中气不足，湿痰化热，伤寒胁痛热利证也。治拟解表清肺，化痰镇逆，润燥敛阴。葛根、旋覆花、党参、制半夏、炒白芍各9克，黄芩6克，川连、炙甘草各3克，代赭石、天花粉各15克，生姜汁冲1小匙，红枣4个。

次日来条改方称：药后气促略平，胁痛未止，腹痛，利下肠垢，口渴，经水适来。乃于前方中去旋覆、代赭、党参、半夏、姜汁，加白头翁、北秦皮、银花、牛蒡子各9克，续服一剂。

三月二十五日来诊：脉软，舌淡，苔白黏腻带灰；气平，内热退，精神稍振，口黏，腹痛，经来颇多，下利未止。治拟扶元补中，化痰祛湿，方用小柴胡汤加味。柴胡、炙甘草、生姜、川朴、枳壳各3克，黄芩、党参各6克，制半夏、茯苓各9克，米仁24克，红枣4个。服药后，泻止，痛瘥，病愈。

〔炳按〕协热下利，乃胃肠积热，下利必稀水，应用芩、连坚阴，芍药敛阴，皆属相对之药；惟参、枣腻补，尚须斟酌用之。

夏芹生妻，60岁，住观音阁。乙亥（1935年）正月二十二日初诊。阳气素亏，复受外寒，病起八日。肢冷，自汗，自语郑声，气促，心悸，便溏，口不渴，骨节痛；脉象沉微，舌淡。此阴寒在下，水饮内结，真火式微，少阴亡阳重证。法当回阳化饮，用真武汤加味治之。厚附子、炒於术各6克，炒白芍9克，茯苓12克，干姜、五味子各3克，生姜汁冲1小匙。

次日复诊：脉象迟软，舌淡；喜热饮，肢暖之后旋又复逆冷，恶寒，便泻已止，气平，微呕。治用桂枝加桂汤合玉屏风散加味以调和营卫，兼顾中气。桂枝、炙甘草、生姜、防风、公丁香、乌梅各3克，肉桂粉吞1.5克，炒白芍6克，生黄芪12克，白术、茯苓各9克，红枣4个。

〔炳按〕如无自汗不止之状，不必用玉屏风散。

正月二十四日三诊：阳回肢暖，气调胃苏；脉软，舌淡，苔色薄黄。治用生脉散合桂枝汤加味和中降气。西党参、炒白芍各 6 克，原麦冬、淮山药、苏子各 9 克，五味子、桂枝尖、肉桂粉吞各 1.5 克，炙甘草、生姜各 3 克，红枣 4 个。

正月二十五日四诊：脉缓，舌红，苔微；胃纳未展，足肿，神疲。再以真武汤加味，温化水饮，安神和中。厚附子、生姜各 3 克，茯苓、炒冬术、炒白芍、谷芽、酸枣仁各 9 克，米仁 12 克，远志 6 克，干荷叶 1 角。

二月初六日五诊：诸症虽瘥，神虚未复，惊惕，自汗，咳嗽气逆；脉象细软，舌淡，苔薄。治用桂枝合理中，去枣之黏滞，加附子辛温，以温固元阳。西党参 12 克，冬术、白芍各 9 克，炮姜、炙甘草、厚附子、桂枝各 3 克。服后，阳回，汗敛，咳瘥，病愈。

〔炳按〕伤寒用温补之药。

俞燧生母，年约 60 岁，住华家巷。癸酉（1933 年）九月二十三日初诊。素患哮喘，猝中寒邪。眩晕，自汗，四肢厥冷，鼻冷，气喘，腹痛，泄泻；脉象沉细，舌质淡红。此真火衰微，寒中脾肾，即经所谓"阳气衰于下，则为寒厥"是也。治当温纳元阳，方用真武合龙牡救逆法加黑锡丹。淡附子、炮姜、炙甘草、黑锡丹吞各 3 克，炒白芍、炒白术各 9 克，茯苓、化龙骨、煅牡蛎各 12 克。服后，阳回肢暖，痛泻皆止，病愈。

〔炳按〕脾肾虚寒，外寒重袭肺胃则成是病，故用真武合龙牡加黑锡丹，以镇摄肾气而获效。

陆吉人夫人，21 岁，住张陆村。丙寅（1926 年）五月二十五日初诊。二旬前月经来后，风寒乘虚客于血府，遂患寒热，头痛，肢酸，前医杂进凉药，风寒被遏内闭。现证神识日清夜昏，沉眠，耳聋，胃呆，结胸，腹满，肢冷，足痹不能行动；脉弦软，舌淡红。脉证合参，为寒客胞中，即樊星环先生所称寒入血室证也。治用当归四逆汤加减，温通血海寒闭，藉以外达少阳。当归、赤芍各 9 克，桂枝、通草、炙甘草各 3 克，细辛 2.4 克，荆芥、丹皮、杜红花各 6 克，朱茯神 12 克，鲜桑枝 30 厘米。

次日复诊：神识清楚，已不沉迷，耳聋稍聪，胸胁满闷亦舒，四肢未和，畏寒，便闭；脉象迟缓，舌色红润。血海被寒所袭，不能温养肢体，故肢厥畏寒也。再拟温养血分。前方去细辛、通草、丹皮，加防风、川芎、天麻、鲜石菖蒲各3克，秦艽6克，丹参9克，赤芍易为白芍。

五月二十七日三诊：血得温养，神清肢暖，大便闭结；舌淡红润，脉象迟软，迟为寒，软属虚。血因寒凝，肠滞便闭。治用活血行滞润肠法。当归、朱茯神各12克，生白芍、秦艽、杜红花、桃仁、柏子仁各9克，桂枝、炙甘草、防风各3克，橘红、橘络各4.5克，广地龙、丝瓜络、川贝母各6克。

五月二十九日四诊：大便已解，四肢转暖，稍能行动，身倦乏力；脉象左滑、右缓，舌红。按厥阴中风，脉微浮为欲愈，今左脉滑，即属浮象；右脉缓，为脾胃气和，营卫渐调。但真气未复，腠理不实，还宜善自颐养，尚防变端。西归身、黄菊花、钩藤、柏子仁、丹参各9克，生白芍、茯神各12克，川芎、橘红、天麻各3克，秦艽、桑叶、丹皮各6克。药后，病愈，恢复健康。

〔炳按〕经后血府空虚，风寒客之，乘虚袭入，仍宜温通血脉，宣行滞气，俾寒气行，诸疾自失。

评议：经行血室空虚，风寒外袭，又被凉药所误，以致夜间昏沉，血分寒凝需用温药通之。神识已清，外感风寒引动内风，故加风药行滞风，石菖蒲通窍明耳，舒筋通络行肢体痹阻，润燥导滞解便闭。待诸症均有好转，继进活血养血疏风之法，三诊选药颇有深意，加入橘络、地龙、丝瓜络，助搜风行血之品药力深入，效果明显，值得借鉴。

暑淫

杨家棠，50余岁，药商，住裘街。戊午（1918年）七月十九日清晨初诊。先患暑疟，曾服三仁汤、清脾饮、四兽饮等方无效，昨自拟附子、干姜、柴胡、枳壳、桂枝、白芍、木香、藿香等药煎服，初热退、神清，至午膳时，觉胸中热灼如焚，目赤，神昏，冷汗淋漓，四肢厥逆，深夜乘车从甬返慈。现汗出遍体未止，四肢厥冷沉重，头痛，音低，耳聋，干呕，协热下利不爽；脉象沉迟细小，舌质绛，中苔黄。证系伏暑误用辛温，以致邪热内迫，夹痰上蒙清窍，因之昏厥，故脉证近似阴寒，而实属阳热。其脉沉为邪在里，迟为热内结，细小是暑热伤气之状。舌绛苔黄，则是热证夹痰之象。幸有泄泻，热有出路。病为阳厥，热极似寒之证。当令速掘鲜芦根适量捣汁灌服，须臾吐出胶痰甚多，太息一声，蒙闭渐开。见其病有转机，乃拟泻心合栀豉加减，以清暑达邪，化痰泄热。药用：苏叶、炒川连各1.2克，牛蒡子、淡豆豉、连翘各6克，黄芩4.5克，焦山栀、瓜蒌皮、苦杏仁、浙贝母各9克，六一散12克，鲜淡竹叶40片，鲜芦根30厘米。

次日复诊：按脉右洪数、左略小，舌绛，中苔微黄；身热渴饮，便利不爽，头痛。暑邪外达，证已转机。再拟清肃肺胃法。前方去牛蒡子、黄芩、淡豆豉、杏仁，加生白芍9克，大豆卷、桑叶各6克，鲜荷叶1角。

七月二十一日三诊：昨药后颇安，今晨突现神昏渴饮，肢体疲惫；脉数右大，舌质淡红。证系汗下阴伤，热虽退而元欲脱。急拟生津益气，用生脉散加味救治。北沙参、原麦冬、茯神、生白芍、银花各9克，五味子、炙甘草各3克，小生地、生牡蛎各12克，红枣2枚，鲜芦根30厘米。

七月二十三日四诊：前方服后，热退，渴止，神清，胃苏；但觉体倦乏力，恐炉烟虽熄，灰中有火。仍用原方，加入生龟版12克以潜阳。此后，停服煎剂，仅用佩兰、米仁、川石斛、玄参、谷芽、茯苓等泡服代饮，数日后痊愈。

〔炳按〕审证用药，切中病情。

评议：此案诊断过程颇难，患者自服利湿及辛温解表剂后，突发汗出厥冷，见下利，脉象沉迟细小，实为热极昏厥，可见脉之玄妙，非固定不变，脉象合参症状断病因，此脉象似阴寒积聚，实为热盛内闭。此闭证由热郁灼蒸津液成痰而致，急用鲜芦根清热生津逐痰，尚有余地，后行清热透暑外出之法，用大豆卷轻宣气机。又遇神昏，与前因不同，为气随津脱所致，急补阴津，清敛共施，后又以茶代药，选行气利湿养液之品，昏厥得愈，可见魏氏诊断精准，能识昏厥之病机，用药稳妥。

冯妫舫，18岁，住布政房。丙寅（1926年）九月十四日初诊。伏暑类疟，形寒内热，无汗，鼻衄，肢冷，口干，胸脘痞闷，大便或干或溏，病起旬日；脉象细数，舌红糙而起刺。热闭在里，故肢体反不发热。治当清透血分伏暑。大豆卷、牛蒡子、天花粉、白茅根、茯神、鲜生地、生米仁各9克，桑叶、浙贝母、川贝母、焦山栀、鲜淡竹叶各6克，益元散12克。

次日复诊：伏邪稍达，身热较盛，鼻衄，胸闷；脉滑数，舌红糙，苔色黄。治以凉营化湿，润燥达邪。大豆卷、牛蒡子、西茵陈、全瓜蒌、玄参、天花粉、知母、连翘、白茅根各9克，射干、薄荷各3克，黄芩、鲜石斛各6克，益元散12克。

九月十六日三诊：昨夜壮热，鼻衄甚多，唇焦，咳痰不爽，便溏色赤；脉数，舌红糙，苔色黄。伏暑外达，病已转机。治拟凉血清热。鲜竹叶、鲜石斛各6克，玄参、原麦冬、鲜首乌、生白芍各12克，知母、银花、天花粉、白茅根各9克，生石膏18克，生甘草3克。

九月十七日四诊：唇焦破裂，咳痰胶黏，胸脘满闷；脉滑数，舌质红。治予凉营润燥。玄参、小生地、海石、益元散各12克，原麦冬、焦山栀、桑白皮、地骨皮各9克，生石膏15克，米仁24克，川贝母、知母各6克。

九月十八日五诊：昨便解五次，热尚未退尽，咳痰仍胶黏；脉滑，舌红。治宜清化肺胃。橘皮、枳壳各3克，半夏曲、桑白皮、炒白芍、南沙参、泽泻、竹茹各9克，朱茯神、益元散、生米仁各12克，川贝母6克，佩兰叶2.4克。上方服后病瘥，继进清肺化痰方，咳止、痰化，惟寐欠安，再进十味温胆汤；又增盗汗、神疲、溲痛等症，续予平补肝肾调理方，半月后痊愈。盖虚体患病，变化甚多也。

〔炳按〕伏暑衄血，营分伏热，逼血上溢而为衄，余常用银翘散加鲜生地、鲜茅根、粉丹皮、焦山栀等味，甚效。

冯维周次女，11岁，住五马桥花园。丁卯（1927年）八月十八日初诊。伏暑，寒热晡剧，前医畏其体虚，投以辛凉甘淡轻剂，并继用育阴养液方，缠绵两旬，病势未减反剧。现壮热暮剧，腹部灼热疼痛，便利酱粪，口干渴饮，呕逆，干咳，肌肤羸瘦；脉弦滑数，舌质红糙，苔黄。乃暑湿遏伏肠胃，大实似虚之候也。治宜表里双解。柴胡4.5克，黄芩、制半夏、天花粉、淡豆豉各9克，生白芍、益元散各12克，生大黄、枳实、焦山栀各6克，通草3克。

次日复诊：服大柴胡合栀豉加减方后，便解，热减，胸部白痦显明；脉数，舌质红糙，苔黄。治拟再清暑湿祛邪。益元散12克，黄芩、银花、桑白皮、焦山栀、连翘、牛蒡子、天花粉各9克，薄荷3克，柴胡、枳实各6克，生白芍15克。

八月二十一日三诊：白痦齐透，内热未清，腹痛，便闭；脉来数，舌鲜红，苔白腻。法拟清肺胃之燥火。桑叶、黄芩各6克，知母、天花粉、川石斛、竹茹、叭杏仁、紫菀、南沙参各9克，生甘草、枳壳各3克，生白芍15克。

九月初七日四诊：痦隐，热退，左胁肝着疼痛；脉滑，舌质红糙。治用柔肝通络化湿法。炙甘草、橘红、银柴胡各3克，桑白皮、淮山药、川石斛、稽豆衣、炒白芍、女贞子各9克，茯神12克，丝瓜络6克，米仁24克。服后，胁痛止，续予清补方调理渐痊。

〔炳按〕气分湿热正盛，误用育阴滋腻药压伏气机，郁结不宣，发为白痦，当以辛凉宣透气机药，如桑、荷、连翘、荆芥、僵蚕、杏仁、鲜芦根、淡竹叶、枇杷叶等味，则气窍宣达，邪从外解，自愈矣。

评议：该案为暑邪伏而发病，患者年幼，见肌肤羸瘦，不可判其为虚，参其症状、脉象、舌象，脉弦滑数，又见舌红苔黄，实为里有郁热，外有湿阻，郁而发痦，急用解表攻里法，后再清热祛暑湿。魏氏治疗暑湿喜用甘淡之品，如桑白皮、益元散等，《名医别录》言桑白皮能"去肺中水气，唾血热渴，水肿腹满，利水道"，可以泻肺火、平喘行水。益元散之滑石，上能发表，下利水道。此中配伍，正对暑邪之性。

沈邦耀三女，15岁，住皮匠弄。丁卯（1927年）十一月二十七日初诊。伏暑病起匝月，始服犀、羚、白虎、地、斛等寒凉清热，继进二冬、二地、归、芍、桑、丹、玄参等养阴之品，迄今未能见效。现形瘦面白，自汗涔涔，洒淅寒热，微咳痰黏，胸闷不舒，便血日十余次；脉缓，舌红，苔白。病系伏暑夹湿，频服凉药，湿遏邪陷，以致下利便血。而患者体质衰弱已极，治当扶元祛邪。用温剂以救寒药之误，能得阳升血止，邪达化疟发痦，则病有转机之望。柴胡、黄芩各6克，西党参、制半夏各9克，炙甘草、桂枝、生姜各3克，生白芍、茯苓各12克，红枣4枚，灶心黄土30克；遵杨楚和医生意，加地榆炭9克。

次日复诊：脉来滑，舌淡红，苔薄黄；痦发遍体，便血虽止而大便溏薄，腹中不舒，胃纳呆钝，洒淅寒热，盗汗，面白，痰厚。阳气虽升，营卫未和，脾胃虚弱，消化不良。拟七味白术散加减。杜藿香、广木香、桂枝、炙甘草各3克，葛根、於术、鸡内金各9克，茯苓、白芍各12克，生米仁、煅牡蛎各24克。

十一月三十日三诊：白痦渐隐，便泻未止，盗汗稍瘥，身倦沉眠，晕眩耳鸣；脉缓，舌质淡红，苔黄中白。治拟扶元和中，化滞止泻。西党参、冬术、鸡内金、淮小麦各9克，茯苓、生白芍、淮山药、化龙骨、煅牡蛎各12克，炙甘草3克，生米仁24克，丹皮6克。

十二月初八日四诊：按脉象滑，舌色淡红；大便已实，盗汗，眩晕，耳鸣，微咳。营卫未和。乃用桑、丹、鳖甲，佐四物汤以调营，合六君汤以益气调中。三剂后，病愈停药，休养两旬恢复强健。

〔炳按〕滋腻凉药过剂，以致气滞血涩。下溢便血，得温散则血止气升；卫分凝涩之湿，得温散则外透为痦。此证与前条白痦不同也。

华志道，67岁，住顾家池头。戊辰（1928年）六月二十三日初诊。因合资营业失败涉讼而怒气抑郁，一周前由沪返慈，潮热，吐泻，二日后转为哕呃气冲，形神怠疲，服药乏效。现呃逆连声，气冲，形萎，口气秽臭，鼻流浊涕，便闭，溲黄；脉象弦滑而大，舌苔黄白黏腻满铺。此暑温夹气，兼宿疾痰火之呃喘证也。治当和中降逆、清热化痰为先。旋覆花、制半夏各12克，生代赭石30克，西洋参6克，炙甘草、川连各3克，生姜汁冲1小匙，黄芩9克，茯苓、生白芍各15克，淡竹沥冲60毫升，沉香1.2克。

〔炳按〕加枇杷叶、广郁金、生石决明，去半夏、甘草，则效更捷。

次日复诊：哕呃未止，大便闭结；脉象弦滑，舌红，苔黄腻铺。治以降逆纳冲，佐通腑法。前方去川连、黄芩、茯苓，加天花粉 15 克，苏子、郁李仁肉各 9 克，酒洗咸苁蓉 24 克。

六月二十五日三诊：大便解下坚赤，小溲短数，热汗淋漓，哕呃未止，胃纳尚佳；脉滑数，舌质红，苔黄腻。肠胃痰热尚炽。拟予清下太阴阳明。枳实、玄明粉冲各 9 克，生大黄、苦杏仁、旋覆花各 12 克，川朴、紫菀、炙甘草各 6 克，生白芍 15 克，枇杷叶 5 片，生石膏 24 克。

六月二十六日四诊：便解四次，呃止，热减，咳痰胶黏；脉象弦滑，舌苔黄白腻铺。治拟清肺化痰，宣泄邪热。麻黄、炙甘草、川朴各 3 克，苦杏仁 15 克，生石膏 24 克，鲜芦根 30 克，瓜蒌仁、制半夏各 12 克，马兜铃、紫菀、川贝母各 9 克，枳实 6 克。

六月二十八日五诊：呃止，复因讼事激动肝阳，咳嗽，痰白，气促，潮热，便实。治用清肺化痰消滞。紫菀、牛蒡子、马兜铃、焦山栀、淡豆豉各 9 克，苦杏仁、益元散、旋覆花各 12 克，生米仁 24 克，鲜芦根 30 克，瓜蒌仁 15 克，枳实 3 克。

七月初一日六诊：烦热，便闭，咳嗽，痰黏，气喘，咳则多汗；脉缓，舌苔白腻如糊满铺。肺肠痰热未清，再进清下。前方去杏仁、米仁、芦根、益元散、枳、豉，加生石膏 24 克，玄明粉、黄芩各 9 克，制半夏、海石各 12 克，川连 3 克。药后，得大便三次，痰火下行，热退，痰少，寐安；舌绛边淡，苔黄腻。仍予清下。于前方中去旋覆花、牛蒡子、紫菀、玄明粉、海石，加玄参、知母、天花粉、生白芍，续服后病瘥，停药，渐健。

〔炳按〕病因肝郁气滞，停湿夹痰，治宜解郁宣肺，化痰疏肝。甘草满中，香燥耗液，皆须斟酌慎用。

冯献庭，52 岁，业商，住顺水弄。己巳（1929 年）八月十三日初诊。新感引动伏暑，壮热，无汗，谵语，口干，咳嗽，溲赤，便闭，骨痛。病已一候。脉象细数，舌红糙无苔。此暑湿蕴伏，热盛耗津之化燥证也。治用清热养液。鲜淡竹叶、连翘、牛蒡子、淡豆豉各 9 克，薄荷、蝉衣各 3

克，鲜生地、天花粉各 24 克，玄参 12 克，鲜石斛 6 克。

次日复诊：便解酱粪一次，神识稍清，津液略复；脉滑数，舌红糙稍润，苔薄。续予清暑养液。前方去蝉衣、淡豆豉、玄参、天花粉，加银花、瓜蒌皮 3 克，鲜芦根 24 克，鲜生地用量减半。

八月十五日三诊：便解三四次，热退，胃苏，口不渴，微咳，溲赤；舌根边苔黄腻。治以养液渗湿。桑叶、西茵陈、川石斛、泽泻、猪苓各 9 克，丹皮 6 克，淮山药 12 克，米仁 24 克，橘红 3 克。

八月十六日四诊：脉缓，舌红，苔色薄黄；热退，胃苏，溲清，略感头晕。治用和中化湿方善后。前方去茵陈、猪苓、山药，加仙半夏 6 克，茯苓、生白芍各 9 克，炙甘草 3 克。药后病痊，恢复健康。

〔炳按〕此案方药合拍，针锋相对，故效神速。

评议：伏暑发病，夹杂湿邪，暑邪发病，热盛则伤津，耗气则湿阻，邪热因中虚内伏，有化燥之象，不用芩、连类清热药，以轻清灵通之品清热，辅以养阴生津药；待热势已退，湿热渐出，不进参、芪类补气利湿药，而予养液渗湿之药，药症针锋相对。魏氏治此类伏暑循叶天士之法，用轻清灵通，缓行气机，防其火闭气脱，较为稳妥。

张梅生之子，9 岁，住西杨张家。己巳（1929 年）九月十一日初诊。伏暑晚发，始起微觉恶寒，旋即壮热，热势上蒸，继之肝热冲脑，遂致神昏狂躁，目瞪，口噤，灼热，便实，病起三日。脉象沉伏，因口噤无法观舌。证系热毒壅闭，肝热冲脑。治法：上清脑炎，下导肠垢。鲜生地、生石膏各 30 克，知母、生大黄各 12 克，生甘草 3 克，玄明粉 9 克，鲜芦根 30 厘米，安宫牛黄丸去腊壳后研灌 1 粒。

次日复诊：便解四次，热减，自知头痛，目睛能动，舌苔白厚。治疗先清厥阴阳明，待其热退，再进化湿。银花、连翘各 9 克，鲜生地 24 克，生石膏 30 克，知母 12 克，生甘草 3 克，紫雪丹灌服 1.2 克。

九月二十一日三诊：热已退，湿未清，阴囊胀大光亮；脉缓，舌淡。治用化湿法善后。西茵陈 15 克，泽泻、茯苓皮、车前子、生白芍、淮牛膝、大腹皮各 9 克，生米仁 24 克，防己 6 克。上方服三剂，湿化肿消，胃苏病痉。

〔炳按〕此证西医名脑膜炎，中医为暑兼肝热冲脑。再加生鳖甲、石决明镇肝潜阳，热退更速。安宫牛黄丸、紫雪丹亦为重要。

朱阿南，28岁，住枫湾。己巳（1929年）十月初二日初诊。伏暑喘泻，始起寒热，由于杂投寒凉温燥，致邪下陷，发病已十余日，先寒后热，渴饮，有汗，呕逆，气喘，便泻清水；脉数，舌红，苔薄。此暑湿蕴伏、热迫大肠证也。拟用葛根芩连汤加味治之。葛根、黄芩各9克，川连、炙甘草各3克，生白芍15克，银花、滑石各24克。

次日复诊：热退，气平，泻止，呕已；脉缓，舌苔薄灰。治宜补中清暑化湿。葛根、党参、白术各9克，广木香、杜藿香各3克，生白芍24克，黄芩、茯苓各12克，益元散15克。

十月初五日三诊：热已退，湿未清，大便溏，舌苔灰。治以和中化湿。绵茵陈12克，陈皮3克，猪苓、茯苓、泽泻、制半夏各9克，丹皮6克，生米仁24克，砂仁研冲1.5克。服后，湿清，便实，苔化，胃苏，病愈。

〔炳按〕本案前后方，皆丝丝入扣，故见效极速。

缪瑞意，37岁，业成衣匠，住通判房。庚午（1930年）六月十八日初诊。伏暑内蕴，风邪外感，过服表散，致伤气液，液涸动风。现身热不扬，神昏沉迷不语，大便闭结，舌强言蹇，脉弱。此暑伤气液动风，兼夹痰热之证。治当扶元清暑。吉林参须6克，原麦冬9克，五味子3克，益元散24克，鲜荷叶1角，鲜藿香露冲、金汁水冲各30毫升。

〔炳按〕宜加川贝、钩藤、老竺黄、瓜蒌皮，更佳。

次日复诊：神昏稍清，言蹇，时欲眠；脉缓，舌柔软色红。暑邪未清，仍宗前意治疗。吉林参须6克，五味子3克，原麦冬、朱茯神、白薇、青龙齿各9克，鲜荷梗30厘米。

〔炳按〕此证必有热痰阻窍，宜加通窍达痰药。

六月二十日三诊：热退，神清，汗敛，言词未清；脉缓，舌红。吉林参须6克，原麦冬、酸枣仁、生白芍各9克，五味子、远志、炙甘草各3

克。

六月二十一日四诊：便解，言语清楚，病瘥，当补气液。西党参6克，淮山药、朱茯神各12克，炙甘草、远志各3克，酸枣仁、天门冬、生白芍各9克。二剂后，胃苏，便实，微有咳嗽，脉舌如前。前方去白芍、枣仁，加小草6克，杜百合9克。续服数剂，咳止，胃强，身健。

〔炳按〕痰热蒙蔽清窍，则舌强言蹇，沉迷不语。扶元之中，兼以开窍达痰、清热、镇肝息风，是为正治法也。

王凤贵，37岁，住费家桥。癸酉（1933年）九月二十八日初诊。伏暑类疟，病逾三候，热久伤营化燥。表热不壮，内热甚炽，口渴引饮，咳引胁痛，气逆，耳聋，协热下利；脉象滑数，舌质干糙，苔色焦黑。乃伏暑夹湿化燥之证。治以苦寒清肠、甘凉救脱为先。葛根、黄芩、鲜金钗石斛、原麦冬各9克，川黄连、炙甘草各3克，鲜生地、益元散各12克，玄参、天花粉各15克。

九月三十日复诊：利止，气平，口干，耳聋，溲少，咳痰白韧；脉缓，舌质红糙，苔化。内热未清。用清燥法。淡竹沥冲30毫升，玄参15克，炙甘草3克，原麦冬、黄芩、苦杏仁、天花粉、牛蒡子、旋覆花、知母、桑白皮、地骨皮各9克。

十月初一日三诊：脉滑、尺泽数大，舌红光滑无液，苔黑；便闭，溲少，耳聋，内热，咳嗽痰韧，腹满疼痛。治宜清燥通腑。玄参、火麻仁、瓜蒌仁各15克，麦冬、郁李仁肉、天花粉各9克，炙甘草6克，生白芍、鲜生地各12克，生龟版、生牡蛎各24克。

十月初五日四诊：大便解后，身热已退。今脉细而有歇止，舌质淡红，根苔灰色；自汗，神倦欲寐，寒颤振栗，两耳失聪，咳痰白黏。元气虚弱，急进补中敛汗，生津救脱。西党参6克，茯神12克，炙甘草、陈皮、五味子各3克，炒冬术、原麦冬、淮小麦、化龙骨、煅牡蛎各9克，红枣4枚。

十月初六日五诊：昨晚便血甚多，今日神清，肢暖，耳窍稍聪，自汗，纳呆；脉缓，舌质淡红，根苔灰黏。治以调中敛汗。前方去龙、牡、小麦、红枣，加归身、银花各9克，炒白芍、糯稻根各15克，丹皮炭6克。

十月初七日六诊：便血止，耳稍聪，自汗未已，口干，咳痰白黏；脉滑，舌质淡红，苔灰。治用补中生液清肺。吉林参须6克，原麦冬、茯苓、炒白芍、制半夏、苦杏仁、款冬花各9克，五味子、炙甘草、陈皮各3克，糯稻根须15克，火麻仁12克。服上方后，病愈，身强。

〔炳按〕人身之血气和，血温循环周行无阻则无病，冷则气滞血凝而为瘀，过热则血受热逼煎熬，不循轨道，亦成瘀，上溢则吐血，下溢则便血。本证便血，乃暑热伏营，蒸逼营血，离经停蓄下焦，必先有小腹硬满，而后下血；宿血下后，小腹舒畅，结热同下，病可霍然。仲景《伤寒论》中已有发明，兹不多赘。

陈顺德，37岁，业商，住徐家巷口。癸酉（1933年）七月三十日初诊。新感引动伏暑，兼夹胸痹，恶寒，壮热，无汗，头痛，神志沉迷，口苦，呕吐绿水，泄泻清水；虚里穴动跃，脉象数大，舌红，苔黄腻。治宜宣表清里，芳香疏气。鲜藿香、黄芩各6克，川连3克，苏叶2.4克，制半夏、带皮苓、淡豆豉、竹茹、葛根各9克，益元散15克，紫雪丹灌0.9克。

次日复诊：脉沉弱，舌淡红，苔灰黄而腻；热势虽减，湿邪未清；精神疲倦，沉迷自语，呕吐不纳，腹痛，泄泻清水。治用和中化湿法。鲜藿香、陈皮各3克，川厚朴2.4克，猪苓、茯苓各12克，泽泻、白术各9克。

八月初三日三诊：脉软缓，舌淡红，苔黄厚滑腻；神识清楚，呕止，便溏，胃微思纳，胸痹气满。拟当归四逆合左金法。当归、生白芍、制半夏、薤白头各9克，桂枝2.4克，炙甘草、生姜、吴茱萸各3克，川连0.9克，茯苓12克，红枣4枚。

八月初五日四诊：脉缓，舌红，苔黄腻；胸痹痛止，便实，溲清，潮热退，湿邪化。治用宣泄气分湿火法。陈皮、炙甘草、枳壳、佛手柑各3克，瓜蒌皮、薤白头、制半夏、苦杏仁各9克，茯苓12克，米仁24克。上方服后，病愈，身健。

〔炳按〕是证胸中或有伏痰，余常用瓜蒌薤白汤合黄连泻心汤，加清心热、利火府诸法，见效极速。舌有黄厚苔，如红枣、甘草，甘甜腻膈满中，为美中不足。

陈友富妻，16岁，住西庙对面。戊辰（1928年）八月二十七日初诊。暑热内伏，新凉外束。恶寒发热，无汗，大便三日未行，呕吐，鼻衄，经水先期而至；脉滑数，舌质红，苔薄黄。此伏暑热炽，迫血妄行也。治拟清热凉血通腑，凉膈散合桃仁承气汤加减。鲜淡竹叶、连翘、黄芩、焦山栀、桃仁、银花各9克，薄荷、生甘草各3克，生大黄、玄明粉各12克，鲜生地24克。

次日复诊：药后，下酱粪六七次，经水仍行，微有寒热，咳引腹痛，微汗，口干，胃呆；脉滑数，舌红润，苔薄黄。拟用柴胡白虎汤合青蒿鳖甲汤加减，使厥阴伏热外达少阳。柴胡6克，黄芩、党参、制半夏、银花、青蒿各9克，炙甘草3克，生石膏、鲜生地、炙鳖甲各24克，知母12克。服药后，热退病瘥，休养后恢复健康。

〔炳按〕前证伏暑热升，倒经鼻衄，清暑降气，凉血逐瘀，故诸症即平。

评议：暑邪内伏，入于营分，血热妄行，上为鼻衄，下为倒经，视其轻重缓急论治，（伏暑衄血验案）暑邪偏重，治宜清暑利湿，辅以凉血生津之品。此案血热炽盛，先解瘀热互结，再清阴分伏热，热退血安。两案均为暑热迫血外出急症，魏氏临证主次分明，用药拿捏准确，直击病机核心，药到而病瘥。

湿淫

冯虞氏，42岁，住龚冯村。戊辰（1928年）七月二十二日初诊。平日操劳家政过度，阴分不足，体瘦多带。月初病湿温类疟，寒热无汗，前医作湿疟治，曾服清脾饮、达原饮多剂，过服苦辛，湿化阴伤，病延两候。现背冷，身热，无汗，渴不思饮，口苦且淡，呕逆，喉中梅核气塞，头重，耳聋，大便四日未行，带下如注；脉弦，舌红中剥。乃湿温遏伏，营阴受伤，湿邪化燥，实中夹虚之证。治宜清营达邪，使之外达，化疟化痞，则病有出路。柴胡3克，黄芩、丹皮、青蒿、知母各6克，当归、玄参、天花粉、银花、鲜首乌各9克，生白芍、炙鳖甲、益元散各12克，鲜生地24克，鲜荷叶1角。

七月二十四日复诊：便解二次、溏薄，有汗，头昏，呕吐黄水，余恙如前；脉象弦滑，舌红绛中剥脱液，苔白。正亏邪遏，阴虚宜滋，湿邪宜渗，证体相反，治宜顾本为主，佐搜营中伏邪。桑叶、麦冬、玄参、叭杏仁、青蒿、知母、鲜石斛各9克，枇杷叶3片，生甘草2.4克，鲜生地24克，炙鳖甲12克。

七月二十六日三诊：服药后，背冷略减，身热稍瘥，口味仍苦，胃气略展，喉中气塞依然，便解溏薄如酱，耳窍失聪，卧床不能起坐；舌红绛、光滑，苔薄中剥。治拟搜阴分之伏邪。前方去桑叶、枇杷叶、叭杏仁，加银柴胡6克，天冬、紫菀、鲜首乌各9克，朱茯神12克。

七月二十八日四诊：服药后，溏泻酱粪五次，口舌润泽，因泻不安，延请胡子木医生诊疗，用养阴祛邪法。予鲜石斛、鲜生地、知母、青蒿、竹叶、秦艽、半夏、银柴胡、郁金、甘草、川朴、川连等药后，湿化泻止，口干；舌红绛光滑，苔化。刻诊其脉虚数，乃予清燥养液育阴法。鲜石斛、鲜首乌、知母、玄参、驴皮胶另炖冲、原麦冬各9克，鲜生地24克，淡竹沥冲30克，生白芍、火麻仁、炙鳖甲、冰糖拌炒生石膏各12克，炙甘草3克。

七月三十日五诊：服药二剂，颈项胸背发出白痦甚多、色白如晶，胸、喉气塞，痰韧，小溲热长，便解酱粪；虚里穴震跃，脉象虚数。邪少虚多，用复脉法。炙甘草6克，原麦冬、鲜石斛、驴皮胶另炖烊冲各9克，鲜生地、生牡蛎各24克，炒麻仁、玄精石、炙鳖甲各12克，北沙参、生白芍、辰茯神各15克，淡竹沥冲30毫升。

八月初三日六诊：热退，白痦晶亮未隐，口润味苦，夜少安寐，两耳已聪，痰韧，便解燥粪，胸脘喉间塞满；脉缓，舌淡红润，根苔薄白。按胸闷，在白痦未透发之前，应以育阴透痦为主。今热退，痦透，脉静，舌润，仍见胸脘喉间塞满，当属胃虚客气上逆之征。不能以陆九芝先生所言，丹痧斑疹四者之齐与不齐，以脘闷之解与未解为辨，若仍用透达则误矣。况陆氏又言，有是四者热必壮，四者之解与不解，以汗出之透与未透为辨。

临证当辨明虚实寒热为主，故以和中降逆、养胃润燥法治之。旋覆花、党参、钗石斛、紫菀各9克，代赭石24克，炙甘草、制半夏各3克，麦冬、炒麻仁、朱茯神各12克，生白芍15克，川贝母6克。

八月初六日七诊：白痦渐隐，胸脘气畅，胃醒思纳，夜寐亦安，但有盗汗，喉间觉燥，便解燥粪；脉象缓和，舌淡红润。乃营卫未和，气液两虚。治予调补。西党参、北沙参、川石斛各9克，淮山药、朱茯神、原麦冬、生白芍、大生地各12克，制半夏6克，橘白、炙甘草、远志各3克。服上方数剂后，得补精神恢复，病愈。

〔炳按〕此证曲折多端，中途易医，体又怯弱，素有带下，阴虚阳旺可知，而能收功，亦云幸矣！

方庆财妻，18岁，住郧岙。戊辰（1928年）八月初四日初诊。六月间患湿温化疟，寒热旬日，服药截止，余湿未清。旬日前杂食鸡鸭瓜果，致寒热复发，迁延增剧。现体发白痦晶亮，神昏沉迷，谵语，耳聋，头汗，喘逆，胸闷，咳嗽，痰韧，溲少，便闭。按其脉数，察舌红，苔薄白。证属湿温痰热蒙蔽，肺失清肃，因胃热冲脑故神昏，痰火犯肺故喘逆。拟用复方图治，以麻杏石甘，佐竹沥、姜汁，清透肺胃热痰，兼达湿温伏邪；紫雪清热开窍；小陷胸合栀豉清搜胸膈痰湿，疏导肠胃食滞。紫雪丹灌1.5克，炙麻黄、生甘草、川连各3克，苦杏仁、制半夏、焦山栀、淡豆豉各9克，生石膏、全瓜蒌各24克，淡竹沥冲30毫升，生姜汁冲1小匙。

次日改方：据述痦出较昨更多，曾解燥矢一次，神识稍清，夜间潮热，咳嗽。原方去紫雪、栀、豉、姜汁，加旋覆花9克，川贝6克，朱茯神12克，瓜蒌用皮9克，川连减至2.4克，甘草用炙。

八月初六日复诊：白痦发透，夜间潮热；神昏谵语，咳嗽，痰韧，气促，便实；脉象滑数，舌红糙，苔黄白。湿温伏邪有化燥之象。治拟清肺化痰，润燥凉营。桑叶、知母、银花各9克，枇杷叶5片，玄参、生石膏、麦冬、鲜生地各24克，炙甘草3克，朱茯神、全瓜蒌各12克，鲜竹叶6克。

服药后，次日吐出胶痰甚多，神识清楚，内热已减，夜间虽有寒热极轻，咳瘥，气平，胃纳亦苏；脉转缓，舌转润，根苔黄色。病已转机，仍予清燥救肺汤加减善后。服后，诸症悉平，停药静养，数日后，强健如常。

按本案湿温化疟被截，湿遏热伏，复因杂食鸡鸭瓜果酿痰。当此之时，若遽投大剂寒凉，势必白痦遏伏，痰热内闭结胸。故用紫雪丹清热开窍，佐麻黄、姜汁之辛热，陷胸之滑润；待气机一转，伏湿化燥，虽见舌色红糙，苔黄白，邪由营分转出气分；投大剂清燥救肺，治之转燥为润。若始畏麻黄、生姜之性热，石膏之性寒；继畏玄参、地、冬之甘腻，只用辛凉清热、甘淡渗湿，以为药性和平，则病重药轻，恐难奏效。关于药性猛烈太偏问题，日医和田启十郎曾曰："凡药物皆利用其特有之偏性，以矫正病的倾向，故不偏性，则不能为药物。"邹润安亦曰："凡药所以致生气于病中，化病气为生气者也。凡用药取其禀赋之偏，以救人阴阳之偏胜也。是故药物之性，无有不偏者。"何廉臣先生曰："吾侪业医，当遵守医圣仲景之遗法，临病探源，对证发药，创所谓经验学派。"诚探本之言也。

〔炳按〕先后用药有法，说明病理治疗，可法可师。

陆椿荫，25岁，大学生，住张陆村。戊辰（1928年）十一月十九日初诊。在校肄读之际患疟，屡发屡截，湿热之邪遏伏未清。七月十二日感受风寒，引动伏湿，寒热，咳嗽，乏力。误作肺痨治疗，疗养三月，日夜不闭窗户，静卧一床，制止活动，空气之益未得，风邪反袭肌腠，且病者受诊断肺结核病的影响，日夜忧虑，如判徒刑，精神萎顿。经其岳父周垂斋先生邀诊。证见洒淅寒热，盗汗，心悸，神倦，肢酸，形瘦，胃呆，思食鲜味。诊其脉缓，察其舌苔白腻。从脉舌看，是气虚湿遏之象，乃风湿内陷，误治似损，实非劳损证也。昔张石顽曰："虚劳之成，未必皆本虚也，大抵多由误药所致。"今病将欲成劳，乘其阴液未伤，急以和中达表，使陷邪提出阳分，庶几挽回前失。若再用养阴清肺、滋甘黏补，邪无出路，则竟成损证，无可救矣。治用小柴胡汤加减，从内达外，和解半表半里。柴胡、炙甘草、生姜、橘红各3克，黄芩、泽泻各6克，西党参、制半夏各9克，茯苓12克，生米仁24克。

次日复诊：胸腹舒畅，胃纳欠佳，短寐欲醒，常有寒热；脉滑，舌淡，苔白腻。治用调和营卫，参疏滞法。桂枝、炙甘草、生姜各 3 克，生白芍、茯苓各 12 克，红枣 4 枚，当归 9 克，广木香 1.5 克，丹皮 6 克。

十一月二十一日三诊：汗出遍体，头胀，身倦乏力；脉滑，舌红，苔薄。治用轻剂宣化。桑叶、生白芍、酸枣仁、茯苓、泽泻、当归各 9 克，天麻 3 克，远志 6 克，朱茯神 12 克，广木香 1.5 克，生米仁 24 克。

十一月二十三日四诊：动则心悸，夜寐欠宁；脉缓，舌红，苔薄白。治以和营安神。桑叶、钩藤、生白芍、化龙骨各 9 克，炙鳖甲、生牡蛎、淮山药、朱茯神各 12 克，生米仁 24 克，炙甘草、远志各 3 克。

十一月二十五日五诊：胃苏湿化，心神不宁短寐；脉滑，舌红，苔薄黄。用杞菊地黄汤加味，滋养足三阴法。杞子、丹皮、远志各 6 克，黄菊花、泽泻、川石斛各 9 克，朱茯神、大生地、淮山药、炙鳖甲各 12 克，山萸肉 3 克，生牡蛎 24 克。此后，继投调营和脾益肾方剂，调治一月，健步如常。

〔炳按〕湿热后，余邪未清，误服滋补，乃调理失当，仍应去其有余，俟有余去，再补不足，方合治道，即是案是也。

周保康妻，36 岁，住丈亭周家山。辛未（1931 年）七月初五日初诊。湿温病起月余，服用寒凉太过，因之元神大伤，洒淅寒热，自汗，时有郑声，胃呆，胸满得食则呕，咳嗽气喘，咳痰胶黏，耳聋；脉沉迟弱、尺泽稍大，舌质淡红，苔薄。病久元伤欲脱，治用二加龙牡合生脉法。化龙骨、生牡蛎各 24 克，炒白芍、茯神各 12 克，炙甘草、五味子、淡附子各 3 克，高丽参 4.5 克，远志 6 克，白薇、原麦冬各 9 克。

七月初十日复诊：胃气略苏，干咳，咳痰白黏不爽，头汗，耳聋，自语郑声，日晡潮热；脉软缓，舌淡红。用壮神清肺法。前方去附子、白薇、高丽参，加西洋参 3 克，川贝 6 克，桑白皮、地骨皮各 9 克。服上方后，热退，神清，咳减，胃苏，停药，静养渐痊。

〔炳按〕肺肾同虚，上气喘促欲脱，如前方，再加核桃肉更佳。

张荣卿，13 岁，住穗芳弄。甲戌（1934 年）七月二十六日初诊。湿温化疟旬日，误截湿遏热闭病剧，现壮热无汗，口渴欲饮，神昏谵语，足冷而肿，面部虚浮，胸腹气闷，便泻血沫，小溲短少；脉沉弦数，舌质淡红，苔色灰黑。此湿温被遏邪陷，真元受戕，抵抗无力，病势危急。治用紫雪、玉枢二丹，芳香化浊，清脑壮神；合藿朴五苓，苦温化湿，消肿清热。紫雪丹灌0.9克，玉枢丹^{研细化服}1.2克，鲜藿香、猪苓、泽泻各9克，带皮苓12克，川朴、桂枝、茅术各3克。

次日复诊：伏热稍达，有汗而热不解，四肢转和，神识忽明忽昧，噤厥，耳聋，腹痛，便血如注，小溲稍长，面色惨白；脉滑数大，舌质淡红，苔色灰黑。邪陷真虚，病势棘手，法拟和中扶脾，清热止血。神犀丹^{研灌}1粒，吴茱萸、川连各0.9克，川朴2.4克，太子参、炙甘草、鲜藿香、丹皮炭各6克，茯神12克，炒於术、侧柏炭、银花炭各9克。

七月二十八日三诊：脉象弦数，舌红，苔灰；面虚退，足肿消，神识清，四肢和，腹痛止，胸微闷，胃思纳，溲已长，便血减；面色转黄，元神略振。治以化湿达邪。淡豆豉、焦山栀、猪苓、茯苓、泽泻、滑石、连翘、鲜石斛、天花粉各9克，陈皮、鲜藿香各3克。

七月二十九日四诊：便血已止，潮热未退，口渴，溲少，纳苏，寐安；脉象滑数，舌根苔黑、边尖灰黑渐退。治以清湿养液。前方去鲜藿香、茯苓、滑石，加银花、秦艽、青蒿各9克，米仁24克。

七月三十日五诊：脉滑，舌质淡红，根苔微黑；热退未尽，面虚色黄，溲稍长，大便闭。治用壮神化湿法。化龙骨、生牡蛎各12克，桂枝、炙甘草、陈皮各3克，炒白芍、茯苓、鲜石斛、佩兰、苦杏仁各9克，生米仁24克，杜藿香6克。

八月初二日六诊：脉滑，舌淡红润，苔退；潮热未退，耳聪，胃醒，便闭，足肿。治宜补中通腑，仿景岳法。生黄芪、茯苓各12克，党参、炒白术、生白芍、泽泻、丹参、当归各9克，炙甘草、枳壳、川朴各3克，生米仁24克，地熏草^{番泻叶的地方名}4.5克。

八月初四日七诊：脉象弦滑，舌质淡红，根苔微腻；潮热，便闭，咳嗽多痰。治宜通腑化湿。柴胡、陈皮各3克，黄芩6克，川连2.4克，全瓜蒌15克，制半夏、郁李仁肉、天花粉、苦杏仁、茯苓各9克，川贝母4.5

克，淡竹沥冲30毫升。服后，便解，咳止，痰少，诸恙消失，告愈。

〔炳按〕先芳香凉开，继温化伏湿，增液以固其本，化湿以解其邪，再以扶元通腑化湿，以善其后，可谓尽其治道矣。

许嘉堂，52岁，住讴思桥大德堂。甲戌（1934年）十月十六日初诊。两月前患湿温，治愈后未复元；因事外出，盘桓旬日，友人设筵，杂食荤腥，引动伏湿而致复发。寒热不扬，胸腹气闷，咳痰气促；脉象虚数，舌边青黯，苔黄厚腻。此乃病后食复、邪闭未达之证也。治当宣透积滞。鲜藿香3克，川朴、来复丹吞各2.4克，制半夏、苦杏仁、莱菔子、鸡内金、焦楂肉、连翘各9克，带皮苓12克，米仁24克。

十月十八日复诊：寒热稍减，咳嗽多痰；脉象软缓，舌红，苔黄。治宜宣化和中。鲜藿香6克，葛根、焦茅术、鸡内金、莱菔子、苦杏仁、桑白皮各9克，广木香、前胡、焦甘草、桔梗各3克，带皮苓12克。服后，寒热退尽，咳止痰化，病愈。

〔炳按〕湿温瘥后，食复酿痰咳嗽，此痰从食化，故以消食，治其痰也。

冯庆标母，47岁，住布政房中堂。己未（1919年）十月诊。八月份从扬州返慈，因水土不合致病，体倦，潮热，胃呆。适有儿科为其孙治疗，顺便诊视，处以发汗消食、渗湿疏气方药，六剂后病增剧，咽干渴饮，继进某医养阴平肝药数剂，畏寒发热，大便溏薄；复延僧医作疟治，进渗湿疏气方，无效，再延某君，投左金、温胆及清暑消痰之品，腹痛便泻，面虚足肿，胸闷气逆，改投五皮、枳术、五苓等仍未见效，乃延诊。刻面虚足肿，洒淅恶寒，腹胀，泄泻不爽；诊脉濡缓、重按如无，察舌淡白光滑，面无华色。认为病系湿热夹气，水土不服，杂药乱投，脾胃受伤。舌白乃质白失荣，非白苔有湿可用渗利者，其脉是气虚之象。经曰：安谷则昌。此病当以和脾胃疏肝郁为主；暑湿已尽，毋庸忌口，可择鲜美食品，引其胃气苏复，则用药始有效果，否则将有虚脱之虞。病家同意此说，乃拟疏肝和胃方，仿轻可去实法。用绿梅花、代代花、炙甘草各3克，玫瑰花7

朵，茯苓、酸枣仁各 9 克，淮山药、夜交藤各 12 克，生谷芽 15 克，鲜佩兰叶 7 片。

服后腹胀稍宽，胃醒思纳，另以火腿冬瓜汤佐膳。治宗前法，原方去佩兰、绿梅花，加枳壳 1.5 克，炒於术 6 克，吉林参须 3 克，吴茱萸 0.6 克，炒白芍 4.5 克。

三诊时面虚已退，胃苏，腹舒，而肿未消；脉弱，舌质淡红。治拟和肝养胃健脾；同时进童鸡汁肚肺汤食补以诱胃机。药用：西洋参、炙甘草、陈皮、木瓜各 3 克，炒於术、扁豆衣各 9 克，茯神、炒米仁、淮山药各 12 克，炒白芍、远志各 6 克，吴茱萸 0.9 克。服上健脾和中疏气药后，浮肿尽退，便泻亦瘥，胃纳大增，寒热蠲除；脉转缓和，舌质红润。改用归脾汤加芳香疏气药数剂，即能行动。惟带下如注、盗汗、口干、耳鸣等症继起，改投杞菊六味加龙、牡，出入调理，带、汗、耳鸣皆愈，惟日晡微有潮热，舌红破裂，改用吴氏增液汤熬膏，每日冲服，一月后痊愈。于十二月份返扬州，恢复健康。

〔炳按〕脾虚停湿，作肿化泻，肝乘脾虚，反侮之，故治法当先疏肝，调脾、利湿、开膀胱，以行治职，则肿泻皆除耳。

任宝善，29 岁，住朱村峇。戊辰（1928 年）七月二十八日初诊。上月十四日，途次淋雨，遂患湿热寒热乏力，自思湿去体弱，乃服参条、桂圆、红枣等，误补邪遏，屡治无效。证见面色萎黄，左胁下痞痛，肢冷，溲黄；脉象沉弦，舌质淡红，苔白。此湿热误补结痞，即脾脏肿大之疟母证也。治用柴胡桂枝汤加味扶元消痞，和营化湿。川柴胡、黄芩、制半夏、赤芍、桃仁各 9 克，西党参 6 克，炙甘草、生姜、桂枝各 3 克，炙鳖甲 12 克，红枣 4 枚，莱菔汁冲 1 盅。

八月初五日复诊：胁痛止，痞未散，日晡恶寒，神疲；脉缓，舌质淡红，苔化。仍宗前法运脾攻痞。前方去桃仁、莱菔汁、赤芍，加生白芍 12 克，木贼草 9 克，米仁 24 克。

八月初七日三诊：寒热已止，小溲转清，痞块略小；脉来滑，舌红润。仍宗原意出入。前方去白芍、米仁、木贼草，加桃仁、杜红花、丹参、茯苓、香附各9克。三剂后，痞消，身强。

〔炳按〕痞块为脾之积，脾虚气滞，食痰互结成痞，即西医为脾脏肿大。疟母乃结于胁下，坚硬成块，乃疟久，积月累年，痰血凝结成块，多发于腋下胁上、少阳经地位。仲景金匮鳖甲煎丸，为正治之法，以通络瘀、解凝结为主要。

杨允中，31岁，业商，住顺水弄。辛未（1931年）八月二十六日初诊。涉水受湿成病，日晡发热，目黄，口渴，胃纳呆钝，便泻不爽，两耳失聪；脉缓，舌淡，苔白而根黄厚。乃湿热之邪，伏于肠胃未化。治当疏化湿热为主。绵茵陈、带皮苓各12克，猪苓、泽泻、生茅术、大腹皮、莱菔子各9克，鲜佩兰20片，鲜藿香、枳实各3克，川朴2.4克。

八月二十八日复诊：口渴略减，余症及脉、舌如前，肠胃湿热未清。治用三仁汤法。白蔻仁研冲1.5克，生米仁24克，苦杏仁、竹茹、鲜佛手、大腹皮、淡豆豉各9克，陈皮3克，川朴2.4克，带皮苓12克，鲜佩兰20片。

八月二十九日三诊：目黄已退，胃纳略强，便利不爽；舌色淡红，苔化根薄。治用平胃化湿，芳香疏气，辛滑通腑。陈皮、川朴、炙甘草、枳壳各3克，生茅术、焦楂肉、建神曲、鲜佛手、郁李仁肉各9克，莱菔子15克，米仁30克，鲜佩兰叶20片。

九月初二日四诊：脉来弦软，舌质淡红，苔灰薄腻；日晡寒热，胃纳已苏，便利欠爽。湿热仍未清也。绵茵陈、带皮苓各12克，官桂、枳实各3克，生茅术、泽泻、郁李仁肉各9克，生米仁24克，鸡内金6克，瓜蒌仁15克。

九月初三日五诊：日晡寒热，微有耳鸣，大便不畅；脉缓，舌苔灰白而腻。治予和解。川柴胡、炙甘草、生姜、枳实各3克，黄芩、桂枝各2.4克，党参6克，制半夏、炒白术、鲜佛手、炒白芍各9克，红枣4枚。

越二日六诊：诸恙、脉舌如前，二便通调。拟温化余湿。前方去柴、芩、参、鲜佛手，加带皮苓12克，陈皮3克，泽泻9克。

九月初七日七诊：微有寒热，头晕耳鸣，二便通调，胃强湿化，元虚未复，当进强壮之剂。生黄芪 12 克，化龙骨、生牡蛎、炒白芍、泽泻各 9 克，桂枝、炙甘草各 3 克，吴茱萸 2.4 克，炒白术 6 克，生米仁 24 克。服后，寒热止，舌苔化，病愈身健。

〔炳按〕涉水受湿，下先受之，当利膀胱，府阳不治，则湿传中焦、上焦，三焦皆病，治法亦应照三焦用药，运其中枢，洁其净府，亦谓不二法门。

包杏村夫人，约 30 岁，住北门慈湖学校。壬申（1932 年）六月二十九日初诊。湿热夹气，邪遏未达。形寒内热，乏汗，眩晕，胸闷，肢酸沉重，二便欠畅；脉沉弦数，舌红，苔薄色黄。病者自疑体虚成损，实属肝郁气滞湿遏之证。治宜化湿疏气发汗。苦杏仁 9 克，白蔻仁_{研冲}、川朴各 1.5 克，生米仁、淡豆豉、连翘各 24 克，陈皮、杜藿香各 3 克，益元散 15 克，紫金锭_{研烊化}2 块。

七月初一日复诊：服疏透剂后，汗出，胸膈气畅，面色萎黄；脉缓，舌红，苔薄腻。治拟解郁渗湿。苏梗、藿梗、陈皮各 3 克，制香附、淡豆豉、丹参各 9 克，生米仁 24 克，绵茵陈 12 克，川朴 1.5 克，连翘 15 克，丝瓜络、佩兰各 6 克。

七月初三日三诊：胸膈气畅，面色萎黄，咳嗽痰多；脉缓，舌红，苔化。再进和中疏气。柴胡、枳实、通草、前胡、苏梗各 3 克，赤芍、香附、苦杏仁、赤苓各 9 克，米仁 12 克，佩兰 6 克。服后病愈。

〔炳按〕湿热多因气滞而停，故治湿，以宣肺气为主要；若更兼肝郁，而气结不行，则湿更受阻，故宣气之外，疏肝解郁，尤更不可少也。

李水林，36 岁，业泥水匠，住小菜场。癸酉（1933 年）十一月初四日初诊。秋季涉水行走，寒湿内伏化疟，截后湿邪遏伏，治经三月，服药无效。迄今寒热不已，面色萎黄，身倦乏力，畏寒，盗汗，微咳；脉缓，舌淡白无血色。证属元神衰弱，寒湿遏伏。治用麻附五苓散，温太阳，和太阴，参入宣气之品。麻黄、厚附子、椒目、桂枝、陈皮各 3 克，北细辛 1.5 克，泽泻 6 克，猪苓、茅术、带皮苓、防风各 9 克。

越二日复诊：再拟温化寒湿方。前方去猪苓、泽泻、茅术、椒目、陈皮，加五加皮、大腹皮、苦杏仁各9克，生姜皮3克，绵茵陈15克。

十一月初八日三诊：面黄渐退，腹满亦畅。治以温煦气血。五加皮、冬瓜皮、大腹皮、生茅术、赤芍、杜红花、香附、当归各9克，带皮苓12克，桂枝3克，生米仁24克。

十一月十八日四诊：黄退，身倦乏力；脉缓，舌红，苔薄。湿邪已化，当进温养。陈皮、桂枝、炙甘草、吴茱萸、枳壳、生姜各3克，制半夏、香附、杜红花、当归各9克，带皮苓、米仁各12克，炒白芍6克。服后，病愈，次年来寓，体已强健。

〔炳按〕秋季涉大水，受湿化疟，舌白无血色，用麻附五苓散，温太阳，暖太阴，以散寒水之邪，为针锋之治。

燥淫

王文荣，46岁，业药商，住西桥头。庚午（1930年）九月二十一日初诊。平素咳逆有痰，近日气候干燥，证见形寒内热，胸脘窒满，清晨鼻衄，咳嗽有痰；脉象沉细，舌红，苔腻。肺阴不足，又感燥气成病。治拟清肺化痰解表。莱菔汁冲1杯，川贝母6克，茯苓、竹茹、冬瓜仁、牛蒡子、淡豆豉各9克，生米仁24克，葱白5枚。

越两日复诊：脉象沉细，舌红，苔色薄黄；形寒身热，胸满，咳痰，胃纳不馨。治用清肺化痰。苦杏仁、竹茹、旋覆花、桑叶、赤苓各9克，生米仁24克，橘红2.4克，川贝母、广郁金各6克，枇杷叶3片。

九月二十五日三诊：脉细，舌红，苔化；热减，咳痰，胃呆，便闭。再进清肺化痰润燥之剂。桑叶、天花粉、竹茹各9克，丹皮、仙半夏、苦杏仁各6克，茯神、米仁各12克，川连1.5克，石斛4.5克。

九月二十七日四诊：脉细，舌净；热退，不寐，口干，咳痰，纳呆。治宜安神润燥育阴。鲜金钗、茯苓各6克，鲜沙参、竹茹、桑叶、钩藤、夜交藤各9克，生米仁24克，橘白3克，生谷芽12克。

九月二十九日五诊：胃苏，咳瘥；脉缓，舌红。治以清养。鲜金钗、泽泻各 6 克，鲜沙参、合欢皮、黄菊花、稽豆衣、白芍、天花粉各 9 克，生谷芽 12 克。服后，咳止，胃苏，续进清补肺阴药善后，恢复健康。

〔炳按〕秋燥热咳，晨起鼻衄，乃阳明太阴同病，清肺润燥，化痰和胃，为必要之治法。阅先后五方，具变化而不越于规矩，诚可法也。

周仁兴，35 岁，业肉商，住芦江渡。甲戌（1934 年）九月初一日初诊。感受燥气，寒热咳嗽，曾进辛散药治疗乏效。现寒热晡剧，咳嗽，脘满，便闭；脉滑，舌红，苔黄。证属秋燥、肺热内蕴咳嗽。治用清燥救肺汤，去阿胶之滋腻，加麻黄佐石膏以清透肺中伏邪，加米仁清肺化湿，瓜蒌润燥通腑。桑叶、麦冬、苦杏仁、南沙参各 9 克，枇杷叶 5 片，生石膏 15 克，火麻仁、全瓜蒌各 12 克，米仁 24 克，炙麻黄 1.5 克，炙甘草 3 克。

九月初三日复诊：潮热减低，咳嗽亦瘥，大便已解，脘觉满，口不渴。治用清肺润燥达邪。原麦冬、桑白皮、地骨皮、紫菀、叭杏仁、款冬花各 9 克，玄参、大生地各 15 克，黄芩 6 克，炙甘草 3 克，炙麻黄 1.2 克，全瓜蒌 12 克。

九月初六日三诊：脉缓，舌红，苔薄色黄；潮热已退，脘宇亦舒，咳嗽未止，尾闾骨酸，牵动腿胯。治宜和法。党参、麦冬、桑皮、地骨皮、茯苓、款冬花、泽泻、淮牛膝各 9 克，五味子、炙甘草各 3 克，生米仁 24 克，丹参 6 克。服后，咳止，病愈。

〔炳按〕秋燥咳嗽，肺热内蕴，清润辛开，具有师传。

温热

李荣春，40 岁，住新弄底。庚申（1920 年）十二月诊。在嘉兴患热病，曾先进羚角、石膏、石斛、麦冬、地黄及辛凉苦寒药治疗，潮热虽退，因过剂转变为气喘、便血，又误作协热下利，继用葛根芩连汤苦寒败胃，阳气更伤，病剧回慈。证见头汗冷黏，四肢厥逆，身倦乏力，微咳，气喘，日泻血三四次；脉象散大，舌质光滑淡白。乃温热病服用寒凉药物过度，阳明病邪陷入太阴，热证变为阴寒，阳微欲脱之候。治当温煦太阳少阴二经。淡附子、桂枝各 6 克，西党参、炒白术各 15 克，炮姜、炙甘草各 9 克。药后，四肢转温，脉缓无力，舌淡微红，血减，汗敛，便解溏薄，气促，阳气稍还。仍用原方加五味子 6 克，生黄芪 30 克，以补肺益气举陷。连服三剂，喘平，泻止，胃苏。调理半月痊愈。

〔炳按〕此因凉药过剂，脾胃虚寒，故用温补中阳则愈。

虞文照之幼女，17 岁，住坐水明堂。甲子（1924 年）三月二十日初诊。春温八日，曾服疏透剂无效。今恶寒发热，内热甚炽，口干渴饮不停，头痛，耳聋，微咳气促，骨痛，大便四日未解；脉数，舌红而糙。温邪蕴伏于阳明，此表里皆实之候。拟凉膈合银翘加减表里两清。生大黄 12 克，玄明粉、薄荷、银花、连翘、焦山栀、天花粉、黄芩各 9 克，生甘草、苦桔梗各 6 克，鲜淡竹叶 50 片。

次日复诊：昨晚泻三次，今晨大泻一次。渴饮稍减，内热仍炽，头汗，面赤，耳聋，喷嚏，咳嗽气促，咳痰白厚胶黏；脉两关洪滑数，舌质红绛，苔灰。肺炎肠热，太阴、阳明同病。治宜清润。鲜竹叶 50 片，生石膏、鲜芦根各 30 克，桃仁、麦冬、玄参、生甘草、黄芩、知母、银花各 9 克，冬瓜仁、生米仁各 12 克。

三月二十二日三诊：咳嗽气逆，咳痰不爽，微有鼻扇，口干，面赤，胸满，胃呆；脉两关洪数、左尺泽滑数，舌红绛干燥起刺。治予清热潜阳。原麦冬、生石膏、小生地各 24 克，生鳖甲、生龟版、生牡蛎、鲜芦根各 30 克，玄参 15 克，知母、生白芍、天花粉各 12 克，炙甘草 9 克。

三月二十四日四诊：二便通调，咳吐厚白痰涎盈碗，热减，咳嗽甚剧；脉左滑数，舌质红润，苔厚黄灰滑腻。肠胃痰火未尽，仍拟清肺胃法。鲜芦根 30 克，冬瓜仁、桃仁、茯苓各 12 克，生米仁、生石膏各 24 克，原麦冬、小生地各 18 克，黄芩、黄柏、知母、炙甘草、制半夏、竹茹各 9 克。

三月二十五日五诊：咳嗽颇剧，咳吐白痰盈碗，面赤，胃微思纳，腹满，肠鸣，大便不畅；脉右弦滑而数，舌质红润，苔黄白厚腻。肠胃实热未尽，再拟清下。玄参 15 克，原麦冬、大生地各 18 克，生大黄、玄明粉、天花粉各 12 克，生甘草、黄芩、知母、黄柏各 9 克，生牡蛎 30 克。服上方后，便泻三次，痰热下行，热退，胃苏，停药，静养渐健。

〔炳按〕此证初病邪在肺胃，宜辛凉开透。桔梗少用则开肺宣气，重用则载药上行，其他药力亦不下降。古人云：桔梗为肺部之舟楫，载药上行，此指重用而言也。

王廷惠之孙，10 岁，住买丝弄。己巳（1929 年）三月初四日初诊。伏气温病，寒热头痛，曾经儿科治疗，服用桂枝、苍术等温燥药物，劫液化燥。现壮热无汗，神昏，渴饮，腹痛，便闭三日未解，胃呆；虚里穴动跃，脉象洪数、尺泽更大，舌绛干糙，苔色焦黑。伏温化燥，胃肠热极冲脑，势有痉厥之险，治当急下存阴。奈因病家惧服承气，故改用凉膈法清热养液通腑以缓下之。鲜石斛、玄明粉各 9 克，鲜生地、玄参各 24 克，天花粉、知母、全瓜蒌、生白芍各 12 克，生甘草 3 克，鲜竹叶 6 克。

次日复诊：昨药后便解，神清，身热，渴饮，头痛，胸闷；虚里穴动跃，脉象滑数，舌红，苔黄。病未脱险，法拟清厥阴阳明，但病家畏服石膏，乃减轻治剂。羚羊角片 1.5 克，玄参、鲜生地、天花粉各 24 克，银花、鲜石斛、黄芩、焦山栀、淡豆豉各 9 克，知母 12 克，生甘草 3 克。

当晚三诊：服药后，下午头痛瘥，渴饮减，胃思纳，因食节饼数枚，旋即出现胸腹痛，按之坚硬，热又上升；脉数、尺大，舌红苔黑。乃食复也。亟投大承气汤下之。生大黄、玄明粉各 9 克，枳实 6 克，川朴 3 克。

三月初六日四诊：昨泻三次，腹痛愈，汗出，热减，神清，渴饮；脉滑数、尺泽大，舌鲜红，苔色黄。伏热尚炽，再清厥阴阳明。羚羊角片 1.5 克，鲜竹叶、连翘各 9 克，生石膏 30 克，知母、玄参、生白芍、鲜生地各 24 克，天花粉 12 克，生甘草 3 克。

三月初七日五诊：发热，胸闷，痰韧；脉象滑数、尺大，舌绛鲜红，苔焦黑。伏热未清，津液被劫。拟犀角地黄合白虎汤加减。而病家畏方重未服。改延他医诊治，服药后，便泻二次，热势未减。

三月初八日六诊：脉滑数，舌红糙，苔黄厚；神昏谵语。拟白虎、承气清下胃肠热毒，以解脑炎。生石膏 24 克，知母、生大黄各 12 克，玄明粉、黄芩各 9 克，枳实、川朴、川连各 3 克，鲜生地 30 克，安宫牛黄丸灌

1 粒。

三月初九日七诊：昨泻三次，渴减，热未清撤；脉象滑数，舌绛鲜红，苔化。病已转机。治用养阴清热潜阳法。生龟版、生鳖甲、生牡蛎、大生地各 18 克，炙甘草、天冬各 6 克，玄参、麦冬、火麻仁各 12 克，生白芍 15 克，鲜生地 30 克，鲜石斛 9 克。

三月初十、十一日八、九诊：胃苏，寐安，诸症见减，但余热留恋未尽，元阴未复。于前方的基础上略予增减，以清热凉肝，育阴潜阳。至十二日，身热退尽，虚里动跃亦静，胃纳增强，脉缓尺滑，舌红鲜嫩，乃以育阴凉营法善后，调理旬日痊愈。

〔炳按〕伏气春温，伏热在里，用辛凉之法，层层透泄，渐渐救阴，深得叶氏心法。

冯肃惠母，69 岁，住双块桥板。己巳（1929 年）四月十三日初诊。素有痰火，新感风温，恶寒，发热，胁痛，前医予泻剂后，热陷转剧。现壮热头汗，神昏沉眠，胁肋疼痛，咳痰白韧；脉弦滑数，舌红中剥、干裂强硬，苔黄而厚。此温邪犯肺，热蒸心包，因而神昏，势非轻浅，恐热痰内闭，而有喘脱之虞。治拟扶元养液，清热化痰开窍。鲜石斛 15 克，鲜生地 24 克，鲜芦根 60 克，西洋参 9 克，淡竹沥冲 30 毫升，万氏牛黄清心丸去壳研灌 2 粒。

次日复诊：热势减，神识清，头汗未止，口干，咳痰，痰白胶韧，肠鸣，便实；舌柔润泽，苔黄滑腻。温邪在肺，治以清润。西洋参 3 克，鲜生地 15 克，鲜芦根 30 克，淡竹沥冲 30 毫升，鲜石斛、瓜蒌皮、苦杏仁各 9 克，冬瓜仁 12 克，生米仁 24 克，制半夏 6 克。

四月十五日三诊：身热退尽，神清，思纳，自汗溱溱，咳痰，痰白黏，便已解；脉缓，舌柔尖红、中剥脱液，苔黄厚腻。姑拟滋养阴液，安神敛汗。西洋参 3 克，五味子 0.9 克，麦冬、旋覆花、龙骨各 9 克，钗石斛、川贝母、桑叶各 6 克，生牡蛎、朱茯神各 12 克，枇把叶 5 片。

四月十六日四诊：胃气略展，自汗未敛，夜眠欠安；脉象软弱，舌质红润，苔化未净。治用宁神敛汗法。稽豆衣、桑叶、淮小麦、生白芍、川石斛、麦冬、杞子、枣仁各9克，朱茯神12克，远志6克，炙甘草3克。

四月十七日五诊：胃苏，寐安，自汗未敛；舌苔黄腻。治以扶元敛汗和中法。化龙骨、生牡蛎、生白芍、淮山药各9克，炙甘草1.5克，朱茯神12克，生米仁、谷芽各24克，西党参4.5克，木瓜、绿萼梅各3克。服后，汗敛，苔化，寐安，便调，拟养胃法善后，渐健。

〔炳按〕是案救液去邪，扶元调胃，步步为营，使邪无藏身之所，元气有御敌之力，则邪自去矣！

郑纯甫先生，74岁，业医，住邬沈巷。己巳（1929年）十二月二十日诊。冬温病起一周，热伏未达，身倦乏力，大便不通，其子孝思兄拟当归补血汤加化痰通腑药治疗，服后气升，痰热上蒙心包，证见神昏，鼾睡，痰鸣，咳痰胶韧，面赤，目光黯淡无神；脉沉弦数，舌质干糙，苔黄。证属温邪夹痰，由肺逆传心包，痰热内闭，清窍被蒙，乃肺系温病，即叶氏《温热论》所载之证。同舒绅斋先生会诊，合拟清热化痰开闭法。淡豆豉9克同捣鲜生地30克，川贝母9克，淡竹沥冲30毫升，安宫牛黄丸去腊壳研细化服1粒。服后，神清，热减。次日由舒君诊治，拟清肺胃痰火方，雪羹汤加川贝、竹沥、半夏、橘红等。服后痰化，停药，静养告安。

〔炳按〕初用安宫牛黄丸开闭通窍，继用雪羹汤加川贝、竹沥泄热下痰，证方密切，故效亦立见，可谓一剂知，二剂已也。

俞诵庆，24岁，住倒墙缺。辛未（1931年）正月二十七日初诊。肺蕴伏热，吸收温邪，灼液成痰，咳嗽，痰白胶黏，牵引肋痛，壮热无汗，口干渴饮；脉数，舌尖红绛，苔黄而厚。乃伏气温病阳明经证也。治用辛凉清热，滑润化痰。鲜芦根、生米仁各24克，冬瓜仁、桃仁、银花、连翘、牛蒡子、竹茹、玄参、苦杏仁各9克，全瓜蒌15克，川贝母4.5克，薄荷3克。

次日复诊：汗出热减，咳嗽，喉痒咽干；脉滑，舌尖稍润，根苔黄色。治拟清解肺胃痰热。鲜芦根24克，玄参、天花粉、鲜生地各15克，麦冬、桑白皮、地骨皮、淡豆豉、牛蒡子、知母、黄芩各9克，生甘草3克。

正月二十九日三诊：昨夜壮热、谵语，此伏温外达之象；便溏如酱，乃邪热下注。咳痰腻黏，渴饮，溲赤；脉象数大，舌质红润，苔薄黄而带灰。再拟清解痰热。淡豆豉、葛根、黄芩、银花、连翘、牛蒡子各9克，前胡、川连各3克，天花粉15克，玉泉散18克，淡竹沥冲30毫升。

二月初一日四诊：神清，热未退，口干，喉痒，气促，咳剧，咳痰胶黏，便下酱粪，溲赤；脉数、尺大，舌红，苔黄。还宜清解肺胃。炙麻黄1.5克，苦杏仁、冬瓜仁各12克，玉泉散、天花粉各24克，鲜芦根30克，肺露冲30毫升，玄参、鲜生地、瓜蒌仁各15克。

二月初二日五诊：尺泽脉敛转静，舌尖红，苔色黄；咳痰胶黏而韧，溲长，便实。前方去冬瓜仁、玄参，加川贝母、马兜铃各6克，射干3克，黄芩、桑白皮各9克，枇杷叶5片。

二月初三日六诊：热退，渴减，痰少，便闭，溲长；脉缓，舌红，根苔黄色。治用育肺阴、清胃热法。北沙参、叭杏仁、桑白皮、竹茹、天花粉、紫黄、瓜蒌皮、知母各9克，米仁、玉泉散各24克。

二月初四日七诊：脉缓，舌红，根苔薄；热虽退，有盗汗，咳痰稍薄，便实，溲长，目睛黄色，神倦形瘦。乃热退，余湿未尽。北沙参、叭杏仁、桑白皮、大腹皮、车前子、泽泻、地骨皮各9克，生米仁24克，绵茵陈12克，丹皮6克，浮小麦30克。

二月初五日八诊：热退，汗敛，胃苏，咳痰，目黄，溲长。治清气分湿邪。前方去茵陈、车前子、大腹皮、丹皮、地骨皮、浮小麦，加淮牛膝、白前、杜百合、柿霜各9克，橘白3克。

二月初六日九诊：气平，咳减，痰少；脉软，舌红，苔薄。病虽欲愈，精神未复，宜少食多餐，独眠静养，谨防劳复、食复。前方去白前、百合、柿霜、橘白、泽泻，加茯苓、花粉、生白芍、黑豆衣、桑叶各9克，霍石斛3克，夜交藤12克。

二月初八日十诊：咳瘥，气逆，心悸，湿化，痰消，胃苏。北沙参、麦冬、桑白皮、地骨皮、生白芍、柿霜各9克，淮牛膝12克，五味子、炙甘草各3克，紫石英、生米仁各24克。清养肺胃善后。上方服二剂后，气平肺润，精神渐强。

〔炳按〕本案前后十诊，至调养止，按步用药，四面周到，方方有法，可为后学之楷模，不越叶、薛之范围。治温热者，宜注意之也。

董廉甫，14岁，住新弄。辛未（1931年）四月初八日早初诊。温热病，始起寒热，头痛，腹胀，夹有食积，服疏化剂不效，转而神昏、谵语，用紫雪开窍，病变渴饮，舌绛；服白虎法，反转晡热，肢厥。病已旬日，温热从表入里，成阳明腑实、热极津涸重证。今由胡子木兄介绍会诊。证见腹痛，便闭，谵语昏狂，烦躁不宁，目赤，口渴，足冷，申酉时热炽。按其脉弦数，重按带虚，舌质红糙，是温邪失下，伤阴化燥之征；目赤，口渴，为燥火上冲也；烦躁谵语，乃胃热上蒸神经也；大便不通，系肠有燥矢也；足冷，是热向内逼也；申酉热炽，阳明当旺时而剧也。病属阳明腑证，非下不救。陆九芝先生有言，病应下，下之安，乃为稳当；勿转认不敢下而致危者为稳当。此乃经验多、阅历深者之言也。同胡兄合议增液承气汤加减，泻热通腑，救液存阴。生大黄、玄明粉、鲜石斛各9克，西洋参6克，鲜生地24克，炙甘草3克，莱菔汁冲1杯，淡竹沥冲30毫升。

当日下午复诊：药后解酱色溏粪一次，多而极臭，胸中气满短促，四肢微冷，按腹仍痛；诊脉虚大，察舌淡红而润。温邪夹食滞热痰，结于肠中，宿垢未尽，真元已虚；狂躁既定，下剂暂缓，先拟龙牡救逆汤加减扶元清热为主，待其元神稍强，继进缓下以消积滞。化龙骨、生牡蛎各15克，西洋参、川贝母各6克，生白芍12克，茯神9克，炙甘草3克。

次日三诊：昨解大便四次，阳明腑热虽得下行，而阴液被耗，以致厥阴风动，痉厥摇头，目赤唇焦，胸满气促，时有寒热，消渴溲长，口气秽臭，舌红糙起刺。同胡子木兄合拟清镇厥阴法。上方去川贝、茯神，加鲜石斛9克，鲜生地、生龟版各24克，珍珠母12克，羚羊角片0.9克，淡竹沥冲30毫升。

四月初十日四诊：昨解大便三次，仍系溏酱，腹软不痛，消渴气上冲，胃呆，口气秽臭，目睛清白灵活；脉缓，舌边红润、中糙。治用潜阳息风、清热化痰法。前方去羚羊角、珍珠母、竹沥，加天花粉12克，川贝母6克，朱茯神9克。

四月十一日五诊：昨解酱粪一次，便时腹痛，气平，溲长，寐安，目睛稍现赤色；脉滑，舌红中糙，根苔薄黄边白。素体形瘦多火，方拟清燥救肺汤合泻白散加减参以潜阳。桑白皮、鲜石斛、地骨皮、叭杏仁各9克，枇杷叶3片，西洋参、炙甘草各3克，鲜生地24克，炙鳖甲、天花粉各15克，川贝母6克。

四月十二日六诊：昨下大便一次、色黄，而腹不痛，潮热未尽，胃思纳食，咳嗽有痰，目视不清；脉滑数，舌红润，根苔薄。治用清滋。前方去枇杷叶、叭杏仁，加青蒿9克，银柴胡3克。

四月十三日七诊：昨未下大便，按腹软，目视已清，微咳有痰，小溲刺痛；脉弦滑，舌红润。再用前方加减清之。桑白皮、地骨皮、青蒿、知母各9克，鲜金钗、玄参各15克，鲜生地、生龟版、炙鳖甲各24克，西洋参、川柏各3克，川贝母6克。

四月十四日八诊：内热未尽，溲短刺痛；脉象弦滑，舌红滑润。肺为肾之上源，肺热久则肾阴耗，再用清法。前方去西洋参、知母、川柏、龟版，加银柴胡、甘草梢、秦艽各3克，鲜竹叶30片。

四月十五日九诊：热减未尽，小溲混浊刺痛，大便秘结未解；脉缓，舌质红润。膀胱蕴热未尽，治以育阴导浊。于前方中去桑白皮、玄参、秦艽、川贝母，加车前子、淮牛膝、朱赤苓、生白芍各9克。

四月十六日十诊：大便四日未下，小溲短赤刺痛，咳嗽瘥，微有痰，夜寐安，胃纳苏；脉滑，舌质红润，根苔灰黄。肠中宿垢未尽，元神已强，可再进清下。生大黄4.5克同打鲜生地24克，玄明粉4.5克同打全瓜蒌12克，鲜金钗15克，炙甘草3克，天花粉、淮牛膝各9克，生龟版24克，鲜竹叶30片，西琥珀研细冲0.9克。

四月十七日十一诊：昨泻溏黑酱粪甚多，泻后舌根苔退，舌尖红润，脉缓，惟小溲短浊刺痛。治拟清泄小肠膀胱二腑蕴热，兼通溺道。绵茵陈、滑石、鲜金钗各12克，猪苓、赤苓、泽泻、车前子、川楝子、鲜首乌各9克，丹皮6克，甘草梢3克，杜赤豆24克。

四月十九日十二诊：昨解大便一次，腹不痛，溲下胶浊如痰，此为溺管败瘀下行，佳兆也；脉来软缓，舌质红润，根苔灰黑。治拟分清法。鲜生地 24 克，鲜金钗、玉露霜各 12 克，木通、丹皮各 3 克，泽泻、猪苓、车前子、萹蓄、瞿麦、清宁丸吞各 9 克，益元散 15 克。

四月二十二日十三诊：热退，胃苏，寐安，有汗，溲浑浊似败精，大便三日未行。肠垢未尽，再进润下。龙齿、生牡蛎、鲜金钗、火麻仁各 12 克，郁李仁肉、地骨皮各 9 克，全瓜蒌、玉露霜各 15 克，鲜生地、生龟版各 24 克，丹皮 6 克，甘草梢 3 克。服后，便解二次，舌根黑苔全化、色转红润，小溲清长、解时不痛。续予潜阳和中方善后，调理旬日痊愈。

〔炳按〕阳明温热，初中末各法，于此一案，已可知其证候变化，方法不执，随其现证化裁，得收其效果，可为后学师也。

史仁乔，21 岁，住上新桥。辛未（1931 年）十二月十三日初诊。温病已历一月，家贫无力延医，杂进丹方燥药，形体羸瘦，肌肤甲错，耳聋，气促，干咳无痰，大便溏薄；脉数垂入尺泽，舌质干糙脱液。肺津被燥药所耗，肾阴因久病而伤，少阴不足，阳明有余之证。治当清热润燥，用景岳玉女煎加味，清阳明而益少阴。大生地、生石膏、天花粉、生龟版各 30 克，原麦冬 24 克，知母、淮牛膝各 15 克，鲜石斛 9 克。

十二月十五日来条改方：服药二剂，热退，咽干，大便仍溏；舌根苔厚腻微黄。伏邪逗留未化，悬拟扶元达邪法。柴胡、黄芩各 6 克，西党参、制半夏各 9 克，炙甘草、生姜各 3 克，桂枝 1.5 克，生白芍 30 克，红枣 4 枚。药后，湿化，苔退，胃苏，便实，停药静养渐愈。

〔炳按〕先用清滋以救阴液，继用温中以扶元达邪。待液复而后达邪，亦是一法也。

评议：温病日久，杂进温燥，阳盛格阴液外出。脉数垂入尺泽，《难经》云"关以后者，阴之动也，脉当见一寸而沉……遂入尺为覆，为内关外格，此阳乘之脉也"，宜清补共用，增其阴液以制阳燥，再用柴胡加桂汤和解少阳，待枢机转利，邪出而愈。

王孝仰，28 岁，住太平桥油车旁。壬申（1932 年）二月十六日初诊。冬伤于寒，邪伏至春病温，始服辛温麻、桂发汗，继进甘黏地、斛清热，药不对证而转剧。现神昏，面白头汗，呃忒长声不绝，气喘鼻扇，肢冷内热；脉数尺大，舌质红绛，苔黄。此阳明之邪内陷少阴之坏证。勉拟二加龙牡合紫雪强壮心神、开闭达邪，掺入葛根芩连提陷止泻，合成清热强神之剂。生牡蛎24克，化龙骨、生白芍各15克，炙甘草、川连各3克，葛根、黄芩、白薇各9克，紫雪丹_{先烊灌}1.5克。

次日复诊：呃止，神识忽明忽昧，气促鼻扇，痰韧，便解酱矢，面色青黯；脉滑数大，舌红，苔色黄白。证属元虚邪陷，热炽肺炎。勉拟壮神清肺化痰法。紫雪丹_灌0.9克，化龙骨、生牡蛎、生白芍各12克，炙甘草3克，川贝母4.5克，麦冬、制半夏各9克，天花粉15克，淡竹沥_冲30毫升。

二月十八日三诊：伏邪外达，真元渐强，身温肢和，气喘虽平，鼻扇未止，咳逆痰黏，面转红润；脉缓，舌红，苔黄白腻。治以化痰扶元养液。淡竹沥_冲30毫升，川贝母、叭杏仁、冬瓜仁、麦冬各9克，吉林参须3克，生米仁24克，茯苓12克，牛黄抱龙丸_{去腊壳研细灌}1粒。

二月十九日四诊：神清，热减，气逆较平，鼻扇已止，咳嗽痰黏，便解黄色；脉滑，舌红润，苔滑腻。治用扶元生液化痰法善后。前方去杏仁、冬瓜仁、米仁、茯苓，加旋覆花、北沙参、款冬花、制半夏各9克，代赭石15克，炙甘草3克，川贝母减半。药后，痰化，胃苏，停药渐健。

〔炳按〕鼻扇，乃肺热动风，初、中方宜去甘草，加清肺宣气之药，如枇杷叶、苦杏仁等味，则更效矣。

俞仰左，61岁，住朱家道地。壬申（1932年）四月初八日初诊。劳心不寐，感受风温，引动宿恙痰火。病起五日，现内热颇炽，无汗，咳逆气短息促，痰黄韧，口不渴，便下酱粪，溲臭色赤，神倦欲寐；脉沉滑数，舌焦黑而无津。证属风温夹痰火，热炽肺炎。治用清肺化痰泄热法。牛蒡子、天花粉、淡豆豉、焦山栀、冬瓜仁各9克，川贝母6克，益元散、全瓜蒌各15克，生米仁12克，鲜芦根24克，淡竹沥_冲30毫升。

次日复诊：脉弦滑，舌质红，苔灰黑；微渴欲饮，热减，痰白，溲赤，便解。治仍清肺泄热化痰。鲜芦根、米仁各24克，苦杏仁、桃仁、冬瓜仁、桑白皮、地骨皮、瓜蒌皮、牛蒡子、制半夏各9克，川贝母、黄芩各6克，淡竹沥冲30毫升。

四月初十日三诊：咳嗽气逆痰白，小便浑浊；脉象滑数，舌红糙起刺，苔薄焦黑。内热未尽，治用清燥救肺合雪羹加减。桑叶、牛蒡子、瓜蒌皮各9克，枇杷叶、川贝母各6克，玄参、天花粉各15克，生石膏24克，海蜇30克，地栗7枚，生甘草3克。

四月十一日四诊：昨日发热颇炽，伏邪渐得外达，口气秽臭，便解黑粪，小便浑浊；舌尖红，根苔白腻厚铺，脉象弦滑。姑拟清降痰火法。炙麻黄1.5克，生石膏24克，炙甘草3克，苦杏仁、制半夏、牛蒡子、礞石滚痰丸吞各9克，全瓜蒌、天花粉各15克，川连2.4克，陈海蜇30克，地栗7枚。

四月十二日五诊：昨解大便五次，内热已减，口气不再秽臭，咳痰薄白，小溲仍浊，夜寐不酣；脉象弦滑，舌质红剥，根苔白厚。治宜清化。桑白皮、地骨皮、知母、瓜蒌皮、制半夏各9克，生石膏、生米仁各24克，玄参、天花粉各15克，黄芩6克，海蜇30克，地栗7枚，川连2.4克。

四月十三日六诊：脉象弦滑，舌色红润，苔渐化薄；咳痰薄白，溲清稍长，胃醒思纳，便下黑粪。治以清肺化湿。绵茵陈、生石膏各24克，枇杷叶6克，连翘、黄芩、地骨皮、桑白皮、瓜蒌皮、知母、川石斛各9克，生甘草3克。

四月十四日七诊：舌红润，苔已化，脉滑；溲长，身热未退。治宜清肺化饮。炙麻黄0.9克，生石膏、制半夏各15克，苦杏仁、紫菀、马兜铃、款冬花、茯苓各9克，射干6克，炙甘草、生姜各3克，红枣4枚。

四月十五日八诊：余热未尽，咳嗽多痰。治宜清肺化痰。射干、马兜铃、款冬花、苦杏仁、瓜蒌皮、冬瓜仁、桑白皮、旋覆花各9克，橘白3克，海石、生牡蛎各15克。此后，热退尽，二便通调，喉咳痰气逆未已。乃于四月十九日和二十一日九、十诊时，采用旋覆代赭汤加减，止咳化痰和中降气药调治告愈。

〔炳按〕风温夹痰火，散风清热法，合雪羹汤，本属对证之法。如半夏性温而燥，甘草甜腻满中，实为美中不足耳！

张荣堂，82岁，住北门。壬申（1932年）十月十七日初诊。素有风病颤震，新感冬温，痰热内蕴，病起八日，证见壮热渴饮，神昏谵语，咳痰白韧不爽，气促，溲短刺痛，颧鼻色赤；脉象洪数，舌绛干糙，苔黑裂纹。此系温邪由肺逆传心包，痰热蒙蔽清窍，津液被灼肺炎。治用清肺生津、泄热化痰法。鲜石斛、麦冬、桑叶、知母、牛蒡子各9克，玄参、天花粉、鲜芦根各24克，鲜生地12克，炙甘草3克，枇杷叶露冲30毫升。

次日复诊：脉滑大，舌质红，苔焦黑；神识稍清，咳痰气促，小便刺痛，耳聋。本虚邪实之候。治用息风清热化痰之法。玄参、生牡蛎各24克，麦冬、淡豆豉、黄芩、鲜石斛、天花粉、牛蒡子各9克，鲜生地、生白芍各15克，化龙骨12克。

十月二十日三诊：身热已退，耳窍稍聪，神识忽明忽昧，咳痰胶韧，溲赤，便闭；脉缓，舌红，苔色焦黑。治拟清化痰热。桑白皮、地骨皮、天花粉、叭杏仁、牛蒡子、白薇各9克，川贝母6克，炙甘草、鲜石菖蒲各3克，全瓜蒌15克。服后，便解，痰化，神清，舌润，续饮淡竹沥数日，停药渐痊。

〔炳按〕舌绛干糙，苔黑裂纹，宜清营滋液，以泄热息风。龙骨、豆豉性燥，宜易生鳖甲、生龟版、白薇为妥。

李国生，46岁，住德星桥。癸酉（1933年）五月初三日初诊。痰热内蕴，又感温邪，杂进表散化痰之剂乏效。迄今病起九日，恶寒发热，无汗，头痛，咳吐白痰胶韧，气促不得安卧，胸胁掣痛，口不渴饮，溲赤，便闭；脉数，舌红。此乃热邪熏灼于肺，炼液成痰，阻窒肺隧，肺络不通，则胸胁刺痛；热郁日久，故痰胶韧。治宜清化肝肺络热，兼降痰火。炙麻黄、炙甘草、前胡各3克，生石膏24克，苦杏仁、牛蒡子、天花粉、桑白皮、紫菀、郁李仁肉、玄明粉各9克，全瓜蒌15克。

次日复诊：便解，痛止，气平，时有谵语，咳痰黄厚，热汗自出。治用泻白散法。桑白皮、地骨皮、苦杏仁、天花粉、牛蒡子、朱茯神、瓜蒌皮、黄芩各9克，生米仁24克，川贝母4.5克，益元散15克，鲜石菖蒲3克。

五月初五日三诊：热退，神清，咳嗽，痰黄，腹痛，便溏；脉缓，舌红，苔薄。治拟清化痰湿。陈皮、枳壳、炙甘草各3克，制半夏、竹茹、苦杏仁、黄芩、天花粉、炒白芍各9克，茯苓12克，川贝6克，全瓜蒌15克。

五月初七日四诊：脉来缓，舌红润；诸恙消失，喉咳未已，胃气微苏。拟化痰润燥法善后。玄参15克，生甘草3克，生米仁24克，苦杏仁、冬瓜仁、牛蒡子、马兜铃、射干、黄芩、原麦冬、制半夏各9克。服后，咳止，病愈。

〔炳按〕凡咳嗽胁痛，必有宿痰裹络，非麻黄、炙草所能达，宜旋覆花、橘络、竹茹、归尾、桃仁、青葱管、瓜蒌皮、川贝等；寒痰加白芥子1.5克，则结痰能搜涤出胃肠，从吐下而出之。

任银清之母，55岁，住清道观旁。癸酉（1933年）六月初二日初诊。温毒内蕴，病将两候，曾服疏透药乏效。今遍体发出紫斑，内热，口角歪斜，齿龈出血，便血；脉象沉数，舌紫破裂。此温毒伏于血分，厥阴阳邪热炽，上攻口歪，下注便血之候。治当清解血分温毒。紫草、银花、连翘、桑叶、天花粉各9克，紫花地丁、玄参各15克，生甘草、黄连各3克，鲜芦根24克，金汁水冲30毫升。

六月初四日复诊：热减，胃苏，发出紫斑渐退，便闭，心悸，舌色转红。治用清降温毒法。前方去紫草、桑叶、芦根、金汁水，加鲜金钗12克，生大黄6克，黄芩9克，六神丸吞10粒。

六月十四日三诊：热退病瘥停药，近因忿怒抑郁，湿滞气阻，遍体浮肿，溲少，夜寐心悸；脉弦，舌红。治拟疏气化湿。绵茵陈、夜交藤各12克，川朴1.5克，生米仁24克，泽泻、冬瓜皮、陈壶壳、制香附、鲜佛手、大腹皮、地骨皮各9克。

六月十六日四诊：湿化热退，肿势渐消，心悸略宁；脉缓，舌红。再拟清化湿火。前方去茵陈、夜交藤、香附、大腹皮、川朴，加丹皮、川石斛各 6 克，陈皮 3 克，茯苓、桑白皮各 9 克。

六月十八日五诊：湿化肿消，气分未调，心悸，烦热，大便艰燥；脉弱，舌淡。治宜清化气分湿热。桑白皮、地骨皮、青蒿梗、滁菊花、冬瓜皮、带皮苓各 9 克，丹皮、鲜佛手各 6 克，生米仁、夜交藤各 12 克，鲜荷叶 1 角。服药后，热退，气调，停药。

〔炳按〕热郁腠理，营分作瘀，体发紫斑，齿血，便血，舌紫破裂，治宜活血、清血热，宜用鲜生地捣生锦纹、丹皮、紫草、玳瑁、红花、白薇、归须、紫花地丁，化瘀、清血热，但清气分药则不效。

钱吟棠之孙止能，2 岁，住骢马桥钱家。甲戌（1934 年）五月初一日初诊。风温夹湿，病起一候，误认出瘄，密闭窗户，厚裹棉衣，并服发瘄药品。延诊时，见其病形非瘄，乃解衣视之，见其胸部已发白痦，内热渴饮，呕吐，咳嗽痰多，便溏色黄，溲长；脉象滑数，舌苔白滑，关纹青紫。乃温邪内蕴，肝胆火升。治用辛凉散风，甘淡渗湿，清透白痦为先。牛蒡子、银花、连翘、冬瓜仁各 9 克，鲜竹叶 30 片，鲜荷叶 1 角，鲜芦根、益元散各 12 克，生米仁 18 克，薄荷 1.5 克，淡豆豉 6 克。

次日复诊：昨服药后，便解绿粪，内热未尽，胸部白痦晶亮，有汗，足冷，烦叫不宁，咳嗽痰多；脉滑，关纹微紫，舌红，苔色微黄。痰热未清，治拟清热化痰。桑叶、牛蒡子、苦杏仁、竹茹、益元散各 9 克，前胡、橘红各 3 克，瓜蒌仁、茯神各 12 克，黄芩 4.5 克，制半夏 6 克，淡竹沥^冲 24 毫升，鲜荷叶 1 角。

五月初三日三诊：白痦已隐，肢和，寐安，顿咳，吐痰白韧，涕泪俱多，便闭，溲长；脉滑，舌红，关纹紫色。肺热未清，吸乳蒸痰。拟仿陷胸、泻白以清降痰火。瓜蒌仁 15 克，苦杏仁 12 克，射干、苏子各 6 克，川连 1.5 克，马兜铃、牛蒡子、黄芩各 9 克，橘红、前胡各 3 克，莱菔汁^冲 1 杯。服后，热退，痰化，多汗，进和卫化痰方善后，渐健。

〔炳按〕白痦乃卫分气分病，治宜开透，并宣肺气。因肺主表主气，卫分湿热之气，蕴结不畅，郁而发痦，鲜芦根为主要药。

徐文宁妻，24岁，住东岙。己巳（1929年）三月二十三日初诊。经来一日，感受风温，热邪陷入血室，经水停滞，潮热，颧赤，神昏谵语，少腹疼痛，胁痛，呕恶，咳痰白韧，溲短，便溏；脉象滑数，舌苔黄白而腻。王孟英曰："经水适来，因热邪陷入，而搏结不行，此宜破其血结。"今宗其法，兼以清热化痰开闭。旋覆花、赤芍、桃仁、苦杏仁、淡豆豉、焦山栀各9克，鲜石菖蒲6克，鲜生地24克，全瓜蒌15克，淡竹沥冲30毫升，紫雪丹灌1.5克。

三月二十六日复诊：伏温外达，身热颇炽，神识已清，咳痰白黏，呕瘟渴减，少腹痛止；脉滑数，舌红润，苔白滑。治宜清肺化痰，兼以凉营。枇杷叶5片，桑叶、麦冬各9克，玄参、鲜生地、炙鳖甲各24克，生石膏30克，苦杏仁、火麻仁、全瓜蒌各15克，炙甘草3克。药后，热退，胃苏，续服淡竹沥数日，痰化，病愈。

〔炳按〕先病热证，适值经来，热陷血室，经忽停止，昼日明了，入暮神昏谵语，为热入血室，治宜开窍通瘀，清热透邪为要。如本证是也。

评议：恰适经水来潮，感受风温，邪直入血分，其势较剧，神昏谵语，经水停滞，邪气停滞，血亦不行，清热与破血并用，栀子豉汤清宣郁热，紫雪丹开窍醒神，桃仁、赤芍、生地黄理血分，石菖蒲、瓜蒌、竹沥消痰，旋覆花、杏仁梳理气机。药后诸症缓解，后再用清肺化痰，兼养阴分，病愈。

刘阿毛母，45岁，住台旗弄。己巳（1929年）二月十五日初诊。平素积劳，冬伤于寒，至春病发。证见形寒内热，渴饮，神昏谵语，耳聋，咳嗽气促，痰韧，纳钝，二便稀少；脉象沉数，舌红。证系伏气温病。治用沈尧封六神汤加减透热化痰，佐紫雪丹芳香开窍。旋覆花、鲜竹叶、制半夏、广郁金、浙贝母各9克，茯神12克，鲜石菖蒲6克，益元散15克，淡竹沥冲30毫升，紫雪丹灌0.9克。

〔炳按〕半夏太燥，宜去之；用白薇12克，再加淡豆豉6克，鲜生地12克，合透营热。

次日复诊：神识稍清，寐安，咳逆，痰黏，渴饮，二便不畅，胃纳呆钝；脉滑，右尺泽兼数，舌苔黄色。热痰蒙蔽，肺炎叶举。用麻杏石甘汤加味清下之。炙麻黄、炙甘草各 3 克，生石膏 24 克，苦杏仁、全瓜蒌、朱茯神、礞石滚痰丸_吞各 12 克，竹茹、制半夏、浙贝母、旋覆花各 9 克。

二月十七日三诊：便下二次，伏热外扬，目赤颧红，神识清楚，咳痰不畅，气平，渴饮，纳呆；脉象滑数，舌苔黄腻。拟人参白虎加减合凉膈去硝黄清降痰火。鲜淡竹叶、连翘、黄芩、焦山栀各 9 克，薄荷、炙甘草各 3 克，生石膏 30 克，知母 12 克，玄参、天花粉、鲜生地各 24 克。

二月十八日四诊：便下一次，身热已减，神昏，渴饮；脉数，舌红润，苔色黄。肺热未清，慎防变端。桑叶、苦杏仁各 9 克，枇杷叶 5 片，玄参、鲜生地、天花粉各 24 克，原麦冬 12 克，炙甘草 3 克，生石膏 30 克，万氏牛黄清心丸_{去蜡壳，研吞} 1 粒。

二月十九日五诊：昨夜陡然血崩，汗出淋漓，肢冷，面白，喘促；脉沉细，舌干燥。证象剧变，厥脱堪虞。亟拟纳气敛汗镇逆法，以希转机。化龙骨、煅牡蛎各 24 克，原麦冬 12 克，五味子 3 克，高丽参 6 克，陈萸肉 30 克。

〔炳按〕热伏营分血分，治以清气分之热，以致营血热极，逼而下溢为大崩。凡伏热多在营血，苟能早用清透营分伏热之药，或无此崩也。

二月二十日六诊：崩止，汗敛，肢温，神清，胃呆，呕逆，不渴；脉缓，舌苔黄白灰杂色满铺。治用调营和胃法。当归 6 克，生白芍、原麦冬、制半夏各 9 克，炙甘草、乌梅肉各 3 克，钗石斛 4.5 克，陈萸肉、紫石英各 12 克，冰糖 30 克。

二月二十一日七诊：面色苍白，口渴思饮，时欲呕吐；脉滑，舌红中灰。拟养胃镇逆法。原麦冬、北沙参、旋覆花、制半夏各 9 克，五味子 0.9 克，金石斛 6 克，代赭石 12 克，炙甘草 3 克。药后，病痊；惟记忆力弱，言词瞆瞆，服天王补心丸调治，渐愈。

〔炳按〕营分早有伏热，若早用鲜生地、豆豉等透营之药，营热外透，不致逼血妄行，而为崩下也。

评议：此案病起春温，即发神昏谵语，热势较著，病位渐深，先进清热透邪开窍治法，后突发崩漏，且汗出淋漓，肢冷，喘促，以方药测病机，应是病久气阴耗伤，气虚不能摄血，阴亏不能敛阳，气血阴阳均有离决之意。此时，进生脉饮合龙骨、牡蛎，大补气阴敛阳摄血。一剂药后，血有气之托，崩漏乃止，肢体复温。热病后津液大伤，脾胃阴亏，进调营和胃，养心安神方后渐愈。

杨阿金妻，43岁，住北门外时家。癸酉（1933年）七月二十六日初诊。寒热往来，口渴，有汗，呕吐不纳，便闭六日未解，崩漏淋漓不绝；脉弦数，舌质红，苔黄黏。此湿温热炽，下逼血室，血液妄行，下溢而为崩漏也。治以清解少阳阳明。柴胡6克，黄芩、制半夏、赤芍、桃仁、玄明粉、醋炒大黄、天花粉各9克，炙甘草、生姜、枳壳各3克，红枣4个。

〔炳按〕生姜、红枣，宜易荆芥炭4.5克，海螵蛸9克；大黄、玄明粉宜减半。

次日复诊：昨服药后，便下六次，身热稍减，经来未断，胸满，气逆，呕吐；脉细，舌红而糙，苔黄。治予清透伏邪。葛根、黄芩、天花粉、白薇、青蒿、银花、淡豆豉各9克，川连、炙甘草各3克，鲜生地、益元散各15克。

七月二十八日三诊：脉象细涩，舌中剥，边苔黄腻；胸闷，气逆，呕吐，经漏未止，寒热晡发颇剧。治拟清血分伏湿。鲜藿香、升麻炭各6克，川朴1.5克，制半夏、丹皮炭、陈棕炭、侧柏炭、淡豆豉、黄芩炭各9克，带皮苓12克，益元散15克，荆芥炭3克。

七月二十九日四诊：脉象软缓，舌红中剥，苔色黄腻；吐止，气平，寒热减轻，咽干，便下色赤。治用清热止崩。白头翁、北秦皮、白芍炭、川柏炭、丹皮炭、陈棕炭、侧柏炭、黄芩炭、银花炭、茯苓各9克，川连2.4克，升麻炭6克。

八月初一日五诊：脉来弦涩，舌质红绛，无苔；寒热已退，寐安，咽干，腹痛，泄泻。拟钱氏白术散去藿香，参入育阴止崩。葛根、党参、炒於术、茯苓、焦白芍、银花炭、熟地炭、阿胶珠各9克，广木香1.5克，煅牡蛎15克，炙甘草3克。

八月初三日六诊：脉缓，舌红中剥，边苔薄；腹痛、崩漏未已，呕吐痰涩。拟胶艾汤合左金丸加味。当归、白芍、竹茹、茯神、阿胶各 9 克，川芎 2.4 克，大熟地炭 12 克，砂仁 1.5 克，艾叶、乌梅各 3 克，吴茱萸 0.6 克，川连 0.9 克，煅牡蛎 12 克。

八月初五日七诊：吐止，崩愈，腹痛未已，胃苏，病瘥；脉弦滑，舌红润。治宜调和肝胃。桑叶、竹茹、白芍、陈棕炭、乌梅安胃丸吞各 9 克，丹皮、党参、制半夏、泽泻各 6 克，橘皮、炙甘草各 3 克。药后，腹痛止，病愈，渐健。

〔炳按〕经崩不止，多血中有热；必清血热，兼化瘀、清络热之法，则热退、崩止，自然瘥矣。

霍乱

叶德全，74 岁，住柳山庙前。己巳（1929 年）六月初四日初诊。劳力之体，中阳素虚，感受暑湿成病。呕吐，泄泻，腹痛，胸闷，神倦疲乏；脉弦，舌苔黄白厚腻。乃中虚夹湿之霍乱证。拟胃苓汤加味治之。陈皮、川朴、炙甘草、桂枝、鲜藿香各 3 克，猪苓 6 克，白术、茯苓、泽泻、白芍各 9 克。

六月初六日复诊：呕泻止，胃思纳；右脉滑大，舌红，苔黄。方用钱氏白术散合桂枝汤加减。葛根、广木香、鲜藿香、桂枝、炙甘草各 3 克，党参、炒白术、茯苓、炒白芍、六神曲各 9 克，米仁 24 克。服后，舌苔化，胃纳醒，静养渐健。

〔炳按〕此湿霍乱，治法甚善。寒与热之霍乱，别有证候治法。

秦珠芬，13 岁，住映墙门头。庚午（1930 年）五月初八日初诊。吸受暑热，夹食内积，面色青兼惨白，内热，腹痛；脉象沉涩，舌色红，苔白腻。上下不通，中焦热闭之干霍乱证。当先用炒盐探吐，开其胸膈；继进疏透暑湿法治之。杜藿香、黄芩各 6 克，川朴 1.8 克，淡豆豉、焦山栀各 9 克，川连 2.4 克，吴茱萸 0.9 克，紫金锭研化服 2 块。

次日复诊：昨服药后，已得吐泻，按腹仍痛，小溲短数，口干，无汗；

脉滑，舌红，苔薄白。治宜宣化伏邪。淡豆豉、焦山栀、大腹皮各9克，枳实、杜藿香、通草各3克，葱白5个，泽泻6克，益元散12克，紫金锭研化2块。

五月初十日三诊：脉滑，舌红，苔黄腻；腹痛，吐蛔，潮热，胃呆。治宜宣气清热。川连1.8克，吴茱萸1.5克，乌梅、青木香各3克，银花6克，连翘、天花粉、竹茹、六神曲各9克，益元散12克。

五月十一日四诊：食滞化燥，腹痛，便闭；脉缓，舌苔黄厚。用导下法。木香槟榔丸吞、莱菔子、玄明粉、天花粉、麦芽、泽泻、大腹皮各9克，丹皮6克。

五月十二日五诊：热退，便解，食滞未尽，腹中仍痛；脉缓，舌质红润。治拟宣通中焦积滞。连翘、谷芽、六神曲、雷丸、川楝子各9克，胡黄连、生甘草各3克。服后，痛止，胃苏，病愈。

〔炳按〕干霍乱乃触秽夹食，上不得吐，下不得泻，腹痛如绞。用炒盐探吐，以开其上膈；槟榔丸攻下，以通其下焦。遵古而不泥于古也。

奉斋和尚，30余岁，住永明寺千佛殿。庚午（1930年）五月十七日初诊。素体真虚，受寒夹食致病。便泻，欲呕，腹中不舒，自汗，肢冷，烦躁欠宁；脉弱，舌淡。乃寒霍乱证也。治宜温通血分寒闭。当归12克，北细辛0.9克，吴茱萸、通草、炙甘草各3克，桂枝、生白芍、来复丹吞各9克。

次日复诊：脉软，舌淡；肢暖，自汗，腹部不舒，胃纳呆钝。阳衰阴盛之证。方用四逆、真武合剂，兼参和胃。厚附子、干姜、白术、乌梅安胃丸吞各9克，炙甘草6克，茯苓12克，生白芍15克，吴茱萸3克。

五月十九日三诊：汗敛，清水上泛；脉弱，舌淡。病已转机，再以真武汤加味治之。厚附子、荜茇各6克，生白芍、白术、茯苓、罂粟壳各9克，干姜、吴茱萸、乌梅各3克。服后，阳回，胃苏，停药静养。

〔炳按〕寒霍乱所吐多白糜水而冷，泻下亦如白米泔水，肛门冷，肛口放大，吐泻数次后，即自汗、肢冷、气喘、音嘶。即西医所谓真性霍乱也。

楼俞氏，25岁，住慈溪巷。壬申（1932年）六月二十三日晨初诊。感受流行时邪，吐泻清水，腹不痛，肢冷，黏汗自出；脉迟，舌淡，苔薄滑。此寒霍乱脱证也。亟用雷公散灸脐；并拟温中解毒，强壮心神。吴茱萸、党参、白术、杜红花各9克，干姜6克，桃仁24克，炙甘草、川朴各3克，生姜汁冲1小匙，来复丹吞20粒。

〔炳按〕红花、桃仁甚善，合诸药能通窍活血，仿王清任法。

当日下午复诊：四肢已温，呕吐，口干欲饮，目眶低陷，经水适来，腹部不舒；脉弦，舌红，苔白滑。治用王清任解毒活血汤合左金丸法。桃仁、生地各24克，杜红花、当归、赤芍、葛根、连翘各9克，川朴、吴茱萸、川连、炙甘草各3克，乌梅12克。

次日晨三诊：昨晚已能行动，今晨猝然昏厥，脚筋挛急，神识昏迷，泄泻未已；按脉滑数，舌红，苔黄。寒霍乱阳还变为热厥。先灌紫雪丹1.5克，服后知渴。拟王氏蚕矢汤治之。晚蚕沙15克，鲜石菖蒲4.5克，吴茱萸0.9克，川连2.4克，鲜藿香3克，鲜佩兰10片，黄芩、钩藤各9克，茯苓12克，米仁24克，紫金锭研化服2块。

次日下午四诊：壮热，渴饮，便泄如注，灼热异常，肠鸣，胸闷；脉数，舌红，苔黄厚黏。治拟清解肠胃热毒。重证须用重剂，勿因畏惧惮服而延误病机。川连6克，黄芩、银花、天花粉、滑石各24克，川柏、连翘各15克，葛根、知母、乌梅各9克，生甘草3克，鲜荷叶1角。

六月二十五日五诊：便泻已减，四肢和暖，口渴欲饮，咳痰不爽；脉数，舌红，苔黄厚腻。肠胃热毒未尽，再用苦寒清肠。葛根、川柏、知母、乌梅、淡豆豉各9克，黄芩、银花、天花粉各15克，川连、生甘草、鲜石菖蒲各3克，射干6克。

六月二十六日六诊：经来色黑，手足掣动；脉弦细，舌红，苔黄腻。治用清热凉肝。桑叶、丹皮、丹参、白薇、青蒿、杜红花、川楝子、刺蒺藜、钩藤各9克，丝瓜络6克，石决明24克，左金丸吞3克。

六月二十七日七诊：泻止，胃苏，手足和暖；脉弦，舌边尖淡红，苔化、根薄黄。拟清肝和胃法。前方去白薇、青蒿、川楝子、石决明，加连翘、川石斛、赤芍、川牛膝各9克，米仁24克。此后，继进调理方善后，渐健。

〔炳按〕前后七方，为寒霍乱初中末治法，多可师法。

陆品兰妻，36岁，住费家桥。壬申（1932年）六月二十七日晨初诊。中气素虚，传染霍乱，呕吐，泄泻，腹不痛，自汗，肢冷，渴饮，脚筋拘挛，目眶低陷，瞳神呆滞，面色青黯；脉象沉伏，舌色淡白。乃阴性寒霍乱。亟用雷公散灸脐，盐卤浸脚，炒盐汤代饮。方用当归四逆合理中加减，佐来复丹升清降浊。当归、杜红花各15克，桃仁24克，赤芍、炒白术各9克，干姜、吴茱萸、党参各6克，来复丹_吞10粒。

当日晚复诊：雷公散灸脐后，肢暖，泻瘥，现面色已转微红，目睛灵活；脉伏稍起，尺泽隐隐鼓动，舌淡红，苔薄白。血瘀塞闭，再用温通血络法。前方去干姜、白术、党参，吴茱萸减半，加桂枝尖、乌梅肉各6克，细辛1.5克，炙甘草、生姜各3克。

次日三诊：脉软，舌色红润；泄泻清水，口渴，烦热，胸闷。疫毒已解，清泄余邪善后。当归、赤芍、杜红花、丹参各9克，桃仁15克，香附、鲜藿香各6克，乌梅3克，吴茱萸1.5克，川连0.6克，生米仁24克。药后，泻止，热退，静养旬日全愈。

〔炳按〕治寒霍乱，要用雷公散放脐艾灸，又用樟脑白兰地酒，或烧酒和擦臂弯腿弯，至手足热为度。

项同兴妻，40余岁，住大街。壬申（1932年）七月十二日初诊。天气暴热，初食肉馅馒头，继又恣食西瓜，以致停滞成病。证见吐泻清水，头汗如雨，肢冷，神疲；脉伏，舌白。此真性霍乱也。先用雷公散灸脐，并用四逆汤回阳。厚附子、干姜、炙甘草各6克。

次日复诊：吐泻稍减，肢和；脉缓，舌白。姑拟藿朴五苓散加味治疗。杜藿香、生茅术、泽泻、赤苓、制半夏各9克，桂枝、川朴各3克，猪苓6克，来复丹_吞10粒。服上方后，吐泻止，胃纳苏，病瘥停药。

〔炳按〕寒霍乱各案，初中期多同，惟末期善后，因体禀有异，随证调治可也。

陈开鹤妻，45岁，住北门米店。壬申（1932年）七月十七日晨初诊。暑热霍乱，吐泻清水而腹不痛，手温，脚冷，口渴，溲少，肌肤发有红疹；脉弦，舌质红糙。据述前医曾用温剂止泻。热毒伏于血分，犯胃则呕，迫肠则泻，外达则发红疹，乃属实热证。拟宗王清任、姚梓钦二家治法凉血解毒。葛根、赤芍、当归、紫草、黄芩、制半夏各9克，连翘、桃仁各24克，杜红花15克，川连、生甘草、乌梅各3克，吴茱萸0.9克，紫金锭研化2块。

次日复诊：脉缓，舌质红润，苔薄；泻止，热减，小溲稍长，胸闷，腹鸣，吐蛔。治拟清化肠胃。吴茱萸1.5克，川连2.4克，泽泻、猪苓、生白芍、黄芩、制半夏、天花粉各9克，茯苓12克，乌梅、陈皮各3克。

七月十九日三诊：泻已止，口干渴，胸痹胀痛，小溲稍长；脉缓，舌红。内热未尽，仍用清法。黄芩12克，生白芍、连翘、天花粉各15克，银花、知母、川柏、制半夏、原麦冬各9克，乌梅6克，川连、生甘草各3克。

七月二十一日四诊：肌肤红疹渐隐，胃纳增加，呕吐痰涎，胸腹气满，大便闭结；脉来滑，舌红润。病虽已瘥，但肝肠之湿火未清。拟以桑丹温胆合左金加味治之。吴茱萸1.5克，川连2.4克，桑叶、制半夏、茯苓、竹茹各9克，丹皮6克，陈皮、炙甘草、枳壳、乌梅各3克，郁李仁肉12克。

七月二十三日五诊：脉缓，舌红中剥，边苔黄色；口渴，便血，经水届期而来，少腹胀痛。用清血凉营法治之。青蒿、地骨皮、鲜石斛、川楝子各9克，鳖甲、玄参、黄芩、银花、赤芍、天花粉各15克，银柴胡6克，生白芍24克，生甘草3克。服上方后，便血止，热退，病瘥，渐健。

〔炳按〕热霍乱，上吐多酸腐食物，下泻亦多宿食，肛门热，小溲短赤，不致即变自汗、肢冷，外治法同寒霍乱，内服则大异耳。

汪应氏，27岁，住大源行应家。壬申（1932年）七月二十日晨初诊。从沪来慈，舟车劳顿；喜事饮宴，杂食油腻积滞；连日天气炎热，恣食西瓜冷物；清浊混淆，扰于肠胃，酿成霍乱之证。据称初时曾服治寒霍乱丹方，如生姜、附子、硫黄等温燥热药，以及针灸，均无效验。刻吐泻清水如注，呕逆，渴饮，小溲癃闭，目赤、睛瞪、眶陷，烦躁不宁，肢冷，足筋挛缩；六脉全伏，舌质红绛干燥，苔色黄厚。姚梓钦《霍乱新论》曰："霍乱轻者，脉微数，重者极数，再重则数极而伏。其微数者，胸烦亦微；极数者，胸乱亦极；至于数极而伏，则胸乱之苦，将不堪言状。"此证因胸乱，故烦躁不宁也。脉证合参，病属热霍乱误治坏证。勉拟解毒活血，清热开闭，以希万一。桃仁24克，杜红花、赤芍、当归、连翘各15克，葛根9克，柴胡、黄芩各6克，川连、生甘草各3克，紫雪丹化冲1.5克。

当日下午复诊：服药后，伏热外达，厥愈肢温，目赤呆瞪，泄泻未止，渴饮，呕吐，烦躁不宁。热毒内蕴，治当清泄肠胃。川连、生甘草、鲜石菖蒲各6克，黄芩、川柏、葛根、紫草、乌梅各9克，桃仁24克，天花粉15克，叶氏神犀丹研化服1粒。

次日三诊：吐泻已止，烦躁亦宁，胸闷，口渴，小便癃闭；脉寸关缓，尺泽稍大，舌红，苔色黄黏干燥。病虽转机，疫毒未清，切宜慎食为要。西紫草、地丁草、黄芩、银花、杜红花、泽泻各9克，天花粉、连翘各15克，川连、生甘草各3克，猪苓12克，叶氏神犀丹研化服1粒。

七月二十二日四诊：吐泻止，神识清，大便赤色，小溲稍长，热减渴饮，胸腹闷痛，咳痰带血；脉缓，舌红干燥中剥。疫毒未清，治以解毒养液。黄芩、鲜石斛、银花、竹茹、葛根各9克，生白芍、天花粉、连翘各15克，川连、生甘草各3克。

七月二十三日五诊：脉缓，舌红中剥，边苔黄色；渴饮，便血，经水适来，少腹胀痛。治用凉营解毒清热。银柴胡、地骨皮、青蒿、鲜石斛、川楝子各9克，鳖甲、玄参、黄芩、银花、天花粉、赤芍各15克，生白芍24克，生甘草3克。

七月二十五日六诊：脉滑，舌质鲜红，苔化；胃醒思纳，经水停止，口渴干燥，肠鸣腹痛，便泻色老黄，头目眩晕，遍体酸楚。肠胃热毒未净。黄芩、鲜金钗各12克，生白芍、天花粉、生鳖甲各15克，生牡蛎24克，银花、知母、青蒿各9克，川连、炙甘草各3克。

七月二十七日七诊：脉缓，舌红，苔薄；咳痰带血、肠鸣、遍体酸痛皆瘥，面容转焕，胃亦思纳。元阴不足，治当潜阳育阴润燥。玄参、生白芍、生鳖甲各15克，生龟版、天花粉各24克，女贞子、知母、川柏、青蒿、川楝子各9克，丹皮6克，生甘草3克。服药后，病愈体健，赴沪。

〔炳按〕前后七方，深得变通心法，启悟后学，不可不知也。

贺裕标，26岁，业电厂机司。壬申（1932年）八月初十日初诊。长期彻夜身近炉火工作，感受热气；今夏炎热，贪凉食瓜饮冰，暑热被遏发病，曾经治疗乏效。证见呕吐，泄泻，四肢微厥，神识昏迷，烦躁不宁，胸脘满闷，目赤，渴饮；脉象沉涩，舌红。脉证合参，为热毒内蕴肠胃，上冲于脑之急性肠炎症，非真性霍乱也。治法当用解毒活血，清脑宁神，以宣发肠胃伏邪。葛根9克，桃仁、大生地、连翘各24克，杜红花、当归、赤芍各15克，川连、吴茱萸、生甘草各3克，紫雪丹冲1.5克。

次日复诊：脉象细软，舌质红润；泻止溲少，胸闷腹痛，目赤，神昏，烦躁不宁。蕴伏热毒，渐得推行，再用凉血解毒法。辰茯神、杜红花、连翘各15克，丹参、赤芍、泽泻、猪苓、紫草、金石斛各9克，丹皮6克，桃仁24克，紫金锭研化2块。

八月十二日三诊：脉缓，舌红；热减，目赤未退，神识明昧，腹痛，便解不畅，溲少。仍用清解热毒，佐化湿法。连翘、杜红花、鲜生地、天花粉各15克，银花、青蒿、猪苓、赤苓、泽泻、桑白皮各9克，丹皮6克，紫金锭研化2块。

八月十三日四诊：目睛赤色渐退，便闭，腹中隐痛；脉缓，舌红，苔薄。肠胃毒火未清。治用苦寒下之。连翘24克，银花、黄芩、川柏、生锦纹、玄明粉各9克，生白芍、天花粉各15克，川连3克，生甘草6克。

八月十四日五诊：便下黑矢，热减，神清；脉缓，舌红。毒解病瘥，治用辛凉苦寒合剂，蠲除肠胃余秽。玄参、天花粉、黄芩、生白芍、银花、瓜蒌皮各15克，知母、桑白皮、生甘草各9克，鲜生地24克。服后，热退，胃苏，停药。次年春来寓诊补方，体健如常。

〔炳按〕此证职业机司，日近炉火，逐日先受火逼热气，贪凉食瓜饮冰，成为热霍乱。当与前各证稍异，疗法亦有变通。

痧胀

李筱纯妻，30余岁，住十九房孙家。壬申（1932年）六月初二日初诊。四日来，胸脘胀满，腹疼痛，寒热，动则欲呕，头重，肢酸，身倦乏力，目赤，唇白；脉弦，舌绛。证属吸受暑秽，兼夹气郁，遏而成病，气血失于流通之慢性痧胀也。治用芳香逐秽，透达伏邪。切勿因其舌绛而用阴腻。鲜藿香、川朴、青木香各3克，制半夏、淡豆豉、银花、连翘各9克，赤苓12克，益元散15克，紫金锭研化2块。

次日复诊：脉缓，舌红，根苔微黄；热减，胸闷，头晕，经水未届期而来。治拟宣化气分伏湿。鲜藿香、川朴、白蔻仁冲各1.5克，苦杏仁、制半夏、鲜佛手、连翘各9克，米仁24克，赤苓12克，丹皮6克。服药后，湿化，胸畅，胃苏，病愈。

〔炳按〕治痧亦宜活血通络。盖痧者，经络中凝滞不通，而为痧胀也。

杨文宝，61岁，业农，住杨陈。壬申（1932年）六月二十日初诊。田禾操劳，暑热遏伏，进食甜腻点心，食滞热闭起病。形寒内热，胸脘满闷，口渴，气促，便闭，溲少；指甲青色，脉象沉涩，舌红苔腻。乃热闭血分之急性痧胀重证。治宜解毒活血，清暑祛秽。桃仁、鲜荷叶包益元散各15克，杜红花、连翘、赤芍、当归各9克，川朴1.5克，吴茱萸0.9克，川连2.4克，紫金锭研化2块。

〔炳按〕甚是。

六月二十三日复诊：痧胀外达，胸畅，热减，恶寒已罢，二便通调，口干，目黄鲜明；脉缓，舌红燥，苔薄黄。治当宣中化湿。鲜荷叶包益元散、绵茵陈各15克，鲜石菖蒲、川连、木通各3克，焦山栀6克，淡豆豉、连翘、竹茹、天花粉、猪苓各9克。服药后，湿化，热退，胃苏，病愈。

〔炳按〕痧胀，古无是病，有之自明季始。痧者，沙也，乃沙塞不通之谓。每多奇经之病，如沟渠不通，一时壅塞，不能流入江河。故王清任主活血通窍。主治颇有深义，吾亦宗之，多获效果。

评议：痧胀之病，起病骤然，病势甚危，其成因应是感受外邪，郁于经络腠理，阻滞血脉而成。治疗痧胀，应解外感邪气与通经活血并用，血气通畅，邪气外达，再消暑湿，此急症可解。魏氏方中加紫金锭，取解毒避瘟之意，兼能消肿止痛。此药使用需谨慎，中病辄止，后用醒发气机运湿善后。

泄泻

刘阿二之子，6个月，住完节坊。庚午（1930年）闰六月初六日初诊。感受暑热，夹乳积滞，近旬日来泄泻不止，脾元受伤。证见呕吐，泄泻，身热，吮乳无力，目光黯淡无神；脉数，舌红，关纹青色。此气虚伤暑，久泻欲脱，婴孩脏腑脆弱，不胜摧残故也。治当实脾止泻清暑。淮山药30克，炒白芍、原滑石各9克，於术、炙甘草各6克。

〔炳按〕脾虚久泻，宜健脾温中，滑石性滑利，久泻不宜用；初病湿泻可用，其能利小溲故也。

次日复诊：泄泻虽止，神疲，肢冷，自汗，面黄。脾肾气弱，恐成慢脾。厚附子、干姜、炙甘草各3克，西党参、炒白术各9克，淮山药15克。

闰六月初八日三诊：肢暖，汗敛，关纹青色，脉软。仍予前法温补脾胃。前方去山药，加吴茱萸、诃子、艾叶各3克，茯苓9克。服后，症状消失，吮乳如常，病愈停药。

〔炳按〕此证肺肾两虚，若不温补脾肾，必成慢脾风危证。

家母谢太夫人，56岁。壬申（1932年）四月二十三日诊。昨夜卧后，因照看门户，起床受寒。清晨暴泻清水，腹不痛，面黄，神倦；脉象滑大，舌淡红润，苔色薄黄。气虚寒泻。治当温中健脾。生黄芪12克，防风、桂枝、炙甘草、生姜各3克，炒白术、炒白芍各9克，红枣4枚，吴茱萸0.9

克。服后，泻止，停药，渐痊。

〔炳按〕太阴暴中寒邪，泄泻清水，温中散寒，脾肾温暖，泄泻自止。

茅子元，8岁，住竹丝墙门对河。壬申（1932年）七月初四日初诊。入学读书，奔走途中吸受暑热，杂食瓜果，积于肠中，暴注下迫泄泻，灼热异常，渴欲饮冷，烦叫不宁，摩擦皮肤呈现紫色；脉数，舌红，苔黄腻。治拟清暑退热。葛根、黄芩、连翘、淡豆豉、焦山栀、天花粉各9克，川连3克，鲜荷叶包益元散15克，紫金锭研化服2块。

次日复诊：脉滑，舌红；热减未尽，泄泻未已，渴饮，溲长。治仿昌阳泻心汤法。鲜石菖蒲、川连各3克，葛根、黄芩、车前子、大腹皮各9克，益元散、银花、连翘各15克，米仁24克，鲜荷叶1角。

七月初六日三诊：暴泄下迫，皆属于热。昨泻三十余次：自觉灼热，渴饮，潮热；脉象滑数，舌红、边光绛，苔黄白糙，目光有神。此暑湿内蕴，下注于大肠，治当清解肠胃湿热。白头翁、北秦皮、银花、滑石、天花粉各15克，川连、生甘草各6克，黄芩、生白芍各24克，川柏9克，参三七粉吞3克。

七月初七日四诊：泻瘥，潮热未退，胃纳呆钝；脉弦，舌红润，苔白滑。拟升麻葛根合黄芩汤加减治疗之。葛根、黄芩、生白芍各15克，升麻、生甘草各3克，泽泻、赤苓、大腹皮、车前子、天花粉、银花各9克。

七月初八日五诊：泻止，热退，溲黄，思纳；脉缓，舌红，苔化。治宜清理肠胃余邪。橘红、枳壳、佛手各3克，赤苓12克，泽泻、猪苓、钩藤、川石斛各9克，米仁24克。服后，胃强，停药，渐健。

〔炳按〕余治暴注下迫热泻，每用升麻葛根汤合三黄解毒汤，每一剂知，二剂已也。

杨椿圃，33岁，住大桥头。癸酉（1933年）二月二十九日初诊。素患遗精，常易感冒，元气不足可知；新感寒邪，进食油腻，下陷泄泻清水，头痛，形寒潮热，咳嗽痰黏；脉滑，舌苔黄腻。此内伤兼夹外感证也。治拟和卫达表，升清止泻。生黄芪、淡豆豉各15克，防风6克，炒白术、制半夏各9克，陈皮、炙甘草各3克，带皮苓12克，葱白7个。

次日复诊：脉来缓，舌质淡，苔薄黄；泄泻瘥，口不渴，头晕痛，咳嗽有痰，寒热，遗精，溲少。治拟和解。柴胡、党参各6克，黄芩、制半夏、天花粉、葛根、炒白术、焦楂肉各9克，炙甘草、生姜各3克，生牡蛎12克，红枣4个。

三月初一日三诊：脉缓，舌质淡红，苔化；热退，便溏，口气秽臭，胃气略展。虚中夹实之候，拟用补中益气加减。生黄芪、白术各12克，党参、葛根、焦楂肉各9克，升麻、柴胡、陈皮、炙甘草、桂枝各3克，炒白芍6克。

三月初三日四诊：脉缓，舌红，苔化；便实，胃醒，略感头晕，中气稍强。治用双补脾肾法。前方去桂枝、葛根、陈皮、楂肉，加淡附子、吴茱萸、木瓜各3克，益智仁、杞子各9克，泽泻6克。服后，诸恙愈，续服调补脾肾方善后。

〔炳按〕因肺脾气虚，上咳下泻，先以暖脾益肺，继以调补脾肾为归纳，学有本源也。

张迈甫之幼子，2岁，住大桥头。癸酉（1933年）六月初八日初诊。杂食成疳，脾虚湿火内蕴，满头湿疹，日久不愈；新感暑湿，旬日来泄泻，潮热，多汗，渴饮；脉滑数，指纹青，舌红，形神疲惫。乃实中夹虚之候，不宜用寒凉清火，或甘温止涩之法，当以健脾和中化湿方治疗。鲜藿香、炙甘草各3克，广木香1.5克，葛根、白术、茯苓、连翘、焦楂肉各9克，党参、银花各6克。

六月初十日复诊：泻止，汗减，热轻，惟渴饮，气短，满头湿疹未除。仍步前法，标本兼顾。前方去银、翘、楂肉，加莱菔子9克，枳壳2.4克，天花粉6克，鲜荷叶1角。服后，泻止，热退，病瘥。因小儿畏药，改用绿豆米仁汤常服，清热化湿以善后。

〔炳按〕脾胃湿热上熏于头，而为湿疮。用绿豆米仁汤常服甚善，加银花更佳。

汪宝荣之子，3岁，住大西门香店。甲戌（1934年）六月初八日初诊。脾虚恣食蛤蜊而致泄泻，兼因整日在日光下游玩受暑，头面热疖丛生，病延两旬，服药无效。现泄泻清水，口渴欲饮，夜间潮热，头面热疖，形神萎疲；脉数，舌红。乃伤暑夹疖证。方拟玉屏风散和卫升清，泻白散清暑退热，葛根芩连汤止泻，加粳米、荷叶调和脾胃。生黄芪18克，防风、川连各3克，白术、桑白皮、地骨皮、粳米各12克，炙甘草、葛根、黄芩各9克，鲜荷叶1角。

次日复诊：泄泻稍瘥，渴减，热未尽，小溲清长，咳嗽；脉缓，舌红，苔薄黄。治用补中清暑法。前方去防风、桑白皮、地骨皮，加党参、茯苓、银花各9克，升麻、柴胡各3克，红枣4个。

六月初十日三诊：泄泻虽止，肠热未清，便下赤色，头面热疖未隐，咳嗽，口干，溲长，夜眠惊悸啼哭；脉缓，关纹隐，舌红，苔薄黄。肝肠余火未尽，邪少虚多之候。法宜补中清暑化湿，标本并治。前方去升麻、柴胡、川连、葛根、银花、粳米、红枣，加防风2.4克，炒白芍9克，益元散15克，万应锭吞2粒。服后，内热清，病愈。

〔炳按〕孩提三岁，方分太重，体实者，尚可运输；怯弱者，恐不胜药力，阻碍胃纳。后学宜注意之。

痢疾 ～⊙⊙⊙

冯子芳夫人，40余岁，住五马桥头。已巳（1929年）六月初三日初诊。素有淋病，阴分不足；新感暑温化痢，日久不痊，肠液受伤。现痢下赤色，日数十次，神疲沉睡，身热，口渴；舌光鲜红，脉数。乃热痢伤阴化燥证也。治当清痢育阴润燥；切忌温涩，否则有变噤口不食之险。拟用黄连阿胶鸡子黄汤加味疗之。川连3克，黄芩6克，阿胶另烊化冲、西洋参各9克，生白芍、鲜石斛各12克，鸡子黄2枚。

次日复诊：脉左弦、右滑实，舌赤光亮，苔白花；痢未已，渴饮，内热，阴液消耗。拟猪苓汤合润剂方治之。前方去鸡子黄、黄芩，加猪苓、茯苓各9克，泽泻6克。

六月初六日三诊：舌转红润，痢减，口不渴，胃思纳，此乃佳兆。方用清燥救肺汤加减。桑叶、麦冬、鲜石斛、阿胶各9克，枇杷叶5片，西洋参、生甘草各3克，鲜生地12克，生牡蛎24克。服上药后，痢止，胃苏，病愈。

〔炳按〕阴虚痢，治法甚稳。如久痢，及五色痢阴伤者，此方法可通用之。

任阿玉妻，42岁，住东门外。己巳（1929年）七月初八日初诊。感风引动伏湿，中气不足，下陷成痢，利下赤白，里急后重，腹痛，口干，恶寒发热；脉软，舌苔白腻。乃湿重热轻，兼有表邪之风湿痢。宗喻氏逆流挽舟法，用人参败毒散加减治之。羌活、防风、桔梗、前胡、陈皮、炙甘草各3克，党参、枳实各6克，川朴1.5克，茅术9克，莱菔子、米仁各24克。

七月十三日复诊：便痢减，寒热未尽，腹部胀痛；脉缓，舌淡红，苔薄白。治拟扶元达邪。柴胡6克，黄芩、党参、制半夏、白芍各9克，桂枝、炙甘草、生姜各3克，红枣4个。服药后，痢止，热退，腹舒，纳苏，病愈。

〔炳按〕人参败毒散加陈仓米，能治噤口痢，夹有表证者。

方维祺母，50岁，住大桥头。辛未（1931年）八月初六日初诊。平素肝郁气滞，兼伏暑湿，近日痢下赤白，里急后重，腹痛，纳呆，内热；脉涩不扬，舌苔黄腻。暑湿积滞夹气下痢之候，治当疏气清肠消滞。仿洁古芍药汤法。枳壳、油木香、川连各3克，槟榔、油当归、葛根、赤芍、银花炭、炒黄芩各9克，桃仁、全瓜蒌各15克，郁李仁肉12克。

次日复诊：便痢虽减，后重未已，腹痛止，胸微满；脉来弦，苔薄黄。治予清痢导滞。前方去葛根、瓜蒌、银花炭，加莱菔子、白头翁、北秦皮各9克，枳壳易枳实，减桃仁为9克，郁李仁肉加至15克。

八月初八日三诊：便痢虽减，后重依然，胸满不舒；脉缓，舌红，根苔黄。治用升清化浊法。当归、香附、葛根、炒山楂、茅术各9克，白芍

15 克，川连、枳壳各 3 克，独活、防风、升麻炭各 4.5 克，天花粉 18 克。

八月初九日四诊：痢减，后重未除；脉软，舌淡，苔薄黄。治仍前法，原方去当归、香附、独活、升麻炭，加生黄芪、地榆炭、银花炭各 9 克，天花粉减为 12 克，白芍减为 9 克。

八月十一日五诊：痢止，胸满，胃纳未苏；脉缓，舌红，苔薄。当用苏胃化滞法善后。川石斛、六神曲、炒白芍、泽泻、鲜佛手各 9 克，扁豆花、茉莉花、炙甘草各 3 克，香附 6 克，生谷芽 24 克，米仁 30 克。服药后，胃苏，胸畅，静养旬日痊愈。

〔炳按〕本案前后立法甚佳，方分似嫌过重，体强者尚须酌用，体弱者更不胜任。

董恒翔妻，60 岁，住大西门外。壬申（1932 年）八月十六日初诊。高年血热火旺，时令暑热蕴伏，痢下赤色，腹痛，后重，口干，胸满，气促，头汗，胃纳呆钝；脉象弦数，舌红，苔黄而腻。胃肠蕴热，肝亢阳盛之急性赤痢，治以苦寒润肠，清肝解毒。方用白头翁汤合黄芩汤加减。白头翁、北秦皮、川柏各 9 克，川连、生甘草各 3 克，黄芩 15 克，苦参 6 克，炒白芍、鲜生地、玄参、天花粉各 24 克。

次日复诊：诸症如昨，痢下紫黑；脉来弦滑，舌苔白腻。治用苦寒清润。葛根、黄芩、郁李仁肉各 9 克，川连、生甘草、参三七各 3 克，生白芍、鲜生地、天花粉各 24 克，银花 15 克，油当归 12 克，鸦胆子肉吞 30 粒。

八月十八日三诊：痢色转黄，腹痛，胃呆；脉数，舌根苔厚。痢虽瘥，热未减，仍需苦寒清润。前方去葛根、鲜生地、当归、鸦胆子，加生石膏、知母、玄参各 24 克，瓜蒌仁 15 克，黄芩增为 24 克，生甘草增为 9 克，郁李仁肉增为 15 克。

八月十九日四诊：脉弦滑，舌苔薄；便痢、腹痛如前，热未清，肠垢积滞未尽。仍宜清润。油当归 15 克，生白芍、黄芩、桃仁各 24 克，生甘草、白头翁、北秦皮、川柏、地榆炭、石莲子各 9 克，参三七、川连各 3 克。

八月二十一日五诊：痢未止，腹剧痛，口干渴，胃思纳；脉来弦，苔黑腻。内热未尽，予升清降浊法治之。生黄芪、滑石、白糖各30克，生白芍24克，生甘草9克，木香槟榔丸吞15克。

八月二十三日六诊：痢下赤白黑黄数色相杂，日泄二十余次，腹痛，口渴，胃呆；脉象弦滑，舌边尖白，根苔黑腻。用洁古芍药汤法下之。生白芍15克，黄芩、生大黄、郁李仁肉、桃仁、当归、槟榔各9克，枳壳、广木香、川连、桂枝各3克，生甘草6克，赤砂糖30克。

八月二十五日七诊：痢下次数已减，色转黄白，腹痛亦瘥，口仍干渴；脉滑，舌边尖红，根苔黄厚。治仍原法。前方去当归、槟榔、木香、桂枝，加杜红花、赤芍各9克，桔梗6克，枳壳加至9克，桃仁加至15克。

八月二十七日八诊：痢下已减，腹痛亦瘥，内热清撤，胃苏思纳；脉缓，舌红，根苔薄黄。治用补中益气合黄芩汤调理之。生黄芪12克，党参、炒冬术、焦楂肉、黄芩各9克，炙甘草、升麻、柴胡、陈皮各3克，当归、生白芍各15克，赤砂糖30克。服后，痢止，腹舒，胃强，病愈停药。

〔炳按〕重药治大证，苟非胸有成竹，何能收此效果。

赵鑫祥，30岁，瑞大钱庄经理。壬申（1932年）八月十八日初诊。素体脾肾不足，夏月感受暑湿，潜伏肠胃，至秋发病。痢下赤色，曾服泻剂治疗乏效，病已两旬，现腹痛，里急后重，小溲短少，胃纳锐减；脉缓，舌苔厚腻。虚性赤痢，治当攻补并进，拟扶元清热导滞法。生白芍、生黄芪各24克，当归、瓜蒌仁各15克，郁李仁肉、槟榔、炒於术、葛根、防风各9克，广木香、川连、生甘草各3克。

次日来改方：称昨痛泻八次，臭秽颇甚，泻后安寐，精神疲乏，胸满，胃呆，小溲短少，舌苔黄腻。予补中渗湿和血方。生黄芪、滑石、白糖各30克，桂枝3克，猪苓、茯苓、泽泻、於术各9克，当归、生白芍各24克。

八月二十日复诊：痢瘥，粪色转黄，腹痛已止，胸脘亦畅，舌苔薄黄，按其脉缓，是邪少虚多之征。生黄芪18克，西党参、炒於术、黄芩、葛根、焦山楂各 9 克，升麻、柴胡各 6 克，当归、生白芍各 15 克，枳壳、生甘草各 3 克，生米仁 24 克。

八月二十二日改方：胃纳渐苏，腹微隐痛，头晕，溲多，夜寐安宁，舌苔黄中带黑。拟六君子汤加味。党参、炒白术、制半夏、白芍、泽泻各 9 克，茯苓 12 克，炙甘草、陈皮各 3 克，生黄芪 15 克。

八月二十四日三诊：痢瘥，粪色转老黄，因惊复有潮热，目睛微黄，溲长；脉象弦滑，舌红，苔色白黏。治拟补中化滞。前方去黄芪、半夏，加钗石斛 6 克，葛根、当归、山楂肉各 9 克，广木香 3 克。服上方后，痢止、胃醒，胸腹胀痛，发热。乃元气渐强，宿垢未清之故。予钱氏白术散去藿香，加当归、白芍、陈皮、枳壳、槟榔，及左金丸，以补中消滞，服后诸恙消失，痊愈。

〔炳按〕此气虚痢，先后疗法亦妥。

苏刘氏，30 余岁，住东乡孟字门头。甲戌（1934 年）九月三十日初诊。暑湿内蕴，怒气刺激引动伏邪发病，下痢无度，咳嗽痰黏，气促，内热；脉数，舌质红绛，苔黄。证系伏暑化痢，肺肠蕴热。治用苦辛甘寒，清热润燥和中，标本并顾。葛根、黄芩、鲜石斛、桑白皮、地骨皮、银花炭、焦白芍、天花粉各 9 克，川连 2.4 克，炙甘草 6 克，粳米 12 克。

十月初二日改方：痢未止，咳嗽，痰韧，气促。党参、淮山药、银花炭各 15 克，炒於术、茯苓、葛根、焦白芍、黄芩炭、诃子各 9 克，炙甘草 6 克，红枣 4 个，粳米 12 克。

十月初三日复诊：下痢未止，内热减轻，咳嗽有痰；脉软，舌绛而润。治拟升清化滞。炙黄芪 15 克，西党参、冬术、炒白芍、黄芩炭、银花炭各 9 克，炙甘草、升麻、柴胡各 3 克，熟地炭 24 克，红枣 4 个，天花粉 12 克。

十月初五日三诊：痢差，便下色赤，咳嗽，气促，痰白；脉软，舌绛根部起刺。治用和中润燥。前方去黄芪、升麻、柴胡、熟地、红枣，加茯苓、淮山药各 12 克，葛根、桑白皮各 9 克，太子参 4.5 克。

十月初八日四诊：痢止，气平，咳嗽未已，胃苏，口润味淡；脉软，舌质红泽。治以和中滋养。前方去白芍、黄芩炭、天花粉、桑白皮、太子参、银花炭，加广木香 1.5 克，鲜藿香 3 克，米仁、熟地各 24 克，钗石斛 9 克，丹皮 6 克。服后，咳止，病愈，身健。

〔炳按〕太阴阳明同病。惟参、甘多用，太阴肺病，恐反有阻碍，尚须斟酌之。

疟疾

王金书，40 余岁，住洋墅镇。壬戌（1922 年）三月十八日初诊。素体肾亏，半年来由湿热转变为三阴疟，历经中西医药治疗，迄未见效，现由扬州回里调治。寒热日久，复夹食滞不化，腹胀，胃纳呆钝，咳嗽痰黏，牵引胁痛，口苦干燥；脉象沉滑，根苔黄厚。乃湿痰久蕴，化为疟证也。治法先拟消食化痰通络，然后再进调和营卫、平补肝肾。橘红、佩兰各 3 克，仙半夏、枳实、钗石斛各 6 克，茯苓、竹茹、苦杏仁、莱菔子各 9 克，生米仁、全瓜蒌各 12 克。

三月二十一日复诊：脉软，舌尖红润，苔色微黄；寒热往来，盗汗，背冷，身倦乏力，咳嗽胁痛。方拟补中益气合半贝法，除疟化痰。生黄芪、全瓜蒌各 12 克，西党参、生白术、当归、制半夏、象贝母各 9 克，升麻、柴胡各 4.5 克，陈皮、炙甘草各 3 克。

三月二十五日三诊：上方服五剂，疟止，咳愈，盗汗依然，头晕，耳鸣，畏寒，骨酸，口干，溲赤；脉细，舌质光绛。湿痰已化，阴虚邪恋，治用滋阴搜邪法。杞子、泽泻各 9 克，黄菊花、陈萸肉各 6 克，大生地、茯苓、淮山药、生龟版、生鳖甲、制首乌各 12 克，丹皮、银柴胡各 4.5 克。

三月三十日四诊：上方连服五剂，舌绛转为淡润，脉象虚软无力；盗汗已敛，惊悸，耳鸣，腰酸，阳痿，溲清。当用强壮肝肾之剂调治。前方去黄菊花、银柴胡、茯苓、泽泻、鳖甲，加淡苁蓉、钗石斛、原麦冬、巴戟肉各 9 克，生牡蛎、化龙骨各 12 克。上方连服数剂后，精神恢复，身健停药。

〔炳按〕先进消食化痰，以调营卫；次进补中益气，以提阳气下陷于阴；再补肝肾以收功。三阴疟之治，无余蕴矣。可谓王者之师，无攻不胜也。

魏纪生，36岁，住西田洋。壬戌（1922年）四月十四日初诊。上年八月患三阴疟，至十月潮热日增，复加便血，又历半载；疟发时微咳，背冷，自汗，头晕，肠鸣；脉象左弦急、右虚软，舌苔白如积粉。湿热久伏，化疟便血，是虚中夹实之候。治宜扶元达邪。生黄芪18克，西党参、生白术、带皮苓各12克，炙甘草、当归尾、升麻、羌活、穿山甲、炒白芍各9克，陈皮、桂枝各3克，柴胡6克，全瓜蒌15克。

四月二十四日复诊：上方服后，遍体疼痛二日，至十七日疟止，便血亦减，咳嗽告愈，唯右足肿痛，乃风湿之邪从外而解之佳兆也，故脉见弦数，舌苔白腻。治当仍踵前法加减。前方去带皮苓、归尾、升麻、瓜蒌、白芍，加黄芩6克，制半夏9克，防风、枳壳各4.5克，川芎3克，米仁12克。

五月初十日三诊：三阴疟止，微发寒热，齿痛；脉数，舌淡红，苔微白。治以育阴化湿。川柏、丹皮各9克，知母6克，大生地24克，茯苓15克，泽泻、萸肉、淮山药、米仁、绵茵陈各12克。服后，寒热退，齿痛止。续进金匮鳖甲煎丸、归芍六君丸各120克分服，以竟全功，强健如常。

〔炳按〕三阴疟便血，太阴、少阴二经致虚损，血下溢便血，故主健脾肾而获效。

家母谢太夫人，46岁。壬戌（1922年）九月初二日初诊。素有胸痹腹痞；今秋久雨，山洪暴发，侵入住屋，涉水受湿，酝酿日久，化三阴疟，每逢寅申巳亥日则作，已发七次，冷多热少，无汗，寒从背起，继至四肢，再则全身畏寒，心悸，腹痞上升；脉象细软，舌质淡红。疟疾三日一发，古称三阴疟，能移早则邪达于阳，移晏则邪陷于阴。治宜温补三阴，辛散寒湿，兼佐消痞除疟。生黄芪、党参、白术各12克，厚附子、生姜各9克，麻黄3克，当归15克，黄芩、炙甘草、杜红花各6克。

九月初五日复诊：服上方三剂，发出白疹极细，疟来寒热势减，腹痞上升，胃纳呆钝；脉缓软弱，舌色淡红。叶天士曰："阳疟之后养胃阴，阴疟之后理脾阳。"今宗其法。前方去麻黄、杜红花，加桂枝、柴胡各 6 克，制半夏 9 克，茯苓、常山各 12 克，炒白芍 15 克。

九月初八日三诊：三阴疟发，寒热势微，发则鼻汗骨酸；脉左细软、右缓，舌质淡红。叶天士曰："疟邪轻而正不甚虚者，寒热相等，而作止有时；邪气重而正气怯者，寒热模糊，来势必混而不分。"今元虚邪恋，当补中达邪。东洋参、当归、炒白芍、茯苓、制半夏、生黄芪、六神曲各 9 克，西党参、白术、附子、常山各 6 克，炙甘草、木瓜、川芎、生姜、陈皮、防风各 3 克，大生地 12 克，红枣 4 个。上方服二剂后，疟瘥而痞未消，因厌药暂停汤剂，用圣济鳖甲煎丸及金匮鳖甲煎丸，每日用高丽参汤送吞，服一月后痊愈。

〔炳按〕辨证如绘，立方有法，调治得宜，如痞用丸剂缓攻，深得古人心法，精思结构，可法可师。

陈庆云，40 余岁，住庙后陈。甲子（1924 年）十一月十七日初诊。湿邪内伏，劳动汗出感风化疟，寒热日发，热少冷多，咳嗽，胸脘胀闷；脉缓，舌红，苔薄白黏。此伏湿化疟也。治予祛风化湿，三仁汤合五苓散加减。苦杏仁、制半夏、生茅术、泽泻各 9 克，生米仁、茯苓各 12 克，白蔻仁、防风各 2.4 克，陈皮、川朴各 3 克。

十一月二十日复诊：寒热止，咳嗽瘥，胸脘舒；脉来缓，舌淡红，苔微白。治用温燥化湿法。桂枝、炙甘草、陈皮、枳壳、川朴各 3 克，炒白芍、白术、泽泻各 9 克，茯苓、米仁各 12 克，仙半夏 6 克，砂仁粉冲 1.5克。服后，湿化，疟愈，身健。

〔炳按〕劳动受风夹湿化疟，故主驱风化湿浊，治病必求其本也。

庄允黻，40 余岁，住大东门内。丙寅（1926 年）九月初七日初诊。思虑过度，心脾虚亏，营卫不和，微受风邪，引动伏湿化疟。洒淅寒热，头痛而晕，胸痹不舒，泛吐清水，夜不安寐；脉象软缓，舌色淡红。疟疾邪少虚多，治当祛寒化湿，调和营卫。桂枝、吴茱萸各 2.4 克，炒白芍 9 克，茯神、米仁各12克，焦甘草、陈皮、天麻各3克，黄菊花、仙半夏、泽泻各6克，川连0.9克。

九月初九日复诊：寒热未已，头痛，胸痹，腹满，肠鸣，便闭，溲少；脉象滑数，舌苔薄白。治宜调和营卫，佐以和中化湿。柴胡、炙甘草各3克，黄芩6克，南沙参、制半夏、生白芍各9克，茯苓、益元散各12克，桂枝2.4克，川连1.5克，吴茱萸0.9克。

九月十一日三诊：寒热未断，浮阳上升头痛，大便已解，小溲短赤；脉滑，舌红。治用和法。柴胡、黄芩、炙甘草、橘红各3克，西党参、制半夏、当归、天花粉、浙贝母、瓜蒌皮各9克，茯苓、生白芍各12克，丹皮6克。

九月十三日四诊：寒热虽止，精神疲惫，头目晕眩，纳呆胸满；脉缓，舌红。治予气血并补。当归、淮山药、瓜蒌皮各9克，生白芍、茯神各12克，党参、仙半夏各6克，焦甘草、陈皮、木瓜、乌梅各3克，砂仁粉冲1.2克。

九月十五日五诊：寒热止后，胃气未展，胸满不畅，口涎上泛，梦遗滑精，精神疲惫；脉缓，舌红。治用扶元涩精法善后。党参、天冬、大生地、生牡蛎、龙骨、莲须、益智仁、金樱子、制半夏各9克，砂仁粉冲2.4克，川柏、丹皮、远志各6克。服药后，胃纳转强，遗精停止，病愈，精神渐健。

〔炳按〕心脾不足，疟邪逗留不去，故用补正以驱邪。

冯妗舫，19岁，住布政房。丁卯（1927年）八月初四日初诊。夏受暑湿，内伏募原，秋感新凉，引发寒热，热多冷少，头痛，口渴，痰白，便闭，溲赤短数；脉弦数，舌色红，苔白腻。此暑湿蕴热化疟，治从外感着手，方用凉膈散加减，以清暑化湿解热。焦山栀、连翘各9克，薄荷3克，玄明粉4.5克，生大黄、黄芩、淡竹叶各6克，川连1.5克，益元散12克。

次日复诊：大便解后，热势稍减，口干渴饮，寒热未已；脉滑，舌红。治宜清化气分湿热。前方去山栀、川连、玄明粉、大黄，加知母、天花粉、泽泻、车前子各9克，生石膏12克。

〔炳按〕舌红，营分亦有伏热，兼清营热，当加鲜生地、青蒿、细白薇等味。

八月初六日三诊：脉滑，舌红，苔黄；寒热已止，暑湿伏邪未尽。再拟清化。前方去石膏、知母、薄荷、车前子，加青蒿、焦山栀、玄参各9克，通草3克。服后，胃苏，溲清，肢倦乏力，乃以平补法，五味异功散合桑丹温胆汤加减调治善后，恢复健康。

〔炳按〕暑邪自内出外，营分亦有伏热，应兼清营热，由营出卫，则邪可解矣。

李荣春，48岁，住买丝弄口。戊辰（1928年）闰二月十一日初诊。三阴疟后，本元未复，余邪逗留，日晡洒淅寒热，自汗，咳嗽，精神疲惫；脉左滑、右弦劲，舌红。此邪少虚多之劳疟也。治宜辛温逐邪，甘温补中，兼和营卫。生黄芪、茯神、生白芍各12克，党参、冬术、当归、制半夏各9克，炙甘草、厚附子、桂枝各3克，煅牡蛎24克，川贝、秦艽各6克，炙鳖甲15克，大熟地18克。

闰二月十四日复诊：咳瘥，寒热，自汗；脉滑，舌淡红。治予补中逐邪。生黄芪、炙鳖甲各12克，党参、冬术、当归、白芍各9克，炙甘草、陈皮、生姜、蜜炙升麻各3克，蜜炙柴胡、厚附子各6克，煅牡蛎、炙龟版各24克，红枣4个。

闰二月十七日三诊：劳疟作辍不绝，寒热极微；脉右关弦劲，舌质淡红。仍予补中截疟法。前方去附子、牡蛎，加桂枝3克，茯苓、常山各12克。

闰二月二十四日四诊：寒热已断，胃纳亦苏；脉左弦，舌红。仍以原法加减治疗。前方去升麻、姜、枣、陈皮、龟版、常山，加淮山药、淮牛膝各12克，制半夏、泽泻各9克，米仁24克。服后，病愈，身强。

〔炳按〕劳疟遇劳而作，邪少虚多，治当扶元气，健脾肾，则正气强，而邪却矣。

向祖顺，15岁，业农，住皇桥。庚午（1930年）七月十九日初诊。三年前曾患湿热，延久化疟，截后，右胁痞块，治乏效果。今右胁痞块攻冲，腹痛，面黄，羸瘦，肢麻，毛窍闭塞，虽炎暑亦无汗出；脉弱，舌淡。乃截疟湿热内遏，血瘀气闭，肝脏肿大，疟母证也。外用狗皮膏贴于右胁痞块处；内服温通肝脾结瘀方。炙鳖甲15克，柴胡、枳实各6克，赤芍、桃仁、杜红花、川楝子、延胡索各9克，桂枝尖、炙甘草各3克。

〔炳按〕疟母，乃少阳经隧痰瘀凝泣、气道闭阻而成，痛在躯壳、肌肉以内，脏腑以外之膜络，实非脾脏肿大也。故治宜通络逐瘀，如鳖甲煎丸之类。

七月二十八日复诊：痞块略散，右胁气冲，面黄，腹痛；脉软，舌淡。仍进消痞通瘀法。炙鳖甲15克，桂枝尖3克，桃仁、杜红花、赤芍、三棱、莪术、香附、茯苓各9克，生米仁24克。服上方三剂后，痛止，块消，继服金匮鳖甲煎丸善后。

〔炳按〕疟母治法甚善。宜常服金匮鳖甲煎丸，以渐渐磨消其块；外贴狗皮膏亦妙。

痉证

李阿二妻，25岁，温州人，住邑庙前。己巳（1929年）五月初八日初诊。气候不正，感受疫气，头项强直，目瞪上视色赤，神昏痉厥，两手拘挛，口噤，遗尿；脉象洪数，舌绛。此疫痉也，乃吸受疫气，热极冲脑所致。治用芳香开窍，辛凉透热法。局方紫雪丹1.5克，以冬雪水烊灌。

次日复诊：药后，神清，厥醒，身热；脉数，舌红，苔白满铺。治宜清温解毒。淡豆豉、焦山栀、银花、连翘各9克，黄郁金6克，益元散12克，紫金锭研化服2块。服上方后，余邪肃清，热退，病愈。

〔炳按〕此证重在清脑热，镇心神。轻则紫金锭，重则紫雪丹，甚则安宫牛黄丸。先平脑热，定心神。药则清热解毒、活血通络为主要。其余兼症，随病加减可也。

赵有惠，23岁，业商，住宁波城内。庚午（1930年）五月初十日初诊。

痉病经西医用抽髓法治疗瘥后，脑中余热未尽，转为昏眩，不能安坐，面白，形萎，烦热；脉弦，舌红。乃实中夹虚之证也。治用潜阳清脑息风法。生龟版、生鳖甲、生石决明、大生地各 24 克，鲜首乌、钩藤、白菊花、天花粉、生白芍、川楝子各 9 克，淮牛膝 12 克。

五月二十二日复诊：脉弦，舌红；眩晕，烦热。拟介类潜阳清热法。石决明 24 克，鲜芦根 30 克，鲜茅根 12 克，麦冬、知母、生白芍、白菊花、珍珠母、鲜首乌各 9 克，淮牛膝 15 克。

五月二十五日三诊：眩晕渐愈，已能安坐，足膝乏力；舌润，脉软。拟滋阴潜阳法善后。生龟版、生牡蛎、磁石各 24 克，制首乌、酸枣仁各 9 克，远志 6 克，淮牛膝、健步虎潜丸吞各 15 克，生白芍、鲜茅根各 12 克。服后，眩晕止，身强，停药。

〔炳按〕痉后昏眩证最多，上列方药甚善。可谓与病情针锋相对，可法可传。

杨阿东之女，10 岁，住杨街。辛未（1931 年）正月二十三日初诊。感受时行疫毒成痉，头剧痛，神昏谵语，烦躁不宁，壮热，面红，目赤，咽痛，渴饮，便闭，溲少；舌红，苔黄厚，脉数。肝肠先蕴伏热，口鼻复受温邪，合而上冲于脑致痉。治用清脑通腑解毒法。羚羊角磨冲 0.9 克，钩藤、淡豆豉、生大黄、玄明粉各 9 克，玄参、鲜生地、天花粉各 24 克，生甘草 3 克，金汁水分冲 60 毫升。

正月二十五日复诊：热势减，头痛瘥，目睛赤纹亦退，神清，口渴欲饮；脉细，舌红，苔黄。证已转机，治用清热息风。银花、连翘、淡豆豉、钩藤、白菊花各 9 克，鲜生地、天花粉、石决明、鲜金钗各 24 克，紫雪丹灌 1.5 克。

正月二十六日三诊：脉数，舌红，苔黄厚而带灰；脑热未清，头痛，口渴，耳内肿烂，乃厥阴伏热从少阳外达之佳兆也。拟介类潜阳，芳香清脑，甘寒润燥法。前方去连翘、淡豆豉、钩藤、白菊花，加玄参 30 克，珍珠母 24 克，石决明增至 30 克。服后，热退，毒消，病愈。

〔炳按〕凡热疫温暑，热毒冲脑，急变痉证，皆可仿此治法加减设治。

董三根子良民，6岁，住太湖石。辛未（1931年）十二月二十一日诊。气候冷热不调，感受温邪成痉，四日来头痛颇剧，项强，无汗，四肢厥逆，口噤不语；虚里穴动跃，脉弦，舌红，苔白。客寒包火，热邪内闭，乃刚痉重证。治当清热透邪，方用葛根汤逐寒以开太阳，加紫雪丹、羚羊角、栝楼根清脑以散温邪。葛根15克，桂枝1.5克，麻黄、炙甘草、生姜各3克，生白芍9克，红枣4个，天花粉12克，紫雪丹灌服0.9克，羚羊角磨冲0.6克。服后，头痛止，肢暖，神清，病瘥，停药，渐健。

〔炳按〕此证桂枝少用通血络，多用则温散；甘草宜易白薇，红枣易钩藤，更佳。

苏阿泉妻，31岁，住市心口。甲戌（1934年）三月十三日初诊。素体虚亏，盗汗频出，日久营虚、卫阳不固。颈项强硬，头痛，寒热，口干，气促，胸满，胁痛；脉象沉涩，舌淡，苔白。此伤寒柔痉证也。治用当归四逆加吴萸生姜汤合瓜蒌桂枝汤复方主之。当归15克，桂枝、炙甘草、生姜、通草各3克，生白芍12克，细辛0.9克，吴茱萸2.4克，天花粉9克，红枣4个。

次日复诊：脉象沉涩未起，舌淡、苔薄；头项强痛，咳引胁疼，气促。拟旋覆代赭合桂枝加瓜蒌汤治之。旋覆花、党参、制半夏、天花粉、茯苓各9克，代赭石、生白芍各12克，桂枝、炙甘草、生姜各3克，红枣4个。

四月初七日三诊：病瘥后，停药两旬。刻按脉软缓，察舌淡失荣；经事按期而至但量不多，胸满，腰酸。治以调和营卫。当归、炒白芍、丹参、杜仲、生黄芪各9克，川芎、陈皮、防风各3克，砂仁研冲1.5克，秦艽、香附各6克。服后，病愈，身健。

〔炳按〕伤寒太阳柔痉，必有颈项强硬现证，可用此法。若液涸动风，冲脑转痉，当从前案参考选用。此例为柔痉而设，有是证可用是方也。

厥证

周祥记之女，10岁，住下横街洋货店。己巳（1929年）七月初六日初诊。暑气壅遏清窍，发为热厥，病起三日，现目瞪，神呆，口噤不语，牙关紧闭，壮热，无汗；虚里穴动跃颇剧，脉伏，舌短。暑热内闭，亟宜清热解毒，开闭通腑。犀角0.9克，鲜生地24克，生大黄9克，川连、鲜石菖蒲各3克，黄芩6克，金汁水冲30毫升，安宫牛黄丸先研灌1粒。

次日复诊：昨服药后，曾厥二次，醒后目睛灵活，口不能言，大便闭结未解；脉象滑数，舌苔黄厚而腻。治用表里双解法。淡豆豉、焦山栀、连翘、玄明粉、生大黄各9克，枳实、鲜石菖蒲各3克，全瓜蒌15克，淡竹沥冲30毫升，安宫牛黄丸去壳研灌1粒。

七月初八日三诊：身热方退，猝闻爆竹之声，骤受震惊，因而神昏复厥，目闭不语，热复上升，大便解后又闭；舌苔黄腻，脉象弦数、尺泽洪大，虚里动跃又剧。亟用清热息风法。叶氏神犀丹先研化灌服1粒，羚羊角片0.9克，生石膏24克，知母、益元散各12克，淡竹叶6克。

七月初九日四诊：热退，神清，大便未行；脉缓，舌苔黄腻。拟用清化气分余湿，兼佐润燥。桑叶、竹茹各9克，丹皮、仙半夏各6克，橘红、枳实各3克，茯神、益元散、全瓜蒌、鲜金钗各12克，玄参15克。服后，便解，痰湿未清，乃拟三仁汤加大腹皮、茵陈、连翘，续进二剂，湿化渐愈。

〔炳按〕暑热内闭转厥，先用清热开闭，继下结热宿垢，兼清热息风，立治暑厥之一例。

周德甫子文麟，2岁，住向御史房。壬申（1932年）四月二十三日初诊。暴受惊恐，引动肝胆伏热，猝厥昏不识人，头热，足冷；脉数；关纹青紫，舌红。此热厥也。治当开窍化痰达邪。紫雪丹先烊灌1.5克，鲜石菖蒲、橘红各3克，牛蒡子、钩藤、淡豆豉各9克，葱白5个，前胡2.4克。

次日复诊：脉象洪数，指纹青紫，舌红，苔白；头足皆热，遍体有汗，目睛呆钝，虚里穴动跃。热痰仍蒙清窍，肝胆郁火上升。治用息风清热化痰。紫雪丹^灌 1.5 克，鲜石菖蒲、蝉衣各 3 克，钩藤、牛蒡子各 9 克，滁菊花、僵蚕、川贝母各 6 克，蝎尾 3 条，益元散 12 克，天竺黄 4.5 克。

四月二十五日三诊：便下黑色酱粪，热势稍减，头热，足温，目出泪，口流涎，喉间红肿，吮乳如常，微有寒热，咳嗽，溲多；脉滑，关纹紫色，舌赤。仍予清化痰热法治疗。苦桔梗、苦甘草、僵蚕、蝉衣、天竺黄各 3 克，川贝母 6 克，苦杏仁、牛蒡子、银花、瓜蒌皮、竹茹各 9 克。

四月二十六日四诊：热减，咽肿亦消，咳痰，鼻涕；脉滑，关纹红色，舌润。病将愈，用轻剂调治之。橘红、苦桔梗各 3 克，钩藤、生白芍、苦杏仁、桑叶、黄菊花、酸枣仁各 9 克，生米仁 12 克，丹皮 6 克。

四月二十七日五诊：微有寒热，咳痰，大便色黄，溲长；脉缓，关纹微红，舌润。以温胆法清化痰湿。橘红、炙甘草各 3 克，制半夏 4.5 克，茯苓、竹茹、苦杏仁、瓜蒌皮各 9 克，浙贝母、青蒿各 6 克。服药后，寒热退，咳嗽瘥，病渐痊，停药。

〔炳按〕小儿热甚生痰，痰闭转厥，昏迷不省人事，俗医皆云急惊是也。急宜开窍豁痰，清热息风，则闭得开，厥能回，使便下神清，如前法等是也。若不从正治，而妄用针刺杂治，则危矣。惟此证推拿法亦可用之，然非手术灵敏，确有经验者，不可以尝试也。

痧证

任春林幼子，1 岁，住东门都神殿。壬申（1932 年）二月初四日初诊。时痧胸背见点，头面因不慎风寒隐而不透，咳喘，便泻，目眵，唇赤，口渴，磨牙，烦躁不宁；舌苔白厚，脉象弦数。时痧冒风毒陷热闭之候，治予清肺透表。紫雪丹^灌 0.9 克，牛蒡子、炒银花、葛根各 9 克，黄芩 6 克，川连、蝉衣、薄荷、前胡、生甘草各 3 克。

二月十六日复诊：前方服后，痧透，头面皆齐，停药旬日。痧疹虽回，痰火未清。咳嗽，失音；脉弦，舌红。治宜清肺开音。射干、马兜铃各 6 克，瓜蒌仁、玉露霜各 12 克，银花、黄芩、苦杏仁各 9 克，炙麻黄 1.5 克，生石膏24克，生甘草3克。

二月十七日三诊：痧后余邪内蕴，咳嗽，音嘶。治用清肺化痰之法。但须注意饮食，忌进油腥，亦为要著。川贝母4.5克，生甘草、蝉衣各3克，桑叶、冬瓜仁、牛蒡子、玄参、天花粉、苦杏仁各9克，淡竹沥冲30毫升。服后，咳瘥，音扬，静养而愈。

〔炳按〕痧毒郁结肺胃不透，下遗阳明作泻，治上以辛凉开透，治下用苦以坚阴止泻，再宣扬肺气，则音哑自开矣！

钱子忍之小女，4岁，住布政房后堂。壬申（1932年）三月十四日初诊。感受风温，发热二日，咳嗽，喷嚏，目睛微赤，皮肤隐红；脉数，舌红，苔黄。乃欲出时痧之象。拟先予透达。牛蒡子、浙贝母、连翘、苍耳子、淡豆豉各9克，前胡、蝉衣、桔梗、葛根各3克。

次日复诊：痧微见点，咳嗽，喷嚏；脉数，舌红，苔薄白。再予宣透。前方去牛蒡、苍耳、豆豉、桔梗，加鲜竹叶30片，银花9克，薄荷、荆芥各3克，益元散12克。

三月十六日三诊：时痧头面、四肢皆齐，鲜红密布，惟胸背欠多；微咳，便溏；舌红绛，苔薄白，脉数。治用苦寒清之。葛根、黄芩、银花、连翘、牛蒡子、玄参各9克，川连、生甘草、苦桔梗各3克。

三月十七日四诊：痧发全齐，微咳，口渴，便闭，溲少；脉数，舌红绛。痧邪已透，用清降肺胃燥火法。鲜竹叶30片，生石膏15克，知母、银花、黄芩、玄参、鲜石斛、连翘、紫草各9克，生甘草3克。

三月十八日五诊：舌赤稍润，脉滑；目眵，口干，热减，寐安。治用清降肺胃余热法善后。前方去竹叶、黄芩、连翘、紫草，加白前、桑白皮、地骨皮各9克，粳米15克，鲜石斛减为6克，玄参增至15克。服后，热退，胃苏，诸症消失，停药。

〔炳按〕时痧肺胃热毒，辛凉升透开达，得外透则安，内陷化泻，或发而忽隐，为闷痧，仍宜再透，若透不外达，则危矣。

吴贤林之子，8岁，住大西门外孙家门头。壬申（1932年）四月二十八日初诊。时瘄已回，肺肠热炽，音哑，齿黑，口不渴而气秽臭，腹痛，便闭八日未解，溲少，肢冷，烦躁不宁；脉缓，舌绛焦黑。此瘄毒内陷，血分热炽化燥证也。治用生津解毒清下法。原麦冬、生大黄、紫草各9克，玄参24克，鲜生地15克，玄明粉4.5克，生甘草3克。

次日复诊：昨下大便一次，热势稍减，腹痛未已，口渴思饮，咳嗽，音哑，耳烂，肢温；脉弦数，舌红糙。仍需重剂清降瘄毒。川连、生甘草各3克，黄芩、知母、生大黄各9克，生石膏30克，玄明粉4.5克，玄参24克。

五月初一日三诊：脉缓，舌红根糙；齿黑已退，耳烂未痊，咳嗽，音哑，腹痛，胃呆。治用苦辛甘寒清解瘄毒。生石膏15克，知母、银花、天花粉、桑白皮、白前各9克，川连、生甘草各3克，射干6克，黄芩12克。

五月初二日四诊：音稍扬，咳嗽，口气秽臭；脉滑，舌质红润。治宜清肺开闭。炙麻黄1.5克，苦杏仁、黄芩、瓜蒌皮、原麦冬各9克，生石膏24克，天花粉、玄参各15克，川连、生甘草各3克。服上方后，音扬，咳嗽、腹痛未已，续进泻白散加减以清解肺肠余热，兼佐杀虫方二剂，告愈。

〔炳按〕瘄疹时毒，内陷肺胃，不能再传达出表，以清解热毒，润燥救液，为救逆急治之法，否则牙疳、烂落齿牙而死矣。

徐楚瑞，8岁，住朱家道地。壬申（1932年）五月十七日初诊。时瘄，瘄点未现之时，先有腹痛，误认为系痧气，妄以痧药取嚏，并内服温燥逐秽药，以致热药伤肺，劫津化燥。现瘄点面颧皆全，毒火上攻，气喘急而不咳，目赤眵封，口渴引饮，沉迷谵语，烦躁不宁，腹痛，协热下利；脉象洪数，舌绛干燥中裂。乃瘄毒热炽误药坏证。治拟清解热毒，润燥救液。鲜芦根、生石膏各30克，知母、银花、连翘、紫草各9克，生甘草、川连各3克，黄芩、玄参各15克，鲜生地24克，紫雪丹灌1.5克。

次日复诊：脉象洪数，舌质红糙，苔黄；壮热，口干渴饮，呼吸气粗，咳嗽，目赤，腹痛，便泻。治踵前法，清泄肺胃热毒。前方去玄参、连翘、紫草、紫雪丹，加牛蒡子9克，鲜石斛6克，地丁草15克，紫金锭研2块。

五月十九日三诊：脉象滑数，舌质红润，边苔薄黄；瘖点渐隐，口干稍润，目赤退，腹痛止，泻减，溲长。病势见减，可用轻剂治疗。玄参、鲜生地、连翘、瓜蒌仁各15克，原麦冬、黄芩、知母、银花、白前各9克，玉泉散、天花粉、鲜芦根各24克。

五月二十日四诊：脉象滑数，舌红；便泻黑色酱粪，气促、抬胸愈，目赤退，肌肤瘖点色淡，潮热，口渴。治宜清化痰火。鲜芦根、生石膏各24克，知母、玄参、瓜蒌皮各15克，黄芩12克，紫草、牛蒡子、桑白皮、地骨皮各9克，川贝母6克，生甘草3克，淡竹沥冲30毫升。

六月十二日五诊：瘖回，停药已久，余毒未尽，火逆上攻，潮热，耳后起块；脉象滑数，舌红，苔黄。治拟辛凉清解。银花、连翘、草河车、焦山栀、知母、青蒿、黄芩、苦丁茶各9克，川连2.4克，米仁24克，生甘草3克。

六月十四日六诊：脉来弦，舌质红，苔薄滑；潮热退，耳失聪，耳两外侧红肿。治宜清泄厥阴少阳二经相火。丹皮4.5克，桑叶、苦丁茶、青蒿、知母、天花粉、射干、牛蒡子各9克，胡黄连、生甘草各3克，石决明24克。服后，耳聪，耳两外侧红肿渐退，数日后告愈。

〔炳按〕此因误药而成坏证，若非任此重剂急救，则无生望耳。为后学作一楷式，拯赤子而无夭折，厥功伟矣。

姜维善之小女，3岁，住小西门。甲戌（1934年）二月二十三日初诊。时瘖尚未见点，误用春温治法大剂清降，致瘖发未透，四肢手足未齐即回，目眵，口渴，气喘痰鸣，协热下利酱粪，手足逆冷；脉象沉数，舌红干焦。此乃瘖毒内陷化燥之危证。治用麻杏石甘合葛根芩连加味，清透瘖毒，兼消肺炎。麻黄1.5克，苦杏仁、生石膏、葛根各9克，生甘草、川连、天竺黄、前胡各3克，黄芩、川贝母各6克，淡豆豉15克，笋尖3个，香蕈7朵。

次日复诊：瘖点手面已见，足面未齐，目开，气逆稍平，鼻流清涕，咳嗽，便下黑酱；脉滑，舌润。仍予清透。前方去葛根、芩、连、前胡、豆豉，加射干、蝉衣、苦桔梗各3克，鲜茅根12克，白前9克，麻黄减至

0.9 克。

二月二十五日三诊：瘄点足底未透已回，内热略退，咳嗽，气促，鼻扇，有涕，便闭，溲少；脉滑，舌红，苔白。治用清降肺热法。旋覆花、白前、白薇、苦杏仁、桑白皮、鲜茅根、玄参、黄芩、茯苓各 9 克，葶苈子、远志各 6 克，川贝母 4.5 克。

二月二十六日四诊：瘄回，热退，咳嗽，气促，痰多欠爽；脉滑，舌红。再予清降痰火。鲜金钗、旋覆花、黄芩、桑白皮、地骨皮、玄参各 9 克，鲜芦根、瓜蒌仁各 12 克，生石膏 15 克，葶苈子、玄明粉各 6 克，川连 1.8 克。

二月二十七日五诊：咳嗽痰黏，大便闭结，胃气未醒，面转红润；脉滑，舌红。拟化痰润燥通腑法。川贝母、青礞石各 6 克，叭杏仁、南沙参、黄芩、银花、郁李仁肉、桑白皮、地骨皮、知母、百合各 9 克，瓜蒌仁、鲜石斛各 12 克。服药后，便解，胃苏，咳瘥，病愈。

〔炳按〕此因误降毒陷，用升提外达，既从外透，则在阳明大肠之毒，从清润导下，由溲便而出，此又一法也。

凌伯祥之幼子，5 岁，住十字桥。甲戌（1934 年）四月十五日初诊。时瘄瘄点已透，复感风邪，潮热，咳嗽，气逆喘促，鼻孔扇张，泄泻清水，溲短；脉数，舌红，苔白。乃寒包火之证也。治宜升清气、化瘄毒，使之表解、热清。葛根 6 克，川连 1.5 克，炒黄芩、银花炭、泽泻各 9 克，生甘草、防风各 3 克，鲜荷叶 1 张，茯苓 12 克。

次日复诊：瘄点发透，泄泻已止，小溲清长，壮热，唇焦，气促鼻扇；脉象弦数，舌红绛糙。风邪已解，瘄疹亦透，可以专用清法。玄参 15 克，生石膏、鲜芦根各 24 克，知母、银花、桑白皮、地骨皮、牛蒡子、白前各 9 克，黄芩 12 克，生甘草 6 克。服药后，热退，气平，病愈。

〔炳按〕时瘄冒风触寒，必内隐转陷化泻，仍须升提外透，苦坚止泻，再透出于表，则循序而回，转危为安矣。

杨健儿，2 岁，住顺水弄。甲戌（1934 年）五月二十九日初诊。发热六日，时瘠发透，遍体红赤，身热，口渴，目眵，鼻干，咳嗽，沉迷，便艰，溲长；脉象洪数，舌红。此时瘠热毒炽盛之候也。治予解毒清火降下。玄参、茅根、黄芩各18克，知母、全瓜蒌、益元散各15克，川连、生甘草各3克，鲜竹叶、紫草各9克，生大黄6克，鲜荷叶1角。

次日复诊：脉象滑数，舌红；瘠点已回，便解二次，咳嗽，纳钝。治用清降肺胃瘠毒。前方去竹叶、大黄、荷叶、益元散，加生石膏24克，桑白皮、地骨皮、银花、苦杏仁各9克，全瓜蒌易瓜蒌仁。

六月初二、初三日三、四诊：脉滑，舌红；瘠疹已隐，潮热，渴饮，便闭，溲多，因气候暴热，烦啼不宁。乃于前方的基础上，去川连、紫草、桑白皮、地骨皮、瓜蒌仁、杏仁，加焦山栀、天花粉，或再加生大黄、万应锭，或加鲜金钗、原麦冬。服后热退，病愈。

〔炳按〕时瘠已透，内热仍炽，清热之中，不使内陷，更有余焰，釜底抽薪，从溲便而出。此为热毒特盛者设法也。凡时瘠危候，大要已具此案，学者宜细心研究，临病变化，自无不治之瘠矣。

喉痧

稽顾氏，31岁，住四柱牌门。丙寅（1926年）五月初四日初诊。外感温邪，引动血分伏热，遍体红痧，身热灼手，咽喉红痛，咳嗽，大便闭结，经水未届期趋先而来；脉象洪数，舌红，苔黄白腻。此血分热毒上干成喉痧证也。治以辛凉清透为主。蝉衣、薄荷、生甘草各3克，鲜竹叶、射干、丹皮、僵蚕各6克，玄参、牛蒡子、连翘、银花各9克，鲜芦根12克。

次日复诊：身热未清，咽喉红痛，呕吐，咳引胸痛，大便闭结；脉数，舌红，苔薄白腻。治予清透伏热法。鲜竹叶6克，牛蒡子、淡豆豉、浙贝母、赤芍、紫花地丁、旋覆花、苦杏仁各9克，薄荷、蝉衣各3克，生米仁24克，鲜生地、全瓜蒌各12克。

五月初六日三诊：红痧虽隐，喉痛未已，咳剧胸痛，便解燥矢；脉缓，舌红，苔白腻铺。拟用清燥化痰法。旋覆花、苦杏仁、紫菀、桑白皮、丝瓜络、天冬、麦冬各9克，茯苓、益元散、全瓜蒌各12克，前胡、枳壳各

3克，米仁24克，枇杷叶3片。

五月十二日四诊：身热已退，喉痛亦止，二便通调，干咳无痰，嘈杂；脉缓，舌淡红润。拟清肺润燥方：紫菀、苦杏仁、炒白芍、桑白皮各9克，生甘草、橘白各3克，茯苓、米仁各12克，丹皮6克。服后，咳止，病愈。

〔炳按〕喉痧，风热时毒伏于肺胃，以辛凉横开透达，则丹疹外透，内毒即轻，咽喉用外吹药，随治随愈。

林彭年，13岁，住德星桥下。癸酉（1933年）四月二十五日初诊。天气冷暖不调，感受风热，肌发红痧，喉痛，壮热，遍体酸痛，大便闭结；脉滑，舌红，苔色薄黄。喉痧毒盛热炽。治当透表解毒通腑。紫花地丁、紫草、银花、牛蒡子、生大黄、玄明粉各9克，玄参15克，防风、生甘草各3克。

次日复诊：便解一次，潮热未退，喉痛依然，遍体红痧密布，骨节疼痛；脉数，舌红，苔薄。治用麻杏石甘汤参入凉血清热之品透达之。麻黄、薄荷、生甘草各3克，苦杏仁、牛蒡子、紫草各9克，生石膏24克，紫花地丁、玄参、全瓜蒌各15克，鲜竹叶6克。

四月二十七日三诊：红痧渐隐，咽喉仍痛，身热未退，大便闭结，骨节酸痛；脉数，舌红。拟紫草承气汤，参以辛凉清解表里。紫草、生大黄、玄明粉、天花粉、牛蒡子、草河车、地丁草、银花各9克，生甘草、薄荷各3克，玄参15克，丹皮6克。

四月二十九日四诊：喉痛已愈，红痧渐隐，热退，骨节酸痛亦瘥；脉缓，舌红。治拟清搜血分余热。杜红花、丝瓜络、秦艽、天花粉、刺蒺藜、桑叶、连翘各9克，生米仁24克，带皮苓12克，丹皮、知母各6克。服后，喉润痛止，骨节疼愈，胃纳增强，病瘥，身健。

〔炳按〕猩红热，乃风热时毒，伏于血分，其发时面鼻或肌肉，隐出红紫之色，肌热如灼，咽喉疼痛不烂，急拟清解血毒，不急治，则死矣。喉痧则咽喉肿痛白腐，甚则腐烂，身虽灼热，初候面目不赤，至用透达药后，伏热外达，肌表则现赤疹，或赤晕如丹，而内毒已轻矣，不若猩红热，至身体高热，即现如猩猩面鼻之红色，故谓猩红热。待病作而伏血分之毒，已猖獗猛烈，不可收拾矣。故为最急之传染性病也。

虚损

魏福祥，9岁，住魏家桥。辛酉（1921年）十二月初五日初诊。先天不足（乃父劳损吐血，病中所种），阴液素亏；新感温邪咳嗽，经服疏透解表及清肺之剂二旬，表邪虽解，而营阴被劫。证见咳嗽，气促，抬胸，夜间潮热，便溏色酱，小溲短赤，胃气大衰，久不思纳；脉象滑数，舌边绛而中糙。乃阴亏夹感，邪微正虚之证也。治当急清肺胃温邪，兼救津液。若畏虚遽进补剂，究非正常疗法。盖邪留则真损，病去正始复。枇杷叶3片，生石膏、鲜生地、冬瓜仁、生米仁各12克，桑叶、桃仁、淡竹茹、原麦冬各9克，鲜苇茎60厘米。

次日复诊：咳逆，胃呆，胸部高突，虚里穴震跃，小便短赤，溺管刺痛。脉象左弦细，为肝肾真阴不足之象；右滑数，乃肺胃燥火炽盛之征；舌质红绛，苔黄微铺。此上实下虚，津液消灼之候。治拟清润。桑叶、天花粉、鲜生地、原麦冬各9克，生石膏、生米仁各12克，西洋参、甘草梢各3克，鲜枇杷叶10片，鲜竹叶30片，鲜苇茎30厘米，木通4.5克。

十二月初八日三诊：小溲略长，溺管痛止，大便溏薄色黄，咳嗽，乍寒乍热，胃气略振，口角出血；脉左弦数、右弦细，舌边红绛，苔黄薄铺。肺胃温邪渐清，肝肾阴虚未复。治仍前法。桑叶、天花粉、竹茹、瓜蒌皮、白毛燕窝、西党参各9克，白菊花4.5克，西洋参、甘草梢各3克，生米仁、生石膏、生石决明各12克，淮山药15克，枇杷叶10片。

十二月二十五日四诊：小溲清长，胃纳微苏，咳嗽，呕逆，内热，口干；脉象滑数，舌质红润。治宜清肃肺胃。桑叶6克，竹茹、天花粉、北沙参、原麦冬、叭杏仁各9克，鲜生地、生石膏各12克，丹皮、知母各4.5克，枇杷叶5片。

十二月二十八日五诊：阴虚未复，日晡内热，咳嗽，不寐；脉象细数，舌质红润。治拟育阴潜阳。炙甘草3克，北沙参、叭杏仁、生白芍、鲜金钗斛各 9 克，生龟版、生鳖甲、大生地、原麦冬、夜交藤各 12 克。

次年正月初六日六诊：咳止气平，胃苏，寐安，二便通调；惟时有虚热，肌肤羸瘦；脉象软弱，舌色光绛。久病之后，阴虚未复。宜予育阴醒胃以善其后。炙甘草 3 克，生白芍、原麦冬、西党参、淮山药、地骨皮各 9 克，北沙参、鳖甲各 12 克，生龟版 18 克，大生地 15 克，丹皮 6 克。药后，虚热退，病愈。

〔炳按〕此证肺虽虚弱，兼受风热，而心与小肠蕴有积热，表里同病，气血受热蒸逼，偏治气热，则血热愈结，其难即在此也。

王松茂母庄氏，46 岁，住牌楼门头对面。甲子（1924 年）正月二十九日初诊。寡居守节，教子治家，历年来辛勤过度，劳倦伤脾成病。证见寒热往来，烦躁，自汗，咳嗽，痰薄白如涎，胸胁隐痛，胃呆，便闭；脉象软弱无力，舌质淡红。证系神经衰弱，因之虚象丛出。治宜柔肝和胃，兼调营卫。炙甘草、蜜炙桂枝、橘红各 3 克，炒白芍、紫菀、款冬花、当归、北秫米、苦杏仁、淮牛膝各 9 克，茯神 12 克，制半夏 6 克。

次日复诊：脉象细软无力，舌质淡红；夜寐不宁，咳嗽牵引胁痛，自汗，气短。治拟甘温调和营卫。生黄芪、紫菀各 12 克，蜜炙桂枝、炙甘草、干姜、五味子各 3 克，炒白芍、西归身、北秫米、制半夏、款冬花各 9 克。

二月初二日三诊：咳嗽稍减，夜睡亦安，神疲乏力；脉软缓弱，舌色淡红无苔。阳弱阴凝，液不上升，故口干。当用温补肺肾之法，益火之源，以消阴翳。蜜炙桂枝、炙甘草、五味子各 3 克，炒白芍、茯苓、款冬花、紫菀、远志、制半夏各 9 克，西党参、川贝母各 6 克，杜百合 12 克。

二月初四日四诊：脉象软缓，舌质红润，苔薄滑；胃苏，汗敛，二便通调，夜间咳嗽，痰薄白如沫。乃脾不摄津，治当建中。叶天士治中虚久咳用建中，乃虚则补母，扶土生金之法。徐灵胎评叶氏用建中治劳、治咳之非，谓建中与阴虚火炎之体相反。然阳虚气弱之劳嗽，未尝禁人勿用。治病当分体质寒热，甘温、甘寒，随证而投。一律禁用，何异因噎废食乎！生黄芪、茯苓各 12 克，西归身、炒白芍、远志、制半夏、原麦冬各 9

克，桂枝、炙甘草、生姜各3克，红枣7个，饴糖30克。服后，咳愈，身健，停药。

〔炳按〕此证乃劳倦伤脾，阳虚气弱，故用归芪建中进退取效。

方味琴，51岁，住方家山头。丙寅（1926年）正月十八日初诊。肺肾阳气衰弱，素有痰饮咳喘；今畏寒，气短，胸满，头面烦热，足膝寒冷，胃纳如常；脉象虚大，舌红。乃命门火衰，阳不潜藏，反而上升也。治当温煦命门，兼纳冲气。淡附子、炮姜各3克，炒白芍、炙龟版各12克，茯苓、炒冬术、鹿角霜、杜仲、盐水炒淮牛膝、益智仁各9克，淡苁蓉6克，紫石英24克。

正月二十七日复诊：肾元下虚，浮阳上越，头面烦热，足膝寒冷；冲阳不纳，气逆脘闷；脉左软缓、右大，舌红，苔薄黄。治用温纳肾气，参以潜阳和阴。淡附子、炮姜、桂枝、远志各3克，炒白芍、茯苓、鹿角霜、盐水炒淮牛膝各9克，大生地炭、炙龟版各12克，紫石英24克，丹皮6克。

二月八日三诊：命火徐敛，烦热渐退；冲气归纳，胸脘气畅；脉象缓大，舌淡，苔薄。治拟温摄肾气，兼纳浮阳。淡附子、炮姜各3克，炒白芍、炙龟版、大生地炭、淮山药、盐水炒淮牛膝各12克，茯苓、鹿角霜、鹅管石、淡苁蓉、巴戟天各9克，泽泻6克。服上温肾纳气方后，精神渐强。

〔炳按〕此肾虚阳衰，故用温壮肾阳、摄纳冲气，非肝肾阴虚证也。

朱双林夫人，48岁，住莫家巷。丙寅（1926年）正月二十日初诊。营血素虚，受气忿怒抑郁致病，前医误作虚劳论治，采用甘温大补滋腻之剂，以致气机壅塞，胃呆病剧。现洒淅寒热，自汗，谵语，欲呕，腹大，便闭，精神疲惫；脉象迟弱，舌质淡红。叶天士曰："内伤者，内中之脏气伤也。"此乃虚中夹实，肝脾不和，营气虽虚，但肝经郁气未畅，不当腻补，误补成损。治疗当以疏通气机，调和营卫为先。桂枝、炙甘草、炮姜、橘红、乌梅、绿萼梅各3克，生白芍、茯苓、稽豆衣各9克，仙半夏、当归各6

克，火麻仁 12 克。

正月二十二日复诊：寒热稍减，胸满不舒，胃呆，便闭，腹大，失寐；脉象沉细，舌质淡红，苔白。吴鞠通论虚不受补之证有三：一者湿热盘踞中焦；二者肝木横穿土位；三者前医误用呆腻，闭塞胃气，致胃虽虚而不受补。今病者营气虽虚，肝经郁气未舒，即犯木穿土位、忌补之戒。拟仿逍遥散大意，平肝开郁通痹。桑叶 6 克，炒白芍、瓜蒌皮、夜交藤、川石斛、丝瓜络、丹参、紫菀各 9 克，炙枳壳、绿梅花、佛手柑各 3 克，火麻仁、生米仁各 12 克。

服上方三剂后，诸恙渐痊。

〔炳按〕此证误补致虚，实因体虚邪实，凭实治病，不用补虚，似虚非虚，非真损也。

评议：营血素虚，抑郁气滞，不宜进补，宜先顺气。此案虚实夹杂，气机不畅，服滋腻之品无以运化，故补成壅滞。魏氏予桂枝汤加行气助运，再用通络导滞合宣发气机之法，桑叶、紫菀上开气闭，枳壳、瓜蒌皮、丝瓜络、火麻仁下疏积滞，合佛手、梅花通气分，丹参、白芍行血分，米仁助水液，石斛清补阴液，三剂之后病情渐愈。

陈林宝夫人，50 岁，住南门外。辛未（1931 年）四月十六日初诊。去冬咯血，血止瘀留，胸胁痞满，服药已久，现心悸气促，胸膺胁肋疼痛，右半身有汗；脉象沉弦滑大，舌红，苔黄。证属瘀滞于络。治当养正逐邪，通络攻瘀，俾瘀血去，病可已也。故《金匮》血痹与虚劳合篇，盖虚劳者必血痹，而血痹者未有不虚劳，治虚劳当知治血痹，治血痹亦即所以治虚劳也。其用大黄䗪虫丸，多取破血之药，不嫌其峻。后人学识肤浅，以为虚劳，至肌肤甲错，奚堪再任攻破。惟王清任识见超卓，著《医林改错》一书，以为百病多由血瘀，其立言虽近于偏，然逐瘀汤歌诀，有血化下行不作劳之语，故唐容川亦盛称清任有识也。对此虚体夹瘀之候，不宜腻补。当以通络破瘀降逆，拟二加龙骨牡蛎汤合旋覆代赭汤加减。化龙骨 12 克，生牡蛎 24 克，生白芍、白薇、旋覆花各 9 克，炙甘草、参三七各 3 克，淡附子、藏红花各 1.5 克。

四月十八日复诊：脉弦，舌淡红；寒热往来，咳嗽痰多，嗽则胸膺掣痛。痰瘀未化，用旋覆代赭汤加味，镇逆和营补中。旋覆花、制半夏、茯苓各9克，代赭石、生牡蛎、紫石英各24克；炙甘草、生姜、参三七各3克，西党参6克，红枣4个。

四月二十日三诊：寒热已退，咳嗽未已，右半身出汗；脉软，舌淡红润。血痹虚劳之证，胃纳未强。拟镇逆调中和营法。旋覆花、制半夏、淮牛膝、杞子、丹参、白芍各9克，代赭石12克，党参6克，炙甘草、生姜各3克，红枣4个。

四月二十二日四诊：咳嗽欲呕，心悸不宁，胃气未展，用辛甘温养气血法。广木香0.9克，阳春砂研冲、桂枝各1.5克，当归、白芍、茯苓、鸡血藤、制半夏各9克，小茴香、炙甘草、生姜各3克，红枣4个，北秫米12克。药后，咳止，汗敛，病痊。

〔炳按〕血痹虚劳，初瘀在络。余屡用金匮旋覆花汤合金铃子散，即叶氏辛润通络法，亦甚效。

评议：虚劳瘀血互为成因，血脉运行失常则气血阴阳有殒，气血阴阳不足则脉络失养。若先虚后瘀，则着眼于虚劳成因，若先瘀后虚，则先治血分再补虚。此案起于咯血，宜先着力于逐瘀，辅以清养降逆。复诊、三诊合参养胃降逆之法治疗痰滞咳嗽，尾诊以辛甘温养善后，养气血足以制血痹再发。

郑敏生夫人，33岁，住潘家岛堪。壬申（1932年）二月初十日初诊。血亏之体，寒湿内蕴，调治不善，留邪成损。证见寒热，盗汗，少腹悠痛，怔忡，不寐，面浮，便闭，容色青黯；脉弱，舌淡失荣。此血分寒瘀成损也。治宜甘温养血祛邪。桂枝、炙甘草、生姜、吴茱萸、橘红各3克，炒白芍15克，红枣4个，制半夏、茯苓各9克，北秫米12克，远志6克。

二月十二日复诊：寒热已退，盗汗未敛，夜寐已安，少腹坚满，便闭五日；脉缓，舌红。寒结肠痹，营卫不和。拟用玉屏风、五苓、半硫加味以温通寒结。生黄芪、带皮苓各12克，防风、桂枝、吴茱萸、半硫丸吞各3克，炒白术、泽泻、猪苓各9克，生白芍15克。

二月十四日改方：大便已解，少腹坚满，畏寒，盗汗。拟补中益气合桂枝汤加减治之。生黄芪12克，西党参、白术、茯苓、香附、炒白芍、制半夏各9克，炙甘草、升麻、柴胡、陈皮、桂枝各3克。

二月十八日三诊：畏寒已瘥，盗汗未敛，二便通调，少腹微痛，胃气已苏；脉缓，舌淡红。用通痹化湿法。当归、丹参、茯苓、稽豆衣、酸枣仁、泽泻各9克，生白芍12克，川芎2.4克，米仁24克。服后，汗敛，痛止，病愈。

〔炳按〕此肺脾阳虚，气滞血涩，似损未成损，乃损之初步治法。

陈蓉堂夫人林氏，37岁，住状元第。乙亥（1935年）五月初一日初诊。平素体弱多病，近因家庭细故，忿怒抑郁，胸腹胀满，经服辛香平肝通气药后，出现血崩，止后诸症蜂起。寒热，盗汗，咳嗽，日晡颧红，胃纳呆钝，腹痛，便溏，带下，咽中梅核气塞，口味觉咸，形体羸瘦；脉象细软，舌绛中剥开裂。细软之脉，是真火衰微，脾胃失于健运；舌绛中裂，是火衰津液不升，非阴虚火旺之候。与脉见细数，阴亏火旺之损证，迥然不同。《难经》曰："损其肺者，益其气；损其心者，调其荣卫；损其脾者，调其饮食，适其寒温；损其肝者，缓其中；损其肾者，益其精。"夫脾胃居中，而运水谷，脾胃气盛，则四脏虽虚，犹能溉之，否则四脏俱失其养。故虚损伤脾胃者则不治。今上下交病，宜治其中，兼佐引火归原。吉林人参、五味子、炙甘草、淡附子各3克，原麦冬、化龙骨、生牡蛎各15克，肉桂片2.4克，生白芍9克。

次日复诊：腹痛已瘥，咽润，气平，热退，多汗，大便亦实；脉缓，舌淡红润中裂。引火归原法既已奏效，当续宗前意增损。上方加淮山药、萸肉各15克，红枣4个，炙甘草改用9克，并改淡附子为厚附子。

五月初三日三诊：昨食鸡肉，不合胃机，脘满，泄泻，口干较润，汗减，带止；脉缓，舌红润中裂。仍拟生脉散养液，龙牡纳气敛汗，并参理中汤和中。原方去肉桂、萸肉、红枣，加炒於术6克，炮姜3克，白芍用生，炙甘草改为6克。

五月初四日四诊：寒热断，颧赤退，盗汗敛，腹痛除，夜寐安，唯胃纳未增，大便溏薄；脉象软缓，舌质淡红中裂。拟调补营气，归芍异功散加味治之。西党参、茯神、当归、白芍、鲜佛手、酸枣仁各9克，炒於术、黄芪皮各6克，淮山药15克，炙甘草、陈皮各3克，罂粟壳12克。

五月初五日五诊：昨寐不安，便溏不实，盗汗，脘满，口干，咽中气塞；脉软，舌淡红润。脾肾气弱，消化不良。仍拟生脉合理中加味润肺和中。吉林人参、厚附子、炮姜、炙甘草、五味子各3克，炒於术、原麦冬、诃子各6克，砂仁1.5克，益智仁9克。

五月初七日六诊：胃苏，热退，咽喉润泽，脘满，便溏未实，盗汗，带下；脉象软缓，舌淡红润，根苔微黄。治宜调养营气，宗严氏归脾汤法。吉林人参、五味子、陈皮、炙甘草各3克，原麦冬、枣仁、当归、制半夏各9克，远志、炒白芍各6克，淮山药、茯神各12克，砂仁1.5克。

五月初九日七诊：脉象软缓，舌淡红润，根苔微白；热已退尽，汗敛，便实，胃纳增加，步履有力，惟胸脘觉满。尚祈注意起居，谨慎饮食，怡情悦性，勿触愁怒，则可渐臻佳境矣。方用归芍六君子汤加夜交藤、小草。越二日，舌苔化，胸脘畅，精神强健，行动如常，乃用淡味调和脾胃，香砂异功散加炒米仁、谷芽、木瓜、鲜藿梗、鲜佛手、炒白芍以善后。

〔炳按〕肺脾中上之病，滋养之中，参以桂附引火归原，尚是一法；若下焦肝肾阴虚，肝阳上扰之证，桂附不能用也。宜滋阴降火，与本类所采各案不同，不可误作本类各案治之。

失音

冯张氏，30余岁，住观音堂。癸亥（1923年）五月十六日初诊。正月外出，舶中感风，鼻塞，身倦，自以为虚，欲思进补，适有友馈以关东参汁糖，据称其性大补，投其所好，每日食之，由于甜黏滋补，恋邪壅肺遂致失音。现咽喉哽塞，呼吸不爽，语声不扬，微咳有痰，目睛微黄；脉软，舌红，苔薄白。乃肺痹气塞，金实不鸣之证也。治疗当用轻清开上，切忌再进滋补，否则有造成虚劳之虞。冬瓜仁、生米仁、海石各12克，桃仁、淡竹茹、瓜蒌皮、胖大海各9克，蝉衣、川贝母各4.5克，薄荷、马兜铃各

3 克, 枇杷叶 3 片。

五月十九日复诊: 脉、舌如前, 乍寒乍热, 胸闷, 音嘶不扬, 肺痹气塞。治拟清轻开闭。鲜芦根 24 克, 冬瓜仁、生米仁各 12 克, 桃仁、桑叶各 9 克, 全瓜蒌 15 克, 苦桔梗、生甘草各 3 克。

五月二十五日三诊: 音嘶稍扬, 肺燥气逆, 清肃之令不行。治宜甘寒生液, 润燥开音。生蛤壳、大生地各 12 克, 生玉竹、原麦冬、天冬、地骨皮、牛蒡子、粉沙参、天花粉、紫菀各 9 克, 生甘草 3 克, 知母 6 克。

六月初二日四诊: 咳止音扬, 吞咽如常, 胃纳颇强; 脉滑, 舌红。拟清补肺胃阴液, 轻宣气机。北沙参、冬瓜仁、紫菀各 9 克, 生甘草 3 克, 川贝母、桑叶各 6 克, 玉蝴蝶 7 对, 挂金灯 7 只。二剂后, 语声响亮, 病愈。

〔炳按〕甜腻补塞肺气管, 音哑, 前法开音、宣肺、通窍之法, 甚妙。

童正福, 62 岁, 业农, 住云山前童家。丙寅 (1926 年) 二月二十五日初诊。平素嗜酒, 湿盛生痰; 新感风温客肺, 痰热阻窍, 恣食油腻, 致音哑不扬, 咳嗽, 痰黏色白, 精神强健, 起居如常; 脉滑, 舌红, 苔黄。乃痰热油腻壅塞肺窍, 金实不鸣之证。治以清泄痰火, 麻杏石甘合射干马兜铃汤加减。蝉衣、麻黄、生甘草各 3 克, 射干、马兜铃、苦杏仁、玄参各 9 克, 生石膏、全瓜蒌各 12 克, 紫菀、黄芩各 6 克, 生米仁 24 克。

二月二十九日复诊: 咳嗽减, 音未扬, 语声重浊; 脉滑, 舌红, 苔黄腻。痰火湿热内蕴, 肺气不宣。拟苦辛寒以清宣气机。麻黄 3 克, 生石膏 12 克, 苦杏仁、冬瓜仁、桑白皮、葛花、鸡矩子、瓜蒌仁、南沙参、葛根各 9 克, 生米仁 24 克。

三月初四日三诊: 咳止, 音扬, 肺痹已开, 痰湿未清; 脉缓, 舌苔黄腻。拟以疏化肺胃痰湿。麻黄、蝉衣各 3 克, 射干、黄芩、款冬花、紫菀、苦杏仁、金果榄、南沙参、桑白皮、瓜蒌仁各 9 克, 天花粉 12 克。病愈停药。劝其嗣后不宜过饮。

〔炳按〕痰热肺痹失音, 初中末所列各方确对病证, 效果甚速, 可法可师。

张荣水，57岁，住火神弄对面。壬申（1932年）正月十二日初诊。因遭日军侵略闸北战争之故，在沪所创之业被毁，此后抑郁不乐；近感风邪，咯血失音，形寒内热，咳嗽痰多；脉滑，舌红。此由抑郁生热，外感犯肺，是虚中夹实之证。不宜从虚劳论治，当开郁润肺，化痰通络，拟宗缪氏法先治其血。苏子、旋覆花、生白芍、茜草炭、丹皮炭、叭杏仁、玄参各9克，降香、苦桔梗各3克，十灰丸_{分吞}6克。

正月十四日复诊：血止，咳瘥，音嘶未扬，形寒；脉迟，舌淡。客寒袭肺，痰阻窍室，此非金破不鸣，勿宜进补，当再透达。炙麻黄1.5克，苦杏仁、冬瓜子、桑叶、浙贝母、款冬花各9克，苦桔梗、前胡、炮姜、炙甘草各3克。

正月十六日三诊：咳瘥，语音稍扬；脉软，舌红。风寒未清，仿千金麦门冬汤法治之。炙麻黄2.4克，冬瓜子、原麦冬、制半夏各9克，生米仁24克，生甘草、射干、苦桔梗各3克，北细辛0.9克，马兜铃6克。

正月十八日四诊：音开，咳瘥，畏寒；脉缓，舌红，苔薄黄。用千金麦门冬汤合玉屏风散加减治之。炙麻黄、生甘草、防风各3克，冬瓜子、桑白皮、冬术、苦杏仁、原麦冬各9克，生米仁24克，生黄芪12克，北细辛0.9克。上方服后，畏寒解，声音响，病愈。

〔炳按〕抑郁生火咯血失音，先止其血，继以开肺清音，循序立法，有条不紊，自然而愈。若非胸有成竹，何能有此效果。

评议：失音病机如《临证指南医案》所云：金空则鸣，金实则无声，金破碎亦无声。此案为久郁内伤咯血，又有外感风邪，通络开郁止血为先。实邪较著，开肺气，利痰外出，略有畏寒，邪气已清，再补肺气，循序渐进，肺气开而声音响。故治音可宗以肺为本，探虚实，辨邪气，揣生克，事半功可倍。

失血

叶仲盘兄，35岁，住坐水明堂。辛酉（1921年）十二月初七日初诊。

素病胸脘痛，常服小苏打止痛；平日思虑过度，营气亏弱；今日清晨睡醒，猝然腹痛，头晕，呕吐淡血水，遍体厥冷，神疲，肢麻，面色㿠白；脉细微软，舌质淡白。证属阳气衰弱，脾不摄血，有暴脱之虞。治当温煦元阳，方用附子理中汤加茯苓。淡附子、炮姜、炙甘草各3克，西党参12克，炒冬术、茯苓各9克。

次日复诊：血止，肢温体暖，呕吐未已，头目晕眩，大便溏薄；脉象弦软无力，舌质光白。阳气大亏，治当补中降逆纳气。生黄芪、西党参、茯神、淮山药、刀豆子、代赭石各12克，炒冬术、炒白芍、制半夏、旋覆花各9克，炙甘草、淡附子各3克，西归身6克。

十二月十一日三诊：呕吐虽止，头目晕眩，卧则定，坐则作，心悸不宁；脉左细、右软，舌质白。下虚上实，拟仲景复脉汤加龙牡杞子以调营纳气。炙甘草6克，西党参、原麦冬、酸枣仁、驴皮胶烊冲、杞子各9克，大生地、生龙骨、生牡蛎各12克，安桂、生姜各3克，红枣8枚。

十二月十四日四诊：头目晕眩瘥，心悸止，胃纳苏，二便通调，唯觉耳鸣、多梦；脉软，舌淡。真元渐复，拟予调养。生黄芪、大熟地、淮山药、原麦冬各12克，西党参、冬术、白芍、生枣仁、淮牛膝、驴皮胶烊冲、杞子各9克，炙甘草3克，西归身6克。三剂后，精神渐复，停药静养告安。

〔炳按〕此证因多服苏打，脾胃受其消克，以致日亏，脾虚不能摄血，暴吐血水，得理中温纳，则气纳血敛。此案认证明确，用药精当，足可启导后学者也。

戴实甫兄，49岁，住竹林桥。丙寅（1926年）五月初十日初诊。平素嗜酒善怒，肝胆郁火蕴伏，络热血溢咯吐色紫，胸中刺痛，烦热；脉弦滑大，舌红。乃肝火炽盛，血热妄行之候也。治用苦寒，降逆行瘀，凉血清热。醋炒大黄、玄明粉、桃仁、丹皮炭、黄芩炭、旱莲草各9克，焦甘草3克，藕节6克，天花粉、焦山栀各12克，鲜生地24克。

五月十五日复诊：药后，烦热退，胸痛止，咯血减而未弭；脉滑，舌红。治拟清肝肺之火。鲜芦根、生米仁、鲜生地各24克，苦杏仁、瓜蒌皮、白茅根、紫菀、淡竹茹、黄芩、焦山栀、天花粉各9克，枇杷叶5片。服上清泄方药二剂后，血止，停药告愈。

〔炳按〕肝火吐血，余用旋覆代赭汤去参，加桃仁、郁金、鲜生地捣生锦纹、仙鹤草、天冬，每二剂愈。可备参考。

董女，14岁，住八卦后门冯宅。庚午（1930年）四月二十五日初诊。跑跳受伤，冲气上逆，经来极少，上行吐血、衄血，咳嗽，潮热；脉弦滑数，舌红。此冲脉上逆咯血，倒经也。疗法当以清热降冲破瘀。参三七研吞3克，鲜生地、天花粉、玄参各24克，赤芍、丹皮炭、大黄炭、益母草各9克。

次日复诊：得泻热从下降，吐血、衄血皆止，经水稍多，咳嗽未已；脉滑，舌红。仍拟和营降逆。参三七3克，女贞子、旱莲草、赤芍、丹参、益母草、茯神、瓜蒌皮、苦杏仁各9克，米仁24克。

四月二十八日三诊：咳嗽未止，经水仍来；脉滑，舌红。拟清肺凉血法。桑白皮、杜百合、白芍、瓜蒌皮、白茅根、女贞子、旱莲草、苦杏仁各9克，生甘草3克，枇杷叶5片。药后，咳止，胃苏，病瘥。

〔炳按〕此证初治，用丹栀逍遥散亦极效，倒经即下行。

应阿五，55岁，住陈郎桥。辛未（1931年）正月十二日初诊。劳力过度，冲阳上逆犯肺，血随气升，喘急，吐紫黑血盈碗，咳痰带血不绝，胸中嘈杂，背脊拘挛。冲脉起于胞中，下通肝肾，实则丽于阳明，以输阳明之血下入胞中。阳明之气顺，则冲气亦顺，胞中之血与水，皆返其宅而不上逆。今脉弦，舌红，阳明之气不顺之象也。冲气不纳，宜用摄纳法。深虑有喘脱之虞。方用金匮麦门冬汤去枣、米，加纳气降冲止血药治之。原麦冬、茯苓各15克，制半夏12克，北沙参、杞子各9克，炙甘草、参三七研吞各3克，紫石英24克，大熟地30克。

正月十四日复诊：服上方二剂后，吐血略减，咳痰带血，气促，胸中嘈杂；脉象弦急，舌红。冲气未纳。拟用金匮旋覆代赭汤加减，纳冲降逆为主。旋覆花、西党参、制半夏、杞子、原麦冬各9克，生代赭石、大熟地各 30 克，参三七、炙甘草各 3 克，杜百合 15 克。

正月二十四日三诊：脉弦，舌红；血止，气平，胸中嘈杂稍瘥。治用和胃柔肝纳冲法。紫石英、大熟地各 24 克，杜百合 15 克，原麦冬、桑白皮、杞子、白芍、制半夏各 9 克，炙甘草 3 克，丹皮炭 6 克。

二月七日四诊：吐血止后，尚有咳嗽，痰白，气短，胸膺掣痛；脉象弦滑，舌红。治拟和肺纳气降冲。五味子、炙甘草、橘红各 3 克，原麦冬、生玉竹、北沙参、茯苓、川贝母、杞子各 9 克，大生地、炙龟版各 24 克，生白芍、淮牛膝各 12 克，淮山药 15 克，苦杏仁 6 克。服五剂后，咳止，气平，精神渐复。

〔炳按〕气主煦之，血主濡之，血随气行，相随上下。卫为气之根，今冲逆作喘，气逆有升无降，而血亦随冲气上溢为吐，治宜镇冲纳气以摄血，上列各法甚善。

徐坤山妻，46 岁，住柳山庙。壬申（1932 年）六月二十六日初诊。由于夫殁忧郁，肝肺暗伤，病胸痹，吐血，心悸，气促，潮热；脉见弦细，舌绛。乃阴虚血热，劳损之萌也。《素问·腹中论篇》曰："有病胸胁支满者，妨于食，病至则先闻腥臊臭，出清液，先唾血，四支清，目眩，时时前后血……病名血枯。"即此证之类也。治用开郁润燥止血法。薤白头、旋覆花、丹皮炭、原麦冬、川楝子、北沙参各 9 克，全瓜蒌、代赭石、玄参各 15 克，十灰丸吞 6 克。

次日复诊：药后，便解三次，瘀血下行，热减，咯血瘥，心悸；脉细，舌红。治拟降逆柔肝通络。旋覆花、北沙参、杜百合、丹皮炭、竹茹、女贞子、旱莲草各 9 克，代赭石 15 克，炙甘草 3 克，参三七研吞 1.5 克。

六月二十九日三诊：脉缓，舌红，苔黄；咯血止，咳嗽，气促，多痰。内热未清。用清肺和肝法。桑白皮、地骨皮、冬瓜子、苦杏仁、紫菀、款冬花各 9 克，米仁 24 克，橘白 3 克，丹皮 6 克，参三七 1.5 克。药后，热退，气平，病愈。

〔炳按〕是证因抑郁气阻上脘，行经之血，由气阻而离经凝滞不行，而为胸痹，逼血上溢则咯血。先开胸痹，继而降逆通络，再而清肺和肝，渐次而进，至愈为度，可师之法也。

评议：妇人情绪忧郁，肝失疏泄，肺失通调，气血不和，发为胸痹而吐血，舌绛潮热，应是郁久而血热，兼有阴液不足之象。止血与润燥解郁散结并行，药后瘀血下且咯血止。唐容川有论，止血消瘀后可行宁血补血，肝主藏血，选柔肝补血凉血药，清肺中余邪，诸症均瘥。

冯味辛，47 岁，业商，住下横街。甲戌（1934 年）九月十九日初诊。去年曾咯血数次，今年夏初亦曾因车辆震动，旧疾复发，经治获效；近赴申劳顿又发作，回甬就医并调养，但咯血未弭。现咯血色紫红，畏寒无热，大便艰滞；脉象软弱，舌淡苔薄。乃脾不摄血，冲气上逆，虚寒咯血证也。治用仲祖附子理中汤，合时贤张锡纯补络补管汤加减。淡附子、炮姜炭、炙甘草各 3 克，西党参、炒冬术、山萸肉、侧柏炭各 9 克，化龙骨、生牡蛎各 12 克。

次日复诊：昨初尚安，夜间大便，努挣太过，气进血溢，咯红不辍；脉象软缓，舌红，苔薄。仍宗前法，参以润肠。上方淡附子、炮姜炭减为 1.8 克，加火麻仁 12 克，淮山药 15 克，白蜜冲 30 克。

九月二十一日三诊：脉象弦滑，舌色淡红；咯血减而未已。方既应手，毋庸易辙，踵前意加减。于前方中去附子、萸肉、山药、白蜜，加远志、丹皮炭各 6 克，生白芍 9 克，炮姜炭减为 1.2 克。

九月二十三日四诊：脉象软缓，舌色淡红；血止，失寐。拟和中安神，镇冲纳气。前方去炮姜、丹皮炭、生白芍、火麻仁，加茯苓、酸枣仁、制半夏各 9 克，北秫米 12 克，并减少龙骨、牡蛎用量为各 9 克。

九月二十五日五诊：寐安，血止，大便稍畅；脉象缓和。仍在原方基础上，去龙骨、牡蛎、秫米，加款冬花、炒白芍、淮山药、淮牛膝各 9 克。药后，未再出血，精神转佳，用归脾法，调理善后，恢复健康。

〔炳按〕虚寒咯血，多由脾虚气不摄血；用药亦从温纳镇摄，导龙入海，引火归根之法。惟认证的确，能不误人。

咳嗽

　　王松茂，30 岁，住牌楼门头对面。壬戌（1922 年）十二月二十六日初诊。喉证痊后，肺胃痰涎未清，虚火内炎，咳嗽，痰白厚黏，夜不安寐，潮热，目赤；脉弦细数，舌质光绛破裂。此乃肺胃液耗，虚火上炎证也。治当以清肺胃燥火为先。桑叶、白菊花、川贝母各 6 克，叭杏仁、竹茹、冬瓜仁各 9 克，生米仁、瓜蒌仁、白茅根各 12 克，生甘草、丹皮各 3 克，枇杷叶 5 片。

　　十二月二十八日复诊：咳痰略畅，咳嗽稍瘥，目赤已退，夜寐亦安；脉来软缓，舌质红润。拟甘露饮法。钗石斛、桑叶各 6 克，原麦冬、天门冬、茯苓、天花粉各 9 克，大生地、生米仁各 12 克，黄芩、生甘草、枳壳各 3 克，枇杷叶 5 片。

　　十二月三十日三诊：咳嗽瘥，咳痰爽，胃气已苏，口润有液，舌色淡红，舌中裂痕已合。病后调理，古人皆以脾胃药收功，今拟六君加味治之。西党参、生冬术、生白芍、生枣仁各 9 克，茯神、夜交藤、淮山药、杜百合、生米仁各 12 克，炙甘草、橘红各 3 克，制半夏 6 克。服后，咳愈，胃纳增强，停药。

　　〔炳按〕肺虚咳嗽，先从脾虚而起。故治法亦宜健脾益胃，而兼补肺也。

　　评议：肺胃痰涎，虚火作咳，痰厚黏腻，宜清不宜养，方中选白茅根有其深意，茅根甘寒，既可清透内热，又能养肺胃阴液，甘不滋腻，寒不伤胃。两剂药热势即退，再用利痰生津，待诸症渐愈，培土以生金善后。

　　冯士标，20 岁，住米店弄。癸亥（1923 年）十月二十四日初诊。素体脾肾阳气衰弱，感寒咳嗽，前医过施凉腻，如沙参、麦冬、川贝之类，阴凝不化，变成寒饮。证见畏寒，咳嗽，痰黏带血，面部浮肿，耳窍失聪，鼻塞不闻香臭；脉象迟细，舌质红。此阳虚误药成饮也。治当以温药开肺化饮。炙麻黄、桂枝、炙甘草、五味子、干姜、橘红各 3 克，苦杏仁、茯苓、制半夏、炒白芍、紫菀、旋覆花各9克。

十月二十六日复诊：咳痰黄白，头痛，面浮，腰间发冷；脉象左弦、右缓，舌色淡红。元阳不足，寒饮为患，再宗前法，更进一步。茯苓、炒白术、制半夏、炒白芍各9克，桂枝、炙甘草、干姜、五味子、吴茱萸各3克，苦杏仁12克，厚附子6克。

十月二十八日三诊：两耳失聪，头部晕痛，腰间冷气上升，痰从鼻孔而来；脉象软缓，舌红。治拟温补肺脾肾法。炙黄芪12克，桂枝、炙甘草、干姜、五味子、陈皮各3克，炒白芍、茯苓、款冬花、炒白术、制半夏各9克，厚附子6克。

十一月初五日四诊：咳瘥，痰多，鼻嗅已知香臭，耳窍聪明，面肿已退，腰暖不冷、微觉酸楚；脉象缓和，舌质红，苔白腻。寒饮已化，宗外台茯苓饮加减治之。西党参、制半夏、苦杏仁各9克，炒白术、茯苓、生米仁各12克，枳实6克，干姜、炙甘草、陈皮、桂枝各3克。服上方后，痰化，病愈。

〔炳按〕肺寒咳嗽，当温肺气以达窍。温则气行，而液不为痰矣！

冯思颂，17岁，住槐花树门头。乙丑（1925年）七月三十日初诊。前月伤风咳嗽，服甘黏寒凉过度，痰火闭遏，经一月未瘥。现干咳无痰，潮热，便闭，肌肤羸瘦；脉数，舌质红糙无苔。此乃痰热闭遏，实证似虚。倘若误作阴虚肺病，杂进滋腻，则必将留邪成损，造成虚劳，不可救矣！治疗当从清开肺郁，兼化痰火为法。桑叶、射干各6克，黄芩、苦杏仁、紫菀、玄参、淡竹茹、焦山栀各9克，生甘草、薄荷各3克，生米仁24克，全瓜蒌12克。

次日复诊：便解，热减，咳嗽，痰白；脉象滑数，舌质红糙。痰火未清。拟苦辛寒合剂，清化肺胃痰热。黄芩、马兜铃、玄参、天冬、知母、天花粉、苦杏仁、桑白皮各9克，生米仁24克，火麻仁12克，薄荷、生甘草各3克。

八月初四日三诊：咳瘥，热未清撤；脉缓，舌质红糙。痰火渐化，气液被伤。法拟润肺和中，清热育阴。西党参、茯苓、杜百合、瓜蒌皮、叭杏仁、桑白皮、天门冬、地骨皮各 9 克，淮山药、大生地各 12 克，生甘草 3 克，生米仁 24 克。

八月初六日四诊：热退，咳止，舌质红润，精神已强。拟补中润肺法调理善后。上方去杜百合、瓜蒌皮、大生地，加紫菀、天花粉各 9 克，火麻仁 12 克。服上方后，病愈，身强。

〔炳按〕热咳肺燥痰少，甚则痰中带血，清润滋液，则燥火渐平，而干咳瘥矣。

孙永康，75 岁，业商，住盆山。癸酉（1933 年）三月二十日初诊。肺素蕴热，风寒外束，酿痰咳嗽，病起一月，曾服化痰降气药无效。现咳嗽，痰黏，气促，内热，便艰；脉弦滑大，舌红。此邪郁化热，热蒸于肺，肺炎叶举，清肃之令不得下行，故咳逆加剧。证属痰火热咳。治当开肺达邪，清热化痰。炙麻黄 1.5 克，苦杏仁、马兜铃、紫菀、款冬花、牛蒡子、苏子各 9 克，生石膏、全瓜蒌各 15 克，炙甘草 3 克，射干、川贝母各 6 克。

三月二十三日复诊：咳嗽未已，咳痰稍利，内热未尽，口干；舌红，脉象滑大。续拟开肺化痰清热。炙麻黄 2.4 克，生石膏 24 克，苦杏仁、制半夏、黄芩、白前、白薇、竹茹各 9 克，炙甘草 3 克，全瓜蒌 15 克，川贝母 4.5 克，玄参 12 克。

三月二十六日三诊：脉滑，舌红；咳嗽，痰少。内热未尽，肺痹已开。拟清肺化痰法治疗。旋覆花、苦杏仁、紫菀、款冬花、浙贝母、制半夏各 9 克，黄芩 6 克，炙甘草、橘皮各 3 克，海石、带皮苓各 12 克，川贝母 4.5 克。上方服后，咳止，热退，身健。

〔炳按〕肺炎热咳，咳嗽痰黏，多兼肝火烁肺。清金保肺，泄肺中之蕴热，镇肝火之上灼，则气平火清，咳自愈矣。

饮证

黄阿生，51 岁，住大街。壬戌（1922 年）三月十六日初诊。素患哮喘，阳虚气弱；新感寒邪引发，咳嗽，气喘，痰白，面浮，肢肿，腹胀，乏力；脉细软，舌红润。气弱运迟，所进水谷不化，留聚成饮，渍于经隧之间，上射于肺则喘息；肺气不降，则面虚咳嗽；脾不健运，则腹胀而大。此肺脾肾同病，溢饮证也。外感之喘当治肺，内伤之喘当治肾。今虚中夹实，用苦辛温，消肿平喘为先。桑白皮、茯苓皮、大腹皮、苦杏仁、制半夏、旋覆花各9克，陈皮、生姜皮各3克，桂枝1.5克，冬瓜仁6克，生米仁12克。

三月二十日复诊：寒湿下行，大便微溏，咳嗽气逆，痰白胶黏，畏寒，腹胀，口干厌饮；脉象左细、右软，舌质淡红，苔白薄腐。寒湿渐化，当治中焦，能得脾胃运消有序，则上下气机亦调矣。旋覆花、苏子、制半夏各9克，代赭石30克，西党参、炒白芍各6克，桂枝、炙甘草、陈皮各3克，生米仁、带皮苓各12克，生姜汁冲1小匙。

三月二十二日三诊：肿退胀消，胃苏便实，咳嗽气逆，宿哮未除；脉象软缓，舌淡红，苔微白。治宜平补肺肾。旋覆花、西党参、制半夏、苏子、炒白芍、盐水炒淮牛膝各9克，代赭石、灵磁石各30克，炙甘草、陈皮各3克，生米仁、茯苓各12克。药后，咳止，气平，体健。

〔炳按〕溢饮水气上射，肺气失降，故面肿、腹胀。开降肺气，下行水道，则喘、胀皆退矣。

孙大金，47岁，业农，住盆山。己巳（1929年）七月十五日初诊。体虚受寒，引动宿疾痰饮，证见寒热，咳喘，痰白胶黏量多；脉象弦数，舌苔黄白厚腻。乃外感引动宿恙，肺气胀满之候。治用小青龙加石膏汤加杏仁、茯苓。炙麻黄、桂枝各2.4克，干姜、五味子各1.5克，生白芍、苦杏仁各9克，炙甘草3克，北细辛0.9克，生石膏24克，茯苓12克。

次日复诊：药后身热甚壮，汗出颇多，体温基本恢复正常；便下一次，吐出胶痰盈碗，气喘已平，略感心悸；脉滑，舌淡红，苔薄黄。治用镇逆化饮法。旋覆花、党参、制半夏、苦杏仁各9克，代赭石、生米仁各24克，炙甘草、生姜、陈皮各3克，茯苓12克，红枣4个。

七月十八日三诊：热退，便畅，气平，咳嗽痰多，有汗，纳呆；脉缓，舌质淡红，根苔薄黄。仍予前法出入治之。前方去杏仁、米仁、陈皮、红枣，加紫石英 24 克，款冬花 9 克。服后，咳瘥，气平，纳苏，停药。

〔炳按〕痰饮肺寒，喘咳上气，以小青龙云行雨施而水行，气喘皆平。

冯孝同，43 岁，儒者，住童家巷。庚午（1930 年）十二月初十日初诊。素体元阳不足，脾肾虚寒。咳嗽痰白，气喘不能平卧；脉细，舌淡。肺肾气弱，乃痰饮证也。治以降逆化饮。旋覆花、制半夏、款冬花各 9 克，生代赭石 15 克，西党参 6 克，炙甘草、生姜各 3 克，紫石英 24 克，黑锡丹吞 2.1 克。

次日复诊：服药后，气平，痰爽，胃纳呆钝；脉软，舌质红，苔薄白。拟外台茯苓饮治之。茯苓 15 克，白术、党参、制半夏、款冬花各 9 克，生姜、枳实、陈皮各 3 克，紫石英 24 克。

十二月十三日三诊：脉缓，舌红；气平，咳瘥，痰爽，胃苏，口干欲饮。邪去津伤。用平补肺肾法。原麦冬、党参、淮牛膝、桑白皮、款冬花各 9 克，制半夏 12 克，五味子、炙甘草各 3 克，米仁、紫石英各 24 克。药后，咳止，痰消，精神恢复。

〔炳按〕此治肺肾同虚之咳喘，以益肺镇纳肾气为治。

余明生，49 岁，住苏梁村。癸酉（1933 年）二月二十三日初诊。数年前曾吐血，血止后咳嗽持续不已，气促，胃呆，形瘦，色黑；脉缓，舌红，苔黄腻。乃阴虚痰饮病也。治拟纳肾气、化痰饮，少阴太阳并治。炙龟版、紫石英各 24 克，冬虫夏草 6 克，五味子 3 克，紫菀、款冬花、盐水炒淮牛膝、叭杏仁、制半夏各 9 克，炙麻黄、北细辛各 0.9 克。

二月二十七日复诊：脉缓，舌红；咳嗽，有痰，气平，胃思纳。用化寒饮纳肾气法。炙麻黄 0.6 克，桂枝 1.2 克，生白芍、款冬花、杞子、制半夏、苦杏仁、盐水炒淮牛膝各 9 克，炙甘草、五味子各 3 克，干姜 0.9 克，茯苓 12 克，炙龟版 24 克。

三月二日三诊：药后气平，咳嗽有痰，精神略振。治仍前法。上方去麻黄、白术、半夏，加炒白芍、杜仲各 9 克，细辛 0.9 克，黑锡丹分吞 3 克，并增重桂枝用量为 3 克。

三月十日四诊：脉象缓和，舌色淡红；咳嗽未止，精神转强。拟温肾阳兼纳气法。化龙骨、生牡蛎、茯苓各12克，淡附子、五味子、桂枝、黑锡丹吞、炙甘草各3克，生白芍、远志、炒冬术、杜仲、制半夏各9克。服后咳瘥，体健，停药告安。

〔炳按〕阴虚痰喘有二：肝肾虚，阴火烁肺，宜清肺滋阴降火；肾气虚，水泛为痰为喘，宜济生肾气汤纳气归肾。须分清界限，则不致误治矣！

痿证

魏华林，23岁，业商，住魏家桥。壬戌（1922年）五月十一日初诊。痿证，手不能握，足不能步，痿软无力，胸闷，口干，乍寒乍热；脉象缓大，舌绛。缓大之脉，为气虚夹湿；绛红之舌，主阴虚内热。病因肝肾精血不足，肺胃气虚，兼夹暑湿为患。治当滋阴化湿，拟三甲复脉合猪苓汤加减疗之。生龟版、生鳖甲、生牡蛎各30克，驴皮胶烊冲12克，炙甘草3克，原麦冬、大生地各24克，西党参、郁李仁肉各9克，滑石18克，茯苓、猪苓各15克。

五月十三日复诊：身热，口渴，面部虚浮，足面亦肿，四肢瘫软痿躄不能行动。所幸胃纳尚佳，资生有权。脉象缓大，舌质红润无苔。吴菱山曰："血中有热者，乃有形之热，为实热；气中有热，乃无形之热，为虚热也。"痿证属气分湿热，拟分泄之。茯苓、猪苓、杜赤小豆各15克，淮牛膝、地骨皮、生黄芪各12克，滑石18克，丹皮9克，大生地24克，鲜枇杷叶5片，鲜淡竹叶50片。

五月二十八日三诊：小便癃闭，竟日不通。经曰："膀胱者，州都之官，津液藏焉，气化则能出矣。"今服淡渗之药，而病益甚者，是气不化也。脉象软缓，舌色淡红。拟重补肺气，使气化通调，则小便自行。生黄芪30克，西党参、淮山药、原麦冬各15克，杜百合、大生地各24克，生米仁、茯苓各12克，泽泻9克，川贝母6克。

闰五月十二日四诊：得补气之剂，癃闭已通，二便解时，颇觉费力；

面色萎黄，微咳有痰，气短，语声低怯不扬，手已能握，足不能步；脉象虚大，舌色红润。《内经》治痿，独取阳明。以阳明为诸筋之总会也。阳明者，胃也。脾与胃为表里，脾虚则四肢不能为用。今拟参芪补脾，麦冬养胃，参以润燥温下之品为法。生黄芪30克，西党参18克，原麦冬、淮山药各15克，杜百合、大生地各24克，淮牛膝、生白术各12克，钗石斛、西归身各9克，川贝母、厚附子各6克，肉桂3克。上方连服十五剂，咳止，音较扬，手足有力，胃纳增强，二便通调；脉缓，舌质淡红。于前方中去白术、川贝、钗石斛，加炙甘草，略减参、芪、百合、麦冬用量。又服十剂，于六月十四日后，去桂、附、草，加知、柏、於术、秦艽、米仁；同时吞服健步虎潜丸，早晚各15克。继续调理，一月后行动如常，告愈。

〔炳按〕经云，治痿独取阳明。阳明为诸筋之总会，主束骨而利机关。阳明不用，则四肢痿软而病矣。治阳明者，治胃与脾也，脾主四肢，胃与脾相表里也。本案所治，本诸经旨也。

冯嘉章，20岁，住陶家弄。丙寅（1926年）八月十四日初诊。脚膝痿麻，不能步履，身热，头汗齐颈而还，咳嗽痰白，气逆，便溏，溲少；脉滑，舌红。证系暑湿热邪，蕴于阳明，遏伏成痿。夫阳明为五脏六腑之海，总宗筋，主束骨而利机关。阳明虚，则宗筋纵，带脉不引，故手足不用而成痿。此是指虚证而言也。本病乃火邪伏于胃中，与虚证不同。所谓治痿独取阳明者，亦非仅补阳明一法也。治阳明之火邪，使其不干于气血之中，则湿热清，而筋骨强，筋骨强则足痿以起矣。朱丹溪曰：治痿以清热为主，不可作风治。而用风药，诚得取阳明之义者也。治当先用化湿清暑，疏通郁热。苏叶、枳壳、通草各3克，槟榔、泽泻、大腹皮、川牛膝、旋覆花、苦杏仁、浙贝母各9克，生米仁24克。

八月十六日复诊：热减，气平，咳嗽，溲少，脚痿不能行动；脉滑，舌红。暑湿伏邪未清。拟清太阴阳明。益元散12克，车前子、大腹皮、泽泻、川牛膝、银花、川萆薢、猪苓、槟榔、赤芍、玄参各9克，生米仁24克。

八月十八日三诊：暑湿伏邪成痿，经投疏化剂后，伏湿化燥。脉滑，舌质绛糙起刺；唇口干燥，咳嗽痰黏，小溲浑浊黄短，热势减轻，足能行动。法拟甘寒清暑，淡渗化湿。生石膏、生米仁各 24 克，知母、黄芩、玄参、麦冬、川草薢、泽泻各 9 克，鲜生地、益元散各 12 克，川柏 6 克，木瓜 3 克。二剂后，热退，舌润，胃苏，足健能行，病愈，停药。

〔炳按〕此治阳明湿熟羁留下焦而成足痿，主旨在清阳明湿热，以利关节，亦不背经旨也。

评议：痿证，不可一味补虚，《素问·痿论》言："治痿独取阳明。"阳明为气血之海，气血不能荣养宗筋，则发痿证。患者身热头汗出，此为暑湿停聚，魏氏认为治此患应立足于清阳明湿热，治法既出，先行气利湿清暑，后见舌质绛糙，或是暑邪伤津，故添甘寒生津之麦冬、生地黄。阳明经暑热消，胃苏而关节利，足健病愈。

痹证

董妇，50 岁，住十字桥。壬戌（1922 年）闰五月初五日初诊。体素丰肥，阳气虚弱，感受风寒湿邪成病。证见寒热往来，头重而痛，遍体疼痛，呕吐，有汗；脉来沉弦，舌质红润。此阳衰风湿成痹，虚中夹实之证。治以辛温通痹，疏散寒湿为先。桂枝、炙甘草、防风、明天麻、陈皮各 3 克，炒白芍、生白术各 9 克，秦艽 6 克，吴茱萸 2.4 克，生米仁 15 克。

次日复诊：头重痛，遍体周痹，酸麻发木；脉象轻按滑大，重按沉细而迟，舌色红润。治宜温通。秦艽、桑叶、丝瓜络、刺蒺藜、淮牛膝各 9 克，全当归 6 克，防风 4.5 克，米仁 15 克，茯苓 12 克，桂枝 3 克，鲜桑枝 30 厘米。

闰五月初八日三诊：身体疲软，筋骨酸痛；脉缓和，舌红润。治用甘温扶元达邪。生黄芪、生白术各 12 克，西党参、杜红花、川芎、秦艽、川牛膝、全当归各 9 克，炙甘草、淡附子、桂枝、干姜各 3 克，木瓜 4.5 克，鲜桑枝 30 厘米。

闰五月初十日四诊：身体沉重已轻，筋骨酸痛亦瘥，胃纳已苏，大便溏薄，脚弱不能步履；脉象缓和，舌色淡红。治拟温补气血。上方去川芎、牛膝、木瓜、当归，加茯苓 12 克，淡苁蓉 6 克，炙虎骨、生白芍各 9 克，天麻 4.5 克。上方服二剂后，起居如常，唯觉目眩，步行乏力，续予归脾汤法，平补气血善后。数剂后筋骨强健，行走如常，恢复健康。

〔炳按〕阳虚之体，感受风寒，再伤于湿，三气合着而成痹，故治宜补气祛风利湿，荣筋通络，三气不能逗留，则痹除矣！

评议：《素问·痹论》："风寒湿三气杂至，合而为痹也。"风气胜者为行痹，寒气胜者为痛痹，湿气胜者为着痹，辨其所偏则加减运用，此为痹证之治疗法则。魏氏主张祛风利湿散寒，多用天麻、防风祛风，白术、米仁、茯苓、秦艽等利湿，桂枝、吴萸、桑枝等散寒，佐以丝瓜络、木瓜等通络除痹，久痹药后痹症渐瘥，有气血不足之象，再补养气血，恢复如常。

贺文定妻，24 岁，住杨家巷。辛未（1931 年）七月十七日初诊。血虚生风，风湿入络，遍体疼痛，两足麻木，不能步履，形体羸瘦，面白，畏寒；脉软，舌红，苔白。乃虚中夹实，血虚热痹证也。当先用辛温之品疏通经络，以逐瘀热，待其风湿蠲化，再补肝肾。生黄芪、防风、白术、赤芍、钩藤、淡豆豉各 9 克，桂枝、苏叶各 3 克，葱白 5 个，带皮苓 12 克，生米仁 24 克。

次日复诊：肢体麻痛如前，二便欠畅，阴内坠痛；脉细，舌赤。治拟育阴通痹，宗丹溪法。健步虎潜丸吞、川柏、知母、赤芍、川牛膝、生茅术、天花粉各 9 克，生龟版 30 克，生米仁 24 克，杜红花 6 克。

七月二十日三诊：舌淡红，脉软缓；前后阴皆痛，两足麻木，不能行走，腰背酸楚。仍宗朱丹溪法。炙龟版 30 克，川柏、知母、川牛膝、泽泻、白芍、桃仁、制首乌各 9 克，大生地 24 克，生茅术 15 克，陈皮 3 克，鸡血藤 12 克。服上方后，阴痛止，足渐能步，为拟滋补肝肾方善后。

〔炳按〕血虚生热，感召外来风湿，着而成痹。活血通络，驱风逐湿，则湿去热清，调补肝肾，为竟本之治。

郑长顺妻，27 岁，住二六市锡店。甲戌（1934 年）七月二十四日初诊。湿热夹风入络，手足木痛、不能屈伸，日晡微寒壮热，黏汗自出，胸脘满闷，大便闭结；脉沉弦数，舌红，苔黄黏腻。脉证合参，乃湿痹证也。治用祛风解表，化湿通络。麻黄 1.5 克，连翘、川牛膝、秦艽、黄芩、焦山栀、知母各 9 克，杜赤小豆、天花粉各 12 克，丹皮 6 克，淡豆豉 15 克，川连 2.4 克。

〔炳按〕宜重加黑豆、生米仁、宽筋草、松节等味。

七月二十六日改方：便下热减，疼痛稍瘥。拟清血分湿痹。当归、天花粉各 15 克，赤芍、黄芩、连翘、知母、川牛膝、淡豆豉各 9 克，丹皮 6 克，柴胡 3 克，川连 2.4 克。

七月二十八日复诊：脉弦，舌红，苔黄；臂酸足木皆瘥，胃纳不馨，日晡寒热。湿邪已化，用育阴通痹法。当归、忍冬藤、炙龟版各 12 克，赤芍、丹参、秦艽、鸡血藤各 9 克，川芎、木瓜各 3 克，丹皮 6 克，米仁 24 克。

七月三十日改方：据述身热已退，手足亦能屈伸；惟胃纳未强。治拟活血通痹消滞。桑叶、黄菊花、秦艽、丹参、赤芍、杜红花、淮牛膝、六神曲各 9 克，当归、生谷芽各 12 克，木瓜 3 克，丹皮 6 克。

八月二十三日三诊：脉滑，舌红；手能握，足能行，肩髃、尾闾骨痛，口干，胃纳增加，痹证已瘥。以活血通痹方善后。秦艽、当归、炒白芍、鸡血藤、丹参、杜红花、刺蒺藜、淮牛膝、天花粉各 9 克，丹皮 6 克，大生地 24 克。药后，痹痛除，病愈停药。

〔炳按〕偏于湿多，夹风热袭络成痹，着于关节，手足疼痛，不能动作。祛风逐湿，舒筋通络，为相对之治法。

肿证

沈信来，32 岁，住唐家堰桥。壬戌（1922 年）八月二十二日初诊。栉风沐雨，感受寒湿，七月十五日起，病寒热，作疟治，寒热止；因恣食荤腥，遍体浮肿，乃改服中药小柴胡、五子、五皮和米仁、通草等消肿除疟化湿套方，调治一月乏效。现遍体浮肿，足跗尤甚，小便通调，大便溏薄，干咳，面萎；诊脉左弦急、右沉迟，舌质淡红，无苔。乃阳虚湿肿之候。

治当温煦脾肾，兼化寒湿，麻附五苓散加减。麻黄、厚附子各6克，桂枝、生姜皮各3克，茯苓、猪苓、泽泻、炒白术、苦杏仁、桑白皮各9克。

八月二十四日复诊：头面胸脘浮肿均退，左足亦觉稍消，胃纳醒，大便实，溲清长；脉象左弦右软，舌质红润无苔。治仍前法。桂枝6克，厚附子、炒白术、泽泻、防己各9克，茯苓、猪苓、淮牛膝各12克，干姜3克，生米仁15克。

八月二十六日三诊：头面胸腹左足之肿均退，右足尚有微肿，咳嗽有痰，便燥，溲清，胃纳增强。脉象左弦缓、右缓和，舌质红润。元阳渐复，寒湿稍化。拟五苓合玉屏风加减。生黄芪、生米仁各15克，厚附子、制半夏、防己各9克，桂枝、防风、巴戟肉各6克，炙甘草、干姜各3克，炒白术、带皮苓各12克。二剂后，浮肿退尽，咳嗽亦愈，行动如常，胃纳已强；脉来缓和，舌质红润。原方去桂枝、防风、防己、半夏、米仁，加党参、杜仲、益智仁平补方四剂善后，精神恢复，病愈。

〔炳按〕此证初治，用麻黄附子细辛汤甚效。

翁福根，8岁，住沈家弄。甲子（1924年）三月二十九日初诊。八日前开始身热，喉痛，左颈面颊肿大，经儿科用辛温疏散药治疗；汗出而不避风，风湿相袭，遍体浮肿。今胸满气逆，便溏赤热，小溲短赤，口气秽臭，多涎，沉眠；脉弦滑数、尺泽洪大，舌质红润。证系痰火夹湿实肿也。姑拟清化痰火法。鲜芦根18克，冬瓜仁、生米仁各12克，桃仁、射干、马兜铃各9克，川贝母4.5克，生甘草3克。

次日复诊：服上药后，吐出胶黏白痰碗许，烦躁不宁，颈项、遍体肿胀，气逆未平。拟用牡蛎泽泻散加减。生牡蛎、泽泻各12克，天花粉、海藻、蜀漆、射干、制半夏各9克，葶苈子6克，鲜芦根15克。

四月九日三诊：溲长，便实，浮肿皆退，气平，颈间痰核显露，口气秽臭；脉象弦滑，舌色淡白。治拟清肃肺胃痰火，以消余热。海藻、昆布、竹茹、茯苓、苦杏仁、泽泻、桑白皮各9克，川贝母、橘白、仙半夏各6克，海石、米仁各12克。药后，热退，继进和中养胃药善后，调理旬日痊愈。

〔炳按〕由痰火化肿，当先治其肺，冀以清热达痰、通利州都为要。

王阿陶，24 岁，业农，住盆山。庚午（1930 年）四月十四日初诊。淋雨受湿化疟，误截邪遏，遍体浮肿，咳嗽，气逆，足痹艰于行走；脉沉，舌红。此湿遏内闭成肿之实证也。方用越婢汤加减。麻黄、制半夏各 9 克，生石膏、生米仁各 30 克，苦杏仁 12 克，生姜、炙甘草各 3 克，红枣 4 个。

五月初三日复诊：停药数日，现遍体浮肿，气息喘促；脉沉。拟牡蛎泽泻散下之。生牡蛎 30 克，泽泻、海藻各 9 克，蜀漆、葶苈子各 12 克，天花粉 24 克；另商陆 9 克研粉吞服勿煎。

五月初五日三诊：便解，气平，肿消未尽，胃纳转强；脉象沉实，舌红。用温脾汤法。干姜、防己各 3 克，白术、厚附子、川柏、生白芍、木瓜、淮牛膝各 9 克，生大黄 6 克。

五月初八日四诊：肿未全退，胃纳强，气虽平，有咳嗽；脉象沉软，舌淡。再用越婢加半夏，合大青龙加花粉治之。麻黄、桂枝、炙甘草、生姜各 3 克，生石膏 30 克，苦杏仁 12 克，制半夏 9 克，天花粉 24 克，红枣 4 个。

五月十一日五诊：浮肿尽消，咳嗽未止，筋络余湿未清。治宜温化寒湿，兼通血络，务使湿邪蠲化，以免成痹反复。桂枝 3 克，淮牛膝、生茅术、制半夏、制川乌各 9 克，生米仁、炙龟版各 24 克，厚附子 6 克，鲜桑枝 30 厘米。服后，咳止，胃强，停药病瘳。

说明：此例体强病实，故用汗下重剂奏效，录之以供参考。若病者体质虚弱，切勿妄用重剂，致误人命，阅者宜知之。

〔炳按〕因截疟化肿化黄，余屡用三丰伐木丸，每服 9 克，大便下结痰宿垢而愈。

桂德荣，13 岁，住状元第。壬申（1932 年）十月十一日初诊。上学途中栉风沐雨受湿，遍体浮肿，小溲短少，肌肤麻木，咳嗽有痰；脉迟，舌淡。证系风湿变肿，小便不畅，毛窍闭塞，邪无出路，当开太阳，徒用消肿无益也。法拟汗剂发表渗湿。麻黄、炙甘草、防风各 3 克，生石膏、生牡蛎、米仁各 24 克，苦杏仁、防己、五加皮、泽泻各 9 克，带皮苓 12 克。

次日复诊：小溲稍长，肿势略退，肌肤麻木，胃纳呆钝；脉缓，舌红。仍宜辛开太阳。麻黄、桂枝、炙甘草各 3 克，苦杏仁、川牛膝、防己、车前子、木通、茯苓、生白芍各 9 克，生石膏 24 克，滑石 30 克。

十月十三日三诊：昨服药后，湿化肿消，但皮肤仍麻木不仁，胃纳不馨，脉舌如前。治以和营化湿消肿法。桂枝、炙甘草各 3 克，炒白芍、猪苓、泽泻、桑白皮、地骨皮、川萆薢、川牛膝各 9 克，滑石、茯苓各 12 克。药后，胃苏，湿去，皮肤和柔，病愈。

〔炳按〕风湿肿咳，乃辛劳奔走，感受风湿，伏于腠理膜原，变肿化咳，其治在肺，盖肺主一身之气，肺气应开当降。肺能清肃下降，以行治职，虽有咳肿诸证，自必霍然矣。

呃逆

徐妇，19 岁，住东吞。己巳（1929 年）四月十日初诊。日前受寒夹气，身体倦怠，昨晚哕呃连声，其气从腹上冲，四肢微厥无热；脉象迟缓，舌质淡红。此乃虚寒气呃，治以温中降气，旋覆代赭汤加味治之。旋覆花 12 克，代赭石 30 克，西党参、制半夏、公丁香、吴茱萸各 9 克，炙甘草 3 克，生姜 6 克，红枣 8 个，沉香 1.5 克。服后，气降，呃止，病愈。

〔炳按〕肺胃气逆呃逆，以枇杷叶、竹茹、小柿蒂、广郁金等宣降肺气，即愈。

毕镇华，20 岁，住桂花厅。辛未（1931 年）十月十三日初诊。素体强壮，大便艰滞，近服补药，热遏气壅。呃逆连声，气从腹升，潮热，便闭；脉滑，舌红。此肠胃热蕴，误补气滞成呃之实热证也。切忌泥于冷呃之说而用温降，否则无异抱薪救火。法当降热化积，大承气汤加味治之。生锦纹、玄明粉、莱菔子、竹茹各 9 克，枳实、川朴、橘皮、乌梅、川连各 3 克。

次日复诊：便解，热退；呃止，脘满；脉弦，舌色淡红。气机仍未调畅。治以苦辛降逆、和中平肝法。橘皮、公丁香、川连、吴茱萸各 3 克，竹茹、刀豆子、炒白芍各 9 克，柿蒂 5 个，枇杷叶 5 片。

服后，气调，胃苏，病痊。

〔炳按〕若无误补实热夹食诸候，不必先用大承气汤。如次诊方，亦足可治呃也。

评议：气呃、热呃两案均是呃逆，妇人体质素虚，伤于寒邪发为呃逆；男子体健，补而气滞，不通则为呃逆。中焦虚寒取旋覆代赭汤，佐以温中理气之品。热蕴肠腑取大承气汤，配以导滞行气、清热止呕等药，热退呃止。仍有脘胀，魏氏选取丁香、柿蒂、橘皮、枇杷叶等，进一步畅通气机。

傅阿宝，41 岁，业泥水匠，住小西门。辛未（1931 年）八月二十六日初诊。操劳过度，真元耗伤，气不归纳，上冲为呃，病起旬日，连声不止，形萎神疲，自汗，咳逆；脉象软弱，舌质淡红。乃元虚气不归纳之危证。拟用旋覆代赭汤加刀豆子，降逆和中止呃，沉香、紫石英、牛膝纳气归根。旋覆花、西党参、制半夏、刀豆子、淮牛膝各 9 克，代赭石、紫石英各 24 克，炙甘草、生姜、沉香各 3 克，红枣 4 个。

次日复诊：汗敛，呃减，胃呆；脉缓，舌淡红。治以敛汗纳气，酌参和中降冲法。化龙骨、生牡蛎、白芍、刀豆子、西党参各 9 克，炙甘草、生姜、公丁香各 3 克，紫石英 24 克，柿蒂 7 个，红枣 4 个。

八月二十八日三诊：呃瘥，汗止，胃苏；脉缓，舌淡。劳倦之体，脾肾气不归纳。用固表和中，纳气归根法。炙黄芪 15 克，防风、沉香、公丁香、炙甘草各 3 克，炒冬术、当归各 9 克，大熟地、紫石英各 30 克，柿蒂 7 个。

八月二十九日四诊：呃差，每日尚作十余声，脉舌如前，精神稍振。治用温纳肾气法，景岳贞元饮加味。大熟地 45 克，当归、炒白芍、淮牛膝各 9 克，炙甘草、厚附子、吴茱萸各 3 克，紫石英、炙龟版各 30 克，山萸肉 15 克。服后，呃止，病愈，体力渐强。

〔炳按〕此治下虚冲逆呃逆，故用重镇摄纳之法。

凌慎甫，52岁，住十字桥。乙亥（1935年）三月二十七日初诊。素体虚弱，旧有胸痹、咯血、便血宿恙，近由常州归来，途次舟车劳顿，感受寒邪。现呃逆，自汗，寒热，肢冷，面黄，泄泻，神疲；脉象虚数，舌绛边裂，苔灰。此乃中虚湿聚，消化不良，受寒致病，冲气上逆，故呃逆，自汗；寒湿下陷，故肢冷，泄泻。证属内伤夹外感、邪少虚多之候。法当和中达表，纳气降逆。柴胡、炙甘草、生姜各3克，黄芩6克，党参、制半夏各9克，红枣4个，化龙骨、生牡蛎、天花粉各12克。

次日复诊：脉缓，舌质淡红，苔化；气平，溲长，汗敛，寐安。拟予强神化湿。化龙骨、生牡蛎、茯神各12克，桂枝2.4克，生白芍、制半夏、酸枣仁、远志、天花粉各9克，炙甘草、陈皮各3克。

四月初二日三诊：呃止气平，泄泻亦止，消化不良，纳食寥寥，耳窍失聪，心悸不宁；脉软，舌色淡红。其病将瘳，当用和剂调理。酸枣仁、远志、制半夏、茯苓、生白芍各9克，陈皮、炙甘草各3克，桂枝2.4克，砂仁研冲1.5克。药后，病愈，身体恢复如前。

〔炳按〕中虚浊聚上冲，降逆化浊，使浊下气顺，呃逆自止；再理其虚，治尽其道矣。

呕吐

朱煦春君，45岁，业医，住小菜场。乙亥（1935年）四月初五日初诊。素体虚弱，诊务操劳，精神倦怠，日前忿怒抑郁，三日来呕吐不纳，稍饮汤水更剧，卧则安，起即吐，头有微汗，肢微厥冷，二便通调，面色㿠白；脉象软弱，舌淡苔白。舌淡为虚，苔白为寒；呕而脉弱，是水寒上越，胃气内虚；但水寒既从上越，则小便当不利，今小便通利，则里寒可知矣。方用旋覆代赭汤补中降逆和肝；真武汤温暖脾胃，驱其内寒；反佐黄连、乌梅，合姜、附、茯苓，以止吐逆。旋覆花、生白芍、茯苓、白术各9克，代赭石12克，党参、制半夏各15克，炙甘草、生姜、厚附子、乌梅肉各3克，红枣4个，黄连0.6克。

四月初七日复诊：呕吐虽止，起坐头晕，自汗；脉象虚大，舌淡，苔白。拟温中补卫，和肝祛风法。明天麻、桂枝、炙甘草、生姜各3克，制首乌、白菊花、白术、防风、当归、茯苓、制半夏各9克，生黄芪15克，生白芍12克。

四月十一日三诊：日前药后，吐止能坐；昨因诊务劳动，感受寒邪发热，自拟葛根汤，服后汗出热退，因食鲫鱼腥味，夜间大吐，至今午未止。按其脉象弦滑，舌红，苔白；自汗，便溏。肠胃未清，元神疲乏，深恐呕吐不已，虚脱堪虞。亟拟茯苓四逆汤温中回阳止吐。茯苓24克，西党参15克，厚附子6克，生姜汁冲1小匙，炙甘草、干姜各3克。

四月十二日四诊：脉软，舌淡；泻止，起坐欲呕，静卧则安；胸中嘈杂思纳，得食漾漾欲呕。此胃虚客气上逆。用补中止呕法。别直参9克，龙眼肉7个，生姜2片。

四月十三日五诊：吐止，胃微能纳，便闭；脉软，舌淡，苔白。中气不足，兼夹肝郁。用异功散温和脾胃，佐吴萸、白芍调畅肝郁。陈皮、炙甘草各3克，党参15克，白术、茯苓、白芍各9克，吴茱萸1.5克。

四月十四日六诊：脉软缓，舌淡红，苔白腻；呕吐已止，大便复溏，胃微思纳，晨冷暮热。脾肾元阳衰弱，寒湿未清。治用五苓散温化寒湿；玉屏风散固卫达表，兼退寒热；佐吴萸、生姜温和肝胃。桂枝、防风、生姜各3克，茅术、猪苓、茯苓、泽泻、白术各9克，生黄芪15克，吴茱萸2.4克。

四月十七日七诊：脉象迟软，舌淡苔化；吐止，眩晕，神倦，胸满，胃纳略增，二便通调，已能起坐诊病。乃湿邪虽化，而脾肾两虚，气不归纳，故见胸满。宗古人塞因塞用之法，纳气温中。熟地30克，淮山药、山萸肉各12克，丹皮、茯苓、泽泻、党参各9克，厚附子6克，肉桂、吴茱萸各3克，砂仁粉冲1.5克。

五月一日八诊：脉象虚软，舌淡，苔滑；中满腹痛，大便溏薄。脾肾阳虚，寒湿内聚。用四逆汤合五苓散加味，温补脾肾元阳以驱寒湿。厚附子、干姜、炙甘草、桂枝、吴茱萸各3克，猪苓、泽泻各6克，白术、杜仲各9克，带皮苓、生黄芪各12克。服后，阳气渐强，湿化病瘥。由朱君自拟调补方善后。

〔炳按〕劳倦伤脾呕吐，故用健中温中以治呕吐而多剂收效；若肝气犯胃呕吐，别有治法。

陈福元幼子，2岁，住学前。乙亥（1935年）五月初九日初诊。胃肠湿火内蕴，下注阴囊溃烂出水，新吸暑气，夹惊化热。吐泻色绿，昏睡，气促，口干，神倦，目眶低陷，潮热不退；虚里穴动跃，脉象弦数，舌红，苔黄，关纹青紫。证系肠胃蕴热，吸入乳汁变败发酵，产生毒素，血液吸收而起自家中毒。治拟清解肠胃积热，定惊消积。葛根、银花炭各6克，川连1.8克，黄芩、滑石、车前子各9克，炙甘草3克，鲜荷叶1角，牛黄抱龙丸_{去壳研烊灌}1粒。

次日复诊：吐泻止，潮热退，神醒病瘥；脉软缓，舌红，苔薄。拟健脾和中以善后。葛根、党参、於术、白芍各6克，鲜藿香、炙甘草各3克，广木香1.5克，红枣4个，茯苓9克。服后，吮乳如常，病愈停药。

〔炳按〕此证三黄解毒汤亦极效。

胸痹

王庄氏，51岁，住华家巷。癸亥（1923年）三月初六日初诊。素有胸痹，阳气不足，一周前开始呕吐痰涎，不食，胸痛，厥冒数次，肢冷；脉象沉细，舌色淡红。肝厥胸痛，有寒热之不同，今参脉证，乃寒厥胸痛也。叶天士曰："凡治厥，皆以通窍为急。"兹拟当归四逆汤加减，辛温以通之。全当归、生白芍各9克，干姜、桂枝各6克，炙甘草、北细辛各3克。药后，阳回肢温，厥醒痛止。

〔炳按〕因寒而厥，胸痛，用当归四逆汤温药通窍，以逐寒止痛，是一法也。

秦润霖妻，40余岁，住新墙弄。戊辰（1928年）八月十九日初诊。素有痰饮，中气不足，新感寒邪，引动胸痹呕酸，病将两候。现胸痹痛，呕吐酸水饭食，寒热往来；脉迟，舌苔白滑。虚寒体质，胸痹气滞作痛，浊阴蟠踞中焦，脾胃消化乏权，非平肝通气所能奏效，当用温中降逆之法。旋覆花、西党参、制半夏各9克，代赭石24克，炙甘草、桂枝、生姜各3克，干姜2.4克，生白芍、茯苓各12克，红枣4个。

八月二十一日复诊：胸痹已舒，呕吐亦止，寒热未尽，咳嗽，胃呆；脉缓，舌色淡红。中虚饮聚，拟温中化涎法。当归、制半夏、苦杏仁各9克，生白芍、茯苓各12克，桂枝、炙甘草、生姜、干姜、橘皮、吴茱萸各3克，红枣4个。

八月二十三日三诊：药后，胃苏，胸畅，寐安，寒热虽退，咳嗽未已；脉缓，舌色淡红。治以补中祛饮。西党参6克，淮山药、制半夏、款冬花、紫菀、苦杏仁各9克，茯苓、生白芍各12克，炙甘草、橘皮、桂枝各3克，米仁24克，干姜0.9克，五味子1.5克。服后，咳嗽止，体复健，停药告安。

〔炳按〕胸痹，因浊阴凝聚中焦，故用温通以散阴凝，宣导痰浊，调畅气机，使无留结则愈矣。

桂荣昌，27岁，业农，住柏树桥。己巳（1929年）九月十二日初诊。素有宿恙胸痛，近因忿怒触发，现胸痛颇剧，寒热，便闭；脉弦，舌红。乃热蕴气闭胸痹之实热证。拟用大柴胡汤加味下之。柴胡、黄芩、川楝子、制半夏各9克，生大黄12克，赤芍、桃仁、全瓜蒌各15克，枳实、生姜各3克，红枣4个。服二剂，得泻痛止。次年四月二十四日，胸痹又作，仍以下法大柴胡合桃仁承气汤去黄芩、姜、枣取效，后未再发。

〔炳按〕胸痹因郁火蕴阻而发者，开郁温下，以导结垢瘀滞下出，又一法也。

胁痛

陈小美，48岁，业樵，住姜家岙。庚午（1930年）正月二十七日初诊。劳力感冒，郁久化热，灼津酿痰，入于络道，致胁肋疼痛，咳嗽，气促，痰黄而厚，口渴引饮，胃纳呆钝，大便闭结；脉象弦滑，舌红而糙，苔薄色黄。病系痰火实证，治当清下热痰。鲜芦根30厘米，淡竹沥冲30毫升，桃仁、玄参、全瓜蒌各15克，米仁24克，苦杏仁、牛蒡子、天花粉、礞石滚痰丸吞各9克，莱菔汁冲1小杯。

二月十九日复诊：服前药后，热痰下达，泻出甚多，胁痛已止，病瘥停药二旬。现脉缓，舌红；热退，痰化，胃苏，微咳。用泻白散加味，清肺化痰。桑白皮、地骨皮、瓜蒌皮、紫菀、苦杏仁各9克，生甘草3克，生米仁24克，天花粉、赤苓各12克。

服后，咳止，恢复健康，停药。

〔炳按〕余治此证，用叶氏辛润通络法，用旋覆花、新绛、广郁金、当归尾、桃仁、青葱管、炒白芥子（1.5克）、瓜蒌皮、丝瓜络、象贝、莱菔子等味，甚效。

评议：患者表现为胁肋疼痛，魏氏辨其病因实为痰火所致，宜先清痰火，解热郁之象，选清热祛痰、利湿通滞之药，辅以甘寒生津之品，药后痰火郁热渐消，胁痛竟止，可见魏氏治病求本之魄力。后以咳嗽就诊，用泻白散加减，既清肺热，再开肺气，诸症俱瘥。

翁香山妻，66岁，住沈家弄。庚午（1930年）四月初七日初诊。素体阳衰，宿有旧恙痰饮，新感寒邪致病，证见胁肋掣痛，头痛，自汗，呕吐酸苦水，大便闭结；诊脉沉迟，舌色淡红，指甲色现青黯。乃阳衰血寒之证，治当温养肝血，用当归四逆汤加味，佐半硫丸以温通大便。当归、吴茱萸各9克，桂枝、炙甘草、生姜、通草各3克，北细辛0.9克，红枣4个，生白芍、半硫丸分吞各6克。

次日复诊：汗敛，胁肋痛止，转为腹疼，胃呆，便闭；指甲色仍青黯，脉沉，舌淡。治用四逆、真武合半硫丸加味以温散寒邪。厚附子、干姜、吴茱萸、白术、白芍、半硫丸吞各9克，炙甘草6克，茯苓12克。

四月初十日三诊：大便已解，腹痛未愈，胃醒思纳；脉沉软，舌淡红。治拟温散寒邪，宣化痰湿。厚附子、干姜、炒白芍、茯苓、炒白术、制半夏、益智仁各9克，炙甘草、陈皮各3克。药后，阳回寒散，诸症消失，病愈体健。

〔炳按〕虚寒胁痛，寒气冷饮，结于胁肋，故当温通以达阳气，而散冷饮停寒，驱逐其源。

评议：此为阳虚、痰饮、寒邪杂而为病，取当归四逆汤加吴茱萸生姜，先固护阳衰寒凝血虚之本。《神农本草经》云："吴茱萸，味辛温。主温中下气，止痛，咳逆寒热，除湿血痹，逐风邪，开腠理。"正合其头痛、胁痛、吐逆等症。胁痛瘥，见腹痛胃呆，再振奋脾肾阳气，以消宿积痰饮，药后阳气通达，邪去体健。

黄亚侠，30余岁，县府管狱员。癸酉（1933年）正月初七日初诊。操劳过度，肝肾并亏，近感风寒，证见咳引胁痛，背脊酸疼，畏寒，失寐；脉迟，舌淡，苔色薄黄。治宜温煦卫阳，祛风止痛。羌活、淡附子、防风各3克，秦艽6克，炒白术、茯苓各12克，巴戟天、补骨脂、杜仲、制狗脊、炒白芍各9克，生黄芪15克。

正月初九日复诊：胁痛，肩酸；脉缓，舌苔薄黄。治宜温散肾脏寒邪。大熟地24克，丹皮、泽泻各6克，淮山药12克，山萸肉、厚附子、桂枝各3克，茯苓、杜仲、杞子、当归、独活各9克，北细辛0.9克。

正月十一日三诊：畏寒已瘥，咳止，胁痛亦愈；脉缓，舌红，苔薄黄。拟温肾法。前方去当归、泽泻，加紫石英、炙龟版各24克，橘皮3克，附子、萸肉各增为9克。

正月十三日四诊：肩胁痛止，精神渐强，今觉鼻塞，乃卫虚感受风邪之象；脉缓，舌淡，苔薄。治宜扶元散邪。生黄芪、淮山药各12克，防风6克，白术、当归、白芍、杞子各9克，熟地24克，炙甘草、苦桔梗各3克，淡附子2.4克。药后，邪解，体健，继进补剂调养。

〔炳按〕肾虚胁痛，必串腰彻背皆痛。盖腰为肾之府，背属督脉，肾通督脉故耳。

袁阿毛妻，36岁，住三河口。乙亥（1935年）正月初四日初诊。产后恶露未尽，复因抑郁气滞，瘀血积聚，胁腹掣痛，牵动乳下虚里，神疲体倦，胃纳呆钝，面色青白；脉象弦细，舌红苔黄。乃血海瘀阻，夹肝郁气滞作痛，虚中夹实证也。治以活血通瘀，疏气止痛，药用新绛旋覆花汤加减。新绛、当归尾、乳香、没药、桃仁各6克，旋覆花、丹参、川楝子、广郁金各9克，全瓜蒌、生白芍各12克。

正月初七日复诊：脉象软缓，舌红，苔薄；胸痹满痛，经络掣疼，大便通畅。病属血海瘀滞未化，续用通导法。杜红花、桃仁、赤芍各15克，归尾、延胡索、淮牛膝、丹参各9克，柴胡、枳壳、炙甘草各3克，桂枝2.4克。

正月初九日三诊：脉缓，舌红，苔薄；咳嗽，腹痛，小溲频数。瘀积未化，仍宜疏浚血海。参三七研吞、枳实、柴胡各3克，杜红花、丹参、泽兰、赤芍、川楝子、延胡索、苦杏仁、车前子各9克，桃仁15克。

正月十一日四诊：脉象软缓，舌质淡红；腹痛未已。仿建中合调经散法治之。生黄芪、生白芍各15克，西党参、乳香、没药、甘松、丹参各9克，桂枝、炙甘草、生姜各3克，红枣4个。

正月十五日五诊：脉缓，舌红，苔薄；寒热往来，胁肋疼痛，经水愆期。血海气机未调，用四逆散加味。柴胡、枳壳、炙甘草、苏叶各3克，生白芍、丹参、杜红花、淮牛膝、当归须各9克，茯苓12克。

二月十八日六诊：上月经水来后，胁肋痛止，停药一月。昨因忿怒气部，腹痛复发。按脉迟软，察舌质红，苔薄。治用活血疏气。杜红花15克，桃仁、当归、赤芍、茯苓各9克，川芎、苏叶、桂枝、吴茱萸各3克，熟地18克，制香附6克。

二月二十日七诊：腹痛已止，脘宇嘈杂，腰背酸楚；脉象弦软，舌淡，苔薄黄。仍拟活血疏气法。杜红花15克，桃仁、归尾、青皮、丹参各9克，赤芍6克，川柴胡、川芎、佛手、枳壳各3克。服后，酸痛蠲除，胸脘舒适，身体恢复强健。

〔炳按〕肝郁络瘀作痛，去瘀通络。凝塞不通则痛，故以通治痛也。

腹痛

林平甫，26岁，住槐花树门头。甲子（1924年）二月二十三日初诊。

肝郁犯脾腹痛,病起多日,曾在沪就医,所服皆破瘀通气药物,如香附、郁金、檀香、木香、砂、蔻、柴胡、当归、丹参、六曲之类,腹痛反剧。现腹痛连脐,泛漾欲呕,大便溏薄,面色白而微青;脉象软弱无力,舌质淡红,苔白厚腻。乃过投攻伐,真元大伤,肝病传脾之虚寒证也。治当温煦脾肾。淡附子、生姜各6克,炒白术、茯苓各12克,炒白芍9克。

二月二十五日复诊:药后腹痛连脐略减,便结,惟食后胸脘作酸;脉左软缓无力、右虚大,舌淡红,苔白腻。治予温中。桂枝、炙甘草、生姜各3克,生白芍、茯苓各9克,西党参6克,吴茱萸2.4克,红枣4个。

二月二十九日三诊:胃纳稍苏,腹仍隐痛,胸满;脉左软缓、右滑,舌苔薄黄。拟归芪建中汤加味。当归、党参、制半夏各9克,生黄芪、生白芍各12克,桂枝、生姜各6克,炙甘草3克,红枣8枚,饴糖冲30克。

三月初一日四诊:精神稍振,呕止,食后胸脘微满,两手时冷,腹仍隐痛;脉左缓、右缓大,舌红润。治予温补。上方去半夏,加炒白术9克,茯苓12克,淡附子6克。

三月初八日五诊:脉缓和,舌红润;胃纳苏。拟温中补脾之中酌参温养肾脏。炙黄芪15克,西党参、巴戟肉、淡苁蓉、大生地、泽泻各9克,炒白术12克,炙甘草、桂枝、五味子、炮姜、吴茱萸各3克,淡附子6克。

三月十八日六诊:腹痛里急,时发时愈,大便微溏;脉象缓和,舌质红润。拟温养法。高丽参、茯苓、炒白芍、诃子各9克,炒於术、淮山药各12克,炙黄芪15克,厚附子、炮姜、制半夏各6克,桂枝、炙甘草各3克。

三月二十日七诊:腹痛虽止,仍觉里急,大便溏薄转燥,精神充沛,皮肤发出小疹;脉缓,舌质红润,苔薄。拟温补脾肾法善后。淡附子、炙甘草、干姜、陈皮各3克,高丽参、炒於术各9克,茯苓12克。此后,续进理中、归脾出入,调理一月,恢复健康。

〔炳按〕过服破瘀通气诸药,成为虚寒腹痛,改用温煦脾肾,气得阳和而收效。

周伦康之母，58岁，住骢马桥下。辛未（1931年）五月十七日初诊。抑郁不乐，肝气横窜克脾，腹痛气满，口干，胃呆；脉弦，舌红。此系气郁腹痛实证，治用四逆散加味。柴胡、炙甘草各3克，枳实6克，赤芍、制香附、川楝子、延胡索、天花粉、丹参、焦山楂各9克。服后，气畅，痛止，恢复健康。

〔炳按〕气郁腹痛，畅达气机以开郁结，自必见效。

周妇，32岁，住小关帝殿木匠作。壬戌（1922年）五月十七日初诊。春季经来行房，恣食生冷之物，夹精瘀结腹痛，治疗日久未效。现寒热往来似疟，少腹疼痛，溺道如塞，小便刺痛，大便不畅；脉象沉弦而急，舌质淡红无苔。此乃夹精瘀结腹痛实证。治当破瘀逐精，清涤子宫。归尾、穿山甲、鳖甲、淮牛膝、大生地各12克，制锦纹、川芎各9克，青盐6克，马牙火硝冲、人中白各3克，韭菜根40支，麝香冲0.15克。

五月十九日复诊：少腹刺痛，掣连前阴，背脊酸疼；脉象沉细，舌色淡白。拟温通子宫败精法。前方去锦纹、生地、麝香，加桂枝尖、薤白头、羌活、独活各9克，全瓜蒌15克，马牙火硝减为1.5克，人中白加重为9克。药后，败精从小便而出，痛止，病瘥。

〔炳按〕斗经腹痛，驱逐败精，以两头尖鼠屎、人中白、土牛膝最效且速，不必用马牙火硝之烈性药，尤伤无过之脏。

牙痛

桂张氏，27岁，住太阳殿林家。丙寅（1926年）八月二十二日初诊。素质阴虚火旺，近日新感风邪，齿痛，咽疼，寒热，不寐，腹胀，胃呆，呕吐，便闭；脉象细数，舌红光滑脱液。此阴虚津燥，风火牙痛也。治当清散风火为主。桑叶、连翘、夏枯草各6克，青蒿、赤苓、生白芍、滑石、竹茹各9克，生米仁、全瓜蒌各12克，川连0.9克，防风2.4克。

八月二十四日复诊：呕吐止，寒热减，齿痛愈，能安寐；脉来缓，舌淡光滑。续拟清肝和中。桑叶、黄菊花、仙半夏各6克，茺蔚子、茯苓、刺蒺藜、鲜首乌、白芍、全瓜蒌、夜交藤各9克，明天麻、木贼草各3克。

八月二十六日三诊：咽润痛止，腹舒胃苏；脉象软缓，舌质红润。治宜育阴养胃和肝。前方去天麻、瓜蒌、半夏，加丹参、丹皮、麦冬各6克，玄参、天花粉各9克，首乌改鲜为制。药后病愈，恢复健康。

〔炳按〕风火牙痛，牙床肿者，宜散风、清胃热，如桑、菊、薄荷、石膏、知母、焦山栀、连翘、金银花等味，火退肿消面愈。

黄亚侠妻，30余岁，住县府。壬申（1932年）三月十三日初诊。劳顿过度，阳浮牙痛，久服苦寒凉药清胃止痛无效，牙痛时辍时作尤剧，兼有畏寒、头痛；脉来缓，舌淡红。此阴虚相火上炎，肾虚牙痛也。治宜引火归原。肉桂片2.4克，淡附子、川柏各3克，丹皮6克，茯苓、泽泻、淮牛膝、山萸肉各9克，大生地24克，细辛1.5克。服上方二剂，牙痛痊愈，诸恙消失。

〔炳按〕本案肾虚牙痛，乃龙火上腾而痛，或因苦寒凉降过度所致，用金匮肾气汤以导龙入海、引火归原为从治。若因肾火夹胃热直升，牙根浮长，牙床不肿，以景岳玉女煎二三剂，牙根即平，疼痛辄除，屡试屡验，不用二方。

评议：此案牙痛后久服清火药物，均未见效，魏氏辨证后，以肾气丸方治牙痛，二剂而牙痛效。相火，龙雷之火，得水则炎，故不可以水折，譬如龙得水而愈奋飞，雷因雨而益震动。辨为肾虚相火上炎，可补而不可泻也，前药泻而痛不止，后药补而痛愈。

黄疸

周陈氏，22岁，住杨家巷。己巳（1929年）四月初十日初诊。餐时忿怒抑郁，脾湿不行，胆汁外泄，目黄鲜明，肌肤色黄，胸腹胀痛，胃呆，溲黄，遍体酸楚，神倦乏力；脉弦，舌苔白。乃气郁脾湿不化，酿成黄疸。治当开郁渗湿。西茵陈24克，茯苓、猪苓各12克，泽泻、白术各9克，桂枝、左金丸吞各3克。服上方后，目与肌肤黄色略退，胸脘不舒，再予茵陈五苓散，并合枳实栀豉汤加连翘二剂；服后，黄疸尽退，胸腹气畅，胃苏，心悸，改用四物汤加茯神、甘草、枣仁、远志、茵陈、米仁，调理后恢复健康。

〔炳按〕食饭时受气，遏郁蒸罨发黄，故胸腹胀痛，治以开郁退黄，渗湿利府。

郑锡候，52岁，儒者，住芳江渡。庚午（1930年）八月十一日初诊。嗜酒湿热内蕴，胸脘胀满，右胁痞块坚硬，寒热常作，面目肌肤悉黄而兼青黯，胃纳呆钝，便闭，溲黄；脉象弦滑，舌质淡红，苔薄黄微白。乃酒家湿热内盛，胆液为湿所阻，渍于脾脏，浸淫肌肉，溢于皮肤之湿热结痞发黄证也。治宜活血消痞退黄，大柴胡汤加减。柴胡6克，枳实、醋炒大黄、制半夏各9克，生白芍15克，生牡蛎24克，桂枝尖、生姜各3克。

次日复诊：药后大便一次；脉象软缓，舌质淡红，苔黄白薄腻；右胁痞块坚硬，胃纳呆钝，肌肤黄色。用当归四逆汤温运之。当归、生白芍各12克，桂枝尖、炙甘草、通草、吴茱萸各3克，细辛1.2克，茯苓、桃仁各9克。

〔炳按〕宜加绵茵陈60克，煎汤代水煎药，服后小便利如黄柏汁，黄渐退。

八月十四日三诊：脉象软缓，舌淡、尖红，根苔黄腻；胃气稍苏，溲短，痞块略化。仍用温化法。当归、茯苓各12克，桂枝尖、川芎、干姜、吴茱萸各3克，炒白芍、桃仁各9克，柴胡6克，生牡蛎24克。

八月十七日四诊：脉缓，舌边尖红，根苔薄黄；胃醒，便畅，黄色退而未尽，痞块虽小仍坚。再拟温消积痞。前方去柴胡、干姜、牡蛎，加杜红花、制香附各9克，炙鳖甲15克。

八月二十日五诊：腹痞尚未尽消，溲色清白，大便日下，略感头痛；脉缓，舌淡苔化。治以运气消痞。广木香0.9克，砂仁研冲1.5克，茯苓、炒白术、炒白芍、天花粉、当归各9克，枳实、木瓜各3克，制香附、柴胡各6克。

十月初七日六诊：前方服后，停药月余。刻按脉软缓，察舌色淡红，自述口味觉淡，行动乏力，夜寐多尿，痞化，面目微兼黄色。治以补气调血消滞。广本香、砂仁_{研冲}、吴茱萸各1.5克，青皮、陈皮、炮姜、厚附子、炙甘草各3克，西党参、炒白术、白芍、茯苓、当归各9克。药后，痞散，黄退，恢复健康。

〔炳按〕消痞块，可用金匮鳖甲煎丸，日服9克；退黄利水，宜重用茵陈，开郁散结，使邪从大小便而出。

水来顺，31岁，业农，住南岙。庚午（1930年）九月初八日初诊。操劳过度，脾元久虚，面目发黄兼青黯色，身倦乏力，肢酸，胃强；脉弱，舌淡。乃脾虚寒湿发黄，古名阴黄，即俗称脱力黄胖也。拟用麻附五苓散温化寒湿。麻黄、厚附子、桂枝各3克，细辛2.4克，猪苓6克，赤苓、泽泻、生茅术各9克。

〔炳按〕宜加茵陈36克。

九月初十日复诊：脉软，舌淡；肢酸，乏力，溲少，面目仍黄。再用辛温化湿法。麻黄、桂枝、炙甘草各3克，苦杏仁、赤苓、泽泻、木瓜各9克，生米仁24克，防己6克。

九月十二日三诊：目黄退而未尽，肢酸已瘥；脉软，舌淡。方用伐木丸退黄，桂枝汤和营，芪、柴、芩运枢，合成和解之剂。伐木丸_吞、炒白芍、柴胡各9克，生黄芪15克，桂枝尖、炙甘草各6克，生姜、黄芩各3克，红枣4个。

九月十四日四诊：脉软，舌淡；肢倦乏力。寒湿略化，中气未强。予辛甘温扶元化湿法。生黄芪15克，桂枝尖、炙甘草、泽泻、猪苓、防风各6克，炒白芍、赤苓、苍术各9克，苦参12克。

九月十七日五诊：目黄已退，精神稍振；脉缓，舌淡。治用扶元运枢渗湿法。黄芪12克，防风6克，炒白术、赤芍、柴胡、泽泻、巴戟天各9克，枳壳、炙甘草各3克，米仁24克。服后，黄疸退尽，恢复健康，停药。

〔炳按〕此证即仲景名阴黄，治用茵陈附子汤。仲景治阴黄、阳黄，皆用茵陈为君，此案茵陈宜加也。

王嘉明夫人，29岁，住徐家巷口。辛未（1931年）十月二十七日初诊。胸痹疼痛连背，呕吐酸苦水液，大便闭结不通，面目黄色鲜明；脉象弦，舌苔黄。肠胃瘀热不行，胆汁外溢发黄。治当清降胃肠肝胆郁热，拟大柴胡合薤白瓜蒌汤疗之。柴胡、黄芩、生大黄、制半夏、薤白头各9克，枳实6克，生白芍、全瓜蒌各15克，生姜汁冲1小匙。

〔炳按〕仲景茵陈大黄汤，先煎茵陈取汁去渣，再入大黄煎取汁，分服，则黄皆从小便出，而黄退；若与大黄同煎，则从大便泻下，而黄仍不退，可知茵陈为退黄主要药也。

次日复诊：脉来弦，舌苔黄；便下一次，痛止，胸满，咳逆，寒热，面目黄亮。治用栀豉、五苓合茵陈蒿汤法。绵茵陈、淡豆豉、天花粉各24克，桂枝3克，猪苓、泽泻、生茅术、生山栀、生大黄各9克，带皮苓12克。

十月二十九日三诊：胸痹已瘥，口气秽臭，面黄退而目睛仍黄，咳嗽；脉滑，舌红。治用麻杏石甘合栀豉加味。麻黄、炙甘草各3克，苦杏仁12克，生石膏、淡豆豉、绵茵陈各24克，全瓜蒌15克，射干6克，生山栀、连翘各9克。

十一月初二日四诊：胸痹痛止，面目黄色悉退，洒淅寒热，咳嗽；脉缓，舌苔厚腻。治宜清降痰火。麻黄、炙甘草各3克，苦杏仁12克，生石膏、西茵陈各24克，马兜铃6克，射干、紫菀、款冬花、礞石滚痰丸吞各9克。服上方后，痛止，黄退，苔净。乃以二陈合桂枝、薤白瓜蒌复方去姜、枣，加归、芎、泽泻，调和肝胃善后，渐复健康。

〔炳按〕治黄疸无分阴阳，茵陈为必要主药。本案偏不重视，甚为失策。

便血

冯子槐，40岁，住八角冯家。壬戌（1922年）二月二十一日初诊。上年秋暮，湿热转疟，疟久变痢，经治痢止，但湿热未清，一月多前下注便血，迄今未止；并见盗汗，咳嗽，口干发黏不欲饮水，时或头痛，小便短数；脉象左沉弦实、右滑数，舌红，苔黄腻。此乃湿热蕴留大肠，中气下陷之候。治当清解肠中湿毒，兼以升达清阳。葛根、当归、白芍、槐米、地榆炭、银花各9克，黄芩、柴胡各6克，黄连、炙甘草、桔梗各3克。

二月二十八日复诊：湿热伏邪渐化，中气下陷未升。脉左弦、右缓弱，舌红中剥，苔黄；便前腹痛如刮，便后肛门空痛，日下三四次，解时脱肛，良久始收；夜不安寐，小溲短少。治用扶元升清、清湿降浊法。生黄芪、地榆炭各12克，西党参、白术、茯苓、当归、生白芍、槐米、葛根、银花、黄芩各9克，炙甘草、陈皮各3克，丹皮6克。

十月初四日三诊：春季便血，经治已愈。今秋复患伤寒痰喘，肺热下遗大肠，便血因之重发，日解三次，咳喘痰多白黏，胸脘痞闷；脉象左沉软、右滑大，舌边尖淡红，苔薄黄白滑。治拟清肺降气，和中清肠。旋覆花、生白芍、苦杏仁、桑白皮各9克，代赭石30克，西党参、制半夏、生米仁各12克，炙甘草、陈皮各3克，黄芩6克。服旋覆代赭合黄芩汤加减后，血止，气平，痰化，病瘥，续用补中益气丸、脏连丸吞服治疗旬日，告愈。

〔炳按〕脾虚蕴湿恋肠，大便下血，时发时止，先以苦味坚阴止血，理脾健中以善其后。

徐昌有，37岁，住东街。甲子（1924年）八月初七日初诊。病胸痹痛垂二十年，时作时辍，屡以阿片丸止痛，久服成瘾；去年七月起便血，至十一月始止；今年三月开始又复发，日夜十余次，血色紫黯。盗汗，神疲，胃呆，面容苍白；脉细，舌色淡红，苔黄厚腻。此脾肾受伤，虚寒便血证也。治当温养脾肾，拟金匮黄土汤加减。灶心黄土30克，炒白术、驴皮胶、菟丝子、制半夏、泽泻各9克，厚附子、炙甘草各3克，黄芩6克，煅牡蛎12克，罂粟壳24克。

八月十一日复诊：便血色淡，次数减少，有时便下白积，肛门疼痛，胃醒思纳；脉象软缓，舌红，苔白滑腻。拟补中益气法。生黄芪、罂粟壳各15克，西党参、炒白术、升麻、柴胡、当归、茯苓各9克，炙甘草、陈皮、乌梅各 3 克。

八月十六日三诊：便血已止，白积亦痊，胸痹痛愈，便下犹如羊矢，肛门觉痛；脉缓，舌红，苔薄白。拟通幽顺肠法。咸苁蓉酒洗15克，桃仁、泽泻、当归、白芍、薤白头、茯苓、淮牛膝、制半夏、全瓜蒌各9克，枳壳 3 克，杜红花 6 克。服后，肠润便畅，病痊。

〔炳按〕脾肾虚寒便血，当温补脾肾，继以活血润燥，以利中枢开合，为对证之治也。

俞挺生，40 余岁，住顾家池头。乙丑（1925 年）八月十五日初诊。宿疾肠风便血，因连日操劳复发，腹痛，便下血沫鹜溏，便后肛脱疼痛，畏寒，咳嗽；脉迟，舌淡，苔白。气虚下注，虚中夹实之证。治用升阳散风，表本两顾。盐水炒黄芪、当归、炒白芍、槐米炭、茯苓各9克，升麻、干荷叶、防风各 3 克，荆芥炭 6 克。

次日复诊：肠风便血已止，下注脱肛未已，畏寒；脉缓，舌苔薄白。治用升阳益气法。盐水炒黄芪12克，党参、白术、当归、白芍、茯苓各9克，炙甘草、柴胡、陈皮各 3 克，升麻 6 克，炒乌梅肉 2.1 克。服二剂后，气升肛收，畏寒亦罢，病痊。

〔炳按〕中气虚陷，肠风下血脱肛，益气健中、举陷敛阴摄血，乃根本之治。

评议：病家日夜操劳，虚劳日久致宿疾复发，中气虚而内风动，风动伤络，血自溢出，劳累气虚，固摄无力，治疗需标本兼顾，补气疏风止血。药后内风去而便血止，再用补中益气汤升提脏器，二剂而效。

方锡生，31 岁，住横山头方街。丙寅（1926 年）七月十三日初诊。劳伤中虚，感受湿热，病起五旬，在沪进服清热化湿方药已久。现寒热往来，神倦，多汗，口干，便血；脉弦滑大，舌色淡红。乃病久脾不摄血，气陷湿注，故为便血，虚中夹实之证。拟补中益气，升阳止血。生黄芪、党参、白术、当归、白芍各9克，炙甘草、升麻、柴胡、陈皮各 3 克，茯苓12克。

八月初二日复诊：服前方后，便血虽止，病久脾虚湿聚，身倦乏力，腹痛，便溏；脉来缓弱，舌质淡红。治拟补中化湿，钱氏白术散加味。葛根、党参、六神曲、谷麦芽各9克，杜藿香、广木香、炙甘草、陈皮各3克，炒白术、茯苓、米仁各12克，升麻6克。

八月初五日三诊：大便鹜溏，腹痛满闷，神倦乏力；脉缓，舌色淡红。气虚未复，肝脾失和。治用温中升气和脾。陈皮、焦甘草、桂枝、干荷叶各3克，仙半夏、升麻、泽泻各6克，茯苓、黄芪各12克，党参、白术、神曲各9克。服后，便实，胸畅，病愈。

〔炳按〕气虚下陷便血，健中益气，助理消化，中枢运输力强，便血自无不止。

冯献庭夫人，30余岁，住顺水弄。庚午（1930年）五月初九日初诊。痔疾出血，初起恶寒发热，前医诊为伤寒，屡进表散药物，以致增剧。现外痔剧痛，便血，发热；脉数，舌绛，苔黄。乃肠热湿火，下注为痔，病属外疡，而根于内，法宜内外并治。内进清火润肠方药。槐角、油当归各9克，升麻3克，苦参子去壳吞20粒，生白芍、瓜蒌仁各15克，火麻仁12克，生大黄6克，龟版胶另烊冲24克。外用铜绿6克，冰片0.6克，研细和匀，敷于肛门。

〔炳按〕苦参子，最妙最灵。

五月十一日复诊：痔疾已瘥，热减。仿麻仁丸法润之。生大黄、槐米、苦杏仁各12克，生白芍、火麻仁、瓜蒌仁各15克，油当归、黄芩、桔梗各9克，蜜炙枳实6克。

五月十三日三诊：痔痛已愈，便实；脉缓，舌红。湿火未尽，用润肠疗痔法。槐米、生大黄、咸苁蓉各12克，玄明粉、桔梗各9克，枳实6克，防风3克，瓜蒌仁15克。服后，便畅，热清，病愈。

〔炳按〕痔血乃肠热液燥，故便多不畅，宜增润肠液。硝黄攻伐耗液，尚须酌约体禀用之；惟脏连丸可久服。

陈世丰，30余岁，住西用桥万丰烟店。癸酉（1933年）八月初七日初诊。

脉弦，舌红，苔薄；始起发热，继则溺血，后复大便出血。此乃湿火蕴于血分下注所致。治当清泄肠热，渗利溺道。拟白头翁汤合黄芩汤加味。白头翁、北秦皮、黄芩、生白芍、川柏各9克，川连1.5克，生甘草3克，大生地24克，升麻6克，红枣4个。

八月初九日复诊：药后便血稍瘥；脉缓，舌红。肝肾阴分不足，湿火下注。治宜育阴化湿，清利血分。当归、白芍、茯苓、淮牛膝各9克，大生地12克，丹皮、泽泻各6克，生龟版24克，生甘草、川柏各3克。药后，血止病愈。

〔炳按〕二便出血，虽有湿火，多属肝肾阴虚，肝主疏泄，肾主封藏，二者功用失职，是病生矣。故调理肝肾，亦为扼要。

便秘

余林发，55岁，业商，住樟树下。癸酉（1933年）正月十九日初诊。曩年经商日本，传染梅毒，治愈之后，每届春令阳升之时常患头痛，今又发作，并觉眩晕，发热，便闭；脉象弦滑，舌绛。此梅毒余毒内蕴血分，上攻则头晕痛，外散则发热；内蕴则便闭。治疗须育阴解毒泻火，毒清则诸症自愈。生龟版30克，生鳖甲、生牡蛎、玄参各24克，生甘草3克，龙胆草、知母、川柏、玄明粉各9克，丹皮6克，生白芍、天花粉各15克。

正月二十一日复诊：便解热退，头晕而痛，胃强，溲长。治用解毒潜阳法。前方去龙胆草、白芍、知、柏、玄明粉，加鲜首乌、全瓜蒌各15克，生石决明12克，桑叶、钩藤各9克，天麻3克，减玄参用量为15克。

正月二十三日三诊：眩晕复剧，大便闭结；脉弦，舌红。梅毒内蕴，再拟降下。生龟版30克，生白芍24克，黑大豆、天花粉、川芎各15克，桑叶、黄菊花、女贞子、白薇、旱莲草、玄明粉各9克，丹皮、生大黄各6克，生甘草3克。药后得泻，火降病愈。

〔炳按〕梅疮结毒，能直升头面，有攻牙，攻鼻，冲颠顶，作头痛等证。皆宜泻火解毒，领导下行，从二便而出。

淋证

袁忠英，20岁，住柳山庙前。壬申（1932年）七月十六日初诊。小便癃闭，解时前阴刺痛，发热，胃钝；脉数，舌红破裂，苔薄微白。此肾阴不足，相火炽盛，败精瘀结成淋，溺管闭塞之证。法宗朱丹溪大补阴丸加味，以育阴通窍清泄为主。生龟版、天花粉、小生地各24克，川柏、知母、焦山栀、淡豆豉各9克，生甘草3克，连翘12克，清宁丸吞6克。

次日复诊：热减，溲长色赤；脉数，舌质破裂。内热未清，仍拟育阴利水。前方去栀、豉、连翘、甘草、生地，加车前子、淮牛膝各9克，丹皮6克，绵茵陈15克，玄参24克。

七月十八日三诊：小溲清长；脉缓，舌红破裂。热退阴伤，仍用育阴利水法。玄参15克，原麦冬、知母、川柏、车前子各9克，大生地、生龟版各24克，天花粉12克，丹皮6克。

七月十九日四诊：热减，溲长刺痛未已；脉滑，舌红裂纹。溺管余淋未清，再进分泄。丹皮、清宁丸吞各6克，赤苓、泽泻、青蒿、淮牛膝、川柏各9克，大生地、生龟版各24克，生鳖甲15克。药后，溺管痛止，静养渐痊。

〔炳按〕淋证多肾经淫欲之火，夹小肠结热，宜导赤散加土牛膝、土茯苓、赤苓、滑石、车前之属，亦效。

肠痈

周荣甫，41岁，业商，住西桥头。癸酉（1933年）正月二十五日初诊。饱食之后，遽作剧烈劳动，致食物侵入盲肠，积久不运腐败，酿成肠痈。少腹疼痛，已将一月，近日加剧，有红肿发热之象，按之极痛，右腿不能屈伸；脚胫红肿，形寒壮热，吐泻不纳，盗汗，面白；脉数，舌质淡白。乃真虚邪实之候。治宜活血通肠、解毒排脓为主。当归、生白芍、冬瓜仁、桃仁、银花、杜红花各9克，生甘草、参三七研吞各3克，生米仁24克，丹皮6克，蒲公英、生黄芪各15克。

〔炳按〕凡大肠生痈，卧时右足屈不能伸；小肠生痈，左足屈不能伸，伸则肠吊痛异常，以此为辨。

次日复诊：二便通调，腹痛未已，潮热略退，昨寐尚安，足胫酸软；脉缓，舌红。仍宗前意加减。上方去三七、冬瓜仁、米仁，加枳壳3克，淮牛膝9克，白芍易赤芍，当归用尾。

正月二十七日三诊：脉缓，舌红；热减，胃强，腹痛略瘥，腿胫屈伸已利，脚面溃烂。毒从外泄，病势减轻。治以扶元败毒。生黄芪15克，防风、生甘草各3克，炒白术、当归、川牛膝、银花、杜红花各9克，生米仁24克，丹皮、白芷、木瓜各6克。

正月二十九日四诊：寒热未尽，脚面溃烂流脓，胸腹满痛，脉舌如前。肠道传送失职，积滞未清。用宣通法。陈皮、生甘草、参三七各3克，制半夏、川楝子、延胡索、炒白芍、泽泻、当归各9克，带皮苓12克，制香附6克。服后，寒热退，脚面脓水减少。休养渐痊。

〔炳按〕盲肠痈，亦当清热化毒、润大便为要。

徐阿荣，35岁，业弹花匠，住东镇桥。甲戌（1934年）四月初八日初诊。杂食油腻面点积滞而腹痛，医治无效，西医诊为盲肠炎须手术切除，病家以患病七日，深恐元气不支，惧不敢剖。现内热甚炽，少腹右角疼痛拒按，呕吐酸苦水，便闭七日未行，口渴欲饮，气促，音低，自汗，小溲短赤；脉滑数，舌苔黄厚满铺。治以破积导瘀败毒。桃仁18克，生大黄、玄明粉、杜红花、赤芍、连翘、郁李仁肉各9克，炙甘草、柴胡各6克，当归12克，参三七3克，全瓜蒌15克。另用玄明粉、尿浸石膏各9克，三黄散12克，共研细末，加蜜调匀，敷少腹痛处。

次日复诊：大便未解，小溲稍长、色赤，腹痛稍缓，音低，烦躁不宁；脉象软缓，舌红，苔黄满铺。治拟破瘀导滞。当归、全瓜蒌各15克，赤芍、冬瓜仁各9克，生甘草、丹皮各6克，枳壳、参三七各3克，银花12克。

四月初十日三诊：昨解大便色紫黑，腹痛已减，呕癟，口渴，神倦欲寐，余毒未尽。当归、生白芍各12克，大生地、全瓜蒌各15克，生米仁24克，生甘草、冬瓜仁、延胡索、川楝子、紫草各9克。

四月十一日四诊：脉象弦滑，舌红，苔薄；脘闷，欲呕，微呃，便闭。治以降气通腑。旋覆花、黄芩各9克，代赭石、制半夏、生白芍各15克，川连2.4克，乌梅6克，茯苓12克，白蜜冲、淡竹沥冲各45毫升。

四月十七日五诊：停药数日，呕止，二便通调，腹痞，气促，自汗，微有寒热，面色萎黄；脉短，舌红，苔黄白腻。治宜活血通滞。当归、炒白芍各12克，橘皮、生甘草各3克，全瓜蒌15克，冬瓜仁、苦杏仁、川楝子各9克，米仁24克，丹皮6克。服后，气平，寒热退尽。继用活血扶元之剂善后。

〔炳按〕此证乃肠中发炎起肿，尚未成痈。若成痈，脚必不能伸直，此千病一式。然肠炎、肠痈，皆须清肠热解毒，通利二便，其热毒遂从大便出，为必要治法也。不宜误补、升提诸药。

闭经

魏俞氏，30余岁，住东下林堡。丁卯（1927年）九月初三日初诊。经停十月，腹大微胀，按之坚硬，起居如常。自疑为孕，初则惮于服药，嗣因时届足月，绝无分娩之象，始悟为病。按其脉象沉弦，舌红。证系寒气夹瘀经闭，非妊娠也。乃宗仲景法，以桂枝茯苓丸作汤治之。桂枝3克，茯苓、生白芍各12克，桃仁、丹皮各9克。

九月十七日复诊：前方服三剂，经行五日，量颇多；腹胀遂消；脉弦滑，舌红。治以温暖子宫法。当归、白芍、川芎、香附、生地、淮牛膝、桃仁、杜红花、吴茱萸各9克，茯神12克，艾叶3克，小茴香6克。服后身健，嗣后经水调畅。

〔炳按〕停经腹胀，当通瘀活血以行经，得经水畅行，瘀滞尽去，胀无不退矣！

评议：癥瘕与妊娠，病家难以分辨，医者可从脉象分别，脉象沉弦，并无妊娠血气充盛之象，腹大微胀且硬，遂选医圣桂枝茯苓丸化瘀消癥。三剂之后即有经行，腹胀即消，脉转弦滑，得效辄止，再用补血活血，行气运血，温暖胞宫，此瘀久有血气耗伤病家，破血结法审时而用，过犹不及。

经行发热

冯尚高女，16岁，住和尚桥。辛未（1931年）四月初六日初诊。潮热，值经来时更盛，腹痛，便闭，夜梦不宁；脉弦，舌红。此气郁血热瘀留，子宫炎症也。治拟清热疏滞破瘀。柴胡、丹皮各6克，薄荷3克，焦山栀、赤苓、玄明粉、制大黄、白薇、桃仁、杜红花、竹茹各9克。

药后，得泻，经行，痛止，热退，病痊。

〔炳按〕此证若体强者，用此方效更速；若怯弱者，易丹栀逍遥散，服四五帖亦效。即逍遥散加焦山栀、丹皮。

带下病

许妇，21岁，住潘家岛。辛未（1931年）三月二十三日初诊。经停四十余日，觉少腹气下注，带多，腰酸，腹痛，畏寒；脉来迟软，舌质淡红。此风寒内袭子宫寒冷证也。盖肺感寒则流涕，肠受寒则泻利，子宫受寒则流带。同一病理，惟所受之处不同，故所发之病亦异也。故本病当以温暖子宫为法。西归身、炒白芍、炒白术、制香附、杜仲、芡实各9克，川芎、艾叶各3克，砂仁、吴茱萸各1.5克。

三月二十七日复诊：脉软缓，舌淡红，苔薄黄；腹痛止，畏寒罢。下元不足，带下未断。前方去白术、香附、芡实、吴茱萸，加生地12克，川断、制首乌各9克，陈皮、木瓜各3克。

四月初二日三诊：脉软，舌淡；胫酸，带下。虚寒之证，再进温养。归身、白芍、白术、杜仲、阿胶各9克，川芎6克，熟地24克，砂仁冲1.5克，艾叶、炙甘草、吴茱萸、淡附子各3克，化龙骨12克。药后，经水通调，带止，胃强，身健。

〔炳按〕子宫寒，带下经断，用紫石英24克，鹿角霜9克，醋炒艾叶1.8克，菟丝子9克，丹参6克，炒白芍9克，海螵蛸9克，阳春砂2颗，炒臭椿皮9克，炒杜仲9克。服三四帖，带止、经来，病自愈。

评议：经停且有带下，腹痛且审其原因，寒邪作祟。温导寒邪，魏氏在其中加入行气药，使温性更劲。四日后复诊，惟有带下，后再用补益肝肾，补血暖胞之品。经带类疾病补益祛邪之中，行气药的灵活运用既助厚腻化生精血，也可助祛寒效力更捷，如香附、砂仁、陈皮等药，可在临床多加运用。

妊娠病

李荷生夫人，24岁，住李宝大贯器店。戊辰（1928年）七月十七日初诊。怀孕七月，新凉引动伏暑，病起旬日，前医曾予安胎止咳方未效。现咳引胁痛，气喘，潮热，胸闷，胃呆；右脉滑疾，舌红。证属伏暑热炽，津液酿痰，流注肋膜。治当清透伏暑、宣畅气机为先，待后再进寒凉清肺。鲜竹叶、黄芩各6克，薄荷、苏梗、鲜藿香各3克，连翘、淡豆豉、焦山栀、苦杏仁、瓜蒌皮各9克，茯苓12克。

次日复诊：脉滑，舌红，苔黄厚；咳喘胸闷。伏邪内蕴，肺胃同病。治以清润。桑叶、生白芍、旋覆花、海石、黄芩、南沙参、桑白皮各9克，苦杏仁、生蛤壳各12克，全瓜蒌15克，枇杷叶3片，炙甘草3克。

七月二十日三诊：咳嗽气喘，左胁掣痛，咽痛，潮热未尽；右脉滑数，舌红。肺热胶痰入络。当再清解痰热。桑叶、玄参、竹茹、旋覆花、黄芩各9克，生甘草3克，瓜蒌仁、苦杏仁各12克，川贝母6克，枇杷叶3片，淡竹沥冲30毫升。

七月二十一日四诊：胁痛虽止，咳喘未平，潮热，便艰；脉象滑数，舌红，苔薄。肺热颇炽，宗喻氏法。桑叶、玄参、麦冬、叭杏仁、知母各9克，鲜枇杷叶5片，火麻仁、全瓜蒌、鲜生地各12克，川贝6克，鲜芦根30克，淡竹沥冲30毫升。

七月二十二日五诊：热恋日久，胎气不宁，躁动火升，咳逆气喘，痰黄白韧，吐出颇多，口渴欲饮，便解燥矢；脉象滑数，舌苔黄白而腻。仍予原法治疗。桑白皮、鲜石斛、旋覆花各9克，原麦冬、鹅管石各12克，枇杷叶5片，玄参、鲜生地、生石膏各24克，炙甘草3克，瓜蒌仁、苦杏仁各15克。

七月二十三日六诊：昨服药后，便下四次，均属痰沫，夜卧胁痛复发，咳痰黄厚胶黏，气喘，头痛，热势未退；诊脉滑数而尺泽和，舌质红糙，苔黄白腻。肺炎肠热，痰火上升，病势非轻。宗吴鞠通氏法。玄参、麦冬、鲜生地、知母、生石膏各24克，生甘草6克，鲜石斛、郁李仁肉各9克，礞石滚痰丸吞15克。

七月二十四日七诊：昨便下四次，汗出如注，热势减轻，痛止，气平，痰化；脉滑，舌红，苔黄白厚腻。蕴痰尚多，虽下未清，再进清肺化痰、降气通腑法。前方去石膏、石斛、郁李仁肉，加桑白皮、黄芩、竹茹各9克，瓜蒌仁、旋覆花各15克，减礞石滚痰丸为9克，知母为15克。

七月二十五日八诊：热退身凉，胎安，气平，胃醒思纳，自汗淋漓，咳嗽痰薄；脉象滑疾，舌质红润，苔黄白腻。病势减轻，痰火亦化。治用清肃肺胃余邪轻剂。南沙参、桑白皮、地骨皮、紫菀、款冬花、稽豆衣、竹茹各9克，炙甘草、橘红各3克，川贝母6克，朱茯神12克，枇杷叶5片。

七月二十七日九诊：热退，汗敛，便实，溲长，寐安，气平，咳嗽痰薄，肢软，思纳；右脉滑疾，舌色红润，苔化。病已告愈，拟进清肺安胎方善后。旋覆花、苦杏仁、竹茹、生白芍、紫菀、款冬花、川石斛、麦冬各9克，茯神12克，橘红3克，黄芩6克。药后，咳止，病愈。足月安产一男。

〔炳按〕此妊娠伏暑夹痰，前后治法，安胎化痰；夹症群起，临机应变法也。

吴李氏，20岁，住学士第。庚午（1930年）九月初八日初诊。据述远居海滨，住所潮湿，怀孕八月，气机不畅，感湿化肿。遍体浮肿，脐突阴肿，带下如注；脉迟，舌淡不荣。湿邪内伏，此子肿也。拟五皮饮宣化肌肤伏湿。大腹皮、茯苓皮、五加皮、桑白皮各9克，橘皮3克。

次日复诊：脉左沉伏、右滑，舌尖糙，根苔腻；遍体浮肿，气促，渴饮，小便略长。拟和中化湿利水法。绵茵陈、带皮苓各12克，泽泻、猪苓、桑白皮、大腹皮各9克。

九月初十日三诊：脉滑，苔腻；肿势未退，渴饮，口气秽臭。治以清化湿邪，安胎消肿。桑白皮、地骨皮、大腹皮、黄芩、竹茹、银花、连翘各9克，带皮苓12克。

九月十一日四诊：舌色转红，苔化，脉滑；胸脘满痛，胃苏，便解，小溲转长，带多。湿邪稍化，治宜安胎和营。西归身、黄芩各6克，生白芍、茯苓、竹茹、大腹皮、天花粉、苦杏仁各9克，川芎2.4克，炙甘草3克。

九月十二日五诊：肿消，热清，胃苏思纳，胸脘痛瘥，头晕，白带未除；脉滑，舌色淡红。病已瘥，宜清补。西归身、制首乌、大腹皮各9克，生白芍、黄芩、泽泻、天仙藤各6克，砂仁1.5克，木瓜3克。服上方后，病瘥。足月安产一女。

〔炳按〕妊娠肿病证多，有子肿、子气，各有现证，各立治法，尤宜参考专书。

杨陈氏，37岁，住朝北门头。庚午（1930年）九月二十七日初诊。平素肺阴不足，常有干咳，现怀孕八月，感受温邪，据述曾进疏透清肺药剂无效。现咳嗽咯吐紫血，气喘，内热，咽痛，纳呆，便闭二日未解；脉洪滑数，舌赤，边苔黄白。此妊娠血热，感受温邪犯肺之热喘证也。治宜清肺化痰安胎。鲜芦根30克，白茅根24克，鲜生地60克，桑白皮、地骨皮、黄芩各9克，冬瓜仁、苦杏仁、瓜蒌仁各12克。

次日复诊：便解，咳逆稍平，咽干，胎动不安；脉象滑数，舌赤。血热未清，肺炎尚炽。治当撤热清肺，即是安胎。鲜芦根30克，淡竹沥冲、肺露冲各30毫升，鲜生地60克，玄参24克，白薇、知母、桑白皮、地骨皮各9克，天花粉15克。

九月二十九日三诊：昨天气暴热，卧处阳光直射，以致夜热加剧，咳嗽乏痰，气促，咽痛；脉象滑数，舌深红起疱。治用清燥救肺法。桑叶、麦冬、川贝母、知母各9克，枇杷叶5片，生石膏、玄参各24克，鲜生地、鲜芦根各30克，生白芍、瓜蒌仁各15克。

十月初一日四诊：脉象弦滑，舌起白疱；咳嗽，气喘，咽痛，便实。内热稍减，肺火未清。续予清肺安胎。鲜芦根、生石膏、鲜生地各30克，玄参24克，冬瓜仁、鲜沙参、桑白皮、地骨皮各9克，知母12克，肺露冲60毫升。药后，热退，咳止，气平，胎安，病愈。

〔炳按〕妊娠肺炎热喘，热甚胎必上冲，喘亦增剧。必须即清肺炎，以平热喘，则胎可安。

秦端甫夫人，30余岁，住倒墙缺。壬申（1932年）三月初九日初诊。素体火旺，怀孕八月，感寒化热，音哑，口燥，干咳不爽；脉来弦滑，舌红，苔薄。此客寒包火，热壅肺闭之证。治当开肺润燥化痰。炙麻黄1.5克，苦杏仁、瓜蒌皮各9克，生石膏、玄参各15克，炙甘草3克，射干、马兜铃各6克，淡竹沥冲30毫升。

三月十一日复诊：脉滑，舌红，苔黄；音哑，干咳无痰。肺系胶痰壅塞，热闭音哑。宜用升透。射干、苦杏仁各6克，马兜铃、黄芩、知母、天花粉各9克，玄参、瓜蒌皮各15克，生甘草、藏青果各3克，川贝母4.5克。

三月十三日三诊：脉来滑，舌红润；咽润，音开，咳嗽有痰。病已见瘥，仍予清宣。藏青果、生甘草各3克，玄参、瓜蒌皮各15克，柿霜12克，玉蝴蝶5对，原麦冬、制半夏、紫菀、叭杏仁、冬瓜仁各9克。药后，音开，咳愈。

〔炳按〕妊娠音哑，宜即清肺热顺气，以安胎元也。

徐冯氏，27岁，住大关帝殿跟。甲戌（1934年）六月二十一日初诊。怀孕三月，阴虚发热，误认为劳，迭治无效。现潮热，眩晕，胎漏，便闭，肢酸，形瘦；脉象滑疾，舌红。胎漏乃养胎之血因虚热而下泄，病非损证。

治当育阴清热安胎，仿罗谦甫法。西归身、青蒿、银柴胡各6克，生白芍、秦艽、地骨皮、知母、黄芩、瓜蒌皮、天花粉各9克，大生地12克，炙甘草3克。

六月二十三日复诊：漏血已止，潮热略清，眩晕，肢倦，腰背酸楚；脉来滑，舌红润。宗丹溪法育阴凉血。知母、川柏、黄芩、白术、秦艽、花粉、白芍、青蒿梗各9克，生龟版、大生地各15克，炙甘草3克，归身6克。

六月二十五日三诊：烦热尚未退尽，腰酸已止，背脊拘挛，口润；脉左弦滑、右缓和。宗叶氏调和肝胃法。桑叶、苦丁茶、滁菊、秦艽、地骨皮、生白芍、黄芩各9克，玄参15克，银柴胡3克，生龟版、石决明各12克，左金丸吞1.5克。

六月二十七日四诊：脉缓，舌红；热退，头痛，背仍拘挛。孕妇阴虚血热，再仿罗谦甫法治之。玄参、炙鳖甲各15克，黄芩、青蒿、知母、秦艽、地骨皮、瓜蒌皮各9克，鲜首乌、天花粉各12克，炙甘草3克，银柴胡6克。药后，病愈。足月分娩。

〔炳按〕妊娠阴虚血热，胎漏。养胎之血下泄，胎失所养，则扰动不安，退热止漏，以固下泄，热退胎安，自无半产之患。

产后病

郑妇，18岁，住鹳浦下新屋。乙丑（1925年）八月初一日初诊。怀孕五月，旬日前，病寒热似疟，服用安胎治疟方，如胶艾四物、术、芩、柴、夏等出入数剂，以致暑湿邪陷；上月二十七日半产，身热不退，连进生化汤二剂及益母膏、糖酒、胡椒等辛甘之品，昨猝厥。今面赤不语，目瞪神呆，角弓反张，牙关紧闭，自汗溱溱，恶露不行；脉象沉涩，因牙关紧闭，舌不能视。夫孕妇之病，先应详究其因，如外感六气而胎不安者，先宜去病，去病即是安胎。非胶艾、芩术所能统治也。要知邪若得补，势更猖獗，热迫胎元，能不坠乎？产后逐瘀，亦非生化、糖酒、椒面一法，若产前感有暑湿之邪，更不宜服此甘温之品。首要详辨其血分寒热，宜温宜凉，及有瘀无瘀，宜养宜破。今暑邪得补，热炽坠胎；生化逐瘀，迫邪入里；痉厥一昼夜未醒，脉象沉涩不起，其证已臻危境。经曰："血之与气并走于上，则为大厥，厥则暴死，气复返则生，不返则死。"勉拟紫雪丹开闭醒神清热，取 1.5 克，以冬雪水送灌。能得神识渐清，始克有救。

次日复诊：服紫雪丹后二小时，神醒，汗出颇多。今按脉象滑大，察舌淡红，苔灰；两耳失聪，大便闭结，恶露未行。姑拟清透血分伏邪，冀能从少阳转疟而出，则病始有出路。法宗许叔微柴胡地黄汤法。柴胡、生甘草各 3 克，黄芩、西洋参各 6 克，制半夏、桃仁、丹参、花粉、杜红花各 9 克，鲜生地 12 克，紫雪丹灌服 1.5 克。

〔炳按〕半夏太燥；鲜生地宜合捣生锦纹 2.4 克，能消瘀热、下恶露。

八月初四日三诊：前夜夜半，牙关复紧，手足震动，当解燥矢，今晨复下一次，臭气颇盛；神倦，头汗；脉缓，舌苔黄而厚腻。伏邪有外达之象。治拟清血海之积瘀法。西琥珀、炙甘草、荆芥炭、桂枝各 3 克，丹参、当归、益母草、杜红花各 9 克，辰茯神 12 克，西洋参、炮姜各 6 克，桃仁 7 粒。

〔炳按〕炮姜太燥热，桂枝太温燥。

服后，神清，病瘥，化疟渐愈。

〔炳按〕此证未产误温补，已产误温药逐瘀，病本于热，一再助热，以致转为痉厥重证。后治合宜，得庆更生，亦云幸矣！

叶新友嫂，21 岁，住上新桥。乙丑（1925 年）八月初五日初诊。怀孕七月，臂生一疮未溃，七日前跌仆伤胎，五日前半产，产后恶露未行，热炽神昏，曾延医治疗无效。现身热甚，遍体发斑，神识时清时昧，有汗，目赤，气促，溏泻；脉数，舌质红糙。此半产之后，恶露未行，瘀热内阻，邪搏血分而出于表，故其治切忌泥于产后宜温之说，否则必致偾事。治病当知活法，切勿胶柱鼓瑟。产后应用凉药，古人早有先例，《金匮》有竹皮大丸之法；徐灵胎、王孟英亦有深切发明。故治用犀角地黄汤加清暑解毒之品。犀角片 3 克，鲜生地、生石膏各 30 克，丹皮、紫花地丁、黄芩、白薇、天花粉、银花各 9 克，赤芍、玄参各 12 克，桃仁、杜红花各 6 克，紫雪丹烊化服 2.4 克。

次日复诊：赤斑渐隐，肌肤色淡，身热略减，口干唇裂，神识明昧，头汗，目赤；脉象左缓、右洪滑数，舌红起刺。臂疮开刀，脓血颇多，热毒已有出路。拟用三甲复脉法，育阴潜阳清热。生龟版、生鳖甲、生牡蛎、大生地各 24 克，玄参、麦冬各 12 克，鲜生地 30 克，西洋参 6 克，生甘草 9 克；用鲜糯稻根 120 克，洗净后煎汤代水煎药。

〔炳按〕宜加通恶露药。

八月初七日三诊：昨日便下二次，热退身凉，渴愈，神清，肌肤红色，臂疮疼痛；脉来缓和，舌质红润。病势转机，拟清解法。生甘草 6 克，银花、鲜金钗、连翘、紫花地丁、丹皮、益母草、天花粉、原麦冬各 9 克，鲜生地 12 克，生米仁 24 克。服药后，胃苏，臂疮未敛，产后恶露未行，为拟调营和卫，解毒润燥方药善后。静养二旬后痊愈。

〔炳按〕产后瘀热发斑，清解热毒之中，仍宜通瘀，热随瘀去，则效更速。乃今恶露至愈不来，或瘀血已从大便出也。

张阿林妻，43 岁，住大西门。丙寅（1926 年）九月初四日初诊。连续半产三次，冲任早已受伤，血府空虚。月事先期而至，且量颇多，头晕，耳鸣，纳呆，脘痛，盗汗，不寐，营卫失调，洒淅寒热；脉来弦细，舌质淡红。证系半产之后，阴血亏耗，加之情志抑郁，肝胆之气化火，内风旋动，虚中夹实之候。治用养营和血，纳气潜阳。当归、白芍、女贞子、酸枣仁、血余炭各 9 克，大生地炭、黄菊花、丹参各 6 克，炙桂枝 1.5 克，焦甘草 3 克，炙龟版 12 克。

九月初六日复诊：脉象细弱，舌红，苔黄；营虚血热，寒热，口干，胃纳呆钝。拟清厥阴阳明法。桑叶、青蒿各 6 克，稽豆衣、茯苓、炒白芍、泽泻、当归各 9 克，柴胡、枳壳、焦甘草各 3 克，通草 2.4 克。

九月初八日三诊：寒热虽止，纳呆，不寐；脉细，舌红，苔黄糙。肝胃未和，阴虚内热。治宜柔肝和胃。桑叶、黄菊花各 6 克，稽豆衣、钩藤、北秫米、制半夏各 9 克，茯神、夜交藤各 12 克，川连 0.9 克，橘白、焦甘草各 3 克。

九月初十日四诊：寒热已止，夜寐得安，胃苏胸畅，体力渐复；脉细，舌红，苔化。肝胆风火已平，肠胃宿滞亦清。拟用养血和中法以善后。归身、炒白芍、夜交藤、北秫米各9克，茯神、炙龟版各12克，焦甘草、川芎各3克，黄菊花、桑叶、仙半夏、川石斛各6克。服上调理方后，病愈身健。

〔炳按〕半产后，营虚成劳，宜调养营卫，健运脾胃，俾有复元机会。

任陆氏，25岁，住朱村岙。戊辰（1928年）四月十七日初诊。去年九月怀孕，岁杪忽患寒热咳嗽，胎漏淋漓日久，今春二月半产，弥月后漏下赤白不绝，成崩；面色萎白，耳鸣，乏力；脉象虚大，舌质淡红。病系元气大亏，血海空虚，崩漏不绝，延恐成损。治宜温补奇经，升举中气，宗东垣、天士二家治法。归身、白芍、杜仲、党参、海螵蛸、冬术、菟丝子、杞子、制首乌各9克，大生地、紫石英、黄芪、茯神各12克，牡蛎、炙龟版各24克。

四月二十一日复诊：经漏已止，胃纳转强，胸腹气畅，腰酸；脉缓，舌色淡红。病瘥，效不更方。前方去杜仲、海螵蛸、首乌、牡蛎，加炙甘草3克，鹿角霜9克，淮山药12克。服上方后，漏止，继进高丽参及归脾汤等调理，渐复原状。

〔炳按〕半产后崩漏，脾不摄血，当补脾摄血，则崩漏自止矣。

冯大钧夫人，32岁，住秬家桥。戊辰（1928年）九月初一日初诊。怀孕九月，上月初三日病寒热往来无汗，初五日分娩一女，产后恶露甚少，医治二十余日，并进生化汤、回生丹等，其病有加无已。现按其脉虚数，察舌淡红而润，苔灰；形萎神疲，独语郑声，寒热，多汗，胃呆，多痰，呕吐，腹痛，便溏不爽。此产前湿邪蕴伏，寒热类疟；既产邪陷腹痛，溏泻。日久真虚，病情复杂，有邪陷真脱之虞。拟宗仲祖先温其里，后攻其表之意，用龙牡救逆汤加减先补真元，迨后再进祛邪。化龙骨、煅牡蛎、朱茯神各12克，桂枝、炙甘草、炮姜各3克，西琥珀2.4克，当归、白芍炭各9克。

〔炳按〕不宜再温，炮姜可易炒麦冬9克。

次日复诊：昨泻五次不爽，今按脉数，察舌红润，苔黄白腻，较昨增厚。此湿邪下陷，尚非全虚之证。拟钱氏白术散合左金丸，藉葛、藿升提陷邪，木香、左金丸调和肝脾以止痛，参术苓草和中健脾以止泻。葛根、党参各9克，杜藿香、广木香、炙甘草、左金丸吞各3克，炒於术、辰茯神各12克。

九月初三日三诊：痛瘥，呕止，泻减，汗敛，独语未已，痰多，口淡而黏，恶露稍行即停；脉象缓大，舌淡红润，苔黄白腻。广木香2.4克，砂仁1.5克，党参、白术、炙甘草、陈皮、仙半夏、左金丸吞各3克，辰茯神12克，川贝母4.5克，竹茹、丹参各9克。

九月初四日四诊：痛泻皆止，咳痰色黄胶黏，潮热未尽，谵语，口淡；脉来滑，舌质红，苔薄黄。凡虚实互格之证，在邪盛之时，则驱邪之中，必当先扶正气，以防其脱，盖邪之与正，势不两立，一胜则一负也；若邪已退，建立中枢，防其遗邪为患，再用清理，以逐余邪，此乃定法也。今仿沈尧封六神汤加减，清痰火而消瘀热，即以撤逐余邪也。橘红3克，仙半夏、丹皮各6克，辰茯神、益元散各12克，旋覆花、竹茹、益母草、钩藤各9克，生姜汁冲1小匙，万氏牛黄清心丸去蜡壳，研冲1粒。

九月初五日五诊：神识清朗，谵语得止，二便通调，惟潮热未尽，口气秽臭，咳痰胶黏，头汗；脉缓大，舌红润，苔薄黄。治拟和中化痰清肺。代赭石24克，旋覆花、西党参、制半夏、黄芩、竹茹各9克，炙甘草3克，生白芍、辰茯神、天花粉各12克，生姜汁冲1小匙。

九月初七日六诊：脉来缓，舌红润；潮热未尽，咳痰胶黏，胃呆不纳。拟归芍六君加化痰之品。当归、白芍、冬术、制半夏、竹茹、紫菀、旋覆花各9克，党参6克，朱茯神12克，炙甘草、橘红各3克，米仁24克。

九月初九日七诊：痰转薄，头汗止，潮热未退，时欲泛呕；脉软缓，舌质红，苔薄黄。少阳厥阴余邪逗留，用和解法。柴胡、炙甘草、生姜、乌梅各3克，黄芩、党参各6克，制半夏、当归各9克，茯苓、天花粉各12克，炙鳖甲24克。

九月十一日八诊：湿化热退，寐安，胃苏；肝胃未和，微有胸闷；脉象软缓，舌质淡红，苔薄。温胆汤加味治之。杜藿香、陈皮、焦甘草、枳实、佛手各3克，砂仁冲0.9克，竹茹、制半夏各9克，茯神、谷麦芽各12克，远志6克。上方服二剂后，胸畅、胃强，静养半月后复原。

〔炳按〕产后正虚寒热脱证，虚实互格，变化无穷，随证投治，在于临机活变。

姜乐琴妻王氏，30余岁，住城隍庙前。庚午（1930年）五月初二日初诊。怀孕二月，跌仆伤胎，以致半产，产后崩血过多，腹痛，自汗，目昏眩冒，两耳失聪，自语郑声；脉弱，舌淡。证属元气大亏，血海空虚，脑失所养而致血虚晕厥。方用当归身9克，温固子宫以止漏；杞子15克，补肾以强壮元阳；炙龟版24克，以养阴治崩；琥珀6克研冲，以散瘀安神。药共四味，合奏扶元化瘀之功。

次日复诊：崩血未止，头目眩晕，两耳失聪，烦躁不宁，少腹悠痛，头汗自出，四肢微厥；脉弱，舌润。治以扶元壮神，和养血海法。西琥珀研冲、参三七研冲各3克，荆芥炭6克，朱茯神12克，化龙骨、煅牡蛎各15克，西归身9克，陈萸肉24克。

五月初四日三诊：崩血虽止，伏痰上蒙，昏狂不宁，烦躁目赤；脉软，舌质淡红，苔薄。治予化痰醒神。旋覆花、朱茯神各15克，代赭石30克，淡竹沥冲30毫升，鲜石菖蒲、广郁金、制半夏、礞石滚痰丸吞各9克。

五月初五日四诊：药后，便解，神清，按腹仍痛；脉软，舌红。用和血镇逆法。当归、生白芍、旋覆花各12克，益母草、广郁金各9克，代赭石24克，朱茯神、淮牛膝各15克。

五月初六日五诊：胃苏，神清，腹痛，胸痹，畏寒；脉来缓，舌淡红，苔薄黄。病将愈，元已虚，治当养血和营。当归、熟地、朱茯神各12克，川芎、艾叶、桂枝、炙甘草各3克，生白芍、天花粉各9克。

五月初七日六诊：腹痛已止，胃气亦展，肢酸，盗汗；脉缓，舌淡红。病已瘥，元渐复，治以养血调气。前方去艾、地、茯神、花粉，加大腹皮、制香附、淮牛膝各9克，丹皮6克。服二剂后，略感胸满、便闭、头晕等，此为病后元虚症状，乃续予四物合二陈去地、草，加丹参、首乌、远志、淮牛膝、夜交藤后，便畅，胃苏，告愈。

〔炳按〕半产后崩漏，血虚晕厥，去血过多，元气欲脱，而作晕厥，治宜镇补摄纳，宁神豁痰。

时庆宝夫人，40岁，住北门外。壬申（1932年）六月初九日初诊。怀孕三月，感受暑湿秽气，动胎半产，病已一候，恶露未断，昨陡下血块，猝然晕厥。形寒内热，肢冷麻痹，眩晕，自汗，腹痛，漏下未已；面唇色淡不荣，舌白，脉涩。证系虚中夹实，治当和营去瘀，升陷达邪，虚实并顾。当归、赤芍、丹参炭、香附、益母草、升麻炭各9克，西琥珀研冲、橘皮各3克，杜红花炭、丝瓜络、丹皮炭各6克，茯神12克。

次日复诊：昨又崩下血块，今日痛、漏皆止，汗减，口苦，不寐；脉弦，舌淡，苔白而腻。治用固元和营达邪法。橘皮、鲜藿梗各3克，制半夏、酸枣仁、化龙骨、当归各9克，朱茯神、夜交藤、煅牡蛎各12克，左金丸吞1.5克。

六月十二日三诊：热退，漏止，胸腹舒畅，时觉眩晕，耳鸣，心悸怔忡；脉软，舌淡，苔薄白。产后元虚邪恋，治用壮神和营化湿。青龙齿、稽豆衣、酸枣仁、当归、朱茯苓各9克，煅牡蛎、淮小麦各12克，米仁24克，远志6克。药后，胃苏，精神渐强，告安。

〔炳按〕产后血虚眩晕，多因崩漏，下血过多，血虚肝风上扰。故养血息风，为通治之法。若有外邪，则随证加减。

林善勤夫人，29岁，住太阳殿。癸酉（1933年）七月初二日初诊。产后阴伤，感受暑热，病延已久，服药无效。现寒热，自汗，咳嗽，痰黏，气促，鼻扇，衄血，胃呆，泄泻；脉来虚大，舌红干糙脱液。此血虚阴亏，伤气耗液，邪热炽盛，烁津化痰之暑瘵重证也。拟以生脉散清暑养液，葛根芩连汤清热止泻，加鲜荷叶清暑升气，早米养胃和中，石斛滋液润燥。西洋参、五味子、炙甘草各3克，原麦冬、葛根各9克，川连2.4克，黄芩、鲜石斛各6克，鲜荷叶1角，陈早米15克。

次日复诊：泄泻止，热未退，口干唇裂，手指颤震；脉数，舌红中剥，边尖略润。液伤风动，治用育阴潜阳法。生龟版、生白芍、原麦冬各 9 克，生鳖甲 15 克，生牡蛎 18 克，炙甘草 3 克，鲜生地 12 克，鲜石斛 6 克，太子参 4.5 克，肺露^冲30 毫升，陈早米^{鲜荷叶包}15 克。

七月初四日三诊：热减，口渴引饮，咳嗽痰黏，手指颤震；舌质红剥光滑。治宜清肺育阴潜阳。桑白皮、地骨皮、叭杏仁、鲜金钗、生白芍各 9 克，炙甘草 3 克，川贝母 6 克，鲜生地、陈早米^{鲜荷叶包}各 15 克，生牡蛎 24 克，肺露^冲30 毫升。

七月初七日四诊：身热虽退，尚有虚潮，口干，耳窍失聪，咳嗽多痰，经停两月未行；脉滑，舌光绛。拟清肝肺二经余热。青蒿、地骨皮、知母、桑白皮、瓜蒌皮各 9 克，鳖甲、白芍、玄参各 15 克，银柴胡、川贝母各 6 克，炙甘草 3 克，鲜荷梗 30 厘米。服后热退，病愈。

〔炳按〕产后体虚，先伏暑邪，乘虚猝发，正虚无力御邪，惟待药力清暑，则旋退旋进，留恋不去，日久成为暑瘵。既成暑瘵，当作阴虚，治兼清暑热，时时救其津液，利其小便，一切消攻之味，皆须避忌。